JN441524

24시 약사 두통 관리
HEADACHE FREE

24시 약사 수지 코헨 약사가 제안하는

편두통, 군발성 두통, 긴장성 두통, 호르몬성 두통 관리

24시 약사 두통 관리

HEADACHE

HEADACHE FREE

FREE

수지 코헨, R.Ph. 지음
양병찬, 주경미, 김명철, 고기현 옮김

조윤 커뮤니케이션

24시 약사 두통 관리

저자 | 수지 코헨, RPh
번역 | 양병찬, 주경미, 김명철, 고기현

1판 1쇄 인쇄 | 2014년 10월 14일
1판 1쇄 발행 | 2014년 10월 15일

펴낸곳 | 조윤커뮤니케이션
펴낸이 | 안혜경
편집장 | 최몽순
주소 | 서울시 종로구 자하문로 76-5
전화 | 02-730-8841 팩스 | 02-730-8814
출판등록 | 제2-3307호
등록일자 | 2001년 4월 13일

ISBN 978-89-91216-69-3 03590

값 48,000원

이 책의 사용 방법

이 책은 두통으로부터 해방시켜 주는 내용을 담고 있는 책이다.

두통을 영원히 제거해 주는 매뉴얼은 없을까? 의사들은 "두통은 치료가 불가능하며, 단지 관리가 가능할 뿐"이라고 말한다. 전통적 치료법은 탐닉성 있는 약물이나, 트립탄처럼 효능이 제한적이고 위험한 약물을 처방한다. 수지 코헨 약사는 모든 종류의 두통을 면밀히 연구하여, 숨겨진 원인을 찾아내는 방법은 물론 치료법까지도 제시하고 있다. 호르몬 불균형, 식품 알러지, 유전자에서 유래하는 비타민 B 결핍, 감염증, 영양결핍... 어떠한 원인으로 인해 발생하는 어떠한 종류의 두통이든, 이 책은 명쾌한 실행계획을 제시함과 동시에, 안전한 약물사용 방법, 수백 가지의 통증 경감 방법을 제공한다. 특히 "Script"섹션에서는 약국에서 구입할 수 있는 천연 건강기능식품에 대한 정보도 제공한다.

이 책에서 다루는 두통의 종류는 다음과 같다.

- 편두통
- 군발성 두통
- 삼차신경통
- 긴장성 두통
- 부비동성 두통
- 호르몬성 두통
- 성 관련 두통
- 라임병과 바베시아증 관련 두통

CONTENTS

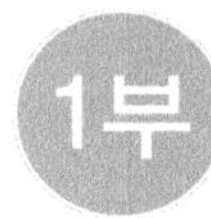

1부 두통 The Headache

2부 두통 문제 해결

Solving the Pain Puzzle

서론

신뢰 위에서 출발

전세계 10억 명의 사람들이 편두통으로 고통받고 있다. 다른 종류의 두통까지 합하면 그 숫자는 헤아리기조차 불가능할 테니, 이쯤 되면 두통은 '현대인의 건강을 위협하는 대재앙'이라 해도 과언이 아닐 듯 싶다. 나는 지난 2년 동안 심혈을 기울여 이 책의 원고를 탈고했다. 내 머릿속에 저장되어 있었던 내용을 다운로드 하여 독자의 손에 넘긴다.

지금까지 구입한 두통 관련 도서 중, 이 책이 최선이자 마지막 책이 되기를 진심으로 바란다. 나는 이 책에서 모든 종류의 두통을 총망라할 예정이다. 그러므로 두통이 호르몬 문제(예: 갑상선불균형, 에스트로겐과잉생성) 때문이든, 환경독소 노출 때문이든, 약물중독 때문이든 상관없다. 식품 과민반응이나 건강기능식품(예: 생두 추출물)으로 인한 두통도 마찬가지다. 당신은 의식하지 못하겠지만, 하루 종일 마시는 음료가 두통을 초래할 수도 있다. 심지어 우리도 모르게 감염된 질병이 두통을 일으킬 수도 있다. 그밖에도 이 책에서는 다양한 원인으로 인해 발생하는 두통들을 모두 다루고 있다.

내가 두통 완화에 도움이 되는 건강기능식품과 기타 치료법들을 모두 이해하는 데는 몇 년이 걸렸다. 그중에는 기발하지만 원인이 밝혀지지 않아 엽기적인 것처럼 보이는 것도 있다. 나는 이 모든 것들을 주저 없이 독자들과 공유할 것 이다. 단, 이 책에서 읽은 내용을 적용하기 전에, 먼저 주치의와 상의해 보기를 권한다. 나는 이 책에서 다양한 종류의 두통에 대한 해결책을 제시했지만, 독자들 중에는 자신이 어느 경우에 해당되는지를 스스로 판단하기 어려운 분들도 있기 때문이다.

동료들은 내게 이렇게 말한다. "비약물요법에 대해 자꾸 떠들고 다니면 '국민약사'라는 명성이 위태로워질 지도 몰라." 하지만 나는 동료들의 말에 개의치 않는다. 나는 환자들의 고통을 더 이상 외면 할 수 없다. 나는 거대 제약사들을 위해 일하는 사람이 아니며, 약사 회의 이익을 대변하는 사람도 아니다. 나는 오직 환자만을 바라본다. 내가 독자들에게 당부하고 싶은 것은 단 한 가지, "내가 이 책에서 설명한 방법을 시도하기 전에, 주치의와 상의하라" 는 것밖에 없다.

나는 두통을 치료할 솔루션을 갖고 있고, 이제 그것을 독자들과 나누려 한다. 반복되는 두통을 참는 것이 얼마나 어려운지 알고 있다. 두통은 결혼생활, 사회생활, 심지어 직장생활에도 악영향을 미칠 수 있다. 만성통증은 당신을 짜증나게 하고 비참하게 만들며, 이성을 잃게 하기도 한다. 이제 내가 당신의 회복을 돕게 되어 희망을 갖기 바란다. 이 책이 당신의 생명줄이 되기를 기원한다.

새내기 약사

독자들 중에는 "내가 어떻게 당신을 신뢰할 수 있나요?" 라고 반문하는 분 도 있을 것이다. 당연한 질문이다. 왜냐하면 나는 심각한 두통을 몸소 경험 한 적이 한 번도 없으니 말이다. 그러나 나는 미국의 국민약사로서 늘 OJT(on the job training) 교육을 받아 온 셈이므로, 만성두통을 항상 지근거리에서 관찰해 왔다고 해도 과언이 아니다. 환자들과 애환을 함께 나눴으므로, 환자의 심정을 잘 아는 것은 당연하다.

나는 수년 동안 환자들의 고통을 덜어 줄 방법을 마련하는 데 올인했다. 내가 매주 기고하는 신문 칼럼을 읽고, 많은 독자들이 내게 도움을 요청해 왔다. 나는 잠시 발걸음을 멈추고, 그 동안의 경험을 함께 나누고 싶다. 그런 면에서 독자들은 자부심을 가져도 좋다. 왜냐하면 내가 나누고자 하는 것은 여러분들과의 상담을 통해 수집한 소중한 정보이기 때문이다.

1995년 약학대학을 졸업할 때, 나는 실무경험이 일천한 햇병아리였다. 실무경험이라고 해 봐야 잠깐 동안 약국에서 인턴생활을 한 것이 전부였다. 나는 새내기 약사로서 이 질병 저 질병에 대한 최고의 치료제들을 달달 암기하고는 있었지만, 두통이 한 사람의 인생에 미치는 영향을 실감하지 못했다. 그러나 오늘날 나는 잘 알고 있다, 그것이 환자의 인생을 파멸시킬 수도 있다는 것을.

약사생활을 시작한 후 처음 몇 년 동안, 나는 플로리다주의 한 대형 소매약국에서 관리약사로 근무했다. 수백 명의 환자들이 매달 시계추처럼 약국을 방문하는 것을 지켜봤다. 많은 환자들이 의사의 처방전을 들고 와 진통제나 에르고타민, 트립탄 같은 두통약들을 조제해 갔다. 하지만 나는 그들의 고통을 완전히 이해하지 못했다. 그저 대기실의 환자들을 호명하여 간단한 이야기를 나눈 다음, 환자 정보를 전산에 입력하느라 바빴다. 그러는 동안 환자들에게서 건네 받은 처방전들은 책상 위에 차곡차곡 쌓여 갔다.

지금 돌이켜 보건대, 나는 환자들과 공감하는 능력을 갖고 있었던 것 같다. 많은 동료들이 나를 '센스쟁이'라고 불렀다. 나는 이 별명을 오랫동안 부인하다가, 오늘날에 이르러서야 비로소 인정하게 되었다. 나는 종종 타인의 고통을 느낄 수 있었다. 바보처럼 들리겠지만, 나는 종종 TV 뉴스를 시청하다가 감정이 복받치는 경험을 하곤 했다. 불쌍한 사람을 보면 눈물을 흘리고, 불의를 보면 거의 비정상적으로 분개했다. 그러나 이 같은 감정은 내게 별로 도움이 되지는 않았다. 그래서 나는 HGTV, 마스터셰프(요리 서바이벌 프로그램), 여행채널, 역사채널, 리얼리티쇼(The Voice, Idol, Bachelorette)를 주로 시청했다.

남편의 증상

어쨌든 시간이 흘러 1998년이 될 때까지, 나는 첫 결혼에서 두 명의 소중한 아이들을 얻었고, 두 번째 남편인 샘과 결혼했다. 샘은 같은 마을에서 개업한 카이로프랙터였다. 그는 결혼 전에 가끔씩 경미한 두통을 호소했지만 그리 심각한 수준은 아니었다. 그러나 결혼 직후 샘의 두통에 중대한 변화가 생기면서, 내 인생은 극적으로 변했다. 그의 두통은 마치 살아 있는 것 같았다. 머리의 이곳 저곳으로 움직이는가 하면, 때로는 아무 일도 할 수 없게 만드는 바람에 며칠 동안 외출도 하지 못할 정도 였다.

그는 얼음송곳이 머리나 눈을 찌르는 것 같다고 묘사했다. 나는 그의 머리를 손으로 힘껏 눌러 주곤 했는데, 그 이유는 머리에 압박을 가하면 기분이 좋아졌기 때문이다. 그는 수압의 효과를 경험하기 위해, 물속 깊이 잠수하여 오랫동안 숨을 멈추고 머물렀다. 꼭 끼는 야구모자를 착용하여 모자가 쉽게 망가졌다, 마치 벨크로스트랩이 장력을 못 이겨 끊어지듯.

그 후 몇 년에 걸친 신혼기간 동안, 그는 편두통, 군발성두통, 스테로이드 관련 두통을 경험했다. 그의 머리에는 항상 통증이 있었고, 통증은 종종 눈의 앞뒤까지도 괴롭혔다. 그는 오랫동안 약을 복용했는데, 그중에는 옥시코돈과 같은 강력한 진통제, 고용량 스테로이드, 항염제(이부프로펜, 셀레콕십)가 포함되어 있었다. 두통 완화에 도움이 된다면, 그는 항구역제, 다양한 안약, 베타차단제, 항전간제 등도 마다하지 않았다. MRI는 여섯 번, CT는 여러 번, PET와 엑스레이는 한 번 촬영했다. 심지어 요추천자를 비롯하여 도움이 될 만한 것은 뭐든 다 해봤다. 미국 전역을 휩쓸고 다니며 많은 돈을 뿌렸지만 아무런 소용이 없었다. 우리 부부는 절망했다.

두통은 더욱 악화되었다. 그러나 남편은 아무리 힘들어도 나와 아이들과 환자들에게 심한 말을 하지 않았다. 그는 수년 동안 카이로프랙터로 일해 오면서 '닥터 선샤인'이라는 별명을 얻었을 정도로 성격이 무던했다. 급기야 그는 삼차신경통까지 앓게 되었다. 삼차신경통은 얼굴에 찌릿찌릿 전기가 오르는 듯한 통증을 일으킨다. 삼차신경통은 당신의 영혼을 앗아갈 수 있으므로, 자살병(suicide disease)이라는 별명을 얻었을 정도다. 농담이 아니다.

남편의 두통을 완화하거나 멎게 할 수 있다면, 나는 못할 일이 없었다. 196cm에 달하는 거구의 사내가 머리를 가누지 못하는 광경을 속수무책으로 바라보는 것은 무서웠다. 사람들은 두통이 몇 시간 또는 며칠 이상 지속된다는 말을 믿기 어려울 것이다. 그러니 그것은 몇 년 동안 지속 될 수도 있다. 샘의 고통을 이해하는 사람은 아무도 없었다. 당신의 고통도 마찬가지다. 직접 겪어 보지 않은 사람은 - 마치 자기가 전문가라도 되는 것처럼 - 이러쿵저러쿵 훈수를 두지만, 환자의 속마음을 모른다. 무릎에 밴드를 붙인 사람의 고통은 알아도, 심각한 두통 환자의 고통을 아는 사람은 없는 법이다.

두통 환자는 다른 환자들과 좀 다르다. 겉으로 보기에는 멀쩡하므로, 아무도 환자의 고통을 헤아리지 못한다. 사실 남편도 겉모양은 멀쩡했다. 아니, 겉으로는 오히려 건강해 보였다.

라임병

현재 남편의 두통은 씻은 듯이 나았다. 물론 대부분의 사람들과 마찬가지로, 샘도 어쩌다가 한 번씩 두통을 앓기는 한다. 하지만 이부프로펜 한 알만 복용하면 그뿐이다. 그렇다면 그를 10년 동안 줄기차게 괴롭혀 왔던 다양한 두통과 신경통의 원인은 무엇이었을까? 그건 바로 라임병과 바베시아증의 중복감염이었다. 라임병은 최근 급속도로 번지고 있는 감염성 질환이다. 그래서 나는 샘과 똑 같은 처지에 있는 환자들을 배려하여, 이 책의 한 장(章)을 라임병성 두통에 할애했다.

나는 라임병에 걸리지 않은 사람들에게도 제8장을 읽어 보기를 권한다. 라임병과 바베시아증에 의한 두통을 치료하려면, 기생충을 죽여야 한다. 진통제나 항염제를 복용하면 몇 시간 동안 통증에서 해방될 수는 있지만, 두통이 완치되지는 않는다.

샘의 경우, 오랫동안 강력한 항생제를 투여받아야 했다. 제9장에서 좀 더 자세히 언급하겠지만, 여기서 한 가지 사실만은 분명히 언급하고 넘어가야겠다. 그것은 "아무리 심각한 통증일지라도 반드시 치료될 수 있다"는 것이다. 그러므로 절대로 포기해서는 안 된다. 모든 통증은 해결할 수 있으며, 그 해결책은 생각하는 것보다 간단할 수도 있다. 두통을 앓은 기간이 10일이든 10년이든 그것은 중요하지 않다. 모든 두통에는 반드시 해결책이 있다는 희망을 잃지 말기 바란다.

심각한 두통이나 안면통은 이미 샘의 곁을 떠나간 지 오래다. 그는 지겨웠던 과거를 입에 올리는 것을 꺼린다. 나는 그의 이야기를 독자들에게 들려주기 위해 그의 팔을 비틀어야 했다. 그러나 그가 자신의 비밀을 내게 털어 놓은 것은 대의명분이 있기 때문이다. 나는 모든 독자들이 과거의 악몽을 영원히 떨쳐 버리기를 바란다. 나는 샘의 고통을 모두 목격했고, 그의 고통을 덜어주기 위해 수많은 불면의 밤을 보냈다. 그 결과 나는 독자들과 나눌 수 있는 소중한 팁과 비결을 얻을 수 있었다.

두통은 직접 겪어보지 않고는 두통을 완전하게 이해하는 것은 불가능하다. 그것이 편두통이든, 군발성두통이든, 긴장성두통이든, 삼차신경통과 같은 안면신경통이든. 내 남편 샘이 정체불명의 두통을 앓기 시작한 1998년까지, 편두통과 두통은 환자의 처방전에 기재된 여러 가지 병명(病名) 중 하나에 지나지 않았다. 나는 처방전을 입력하며, 환자들에게 앵무새처럼 이렇게 지껄이곤 했다. "기분이 안 좋아 보이시네요. 이 약을 드시면 도움이 되실 거에요. 혹시 질문이 있으면 전화해 주세요. 약국은 밤 10시에 문을 닫습니다." 또한 "약물은 두통을 치료하는 최선의 방법이지만, 유일한 방법은 아니라는 것을 명심하세요."라는 말도 잊지 않았다. 그러나 내가 직접 겪어 보니, 현실은 그리 단순하지 않았다. 약물은 두통 치료에 전혀 도움이 되지 않았던 것이다.

나는 모든 종류의 두통과 관련된 참상을 지근거리에서 자세히 지켜봐 왔다. 일상화된 난치성 두통에서 샘을 구한 것은 나 자신이었다. 의사들은 아무런 도움이 되지 않았다. 그리고 그 과정에서 나는 많은 사람들을 도와줄 수 있었다. 신문에 고정칼럼을 기고하는 칼럼니스트이자, 베스트셀러의 저자이자, 강연자로서 많은 사람들을 만날 수 있었기 때문이다. 나는 플로리다주 게인스빌에서 열린 저자 사인회에서 마릴린이라는 여성을 만난 적이 있다. 그녀는 내가 알려준 캡사이신크림에 관한 팁 덕분에 목숨을 구했노라고 말했다. 세 번의 수술로도 고치지 못했던 질병을 겨우 10달러짜리 캡사이신 크림으로 고친 것이다. 마릴린이 자신의 통증을 해결한 일에 대해서는 제5장 "삼차신경통"에서 상세히 설명할 것이다.

나를 '겁없다'든지 '미쳤다'고 해도 좋다. 그러나 내가 아는 모든 정보를 독자들과 나누려고 하는 것을 막을 수 있는 것은 아무것도 없다. 다시 한 번 말하지만, 내가 독자들에게 당부하고 싶은 단 한마디는 "내가 이 책에서 설명한 방법을 시도하기 전에, 당신의 주치의와 상의하라"는 것이다. 이 책을 통틀어 적용되는 유일한 법칙은 이것이다. 나는 독자들의 안전을 원한다. 이 책에 쓰여진 모든 팁들이 당신에게 적용되는 것은 아니란 점을 명심하라.

독자들의 편지

지난 몇 년 동안 독자들에게서 받은 많은 감사편지 중 몇 장을 소개한다.

수지 선생님께

저는 스물두 살의 남자 대학생이에요. 거의 평생 동안 편두통으로 고통을 받아 왔었죠. 그런데 2009년 선생님이 기고하신 "인공감미료는 그리 달콤하지 않다"는 내용의 기사를 읽었어요. 그 기사에서 선생님은 아스파탐이 편두통의 발병빈도를 50% 증가시킨다고 지적하셨죠. 정신이 번쩍 들었어요. 왜냐하면 나는 다이어트소다를 매일 2캔 이상씩 마시고 있었거든요. 제 부모님은 다이어트소다를 한 박스씩 구입하셨어요. 그래서 다이어트소다 마시는 것을 즉시 중단했더니 3주 이내에 편두통이 말끔히 사라졌어요. 이제 나는 편두통약을 전혀 복용하지 않아요. 저는 치위생사가 되기 위해 열심히 공부하고 있고요, 틈틈이 수영강습도 받고 있어요. 전에는 두통 때문에 잠을 이루지 못한 날들이 많았지만, 이제는 괜찮아요. 공부하는 데도 아무 지장이 없어요. 선생님은 제 인생을 바꿔 놓았어요.

로빈

수지 선생님께

선생님이 페이스북에 올리신 "편두통에는 리보플라빈을 먹으면 좋다"는 포스팅을 읽고, 나는 처음에 믿지 않았어요. "지난 몇 년 동안 MRI 촬영, 병원방문, 진통제로도 아무 효과를 보지 못했는데, 한 달에 9달러짜리 비타민으로 무엇을 할 수 있단 말인가?"라고 생각했었죠. 그러나 나는 밑져야 본전이라는 생각으로 리보플라빈을 복용해 봤어요. 그런데 하루 200mg씩 6주 동안 복용한 후부터 편두통이 뜸해지더니, 3개월 후에는 완전히 사라지는 것이 아니겠어요? 나는 너무 놀랍고 고마운 마음에 선생님의 팬이 되었답니다.

폴

수지 선생님께

저는 선생님의 충고를 듣고, 병원에 가서 호르몬 검사를 해

봤어요. 그랬더니 선생님의 말씀이 맞았어요. 에스트로겐 수치는높고, 프로게스테론 수치는 낮은 것으로 나타난 거예요. 의사는 선생님이 추천하신 DIM(diindolylmethane), 머위(butterbur), 요오드보 충제를 사용해도 좋다고 인정했어요. 저의 편두통은 에스트로겐의 변화 때문에 발생한 것이 맞는 것 같아요. 전에는 한 달에 10~11번 일어나던 것이, 세 가지 보충제를 복용하고 나서부터는 한두 번으로 줄어들었으니 말이에요. 선생님은 어찌 그리 아는 게 많으세요? 이젠 그리 불편하지 않아요. 다음 달부터는 글루텐이 없는 식품을 먹으려고 해요. 저는 선생님이 구글이나 의사보다 한 수 위라고 생각해요.

바바라

마이그레네이드(migrenade)을 제거하라

특정 상황이 두통의 발생에 기여한다는 것은 이미 알려진 사실이다. 스트레스, 긴장, 직장 상사나 배우자와의 말다툼, 눈의 피로, 숙취, 감염, 호르몬불균형, 식물 첨가물 등이 그 대표적 사례이며, 그밖에도 수십 가지의 원인이 더 있다.

우리 모두는 자신의 몸이 제공하는 실마리를 이용하여 미스터리를 풀어야 하는 탐정과도 같다. 이 책은 당신에게 수사 도구를 제공할 것이며 이 도구는 범인을 찾아내는 데 큰 도움이 될 것이다. 우리 자신은 두통의 원인을 밝혀내어 두통을 완화시킴은 물론 완전히 사라지게 할 수 있을 것이다.

이 책의 각 장에서 나는 통증의 발병과정을 설명함은 물론, 빠르고 쉬운 치료방법을 많이 소개할 생각이다. 그러나 두통은 매우 광범위하고 복잡한 주제임을 미리 알려둔다. 단지 통증을 완화하는 데 관심이 있는 독자들이라면, 각 장의 "실행계획(Plan of Action)" 부분과 기타 다양한 해결책들을 참고하기 바란다. 특히 "시나리오(Script)" 부분을 참조하면, 건강기능식품과 약물을 활용하는 데 도움이 될 것이다. 물론 해당 건강기능식품과 약물의 적절성에 관해 의사와 상의하는 것은 기본이다. 자신이 앓고 있는 두통의 종류를 확신할 수 없는 독자들은 제6장 "두통의 미스터리"를 참조하여 궁금증을 해결하기 바란다.

내가 만일 독자라면, 이 책의 모든 장(章)들을 샅샅이 읽고 한 부분도 놓치지 않을 것이다. 하나의 두통에 대한 팁 중 상당수는 다른 두통에도 적용된다. 제11장에서는 "두통을 초래하는 사이토카인을 줄이는 방법"을 다루는데, 이것은 주로 보건의료전문가들을 위한 것이며, 두통의 화학적 측면을 이해하는 데 새로운 시각을 제공할 것이다. 나는 이 장에서 통증과 염증을 초래하는 사이토카인들을 나열했다. 이는 침술사, 카이로프랙터, 영양사, 간호사, 의사 보조, ARNP (advanced practice registered nurse), 약사 등에게 큰 도움이 될 것으로 생각한다. 하지만 과학에 부담을 느낀 독자들이 제11장을 건너뛰더라도, 나는 섭섭해 하지는 않을 것이다. 참고로, 나는 기능의학연구소(The Institute of Functional Medicine), Scripps, A4M 그룹(American Academy of Anti-Aging Medicine) 등에서 주최하는 학술모임에 자주 참가한다. 이러한 모임들은 과학적 근거를 중시하며, 나 역시 과학을 매우 중시한다. 관심이 있는 독자들은 한번 참석해 보기 바란다. 많은 도움이 될 것이다.

통증을 다룬 책들을 수도 없이 읽어 봤지만, "통증을 일시적으로 모면하는 응급처치(quick fix) 방법은 피해야 한다"는 일부 저자들의 견해에는 동의하기 어렵다. 그들은 두통을 거의 겪어 보지 않은 사람들임에 틀림없다. 회전의자에 앉아 두툼한 의학책을 들여다보는 전문가라면 그렇게 말할 수 있다. 그러나 환자의 입장에서 생각해 보거나, 사랑하는 사람이 심각한 두통 때문에 죽을 지경이라고 생각해 보라. 나는 응급처치가 잘못된 것이라고 생각하지 않는다. 단, 그와 동시에 마이그레네이드(migrenade)를 영원히 제거할 방법을 강구해야 한다. 여기서 migrenade란 migraine(편두통)과 grenade(수류탄)의 합성어로, 몸 속에 들어가 수류탄처럼 폭발함으로써 두통을 초래하는 요인을 말한다. 예컨대, 인공감미료, 인공색소, 글루텐은 마이그레네이드라고 할 수 있다. 두통 환자들은 응급조치를 이용하여 두통을 완화시키는 동시에, 마이그레네이드를 제거함으로써 상황을 개선해야 한다.

"아무도 만성 난치성 통증으로 고통 받아서는 안 된다"는 것이 나의 신조다. 나는 다른 두통 관련 책들을 볼 때마다 짜증이 난다. 어떤 유명한 책에서는 약물에 의존하는 사람을 희생자, 약쟁이(drug-seeker), 또는 엄살쟁이라고 비난한다. 혹시 당신을 이렇게 부르거나, "모든 통증은 마음먹기 달렸다"고 말하는 사람을 만난 적이 있는가? 이런 말을 하는 사람들은 부끄러운 줄 알아야 한다. 설사 자신이 진통제에 의존한다 하더라도, 당신을 도와줄 수 있는 방법은 여전히 많다. 예컨대 일단 두통이 그치거나 완화되면, 그때 가서 진통제를 줄이는 방법을 생각해 볼 수도 있다. 나는 당신을 믿는다. 당신이 통증을 호소하며 통증을 없애 줄 약이 필요하다고 말할 때, 나는 당신의 진심을 믿는다. 모름지기 참된 의료인이라면, 환자와 서로 손을 맞잡고 환자에게 필요한 최선의 치료법을 결정해야 한다. 이 세상에 방법은 널려 있다. 찾으려고 노력만 하면, 당신에게 적당한 방법을 얼마든지 찾을 수 있다.

기존의 치료방법이 성에 차지 않는 분들은 필히 이 책을 끝까지 읽어 주기 바란다. 두통은 매우 복잡하므로, 이 주제를 파고 드는 저자들이 별로 없다. 아마존을 검색해보라. 다른 분야에는 수백 권의 책이 있지만, 두통에 관한 책은 한줌밖에 안 된다. 게다가 그중 대부분은 카페인이나 특정 식품을 피하라는 등 상투적인 말을 반복할 것이다. 내 책의 내용은 기존의 어떤 책보다도 방대하다. 나는 이 책이 자랑스럽다. 내가 환자들을 돕기 위해 얼마나 많은 연구를 했는지 독자들이 알아줬으면 좋겠다. 비록 한 장을 두세 번씩은 읽어야겠지만, 당신이 이 책에서 해결책을 찾을 수 있으리라 확신한다. 검사를 받거나 더욱 자세한 사항을 알고 싶다면, 이 책을 의사에게 갖고 가도 된다.

나는 각자의 학습능력을 믿는다. 의미있는 변화를 통합시켜, 궁극적으로 두통 없는 삶이라는 최종목표에 도달할 수 있으리라 확신한다. 이 책의 나머지 부분까지 빨리 읽었으면 하는 마음 간절하다. 우리는 인생에서 보다 많은 것을 누릴 자격이 있다. 마지막으로, 내가 좋아하는 영화배우 짐 캐리의 유명한 구호를 외쳐 본다.

"Alrighty then!" 자 이제 시작이다.

HEADACHE FREE

Relieve Migraine, Tension, Cluster, Menstrual and Lyme Headaches

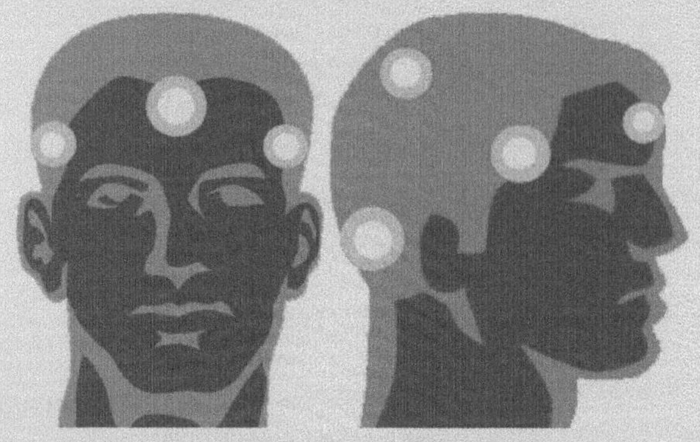

두통

The Headaches

1장
편두통

미국의 경우 무려 3,700여 만 명의 편두통을 앓고 있다는 사실을 알고 나는 어안이 벙벙했던 적이 있다. 더욱 충격적인 사실은, 3,700만 명의 편두통 환자들 중에서 제대로 편두통으로 진단받은 사람은 절반도 안 되며, 많은 의사들이 편두통을 긴장성 두통 또는 부비동성 두통으로 오진한다는 거였다. 뭐든 말로 하기는 참 쉽다는 생각이 든다.

시야를 좀 더 넓혀서 생각해 보자. 흔히 3대 만성질환으로 일컬어지는 천식, 당뇨병, 관상동맥심질환(CHD: coronary heart disease) 환자의 수를 모두 더하면 3,300만 명으로, 편두통 환자의 수에 못 미친다. 이쯤 되면, 오늘날 미국 사회에서 편두통이 얼마나 큰 골칫거리로 대두되고 있는지를 짐작하고도 남는다. 미 국립 두통재단

(National Headache Foundation)에 따르면, 두통으로 인한 통증과 불편함 때문에 매년 1억 5,700만일(日)의 근무일(workdays)이 허공으로 사라진다고 한다.

나는 '훈련과 실무를 겸비한 약사'라는 배경에서 출발한다. 또한 기능의학(Medicine Medicine) 면허 보유자로서, 환자의 몸과 마음을 동시에 치료해야 한다는 지론을 갖고 있다(기능의학에 대해서는 www.functionalmedicine.org를 참조시기 바란다). 얼마나 멋진 개념인가! 나는 환자의 몸과 마음을 수사하는 탐정으로, 편두통을 일으킨 범인을 환자 스스로 찾아낼 수 있도록 도와주고 싶다. 엄밀히 말해서 편두통이란 질병이 아니라, '한 묶음의 끔찍한 증상들'에 붙여진 이름에 불과하다. 나는 환자들이 편두통의 원인을 이해하고, 통증을 스스로 잠재울 수 있기를 바라고 있다.

플로리다의 약국에서 약사로 근무하던 때의 일이다. 환자들은 병원에서 받은 처방전을 들고 약을 조제하기 위해 약국에 들렀다. 나는 그들을 보고 측은지심을 느꼈다. 왜냐하면 처방전에 적힌 약을 복용해 봤자, 조만간 용량이 더 높아진 처방전을 들고 약국을 다시 찾을 것이 뻔했기 때문이다. 사실, 편두통을 근본적으로 치료할 수 있는 약물은 존재하지 않는다. 환자들 중에는 전구기(prodromal stage: 편두통 시작 전단계)가 지나 약국을 방문한 사람들도 있었는데, 그들에게는 최대한 빨리 약을 조제해 줘야 했다. 나는 그들의 심정을 잘 알고 있었다. 아마도 그들은 얼른 집으로 돌아가 어두컴컴한 방바닥에 대자로 드러눕고 싶었을 것이다. 이 책을 쓰는 동안 우연히 한 웹사이트를 방문했는데, 거기서는 편두통을 만성 신경장애

(chronic neurological disorder)라고 부르고 있었다. 하지만 나는 그런 시각에 절대로 동의하지 않는다. 분명히 말해 두지만, 편두통은 만성질환은 물론 신경질환이 아닐 수 있으며, 환자 스스로 치료하는 것이 가능하다.

내가 이렇게 말하는 근거는 다음과 같다:

Point #1: 단 한 번(또는 일년에 여러 번) 편두통을 앓고 난 후 재발하지 않는 환자들도 있다. 따라서 편두통이 항상 만성적인 것은 아니다.

Point #2: 신경학적 원인에서 유래하지 않는 편두통도 있다. 예컨대, 식품첨가물, 인공감미료, 글루텐, 유제품에 포함된 알러지원, 미네랄 결핍이 편두통을 유발할 수 있다.

편두통을 한 번이라도 경험해 본 사람들은 잘 알겠지만, 그것은 인생의 즐거움을 앗아갈 수 있다. 편두통은 일반 두통보다 훨씬 더 강력한 통증을 수반하며, 한쪽 머리에만 영향을 미치는 것이 보통이다. 고전적 편두통은 소리, 향기, 빛에 대해 구역질이나 과민반응을 유발한다. 편두통의 위험인자에는 가족력, 성별 등이 있다. 형제자매나 아버지가 편두통을 앓는 사람은 본인도 편두통을 앓을 가능성이 높으며, 남성보다는 여성 편두통 환자가 더 많다. 어떤 환자들은 두통 없이 편두통 전조증상(aura)만을 겪기도 하는데, 이것을 침묵의 편두통(silent migraine)이라고 한다.

편두통의 유발요인(마이그레네이드)

많은 요인들, 특히 수면부족이 편두통 발작을 유발할 수 있으며, 때로는 식사를 한 끼만 걸러도 편두통이 발생할 수 있다. 혈관확장을 초래하는 약물, 밝은 빛, 햇빛, 형광도 편두통을 유발할 수 있다. TV를 시청하거나 하루 종일 컴퓨터 앞에 앉아 있어도 편두통이 찾아올 수 있다. 심지어 특정 식품이나 과도한 소음도 편두통을 일으키는 원인이 될 수 있다. 많은 경우 스트레스를 완화하여 코르티솔 분비를 줄이면 증상 완화에 도움이 된다. 이에 대한 자세한 내용은 제8장 "부신피질호르몬과 두통 간의 관련성"을 참조하라.

하지만 편두통 유발요인이 항상 편두통을 일으키는 것은 아니며, 유발요인을 회피한다고 해서 편두통을 확실히 예방할 수 있는 것도 아니다. 다시 말해서, 편두통의 배후에는 좀 더 비밀스러운 요인들이 도사리고 있다는 이야기다. 그렇다면 그 비밀스러운 요인들은 무엇일까? 이제부터 하나씩 차근차근 설명할 테니 너무 서두르지 말기 바란다. 단, 궁금해하는 독자들을 위해 힌트를 하나 드린다면, '모닝 베이글이나 크림치즈와 관련이 있다'는 것이다. "설마!" 라는 소리가 여기저기서 들려오는 듯하다. 그러나 농담이 아니다.

마이그레네이드™ 1: 글루텐

맛있고 향긋한 시나몬 롤(cinnamon bun)이 두통을 유발할 수 있을까? 독자들 앞에서 직접 실험해 보고 싶은 마음 간절하다. 그러나 장난기 어린 농담은 그만두고, 이제 본론으로 들어가기로 하자.

글루텐(gluten)은 밀가루 속에서 발견되는 단백질로, 글루텐이 함유된 식품들(예: 머핀, 빵, 파스타, 시리얼 등)은 어떤 사람들, 특히 장(腸)에 문제가 있는 사람들에게 편두통을 유발하는 것 같다. 글루텐은 특정인의 머릿속에서 편두통을 일으키기 때문에, 마이그레네이드(편두통 폭탄: migraine grenade) 중 하나로 간주된다. 글루텐 때문에 가장 큰 고통을 받는 사람들은 셀리악병(Celiac Disease) 환자들이다. 셀리악병은 글루텐 섭취와 관련된 자가면역질환인데, 콜럼비아 대학교의 연구진은 편두통과 셀리악병, 그리고 염증성 장질환(IBD: inflammatory Bowel Disease) 사이에 밀접한 상관 관계가 있다는 사실을 발견했다.

2013년 『Headache』 이라는 저널에 실린 논문에서, 셀리악병 환자들은 건강한 사람들보다 편두통을 더 많이 경험하는 것으로 밝혀졌다. 연구진은 502명의 사람들에게 설문지를 나눠주고, 인구통계학적 사항, 병력, 식단에 관한 정보를 수집했다. 연구진은 두통의 종류와 빈도에 대해서도 상세히 물었다. 참가자 중 셀리악병 환자는 188명, 글루텐 과민증(GS) 환자는 25명, IBD 환자는 111명, 대조군은 178명이었다. 연구 결과, 셀리악병 환자 중 72%가 심각한 편두통을 앓은 것으로 밝혀졌는데, 이는 GS(60%), IBD(30%)와 대조군(50%)을 훨씬 능가하는 수준이었다.

연구진은 참가자들로부터 수집된 데이터를 상세히 분석하여, 편두통의 유형, 중증도(severity), 빈도와 관련된 상관관계를 도출했다.

최종분석 결과 셀리악병 환자와 IBD 환자는 대조군보다 편두통 유병률이 높은 것으로 밝혀졌다. 그런데 흥미로운 사실은, 엄격한 무글루텐식(strict gluten-free diet)을 실천한 햇수와 편두통의 중등도 사이에는 아무런 상관관계가 없는 것으로 나타났다는 것이다. 다시 말해서, 무글루텐식을 10년 동안 먹든 1년 동안 먹든 편두통의 증세는 똑같았다는 것이다. 결국, 글루텐 없는 식품을 일단 먹기 시작하면 지긋지긋한 편두통을 겪지 않아도 된다는 이야기다.

혹시 셀리악병 환자임에도 불구하고, 자신이 셀리악병을 앓고 있다는 사실을 모르는 사람도 있을까? 물론 그렇다. 대부분의 셀리악병 환자들은 영문도 모르는 채, 소화불량, 신경학적 문제, 자가면역질환을 앓는다고 생각하고 있다. 셀리악병 여부와는 무관하게, 글루텐을 완벽하게 소화시킬 수 있는 사람은 없다. 콩을 비롯한 콩과 식물에 들어 있는 렉틴(lectins)의 경우는 더욱 심각할 수 있다. 그래서 나는 렉틴도 피하고 있다.

나의 절친한 친구 데이비드 펄머터 박사와 아리스토 보즈다니 박사는 글루텐이 편두통의 유발요인이라는 사실을 발견했다. 그들은 30년간 난치성 편두통을 앓아 온 60세 노인의 혈액을 검사했다. 그 노인은 처방약을 복용해도 아무런 소용이 없었는데, 그의 혈액에서는 글루텐을 포함한 밀과 유제품의 단백질을 공격하는 항체가 발견되었다.

이쯤 되면 독자들은 내가 무슨 말을 하려는지 짐작할 것이다. 문제의 노인은 글루텐과 유제품이 함유되지 않은 식품을 먹기 시작하자, 증상이 다소 호전되었다. 혹자는 이것을 위약효과라고 할지도 모른다. 그러나 펄머터와 보즈다니는 혈액검사를 통해, 환자의 혈액 속에서 밀과 유제품의 단백질에 대항하는 항체가 감소한 것을 확인할 수 있었다. 환자의 말로만 확인한 것이 아니라, 그의 혈액이 그 사실을 증명한 것이다. 펄머터 박사는 많은 책을 저술했는데, 그중에는 최근의 베스트셀러인 『Grain Brain: The Surprising Truth about Wheat, Carbs, and Sugar - Your Brain's Silent Killers』(Little, Brown and Company, September 2013)가 포함되어 있다.

식품과 식품 첨가제에 대해 말하는 김에, MSG에 대해서도 생각해 보자. MSG는 최근 건강에 해롭지 않은 것으로 판명되었지만, 일부 민감한 사람들에게 다양한 알러지 반응(주로 위장관 반응)을 초래하는 것으로 알려져 있다. 내 친구 중 한 명이 중국 음식점에 갔다가 몇 시간 동안 설사와 위장장애에 시달렸던 기억이 난다. 모든 중국 음식점들이 MSG를 사용하는 것은 아니지만, MSG에 예민한 사람들은 두통을 비롯하여 기타 골치 아픈 문제를 겪을 수 있다. 사실, 중국 음식은 빙산의 일각일 뿐이다. MSG는 수백 가지 식품에서 발견되는데, 민감한 사람들에게 두통과 함께 위장관 증상을 일으킬 수 있다.

마이그레네이드™ 2: 유제품

내가 "글루텐이 함유된 머핀, 베이글, 도넛, 파스타, 빵을 멀리하라" 고 말하면, 눈이 휘둥그래지는 사람들이 많을 것이다. 그러나 나를 미워하지는 말기 바란다. 난 그저 도움을 주고 싶을 뿐이다. 이제부터는 피자에 대한 당신의 환상을 깨려 한다. 피자에는 글루텐뿐만 아니라 유제품도 들어 있는데, 그건 바로 치즈다. 주지하는 바와 같이 치즈는 우유로 만들어졌으며, 우유는 또 하나의 마이그레네이드다. 편두통의 약 37%는 유제품 때문에 일어나는 것으로 알려져 있는데, 이는 결코 얕잡아 볼 일이 아니다.

장담컨대 식단에서 유제품과 글루텐을 제거하면, 두통이 완화되거나 당분간 사라질 것이다. 한번 시도해 보라, 손해 볼 것 없지 않은가! 글루텐과 유제품이 포함되지 않은 다이어트로는 팔레오 다이어트(Paleo diet)나 페이즈원 다이어트(Phase One diet)가 있다. 강력히 추천한다.

식품으로 인한 편두통은 표준 검사방법(예: 피부 단자검사, IgE 항체검사 등)으로 확인하기가 어렵기 때문에, 편두통과 밀, 글루텐, 유제품 간의 관련성을 입증하기는 어렵다. 따라서 IgG 및 IgA 검사(식품 항원에 대한 반응을 테스트하는 혈액검사)와 '의심되는 식품을 식단에서 제거하는 방법'을 병행하는 것이 최선이다. 기피대상 식품(또는 식품 첨가제) 목록에는 MSG와 인공감미료도 포함된다. 나를 냉혈한이라고 욕하지 말라. 몸에 해(害) 될 것도 없고 비용도 들지 않으니 꼭 시도해 보라. 큰 도움이 될 것이라고 확신한다. 사실 모험을 하지 않으면 아무것도 얻을 수 없다. 더도 말고 덜도 말고 딱 한 달 동안만 시도해 본 다음, 그 결과를 내게 이메일로 알려 달라.

마이그레네이드™ 3: MSG

새로운 연구결과에 의하면, MSG를 한 번만 섭취해도, 두통과 근육통을 초래할 수 있다고 한다. 턱관절 장애(TMD: temporomandibular disorder)는 전 인구의 10%에 영향을 미치는 질병인데, TMD 환자의 근육통에 영향을 미치는 생활습관 요인 중에서 중요한 것은 식단이다. 몇몇 식품들이 두개안면통(craniofacial pain)을 초래하는 것으로 알려져 있는데, MSG는 두개안면통의 주된 요인이며, 수축기 혈압 상승과 두통을 유발할 수도 있다.

최근 연구자들은 MSG와 두통 및 두개주위 근육통(pericranial muscle pain) 간의 관련성을 분석한 이중맹검- 위약대조 - 교차 임상시험 결과를 발표했다.[38] 이 임상시험에 참가한 14명의 지원자들은 MSG 알러지, 설사, 위장질환, 고혈압을 앓지 않는 사람들이었다. 연구자들은 참가자들에게 75~150mg/kg의 MSG가 함유된 무가당 레몬소다를 일주일에 한 번씩 마시게 했다. 그리고는 MSG 섭취 전 및 15, 30, 50분 후에 다양한 통증, 자발통, 혈압, 부작용, 압통의 역치, 교근(masseter) 및 측두근(temporalis)의 내성 수준을 측정했다. 또한 MSG 섭취 전 및 30분 후에 참가자들의 타액을 채취하여 글루타메이트의 농도를 측정했다. 글루타메이트는 단순한 아미노산이지만, 농도가 지나치게 높을 경우 흥분독소로 작용한다.

임상시험 결과, 57%의 참가자들이 MSG 섭취 후에 두통을 앓았고, 타액의 글루타메이트 농도와 혈압이 유의하게 상승한 것으로 나타났다. 또한 MSG는 교근의 민감성을 증가시키는데, 이는 두통과 더불어 턱관절증후군(TMJ syndrome)이나 삼차신경통 등의 안면통과 관련이 있다.

인체는 MSG를 완전히 분해하여 GABA로 만들 수 있다. 만일 인체가 분해할 수 없을 정도로 과량의 MSG를 섭취한다면 어떻게 될까? 과량의 MSG는 글루타메이트의 농도를 증가시키고, 축적된 글루타메이트는 GABA로 신속히 분해되지 않는다. 그 결과 글루타메이트의 농도가 GABA의 농도를 초과하여, 인체는 흥분상태(excitatory state)에 놓이기 된다. 왜냐하면 GABA는 진정성 신경전달물질이며, 글루타메이트는 흥분성 신경전달물질이기 때문이다. 결국 과량의 MSG를 섭취하면, 두통, 경련, 불면증, 불안 등의 증상을 경험할 가능성이 높아진다. 따라서 MSG에 민감한 사람이 아니라면 걱정할 필요가 없지만, 편두통 환자들은 MSG 섭취를 삼가는 것이 좋다. 내가 편두통 환자라면 MSG는 물론 인공 첨가제와 색소도 피할 것이다.

MSG, TMD, GABA 등의 약어(略語) 때문에 골치가 아프다는 소리가 여기저기서 들려오는 듯하다. 그런 분들에게는 죄송하지만, 한 가지 약어를 더 소개하고자 한다. 그것은 바로 GAD(glutamate decarboxylase)라는 효소다. GAD는 MSG를 GABA로 전환시키는 효소인데, 자가면역질환 환자들 중에는 GAD에 대한 자가항체를 보유하고 있는 사람들이 있다. 자가항체가 GAD를 공격하면, 다량의 글루타메이트가 체내에 축적되어 편두통의 발생 위험이 높아지게 된다. 한마디로, 글루타메이트는 통제불능(loose cannon)이라고 할 수 있다. 이에 반해 글루타메이트의 사촌뻘인 GABA는 정반대의 작용을 한다. GABA는 진정 효과가 있어, 긴장을 이완시키고 수면을 촉진해 준다. 그러나 GABA도 과잉섭취하면 해롭기는 마찬가지다. GABA의 농도가 너무 높으면 좋지 않다. 가장 바람직한 상태는 글루타메이트와 GABA가 균형을 이루는 상태다. GAD에 대한 자가항체 보유 여부를 알고 싶은 사람들은 의사에게 찾아가 혈액검사를 해달라고 하면 된다. 23andMe라는 업체가 판매하는 유전자검사 키트를 이용하는 방법도 있지만(23andMe.com), 최근 FDA가 가정용 유전자검사 키트의 판매를 금지하는 바람에 힘들 것 같다.

기타 마이그레네이드™

우리가 일상적으로 접하는 평범한 것들이 편두통을 유발할 수 있다. 대부분의 사람들에게는 별 문제를 일으키지 않지만, 민감한 사람들에게는 수 시간 동안 통증을 야기할 수 있다.

- 불안 또는 정서적 스트레스
- 밝은 빛이나 큰 소음
- 특정한 냄새나 향수
- 격렬한 신체활동
- 수면부족 또는 수면과잉
- 연기 흡입 또는 흡연
- 끼니 거름
- 음주

- 에스트로겐 농도 변화
- 티라민(와인, 치즈, 훈제 생선, 닭의 간, 무화과, 일부 콩)
- MSG
- 질산염(일부 베이컨, 핫도그, 살라미 소시지 등)
- 초콜릿, 견과류, 땅콩버터, 아보카도, 바나나, 감귤, 양파, 유제품, 발효식품, 식초에 절인 식품
- 글루텐, 유제품, 달걀, 기타 민감화 식품(sensitizing foods)
- 환경독소, 잔류성 유기 오염물질
- 비타민 D(민감한 사람들의 경우)

편두통의 진행과정

편두통 환자의 약 30~40%는 운 좋게도 경고증상을 경험한다. 편두통의 경고증상으로는 식탐(food cravings), 피로, 빈뇨, 경부경직(neck stiffness), 설사, 짜증, 눈물 등이 있다. 여기서 '운이 좋다'는 것은 농담이 아니라, '다가올 두통을 약물이나 건강기능식품으로 막을 기회를 준다'는 것을 뜻한다.

전조증상

전조증상은 편두통 환자의 약 20%에게 나타나며, 최대 1시간 동

안 지속될 수 있다. 특히 편두통을 처음 경험하는 사람에게, 전조증상은 끔찍한 공포로 다가온다:

- 시각장애 - 섬광, 물결 모양, 점이 보임
- 부분적 시각상실, 시야 불선명
- 비주얼스노우(visual snow)
- 환각
- 얼굴 또는 머리 양쪽이 얼얼하거나 감각이 없음
- 언어장애(뇌졸중으로 오인하기 쉬움)
- 정신착란
- 청각상실
- 현기증
- 일시적 마비
- 촉감 감소
- 촉수 과민반응(hypersensitivity to being touched)

두통

전조증상이 지나가면 본격적인 두통이 시작된다. 때로는 전조증상과 기타 다양한 불쾌감이 동반될 때도 있다. 편두통은 머리의 한 쪽에만 발생하는 것이 특징이므로 반두통(hemicranial pain)이라고도 하지만, 통증이 반대쪽으로 옮겨가거나 양쪽이 모두 아플 수도 있다. 소리와 빛에 대한 민감성을 동반하는 이통(earache), 오심, 구토, 설사, 부비동 증상이 나타날 수도 있다.

두통 이후

전조증상과 두통으로도 모자라, 마지막으로 후구증상(post drome)이 찾아온다. 후구증상을 잘 묘사하는 말은 '부자연스런 느낌이나 기분변화를 동반하는 숙취감'이다. 후구증상에는 우울증이나 일부 환자들의 경우 묘한 쾌감(weird euphoria)도 포함될 수 있다. 전신무력증이나 피로감, 집중력 또는 이해력 부족도 동반될 수 있다. 편두통의 지속기간은 사람마다 다르며, 짧게는 4시간에서 길게는 수일에 이르기까지 다양하다. 심지어 같은 환자라도 발작 시마다 지속기간이 달라질 수 있다.

편두통의 원인

많은 이들은 혈관확장이 편두통을 일으키는 주범이라고 생각하고 있지만, 전문가들은 편두통의 발생 원인에 대해 의견일치를 보지 못하고 있다. 새로 발표된 연구결과에 의하면 혈관확장 없이도 편두통이 발생할 수 있다고 한다. 하지만 일부 환자들의 경우 혈관확장 때문에 편두통을 앓는 것이 분명하므로, 혈관확장을 언급하지 않을 수는 없다. 사실, 편두통의 발병과정은 매우 복잡해서, 제대로 설명하려면 끝도 없을 것이다. "편두통의 원인에 대해 장황하게 설명하느니, 차라리 치료에 초점을 맞추겠다"는 것이 내 입장이다.

과학자들은 IL-1β라는 염증성 사이토카인(pro-inflammatory cytokine)이 통증에 관여한다는 사실을 확인했다. 그러나 여기서 그 복잡한 메커니즘을 모두 설명했다가는, 독자들에게 괜스레 두통을 유발하지나 않을지 걱정된다. 그러므로 그 메커니즘을 꼭 알아야만 직성이 풀리는 독자들은 제11장 "통증을 유발하는 사이토카인을 줄여라"를 먼저 읽어 보기 바란다. 유경험자들의 생생한 충고가 필요한 독자들은 부록 IV "도움이 되는 페이스북 친구"를 읽으면 도움이 될 것이다.

어떤 화학물질이 통증을 활성화시키든, 그것은 종종 후두부(occipital area)에서 동맥을 수축시킨다. 혈관수축은 혈류를 차단하여 신경전달물질의 농도를 감소시켜 전조증상을 유발한다. 인체는 혈관수축에 대응하여 혈소판을 파견하고, 혈소판은 림프구 및 백혈구와 뒤엉켜 마치 도미노가 차례로 넘어지듯 연쇄적인 염증반응을 일으킨다. 이상의 모든 요인들은 세로토닌과 글루타메이트의 분비로 귀결된다. 세로토닌과 글루타메이트는 통증 감수성을 증가시키는 생화학 물질이다. 당신이 앓는 편두통의 유형과 환부(눈, 관자놀이, 삼차신경 부위)에 따라 영향받는 뇌신경이 달라진다.

일단 뇌의 한 부분에서 혈관수축이 일어나면, 당신의 신경계는 이에 반응하여 반대상황, 즉 혈관확장을 연출함으로써 뇌의 혈류부족 또는 산소부족을 막는다. 혈관확장으로 인한 혈류증가는 박동성 통증(throbbing)을 일으킨다. 하지만, 일부 편두통은 혈관확장 없이 일어나기도 한다.

편두통이 진행되는 동안 동맥은 확장된다. 확장되는 동맥은 뇌 속 깊은 곳이 아니라 두개골 근처의 동맥인데, 가장 흔히 확장되는 동맥은 관자놀이 피부 바로 아래에 있는 관자동맥(temporal artery)이다. 확장된 동맥은 통증과 염증을 초래하는 화학물질의 분비를 초래한다. 의사들이 편두통 환자에게 트립탄이나 에르고타민과 같은 혈관수축제를 처방하는 것은 바로 이 때문이다. 이러한 약물들은 혈관을 수축시키므로 최소한 일시적인 통증 완화용으로는 좋은 치료법이라고 할 수 있다. 그러나 편두통이 그렇게 쉽게 치료된다면 얼마나 좋겠는가.

인체는 두개골 안에서 일어나는 일을 인식하는 메커니즘을 보유하고 있어서, 동맥의 확장과 충혈(engorgement)을 감지한다. 즉, 교감신경계는 편두통에 반응하여 자신에게 맡겨진 임무를 수행한다. 교감신경은 'sympathy'라는 우아한 이름과는 달리 피도 눈물도 없이 냉정하다. 교감신경의 역할은 메스꺼움과 구토를 초래하는 화합물을 생성하는 것이다. 교감신경이 작용하는 동안 신경전달물질들의 농도는 복잡하게 요동치며, 각종 전조증상을 일으키는 원인이 된다. 편두통의 증상 중 일부는 도파민, 노르에피네프린, 기타 다양한 사이토카인 때문이다. 다른 연구에 의하면, 세로토닌 결핍도 편두통의 원인이 될 수 있다고 한다.

앞에서도 언급한 바와 같이, 전문가들은 편두통의 원인에 대해 일치된 의견을 보이지 않고 있다. 심지어 일부 전문가들은 혈관확장의 역할을 대단치 않게 생각할 정도인데, 나도 그런 편이다. 사실 나는 미토콘드리아 기능장애(mitochondrial dysfunction)와 세포가 방출하는 화합물이 편두통을 일으키는 주요 원인이라고 생각한다. 즉, 세포가 통증을 초래하는 사이토카인을 방출하느냐, 아니면 충분한 ATP를 방출하느냐가 문제라는 것이다. 이 사실을 명심하기 바란다. 왜냐하면 이것은 새로운 편두통 치료법(세포의 작동방식을 바꾸는 방법)을 생각하게 해 주며, 독자들로 하여금 궁극적인 목표, 즉 '편두통 없는 삶'을 누릴 수 있게 해 주기 때문이다.

세로토닌과 편두통

편두통을 일으키는 원인 중 하나는 세로토닌 파괴로 인한 세로토닌 결핍이다. 세로토닌과 편두통 간의 관계에 관한 이야기는 1960년대로 거슬러 올라간다. 과학자들은 편두통 환자의 소변에서 대량의 5-HIAA(5-hydroxyindoleacetic acid)를 검출했다. 처음에 과학자들은 '환자가 5-HIAA를 과다섭취해서, 그것이 소변으로 배출됐을 것'이라고 생각했다. 그러나 최근 발표된 연구결과에 의하면, "체내에서 세로토닌의 파괴가 증가하면, 소변 중의 5-HIAA가 증가한다"고 한다. 세로토닌의 파괴속도가 빨라지는 것은 MAO(monoamine oxidase)라는 효소의 활성이 증가하기 때문이다. 실제로 편두통 환자들의 경우, MAO의 작용이 과도하여 조직의 세로토닌의 농도가 감소한다.

따라서 편두통을 최소화하려면 세로토닌을 보충해야 한다. 그러나 과유불급이라는 말도 있듯, 세로토닌을 과잉섭취하면 오히려 건강에 해롭다. 세로토닌을 과잉섭취하게 되는 원인은 무엇일까? 예컨대, 트립탄과 세로토닌을 생성하는 건강기능식품을 병용하면, 세로토닌이 과도하게 생성된다. 세로토닌을 생성하는 건강기능식품으로는 홍경천(rhodiola)이 있는데, 홍경천은 5HTP를 많이 함유하고 있으며, 의사의 처방전 없이 약국과 건강기능식품점에서 구입할 수 있다. 나는 실제로 트립탄과 홍경천을 병용하고 나서 편두통을 경험한 환자를 목격한 적이 있다.

신경세포와 뇌가 제대로 기능하게 하려면 세로토닌을 섭취해야 한다. 그러나 세로토닌을 과잉섭취하면 떨림이나 설사와 같은 경미한 증상에서부터, 근육경직, 발열, 경련과 같은 심각한 증상이 발생할 수 있는데, 이것을 세로토닌증후군(serotonin syndrome)이라고 한다. 심각한 세로토닌증후군을 치료하지 않고 방치하면 사망을 초래할 수도 있다.

환자들은 24시간 동안 여러 개의 혈관수축제를 복용하는 것을 피하거나 조심해야 한다. 만일 나라면, 의사의 허락 없이는 여러 개의 혈관수축제를 병용하지 않겠다. 이러한 병용의 사례로는 '트립탄 + 에르고타민 제제'나 '두 가지의 트립탄 제제'를 복용하는 것을 들 수 있다. 두 가지 이상의 혈관수축제를 병용하면 어떤 일이 일어나는지를 잠깐 생각해 보자. 혈관수축제를 병용하면 혈관이 과도하게 수축될 수 있다. 중요한 신체부위에 혈액공급이 차단되어 조직이 괴사되는 것을 원하는 사람은 없을 것이다. 예컨대 뇌에 혈액을 공급하는

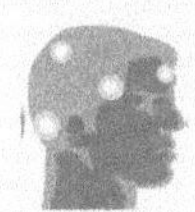

미토콘드리아와 편두통

몸 깊숙한 곳에 현미경을 들이밀어 세포 안을 들여다보면, 미토콘드리아가 고통을 받거나 죽어가는 모습을 볼 수 있다. 미토콘드리아는 인체의 에너지 생성을 담당하는 '발전소'라고 할 수 있다. 전신에 있는 미토콘드리아의 수는 수십억 개에 달한다. 당신은 이처럼 귀중한 미토콘드리아의 기능을 상실할 수 있다. 그렇다면 미토콘드리아를 파괴하는 독소는 무엇일까? 그것은 환경독소, 금속, 그리고 살충제 잔류물이다. 자세한 내용은 제7장 "해독이 중요하다"를 참조하라.

바이러스나 세균에 감염되면 미토콘드리아가 파괴될 수 있다. 만성 라임병도 미토콘드리아를 파괴할 수 있으므로, 제5장 "라임두통"을 참조하라. 처방약을 통해 과도한 에스트로겐을 섭취하거나 생체이물(xenobiotics)이 포함된 제품을 이용해도 미토콘드리아가 파괴될 수 있다. 호르몬과 관련된 두통을 해결하려면 제9장 "에스트로겐과 프로게스테론"을 참조하라. 영양실조, (흡연, 음주, 정제된 식품이나 포화지방산 섭취로 인한) 과도한 산화(excessive oxidation)도 미토콘드리아를 손상시켜 편두통을 유발할 수 있다.

동맥이 과도하게 수축된다면, 뇌졸중이나 일과성허혈발작(TIA: transient ischemic attack)을 초래할 것이다.

혈관수축제의 병용은 병원에서 핵심 쟁점이 되고 있는 사안이다.

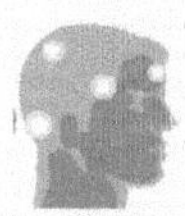

세로토닌 증후군

대부분의 편두통 치료제들은 세로토닌 농도를 상승시킨다. 그러므로 2가지 트립탄 제제를 병용하거나, 트립탄과 SSRIs(예: 졸루푸트) 또는 SNRIs(예: 심발타)를 병용할 때는 세로토닌 증후군의 가능성을 주의해야 한다. MAO 저해제나 기침약(예: 덱스트로메토프판)도 조심해야 한다. 세로토닌 증후군은 트립탄의 용량을 늘리거나, 성요한초나 5-HTP(5-Hydroxytryptophan) 등의 건강기능식품과 트립탄을 병용할 때 발생할 수도 있다. 세로토닌 증후군의 주요 증상은 빈맥, 경련, 과반사(overactive reflexes), 고혈압, 근육경직, 협응력 부족, 환각, 설사, 열감, 불안 또는 공황, 오심, 구토 등이다.

세로토닌 증후군 증상이 심할 경우, 의사의 도움을 받아야 한다. 의사는 로라제팜(아티반), 디아제팜(바륨)과 같은 벤조디아제핀 계열의 약물을 처방할 것이다. 디아제팜은 불안을 가라앉히고 근육 장애나 경련을 치료해 준다. 세로토닌 차단제인 시프로헵타딘(Periactin)을 처방할 수도 있다.

왜냐하면 고용량의 약물을 복용한다거나 금지된 약물을 병용하고 있노라고 의사에게 곧이곧대로 말하는 환자들은 별로 없기 때문이다. 끔찍한 편두통으로 고생하는 환자의 마음을 모르는 바는 아니지만, '약물 병용으로 인한 위험(약물 상호작용과 부작용)은 그로 인한 이익(통증 완화)을 상회한다'는 점을 명심하라. 따라서 의사가 "무슨 약을 복용하고 있나요?"라고 물으면 솔직하게 대답하기 바란다. 의사에게 처방받은 약이 듣지 않는 경우에도 솔직히 말해야 한다. 여기서 한 가지 일러둘 말은, "현존하는 가장 강력한 약물에 반응하지 않는 편두통 환자의 경우, 식품 알러지나 감염증과 같은 다른 원인을 생각해 볼 필요가 있다"는 것이다.

다행스러운 점은, 항우울제로 사용되고 있는 SSRIs가 편두통의 빈도와 증세를 완화시켜 준다는 것이다. 그러나 SSRI는 편두통 치료제가 아니며, 모든 환자들이 SSRI에 반응을 보이는 것도 아니다. 2005년에 발표된 연구에 의하면, "편두통 환자들을 2개월간 SSRI로 치료한 결과, 위약과 다름 없는 효과가 나타났다"고 한다.[8] 일부 환자들만이 항우울제에 반응을 보이므로, 의사의 판단에 따라 적절한 용량을 처방받아야 한다.

이 책을 읽는 편두통 환자들은 혈관수축제 외에도, (1)미토콘드리아(또는 세포)의 건강 회복, (2)통증을 유발하는 사이토카인의 감소라는 두 가지 치료법을 기억하기 바란다. 이 두 가지 치료법은 대부분의 경우 건강기능식품을 통해 가능하며, 당신이 항우울제를 복용하고 있는 경우에도 병행이 가능하다. 단, 항상 잊지 말아야 할 것이 있다. 이 책에서 권하는 건강기능식품을 섭취하기 전에는 처방의와 항상 상의해야 한다.

세균과 편두통

세균이 편두통을 일으킨다고 하면 의아해할 사람들이 많을 것이다. 그러나 라임병이 실제로 편두통을 일으킨다는 사실을 알고 있는 나에게는 그리 놀라운 일은 아니다. 세균, 진균, 바이러스, 기생충은 많은 질병과 염증의 원인이다.

몇 년 전, 배리 마샬 박사와 로빈 워렌 박사가 "헬리코박터 파일로리(H. pylori)라는 세균이 위궤양을 일으킨다"고 발표했을 때, 많은 사람들은 그들을 미친 사람으로 취급했다. 그때까지만 해도 다른 의사들은 모두 스트레스가 위궤양의 원인이라고 생각했었다. 오늘날 우리는 *H. pylori* 제균요법이 스트레스 여부와 관계 없이 위궤양 및 십이지장 궤양을 치료한다는 사실을 잘 알고 있다. *H. pylori*를 감소시키는 것은 어쨌든 좋은 일이다. 왜냐하면 위궤양뿐만 아니라, 위염과 위암의 발병위험까지도 감소시킬 수 있기 때문이다. 결국 '미친 과학자들'은 2005년 노벨 생리의학상을 거머쥐었다.

널리 사용되는 SSRIs 항우울제

성분명	상품명
시탈로프람	셀렉사
에시탈로프람	렉사프로
플루옥세틴	푸로작
파록세틴	팍실
서트랄린	졸로푸트

한 가지 궁금한 것이 있다. 만약 내가 "*H. pylori*가 편두통과 관

련이 있다"고 말한다면, 독자들은 나를 얼마나 미쳤다고 생각할까? 그런데 사실이다. 2012년에 발표된 무작위이중맹검 - 위약대조 임상시험 결과에 의하면, *H. pylori* 가 편두통을 일으킬 수 있다고 한다. 그런데 '세균, 기생충, 벌레, 바이러스가 편두통의 원인이 될 수 있다'는 내용의 연구결과가 발표된 것은 그것이 처음이 아니었다. 심지어 어떤 전문가들은 "죽은 이빨(dead tooth)이 있는 사람은 편두통을 앓을 가능성이 높다"고 한다. 왜냐하면 근관(root canal) 밑에서 나오는 세균의 독소가 편두통을 유발할 수 있기 때문이다. 이 경우 편두통을 치료하려면 이빨을 뽑는 수밖에 없다. 하지만 나는 발치를 최후의 수단으로 남겨 놓고 싶다.

어쨌든 2012년에 발표된 논문은 『Pain Physician』이라는 저널에 발표됐으며, 저자들은 64명의 환자들을 대상으로 한 무작위 - 이중맹검 - 위약대조 임상시험에서, "*H. pylori* 제균요법은 편두통에 유익한 역할을 할 수 있다"는 결론을 내렸다.

신속한 *H. pylori* 제균요법은 일명 3제요법(triple therapy)라고도 부르는데, 의사의 처방을 받아야만 사용할 수 있다. 3제요법은 수소펌프저해제(PPI: proton-pump inhibitor)와 2개의 항생제로 구성되며, 치료기간은 1~2주다. 카르노신 아연(zinc carnosine), 매스틱검(mastic gum), 프로바이오틱스, 브로콜리싹과 같은 천연물질을 이용하여 *H. pylori* 감염을 치료할 수도 있지만, 시간이 좀 더 오래 걸린다.

궁금한 독자들은 www.DearPharmacist.com을 방문하여, "위궤양과 *H. pylori* 감염증에 대한 조언(Advice for Ulcers and H. pylori

Infection)"이라는 제목의 기사를 검색해 보라.

비타민 D와 편두통

정확한 이유는 알 수 없지만, 비타민 D가 일부 사람들에게 편두통을 일으킬 수 있다는 것은 분명한 사실이다, 비타민 D를 복용하고 나서부터 전조증상이나 광과민성과 무관하게 편두통 발작 횟수가 증가하거나, 왼쪽 눈에만 전조증상이 나타나거나, 한쪽 머리가 아프거나, 한쪽 눈의 시력이 일시적으로 떨어지는 등의 증상이 나타나면 비타민 D를 의심해 볼 필요가 있다. 이것은 일부 전문가들의 권고와 상충되는 것처럼 보인다. 전문가들은 고농도의 비타민 D(70~90ng/ml)가 우울증과 자가면역질환을 개선하며, 백혈병을 비롯한 다양한 암의 발병위험을 감소시킨다고 주장한다. 나도 그런 사람들 중의 하나다. 그러나 비타민 D로 인해 편두통이 초래될 수 있는 사람들은 비타민 D를 많이 섭취하면 안 된다. 한편 비타민 D 검사 결과가 혼란스러운 경우도 있다. 혈액검사에서는 비타민 D 수치가 낮게 나와도, 인체가 즉시 사용할 수 있는 '활성형 비타민 D'의 농도는 매우 높을 수 있다.

비타민 D 이야기가 나온 김에, 비타민 D 검사에 대해 좀 더 자세히 알아 보자. 어떤 사람들은 1α25(OH)2D 수치를 검사받는데, 내가 권고하는 검사는 이것이 아니다. 왜냐하면 활성형 비타민 D가 결핍되어 있는 경우에도 $1\alpha 25(OH)_2D$ 수치는 상승할 수 있기 때문이다. 내가 권장하는 비타민 D는 25(OH)D, '즉 25-히드록시 비타민 D'다. 25(OH)D 검사를 받아야만, 우리 몸 안에서 무슨 일이 일어나고 있는지를 정확히 알 수 있다.

그러나 25(OH)D 검사 결과, 수치가 낮게 나왔다고 해서 무턱대고 비타민 D를 섭취해서는 안 되겠다. 비타민 D에 부정적으로 반응하여 두통이나 전조증상을 경험하는 사람들이 있기 때문이다. 만일 비타민 D를 복용하면서 편두통이 악화된 듯한 기분이 든다면, 그건 단순한 기분이 아닐 가능성이 있다. 혹자는 그것이 비타민 D 제제에 포함된 부형제(filler) 때문이라고 주장하지만, 나는 비타민 D 자체가 문제라고 생각한다. 그나마 다행스러운 것은, '오랫동안 비타민 D를 복용해 왔더라도, 비타민 D를 끊기만 하면 편두통이 곧 사라진다'는 것이다. 이 경우 비타민 D를 끊기 위해 억지로 노력할 필요는 없다. 비타민 D는 언제든 마음만 먹으면 복용을 중단할 수 있다.

편두통 정복 시나리오

다음에 소개하는 건강기능식품을 섭취하기 전에, 그 적절성을 의사와 상의하는 것을 잊어서는 안 된다. 내가 이 책을 쓴 의도는 '독자들에게 두통을 일으킬 수 있는 다양한 원인들을 알려주고, 치료방법에 대한 정보를 제공하는 것'이다. 내가 이 책에서 제시하는 아이디어를 의학적 권고(medical advice)로 오해해서는 안 된다. 지면이 한정된 만큼, 각각의 독자들이 처해 있는 상황들을 일일이 고려하여 구체적인 해결책을 제시할 수는 없는 노릇이다. 그러므로 독자들은 내가 제시하는 솔루션의 목록을 주치의에게 보여주고, 긴밀한 상담을 통해 본인의 병력(medical history)에 가장 알맞은 것을 선택하기 바란다.

여기서 제시하는 건강기능식품의 용량은 기본적인 지침에 불과하므로, 개인별로 시행착오를 거쳐 적절히 조절하기 바란다.

건강기능식품

- 글리신산 마그네슘(Magnesium glycinate)
- 코큐텐(CoQ10)
- 리보플라빈
- 아세틸엘카르니틴(acetyl L carnitine)
- 알파리포산(alpha lipoic acid)
- 머위(butterbur)

어떻게 두통을 완화시켜줄 수 있는가

마그네슘

이 자리를 빌려 크고 또렷하게 말하고 싶다. 단언컨대, 마그네슘은 내가 가장 선호하는 미네랄이다. 나는 마그네슘을 사랑한다. 그것은 천연 진정제다. 우리 모두는 마그네슘이 부족하기 쉽다. 특히 커피를 마시는 사람들은 더욱 그렇다. 커피는 잘 알려진 마그네슘의 드럭머거(drug mugger)이기 때문이다. 마그네슘은 항산화제로, 우리 몸 어느 곳 하나에도 이롭지 않은 곳이 없다. 변비, 심계항진, 불안, 월경통, 심한 PMS(월경전증후군), 쥐(muscle cramps), 불면증이 있다면 마그네슘 결핍을 의심해 봐야 한다. 신경이 예민하거나 몸이 경직되어 있는 사람, 빛이나 소리에 민감하고, 신경성 위염이나 경련이 잘 일어나는 사람은 마그네슘이 부족할 가능성이 높다. 원하는 사람들은 마그네슘 농도를 측정해 볼 수 있지만, 검사방법이 매우 까다롭다. 현재로서 최선의 방법은 적혈구의 마그네슘 농도를 측정하는 것인데, 이를 'RBC 마그네슘 검사'라고 한다. 그러나 진신의 마그네슘이 부족함에도 불구하고 RBC 마그네슘 검사에서는 정상판정이 나올 수도 있다. 하지만 안타깝게도, 아직 RBC 마그네슘 검사를 능가하는 방법은 없으므로, 원하는 독자들은 시험 삼아 검사해 보기 바란다. 내가 편두통 환자에게 가장 많이 권하는 건강기능식품은 마그네슘이며, 대부분의 독자들도 마그네슘 하나면 충분하리라 믿는다.[12,13] 마그네슘 보충제를 구입할 때는 글리신산염, 아스파르트산, 말산, 구연산, 또는 타우린산과 킬레이트된 제품을 선택하라. 산화마그네슘은 강력한 하제이므로 피해야 한다. 사실은 구연산 마그네슘도 민감한 사람의 경우 하제로 작용할 수 있다. 그럼에도 불구하고 구연산 마그네슘은 내가 선호하는 마그네슘 제제 중의 하나다.

코큐텐

코큐텐은 미토콘드리아에 영양을 공급하고, 미토콘드리아의 건강을 지켜 준다. 미토콘드리아가 편두통과 무슨 관련이 있냐고? 앞에서 "미토콘드리아 손상이 편두통의 원인이 될 수 있다"고 설명했던 것을 기억하라. 코큐텐은 인체 내에서 생성되는 항산화제이기도 한데, 인간의 간은 정상상태에서 코큐텐을 생성한다. 에스트로겐을 함유하는 약물(예: 피임약, 호르몬 대체요법제)과 고지혈증 치료제(예: 리피토, 조코)는 코큐텐의 생성을 방해할 수 있으므로, 이 약물들을 코큐텐의 드럭머거라고 부른다. 이에 대한 자세한 내용은 도서 『드럭머거』(2011)를 참조하라. 중요한 것은, 코큐텐 결핍이 미토콘드리아에 악영향을 미쳐 건강을 해친다는 것이다. 코큐텐은 미토콘드리아 장애(mitochondrial disorder) 치료제로 가장 많이 연구된 물질이다. 코큐텐과 두통 완화 간에는 매우 밀접한 관계가 있다. 2004년 미국 신경학회 연례회의에서 발표된 바에 의하면, 코큐텐을 복용한 편두통 환자의 50%가 두통 완화를 경험했다고 한다.[14] 또 다른 연구에 의하면, 코큐텐은 염증성 화합물인 IL-2와 TNF α 를 감소시킬 수 있다고 한다(제11장 참조).[15]

2002년 『Cephalagia』에 실린 논문에서는 코큐텐이 편두통을 예방할 수 있는지를 검토했다.[16] 연구 결과 참가자의 61.3%가 "4개월간 편두통 발작 빈도가 50% 이상 감소했다" 고 응답했다. 자료에 의하면, 편두통 발작 빈도를 50% 감소시키는 데 소요되는 시간은 1~3개월이라고 한다. 그러나 충분한 효과를 보려면 3개월간 복용하는 것이 좋다. 코큐텐은 전조증상이 있는 편두통과 전조증상이 없는 편두통을 모두 치료할 수 있으며, 부작용이 없어 청소년과 성인 모두에게 권할 수 있다. 권장 용량은 하루 150mg이지만, 개인에 따라 다를 수 있다.

리보플라빈

리보플라빈은 단독으로 복용해도 편두통에 도움이 된다. 그러나 2012년 『Headache』에 실린 논문에 의하면, 리보플라빈과 코큐텐을 함께 복용할 경우 편두통을 예방하는 데 탁월한 효과를 발휘한다고 한다.[17] 또한 2004년 『European Journal of Neurology』에 실린 논문에 의하면, 리보플라빈이 두통의 발생 빈도를 유의하게 감소시킨다고 한다.[19]

게다가 리보플라빈은 편두통 치료제의 효과를 높여 주는 역할도 한다. 또한 앞에서 언급한 논문들에 의하면, 리보플라빈은 편두통을 예방해 주며, 안전성과 내약성이 뛰어나다고 한다. 구체적으로, 20~65세의 환자 23명에게 고용량(400mg)의 리보플라빈을 투여하며 3개월 동안 관찰한 결과, 두통의 발생빈도가 월 4회에서 월 2회로 50% 감소했다고 한다. 더욱이, 비록 두통의 강도는 변하지 않았지만 두통의 지속시간이 짧아졌다고 한다.

리보플라빈은 매우 안전하며, 유일한 부작용은 설사와 소변 변색이다. 소변 변색의 경우, 소변을 밝은 오렌지색으로 물들이지만 건강에는 무해하다. 권장용량은 사람에 따라 다르지만, 일부 전문가들에 의하면 두통 완화에 적당한 용량은 '50mg씩 하루에 네 번(하루에 총 200mg)'이라고 한다. 반면 다른 전문가들은 고용량이 적당하다고 주장하며, '200mg씩 하루에 두 번(하루에 총 400mg)'을 권장하기도 한다. 어느 쪽이 독자들에게 적당한지 일률적으로 말할 수는 없으므로, 최소 유효량을 복용하는 것을 원칙으로 하되, 시행착오를 거쳐 용량을 조절하는 것이 좋겠다.

아세틸엘카르니틴

아세틸엘카르니틴(Acetyl L-carnitine)은 아미노산인 카르니틴의 활성형으로, 지방산을 운반하는 역할을 한다. 이것은 미토콘드리아에 힘을 불어넣어, 보다 많은 에너지를 생성하게 해 준다. 컨디션 향상을 위해 고용량의 아세틸엘카르니틴을 복용하는 경우, 약간의 산화손상을 일으킬 수 있으므로, 후술하는 알파리포산과 함께 복용하는 것이 좋다. 그러나 이 점에 대해 너무 걱정할 필요는 없고, 그저 "산화를 방지하기 위해 알파리포산을 추가로 복용한다"고 생각하면 된다. 아세틸엘카르니틴과 알파리포산은 모두 건강에 이롭다. 보너스로, 아세틸엘카르니틴은 뇌 안에서 아세틸콜린으로 전환되는데, 이것은 기억력을 향상시키는 분자 중의 하나다. 따라서, 아세틸엘카르니틴을 섭취하면 두통을 완화시키고 기억력도 향상시키니, 꿩 먹고 알 먹는 격이라는 점을 기억하라. 단, 다시 한 번 강조하지만 알파리포산과 병용해야 한다는 점을 잊지 말라.

아세틸엘카르니틴의 기능 중에서 중요함에도 불구하고 잘 알려지지 않은 것은 '뇌에서 암모니아를 제거해 준다'는 것이다. 이 기능은 브레인포그(brain fog: 머리가 혼란스럽고 안개같이 뿌예서 분명하게 생각하거나 표현하지 못하는 상태) 증상을 해소하는 데도 도움이 된다.

때마침 이 책을 출간하는 날, 노르웨이 과학기술대학의 연구진이 위약대조 임상시험을 위해 성인 편두통 환자를 모집한다는 공고가 나왔다. 임상시험의 제목은 「편두통 예방수단으로서의 아세틸엘카르니틴에 관한 연구」다. 우리 모두 그들의 임상시험 경과를 지켜보기로 하자. http://clinicaltrials.gov/ct2/show/NCT01695317.

알파리포산

알파리포산(ALA)은 강력한 항산화제로, 코큐텐과 마찬가지로 혈뇌장벽(BBB)를 통과하여 뇌세포 안으로 들어간 다음, 당신의 귀중한 미토콘드리아에 영양을 공급한다. 앞에서도 언급한 비와 같이, 아세틸엘카르니틴을 복용하는 환자들은 ALA를 함께 복용하는 것이 중요하다. 한 임상시험에 의하면, ALA를 단독으로 복용해도 편두통을 완화하는 데 도움이 된다고 한다. ALA는 MMPs(인체가 생성하는 염증성 화합물)를 감소시키는 역할을 하는데, 이에 대한 자세한 내용은 제11장을 참조하라. 벨기에 리에주 대학교 신경학과의 연구진은 54명의 편두통 환자들을 대상으로 하루 600mg의 ALA를 투여해 본 결과, ALA가 편두통을 예방한다는 결론을 내렸다.[20]

머위

머위는 *Petasites hybridus*라는 학명으로 알려진 식물성 생약으로, 수백 년 동안 천식과 기침 치료제로 사용되어 왔다. 그러나 머위는 혈관의 탄력을 유지해 주는가 하면, 뇌의 혈류를 원활하게 해 주기도 한다. 또한 머위는 임상시험에서 편두통을 예방하는 효과가 있는 것으로 밝혀졌다. 머위의 활성성분 중 하나는 페타신(petasin)인데, 이것은 호산구와 호중구의 류코트리엔(leukotrienes) 생성을 억제하는 역할을 한다.[21] 과도한 류코트리엔은 통증과 염증은 물론 알러지 증상을 초래할 수 있다. 머위의 또 다른 활성성분인 페타시테스(petasites)는 평활근의 경련을 완화시킨다.

류코트리엔은 과도하게 생성될 경우 염증을 일으키는 유해한 화합물이다. 다트머스 히치콕 메디컬센터의 레빈 박사는 2012년 발표한 논문에서, "머위와 화란국화(feverfew)는 가장 연구가 많이 된 경구용 식물성 생약으로, 편두통과 기타 두통을 치료해 준다"고 인정했다.[22]

머위는 상당한 효능을 가진 식물성 편두통 치료제로, 유일한 부작용은 트림(burping)이다. 2004년 12월 『Neurology』에 실린 논문에 의하면, "편두통의 병력이 있는 환자 230명에게 Petasites hybridus 표준 추출물 75mg을 하루 두 번씩 복용시킨 결과, 편두통을 효과적으로 예방해 주었으며 내약성도 양호했다" 고 한다.[23]

위의 임상시험에서 환자들은 세 그룹으로 나뉘어 각각 75mg, 50mg의 머위 뿌리 추출물과 위약을 투여받았다. 245명의 참가자들은 연령이 18~65세였으며, 매월 2~6번씩 편두통 발작을 겪는 환자들이었다. 4개월간 관찰한 결과, 75mg의 머위 추출물을 하루 두 번씩 복용한 그룹의 경우 편두통 발작 빈도가 48% 감소한 것으로 나타났다. 한편 50mg의 머위 추출물을 복용한 그룹과 위약을 복용한 그룹의 경우, 편두통 발작 빈도가 각각 36%, 26% 감소한 것으로 나타났다.

실험군에 속한 참가자들은 대조군에 속한 참가자들보다 트림을 더 많이 했지만, 부작용 때문에 임상시험에서 탈락한 사람은 한 명도 없었다. 여기서 잠깐 생각해 보자. 트림과 편두통 중 하나를 선택하라면, 여러분은 어느 것을 택하겠는가? 나는 어떤 경우에도 트림을 택할 것이다. 이 임상시험 결과를 한마디로 요약하면 "머위 뿌리 추출물 75mg을 하루에 두 번씩 복용하면, 안전하고 효과적으로 편두통을 예방할 수 있다"는 것이다. 또 다른 임상시험에 의하면, 60명의 환자들을 대상으로 12주 동안 머위 추출물 75mg의 효능을 검증한 결과, 동일한 결론에 도달했다고 한다. 이 임상시험을 실시한 사람들은 스위스 두통센터의 연구자들이며, 연구결과는 2006년 『Phytomedicine』에 실렸다.[21]

HaloScript™

이 건강기능식품은 신경계를 건강하게 유지시키고, 뇌혈류를 원활하게 해 준다. 내가 매일 복용하는 천연 허브와 비타민 중에는 HaloScript™이 포함되어 있다. HaloScript™는 내가 독자적으로 개발한 건강기능식품으로, 시중에는 이와 유사한 제품이 출시되어 있지 않다. HaloScript™에 함유된 성분들은 모두 과학적 연구를 통해 유익한 효능을 검증받았다. 자세한 내용은 www.ScriptEssentials.com을 참조하라.

마이그레네이드™ 제거

앞에서 권한 건강기능식품을 복용함과 동시에, 다음에 열거하는 마이그레네이드를 제거하는 것도 잊어서는 안 된다. 이것들은 머릿속에서 수류탄처럼 폭발하여 편두통을 촉발할 수 있다.

- 커피와 디저트에 들어가는 인공감미료(아스파탐, 수크랄로스 등)
- 다이어트 소다(인공감미료 때문)
- 고과당 옥수수 시럽
- 인공색소
- 추잉검(인공감미료 함유)
- MSG
- 아질산염을 포함하는 델리 미트(Deli meats)
- 건조 과일(아황산염 함유)
- 티라민 함유 식품(치즈, 초콜릿)
- 과민반응을 일으키기 쉬운 식품(유제품, 글루텐, 콩, 옥수수, 달걀 등)
- 과체중
- 비타민 D

영양요법(Nutricure)

친구인 앨리스 파인스타인이 쓴 『Nutricures』라는 책을 읽다가, 간단한 레시피를 발견하여 독자들에게 소개하고자 한다. 편두통이

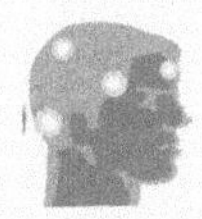

편두통 환자가 니아신(niacin)을 복용하면 안 되는 이유

대부분의 사람들은 니아신을 복용해도 아무런 탈이 없다. 그러나 모든 사람들이 다 그런 것은 아니다.

의사들은 종종 콜레스테롤 수치를 낮추기 위해 고용량의 니아신을 처방하기도 한다. 그리고 어떤 사람들은 니아신을 OTC 약품으로 간주한다. 일부 연구에 의하면, "니아신이 편두통에 도움이 되며, 특히 전조기(aura phase)에 복용하면 편두통을 완전히 중단시킬 수도 있다" 고 한다. 2003년판 『Mayo Clinic Proceedings』 을 읽어 보면, 니아신이 편두통을 예방하는 데 효과적일 수 있다고 쓰여 있다.

그렇다면 뭐가 문제일까? "니아신이 혈관을 이완시킴으로써 특정 편두통을 예방하거나 치료할 수 있다" 는 것은 사실이다. 그러나 이건 어디까지나 당신이 전조기에 있을 때의 일일 뿐, 일단 두통기(headache phase)로 접어들면 상황이 달라진다. 두통기가 되면 인체는 혈류를 증가시키기 시작하므로, 이때 니아신을 복용한다면 두통을 되레 악화시키게 된다. 내가 모든 사람들에게 니아신을 권하지 않는 것은 바로 이 때문이다. 의심이 가는 사람들은 시험 삼아 비서방형 니아신(안면홍조를 유발하지 않는 니아신)을 복용해 보라. 만일 당신이 운 나쁜 사람이어서, 니아신을 복용하고 편두통이 악화된다면, 이른 아침에 내게 전화를 걸어 '머리가 지끈거린다' 고 하소연하지는 말라. 나는 당신에게 이렇게 대답할 것이다. "그것 봐요. 내 말이 맞죠?"

다가오고 있다고 느낄 때, 다음과 같은 레시피를 이용해 보자. 이 책에서 소개되는 예방 및 치료법에 대해서는, 특별한 언급이 없더라도 의사와 상의하는 것은 기본이다.

비타민 C 분말 1,000~2000mg

마그네슘 분말 400mg

물이나 주스 한 잔

위의 레시피는 두통의 강도를 줄여 줄 것이다. 흡수가 불량한 마그네슘은 설사를 유발할 수 있으므로, 고품질 브랜드를 사용하기 바란다.

약물요법

많은 약물들이 편두통의 발작 빈도를 감소시키거나 편두통의 진행을 중단시킬 수 있다. 그러나 이들 약물은 효능과 안전성 면에서 완벽하지는 않다. 그럼에도 불구하고 일부 환자들에게는 이들 약물이 '신이 보내 준 선물'이 될 수도 있다.

많은 약물들이 편두통 전문 치료제로 출시되어 있는데, 그중에는 의사의 처방전이 필요한 전문약도 있고 약국에서 자유롭게 구입할 수 있는 일반약(OTC)도 있다. 먼저 독자들이 약국에서 구입할 수 있는 OTC 진통제에 대해 알아보기로 하자.

OTC 진통제

인기있는 OTC 진통제는 이부프로펜(Advil, Motrin 등)과 나프록센(Aleve 등)인데, 이들은 모두 비스테로이드성 항염제(NSAIDs : non-steroidal anti-inflammatory drugs) 계열에 속한다. 또 다른 OTC 진통제에는 아세트아미노펜(타이레놀 등)이 있으며, OTC 진통제와 카페인을 배합한 복합제제(Exedrin Migraine) 도 출시되어 있어, 전국의 어느 약국에서나 구입할 수 있다.

용량

제품 포장의 라벨에 기재된 지시사항에 따른다. 아세트아미노펜의 경우, 아세트아미노펜이 함유된 상이한 제품들(예: 수면보조제 역할을 하는 다기능 감기약)을 함께 복용하지 말도록 주의해야 한다. 왜냐하면 아세트아미노펜의 하루 최고 권장량은 4,000mg이기 때문이다. "모든 약물은 가능한 한 최소 유효량을 복용해야 한다"는 점을 늘 명심하자.

주의사항

어떤 사람은 효과를 볼 수도 있고, 어떤 사람은 효과를 보지 못할 수도 있다. 효과가 나타난다는 전제 하에서, OTC 진통제의 약효 발현시간은 최대 1시간이다. 아세트아미노펜을 함유하는 약물의 경우, 과다 복용하거나, 장기간 복용하거나, 술이나 와인과 함께 복용하면 간이 손상될 수 있다. 아세트아미노펜은 글루타티온(glutathione)의 드럭머거이기도 하다. NSAIDs는 위(胃)와 식도에 해롭다. 즉, NSAIDs는 위장관벽을 공격하는 경향이 있으므로, 예민한 사람들은 궤양, 위 또는 장 출혈, 반동성 두통(rebound headaches)을 겪을 수 있다.

사실 NSAIDs의 위험성은 상상을 초월한다. 2010년 『Therapeutics and Clinical Risk Management』에 실린 논문에 의하면, 1999년 이후 매년 NSAIDs와 관련된 병원 입원은 10만 건, 보건의료비는 20억 달러, 사망은 17,000명이라고 한다.[25] 미국의 경우 조제약사(compounding pharmacist)에게 좌약을 만들어 달라고 의뢰하면 이러한 부작용을 막을 수 있다. 그러나 그러려면 담당 의사와 연락해야 할 뿐만 아니라 며칠의 시간이 소요될 수도 있으므로 번거롭다. 이미 궤양을 앓고 있는 환자라면 아세트아미노펜을 사용할 수도 있다. 아세트아미노펜은 다른 NSAIDs(예: 이부프로펜, 나프록센)만큼 위장관을 손상시키지 않으므로 안전하다고 볼 수 있다. 이 경우에도 적절한 약물 선택을 위해 의사와 상의해야 하는 것은 물론이다.

NSADIs와 관련된 또 하나의 주의사항은, 심근경색과 관련된 것이다. 나는 심근경색의 병력이 있는 환자들에게 NSAIDs 사용이 권장되지 않는다. 그런 환자들은 아세트아미노펜이나 소개한 건강기능식품을 사용하는 것이 좋다. 왜냐하면, 'NSAIDs는 심근경색을 최초로 겪은 시기가 언제인가와는 무

두통과 몸무게

존스 홉킨스 연구소는 약 4천명의 성인을 대상으로한 연구에서 두통과 과체중과 관계가 있음을 결론내렸다. 과체중이라면, 두통을 겪게 될 가능성이 실제로 80% 높다.

관하게 심근경색의 재발 위험을 증가시킬 수 있다'는 연구결과가 보고되어 있기 때문이다.

전문 진통제

맥각 제제

맥각 제제((예: DHE, 에르고타민)는 매우 오랜 역사를 지니고 있는 약물로, 트립탄 제제가 등장한 이후로 사용이 감소하고 있다. 내가 1989년 약학대학을 처음 졸업했을 때만 해도, 맥각 제제는 편두통의 일차 치료제로 각광받고 있었다. 그러나 내 고객 중에서는 "효과가 없으니 조제료를 환불해 달라"고 떼를 쓰는 분들도 있을 정도였다. 물론 조제료 환불은 어림도 없는 소리다. 맥각 제제 중에서 가장 효과가 좋은 것은 DHE(dihydroergotamine)인데, 상품명으로는 D.H.E[45], Migranal 등이 있다. DHE는 에르고타민(상품명: 가페고트)보다 효과가 우수하고 부작용도 적다. DHE는 편두통(전조증상 유무와 무관함)은 물론 군발성 두통(cluster headache)에도 효과가 있다.

주의사항

약물 상호작용에 항상 주의하라. 약물 상호작용은 아무리 주의해도 지나치지 않다. DHE를 특정 항생제(예: HIV 치료에 사용되는 프로테아제 저해제; 에리스로마이신, 클래리스로마이신, 트롤레안드로마이신 등의 마크롤라이드계 항생제) 등과 병용할 경우 사지허혈(ischemia of the extremities)이나 뇌졸중과 같은 치명적 부작용이 발생할 수 있다.

아스피린

현존하는 최고(最古)의 OTC 진통제는 아스피린이다. 1829년 과학자들이 버드나무로부터 살리신(salicin)이라는 성분을 발견한 것이 아스피린의 시초다. 그러나 나는 독자들에게 '아스피린이 편두통의 발작 빈도를 감소시킨다' 고 장담할 수 없다. 의학문헌에 의하면, 어린이 아스피린을 하루에 한 알씩 복용할 경우, 편두통의 발작 빈도가 약 10% 감소할 뿐이라고 한다.

트립탄 제제

트립탄 제제(예: 졸미트립탄, 수마트립탄, 프로바트립탄)는 뇌혈관을 수축시켜 부종을 가라앉힌다. 트립탄은 약물학적으로 세로토닌 수용체 효능제(serotonin receptor agonist)로 분류되는데, 이는 트립탄이 세로토닌의 농도를 증가시켜 편두통을 치료한다는 것을 의미한다. 그밖에도 트립탄은 아직 완전히 밝혀지지 않은 미지(未知)의 메커니즘을 통해 편두통을 치료하는 것으로 보인다. 트립탄은 정제, 구중정(lozenge), 주사제(수마트립탄), 비강분무제 (졸미트립탄) 등의 제형으로 출시되어 있다. 비강분무제의 경우 콧속의 혈관을 통해 혈류에 도달하게 되는데, 구역질을 하는 환자에게 특히 유용하다.

트립탄은 신속하게 약효를 발휘하여 두통을 최소화시키며, 때로는 두통을 완전히 치료해 주기도 한다. 트립탄은 빛과 소음에 대한 민감성을 감소시키며, 구역질도 감소시킬 수 있다. 트립탄 제제에는 많은 약물들이 속해 있는데, 사람마다 가장 잘 반응하는 약물이 제각기 다르다. 개인별 약물 감수성 차이와는 별개로, 모든 트립탄은 두통이 막 시작될 때 복용하면 최적의 효과를 발휘한다.

편두통이 시작된 후에 트립탄을 복용할 수도 있지만, 그런 경우 최적의 효과를 거둘 수는 없다. 때때로 트립탄과 OTC 진통제(예: 아세트아미노펜)를 병용하면 효과가 향상될 수 있다. 트립탄의 흔한 부작용은 현기증, 구갈, 몽롱함(lightheadedness), 열감 또는 냉감, 어리둥절함, 근육통 또는 근육경련, 빈맥, 투여 부위(주사제 또는 비강분무제)의 국소적 쓰림이나 작열감 등이 있다. 흥미로운 점은, 트립탄의 부작용 중 일부(예: 광과민성, 피로, 현기증, 오심, 구토, 무감각, 무기력, 신경병증)는 편두통 자체의 증상과 매우 흡사하다는 것이다. 그러나 모든 사람들이 이 같은 부작용을 경험하는 것은 아니며, 특히 트립탄을 오랫동안 복용하면 시간이 지남에 따라 이러한 부

트립탄 제제의 종류

성분명	상품명
알모트립탄	Axert, Almogran
엘레트립판	Relpax
프로바트립탄	Frova, Migard
나라트립탄	Amerge, Naramig
리자트립탄	Maxalt
수마트립탄	Imitrex, Imigran
졸미트립탄	Zomig

작용은 점차 사라진다.

칼슘채널 차단제

칼슘채널 차단제(예: 니페디핀, 펠로디핀, 암로디핀, 베라파밀)는 편두통 초기에 혈관 수축을 감소시켜 편두통을 예방하는 역할을 한다. 칼슘채널 차단제(CCBs)는 작용시간이 길어 두통을 치료하지는 못하며, 편두통의 빈도를 감소시키지만 강도나 지속시간을 변화시키지는 못 한다. 단, 저혈압 환자는 CCBs를 사용해서는 안 된다. 부작용으로는 변비, 두통, 빈맥, 현기증, 졸림, 안면홍조, 다리 또는 발의 부종, 진전(tremor), 기분변화, 우울증, 체중증가가 있다.

주의사항

BBCs를 복용할 때는 자몽 주스를 삼가야 한다. 그렇지 않으면 혈중 약물농도가 위험한 수준으로 상승할 수 있다.

그밖의 치료방법

아스타잔틴

*Haematococcus pluvialis*라는 미세조류(microalgae)에서 유래하는 천연 아스타잔틴(astaxanthin)은 보호성 항산화제다. 아스타잔틴은 베타카로틴과 유사하지만, 항산화력은 그보다 훨씬 더 강력하다. 아스타잔틴은 베타카로틴과 마찬가지로 카로티노이드 계열에

속하는데, 베타카로틴은 눈(目)을 보호하는 영양제로 잘 알려져 있다. 이 점에서는 아스타잔틴도 다르지 않다. 전세계에서 아스타잔틴과 눈의 긴장감(eyestrain) 간의 관계에 대한 연구결과가 가장 많이 축적되어 있는 나라는 일본이다. 2002년에 발표된 연구결과에 의하면, 13명의 사람들에게 매일 5mg의 아스타잔틴을 투여한 결과, 눈의 피로 증상이 54% 감소했다고 한다.[42] 같은 해에 발표된 다른 연구에 의하면, 참가자들에게 매일 6mg의 아스타잔틴을 투여한 결과, 심각한 점멸융합(flicker fusion)이 46% 개선되었다고 한다.[43] 점멸융합이란 '간헐광(intermittent light)이 연속광(continuous light)으로 느껴지는 주파수'를 말하는데, 이 연구에서는 참가자들의 시력 개선 여부를 알아보기 위해 점멸융합을 측정했다.

천연 아스타잔틴은 단순한 조류에서 생성되는 붉은색 물질로, 플라밍고에게 핑크색을 더하는 색소로도 유명하다. 아스타잔틴은 눈은 물론, 관절과 피부의 건강에도 이로운 것으로 알려져 있다. 2004년에 실시된 연구에서는, 49명의 참가자들에게 한 달 동안 매일 4mg의 아스타잔틴을 복용시킨 결과, 눈의 피로가 월등히 개선된 것으로 밝혀졌다.[44] 2건의 다른 연구에 의하면,[45,46] 아스타잔틴은 눈의 피로와 통증, 안구건조증, 시야불선명으로 인한 눈의 긴장감을 해소할 수 있다고 한다. 편두통 환자들은 눈의 통증과 피로에 시달리는 경우가 많으므로, 아스타잔틴은 편두통 환자의 좋은 친구가 될 수 있다.

아스타잔틴은 눈의 피로를 예방하는 데도 도움이 된다. 한 연구에 의하면, 아스타잔틴을 복용한 사람들은 강한 시각 자극을 경험한 후에 회복되는 속도가 빨라졌다고 한다.[47] 그밖에도 2건의 연구가 아스타잔틴의 눈 피로 효과를 추가로 입증했다. 결론적으로, 눈의 건강에 가장 좋은 건강기능식품을 꼽으라면, 나는 주저없이 아스타잔틴을 꼽을 것이다. 아스타잔틴의 권장복용량은 6mg 또는 12mg씩 하루 한 번이다.

나는 한 아스타잔틴 제조업체의 과학고문 자격으로, 독자들에게 할인쿠폰을 제공할 수 있는 권한을 갖고 있다. 구입을 원하는 독자들은 www.Nutrex-Hawaii.com 사이트를 방문하여 "suzy"라는 쿠폰 코드를 입력하면 언제든지 바이오아스틴 아스타잔틴(BioAstin astaxanthin) 전제품을 25% 할인된 가격으로 구입할 수 있다.

약물과용으로 인한 두통

두통약을 과용하면 반동성 두통을 경험할 수 있다. 반동성 두통은 좀 더 전문적 용어로 약물과용 두통(medication overuse headaches), 약어로 MOHs라고 부른다.[29] MOH는 진통제를 남용하는 한 매일 나타날 수도 있다. 전문가들에 의하면, 일상화된 만성두통 중 상당수는 예상과 달리 약물과용 때문이라고 한다. 만성두통으로의 전환은 수개월에 걸쳐 이루어지는 것이 보통이다. 예컨대, 간헐적으로 편두통을 앓던 사람이 급성 두통약을 과도하게 복용하다 보면, 점차 일상화된 만성두통 환자로 전환된다.

MOH는 심신을 황폐화시키는 심각한 질환으로, ICHD(International Classification of Headache Disorders)에 의해 명확히 정의

되어 있다. MOH를 정의하는 데 있어서 가장 까다로운 부분은 '어느 정도를 과용(overuse)으로 볼 것인가'다. 왜냐하면 사람에 따라 그 기준이 다를 수 있기 때문이다. 현재 규정에서 '과용'의 기준은 다음과 같다.

- 한 달에 10일 이상 에르고타민, 트립탄, 마약성 진통제를 복용하거나, 이 3가지 약물을 병용함
- 3개월 이상에 걸쳐, 매월 15일 이상 단순 진통제(예: 이부프로펜, 아세트아미노펜 등)를 복용함

MOH를 치료하는 최선의 방법은 약물 복용을 서서히 줄이는 동시에, 두통을 예방할 수 있는 식물성 생약이나 건강기능식품을 복용하는 것이다. 참고로, 부록 II에는 편두통을 초래할 수 있는 약물들의 이름이 나열되어 있다.

대체의학

침술은 2,500년 전통의 중의학에 근거한 치료법으로, 몸 속의 기(氣)가 특정 경락(經絡)을 통해 잘 흐르도록 도와준다. 침술은 혈액순환을 원활하게 하고 엔돌핀 분비를 증가시킨다. 침술과 편두통 간의 관계에 대한 사상 최대의 연구결과는 2006년 『The Lancet Neurology』에 실렸다. 이 논문에서 저자들은 "침술을 시술받은 편두통 환자 중 47%의 발병일수가 50% 이상 감소했다"고 보고했다. 침

보톡스가 편두통을 예방한다?

2010년 10월, 미 FDA는 보톡스를 편두통 치료제로 승인했다. 이것은 새로 개발된 물질이 아니라, 지난 10년 동안 사람들의 얼굴에서 주름살을 제거하기 위해 사용되어 왔던 바로 그 보톡스였다.

증상의 심각성에 따라, 의사들은 머리 주위에 최대 31번의 보톡스 주사를 놓게 될 것이다. 보톡스는 편두통의 예방수단일 뿐 치료제는 아니다. 그것은 박동성 통증을 완화하고 편두통의 발생 빈도를 감소시킨다.

나는 오클라호마에 거주하는 한 독자에게서 다음과 같은 편지를 받았다: "나는 부모님과 마찬가지로 몇 년 전 편두통을 앓았어요. 백약이 무효였는데, 선생님의 소개로 보톡스 주사를 맞고 나서 편두통이 완전히 사라졌어요. 이제 6개월마다 보톡스 주사를 맞고 있어요."

참고로, 남편 샘도 몇 년 전 보톡스 주사를 맞았지만 신통한 효과를 보지 못했다. 그러나 후에 그의 편두통은 감염증 때문인 것으로 밝혀졌다.

술은 부작용이 거의 없다는 점을 감안할 때, 이것은 놀라운 효과라 아니할 수 없다. 게다가 숙련된 전문가에게 시술받을 경우, 침술은 거의 통증을 유발하지 않는다. 일주일 한 번씩 2개월만 시도해 보고, 효과를 판단해 보기 바란다.

로맨틱한 치료방법

혹시 섹스는 어떨까? 괜찮은 방법이다. 내 경험에 의하면, 섹스는 타이레놀보다 효과가 좋다. 이것은 과학적으로도 입증된 사실이다. 독일의 연구진이 『Cephalagia』에 기고한 논문에 의하면, 편두통 환자들이 성행위를 할 경우 두통이 완화된다고 한다. 갑자기 귀가 솔깃해 지는 독자들을 위해 연구의 자초지종을 설명하면 다음과 같다.

많은 이들이 일화를 통해 '섹스가 편두통에 좋다'고 알고 있지만, 독일 뮌스터 대학교의 연구자들은 이 가설을 과학적으로 검증해 보고 싶었다. 그들은 800명의 편두통 환자와 200명의 군발성 두통 환자에게 이메일로 설문지를 보냈다. 설문지를 받은 사람들 중 40% 이상이 답신을 보내 왔는데, 놀랍게도 그중 약 1/3이 편두통 또는 군발성 두통을 앓는 도중 성경험을 했노라고 응답했다. 머리가 아픈데도 섹스를 한다? 혹시, 덜 아픈 사람들은 아니었을까? 그런데 더욱 놀라운 것은, 편두통 환자 중 60%가 '섹스를 한 후 두통이 개선되었다'고 응답했다는 것이다. 좀 더 자세히 말하면, 응답자의 60%가 '두통이 완화되었다'고 대답했으며, 그중 70%는 효과가 중간 이상이라고 말했다. 반면 응답자의 33%는 오히려 증상이 악화되었다고 대답했다. 그런데 반응률이 60% 라면 최고의 편두통 치료제인 트립탄과 맞먹는 수준이다. 관련 자료에 의하면, 트립탄의 반응률은 60~80%라고 하니 말이다.

그러나 군발성 두통 환자들의 경우 별 재미를 못 본 것으로 밝혀졌다. 응답자의 37%가 '두통이 완화되었다'고 대답한 데 반해, 50%는 '오히려 두통이 악화되었다'고 대답했다. 사실, 기대수준이 높아서 그렇지, 37%면 굉장한 것 아닌가? 대부분의 사람들은 머리가 아플 때는 성관계를 피하는 것이 상례다. 오죽하면 "오늘 밤은 안 돼, 자기야. 난 머리가 아프거든!" 라는 우스갯소리가 돌아다니겠는가. 그러나 독일 연구진의 연구결과에 의하면, 일부 두통 환자들의 경우 성행위, 특히 오르가즘은 두통을 완화하는 데 효과적인 것으로 보인다. 자세한 메커니즘은 모르겠지만, 인체는 성행위나 운동을 하는 동안 엔돌핀을 분비하는 것 같다. 독자들도 아는 바와 같이, 엔돌핀은 통증을 차단하는 역할을 한다. 그러므로 다음 번에 그 또는 그녀가 "오늘 밤 어때?"라고 물으면 "마침 잘됐어, 자기야. 난 머리가 아프거든!"이라고 대답하기 바란다.

당뇨병과 두통

일반적으로 당뇨병 환자들은 질병이 진행되어 혈당이 상승하기 전에, 인슐린 수치가 먼저 상승하는 것이 상례다. 의사들은 혈액검사를 통해 인슐린 수치가 높은 것으로 밝혀지면 고인슐린혈증(hyperinsulinemia)으로 진단하게 된다.

그런데 편두통 환자들도 인슐린 수치가 높게 나타난다. 그렇다면 닭이 먼저일까, 아니면 달걀이 먼저일까? 나는 달걀이 먼저라고 생각한다. 무슨 뜻이냐 하면, 인슐린 수치 상승이 두통을 유발하는 것이지, 두통이 인슐린 수치를 상승시키는 것이 아니라는 것이다. 즉, 다양한 요인(에: 좌식생활, 고과당 옥수수시럽, 정제식품 등)으로 인해 인슐린 수치가 상승하면 두통을 앓을 위험성이 높아진다는 이야기다. 과학적 증거들도 내 의견을 뒷받침해 준다. 예컨대 『Cephalagia』에 실린 논문에 의하면, "편두통 환자들은 인슐린 감수성(insulin sensitivity)이 손상되어 있거나 고인슐린혈증을 갖고 있다"고 한다.

인슐린은 혈당을 강하시키는 호르몬으로, 탄수화물 및 지방의 대사를 조절하는 역할을 한다. 만약 인슐린의 혈중농도가 높아지면 혈관질환(예: 고혈압, 뇌졸중)의 발병위험이 증가한다. 그런데 선행연구에 의하면, 혈관질환을 앓는 환자들은 편두통도 함께 앓는 것으로 알려져 있다. 이에 『Cephalagia』에 실린 논문의 저자들은 인슐린과 편두통 간의 관련성을 알아내기 위해, 30명의 편두통 환자와 15명의 대조군을 모집하여 경구 포도당 부하검사(OGTT)를 실시했다. 연구가 시작되기 전 모든 참가자들의 혈당 및 인슐린 수준은 비슷했다. 그러나 참가자들이 고당분 음료를 마시자 상황은 달라졌다. 편두통 환자의 혈당은 대조군보다 현저하게 상승하여 최대 3시간 동안 지속된 것이다. 또한 편두통 환자들은 대조군에 비해 인슐린 감수성이 손상된 것으로 나타났다.[35] 저자들은 이상의 연구결과를 종합하여, "편두통 환자들은 인슐린 감수성이 손상되어 있으며, 이로 인해 인슐린 저항성(insulin resistance)이 생겨 편두통과 혈관질환을 함께 앓을 가능성이 높아진다"는 결론을 내렸다.

실행계획: 편두통을 완화하는 12가지 방법

여기서는 편두통이 엄습해 오고 있다는 느낌이 들 때의 대처법을 몇 가지 소개한다. 늘 강조하지만, 의사와 상의해야 한다는 점을 잊지 말기 바란다:

1. 수분을 충분히 섭취한다. 물을 한 잔 가득 마시되, 여기에 레몬이나 라임 즙을 첨가하면 더 좋다.

2. 소염진통제나 두통약과 같은 진통제, 또는 전술한 "수지의 시나리오"섹션에서 제안한 건강기능식품 중 하나(예컨대 '마그네슘 200mg + 리보플라빈 200mg')을 복용한다.
3. 긴장을 풀고, 어두운 방 안에 누워 있는다. 조용한 곳이면 더 좋다.
4. 환기를 하고 심호흡을 한다. 많은 경우 두통은 산소부족 때문에 생기므로, 복식호흡으로 심호흡을 하면 두통이 완전히 사라지지는 않더라도 완화된다.
5. 신선한 공기를 좀 더 마신다. 일부 급성 편두통은 미토콘드리아 장애로 인해 발생하므로, 산소를 들이마시면 효과를 볼 수 있다. 마트나 캠핑장비 판매점에서 판매하는 휴대용 산소통을 사용해도 좋다. 내가 살고 있는 콜로라도주에는 14,000피트 이상의 봉우리들(fourteeners)이 즐비하기 때문에, 휴대용 산소통을 어디서나 쉽게 구입할 수 있다. 나는 휴대용 산소통을 강력히 추천한다. 5분 동안만 흡입해 보면, 두통이 완전히 사라지거나 현저히 완화되는 것을 느낄 수 있을 것이다.
6. 얼음팩이나 찬 물수건으로 이마를 냉찜질한다.
7. 좀 더 조용한 곳을 찾는다. 잔잔한 음악도 도움이 된다.
8. 지압을 해 본다. 두통을 완화하는 지압점(엄지와 검지 사이의 말랑말랑한 부분)을 다른 손의 엄지 손가락으로 꾹 누른다.
9. 좋아하는 일을 하는 장면이나 행복했던 순간을 상상한다. 편두통과 관련된 지긋지긋한 경험을 떠올리는 것은 정신건강에 해롭다. 가능한 한 긍정적인 생각을 함으로써 기분을 전환하고, 당

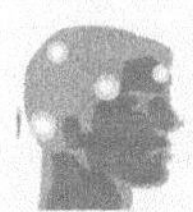

편두통과 유사질환의 구별

이 장(章)을 읽는 분들은 대부분 편두통 병력이 있는 환자들이겠지만, 그중에는 내 연재칼럼의 애독자나 페이스북 친구들도 있을 것이다. 독자의 신분이나 상태와 무관하게, 내가 독자들에게 꼭 당부하고 싶은 것은 '편두통과 일과성 허혈발작(TIA)을 구별해야 한다' 는 것이다. 두 가지 질환은 모두 심각한 두통과 시각장애(複視)를 동반하기 때문에 혼동될 수 있다. 그러나 TIA나 뇌졸중의 경우 다음과 같은 특이증상을 동반하므로, TIA나 뇌졸중이 의심되는 경우 즉시 119에 전화해야 한다:

- 얼굴, 팔, 다리(보통 한쪽)의 무감각, 무기력, 마비
- 갑작스러운 시야 불선명
- 혼동 또는 이해 곤란
- 말이 느려지거나 알아듣기 힘들어짐
- 보행 곤란
- 현기증 또는 우왕좌왕함
- 심각한 두통

면한 위기를 슬기롭게 극복할 수 있다.

10. 천연 허브의 힘을 빌려 본다. 페퍼민트차를 몇 분 간격으로 마시면 두통을 완화해 준다. 차를 만들 수 없는 상황이라면, 허브를 그냥 흡입해도 좋다. 페퍼민트에 함유된 정유(essential oil)는 강력한 민간요법이 될 수 있다. 페퍼민트 로션을 관자놀이나 이

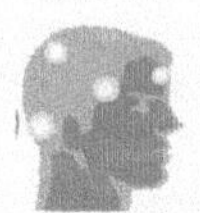

피리독신을 고갈시키는 드럭머거

일부 약물들은 인체로부터 피리독신(비타민 B6)을 앗아가는데, 이로 인해 뇌의 세로토닌 생성능력이 변화하여 편두통 발병위험이 높아질 수 있다. 또한 피리독신은 미토콘드리아의 건강을 지켜주므로, 피리독신(또는 엽산, 비타민 B12, 마그네슘)이 부족하면 미토콘드리아가 약화되어 편두통 위험이 증가할 수 있다. 피리독신의 드럭머거는 다음과 같다.

> **편두통을 유발하는 약물들**
>
> 우리가 복용하는 약물이 두통을 유발할 수 있다는 사실을 아는가? 두통을 일으키는 흔한 약물로는 니트로글리세린, 와파린, 스테로이드, 충혈제거제, 항히스타민제, 일부 HRT가 있다. 자세한 내용은 이 책의 부록 III을 참조하라.

- 제산제, 산분비 억제제
- 항생제
- 고혈압치료제
- 호르몬 대체요법제(HRT: hormone Replacement Therapy
- 피임약
- NSAIDs

이상과 같이 피리독신, 엽산, 비타민 B12, 마그네슘의 드럭머거는 편두통 위험을 증가시킨다. 이에 대해 좀 더 자세한 정보를 알고 싶은 독자들은 『드럭머거』를 참조하라.

마에 바르는 것도 좋은 방법이다. 페퍼민트에 알러지가 있거나 페퍼민트를 좋아하지 않는다면, 생강차로 대체할 수도 있다. 생강 역시 강력한 항염작용을 하는 천연 허브다.

11. 장기적으로 계획을 세워, 전술한 "편두통 정복 시나리오"에서 언급한 건강기능식품들을 모두 시도해 본다.
12. 편두통을 종식시키려면, 편두통을 초래한 원인을 찾아내는 것이 중요하다. 부록 II에 나와 있는 두통일지에 증상을 기록해 보라. 두통일지를 통해 일정한 패턴이 발견된다면, 편두통의 발병과정에 좀더 효과적으로 개입할 수 있다. 편두통은 다양한 이유 때문에 발생할 수 있다. 예컨대 영양소(예: 마그네슘)가 결핍되거나 독소가 축적되어도 편두통을 유발할 수 있다. 독소 축적이 문제일 경우 인체의 해독 경로를 열어 놓는 것은 매우 중요하다. 나는 변비, 호흡기 문제, 또는 비뇨기 문제 등을 해결함으로써 편두통을 치료한 사람들을 알고 있다. 독소배출경로를 열어 놓으면, 우리 몸은 축적된 독소를 배출함으로써 스스로 두통을 치료하게 될 것이다.

유전자와 편두통

MTHFR 유전자 돌연변이와 HomocysteX Plus

편두통과 관련된 중요한 사실이지만, 일반인들에게 잘 알려져 있지 않아 흔히 간과되고 있는 것 한 가지를 소개하고자 한다. 그것은 '전조증상 있는 편두통(migraine with aura)이 특정한 유전자 돌연변이와 밀접하게 관련되어 있다'는 것이다. 이 돌연변이는 '심각한 돌연변이'와 '경미한 돌연변이'로 나뉘는데, 45%의 사람들은 경미한 돌연변이를, 20%는 심각한 돌연변이를 보유하고 있는 것으로 알려져 있다. 다시 말해서, 이 책을 읽는 독자들은 최소한 다섯 명 중 한 명꼴로 '편두통을 일으킬 수 있는 심각한 돌연변이'를 보유하고 있는 셈이다. 어떤가 놀랍지 않은가? 그런데 더 놀라운 것은, 천연 비타민 B를 이용하여 이 돌연변이의 폐해를 막을 수 있다는 것이다.

비타민 B만 있으면 쉽게 해결할 수 있는 돌연변이 때문에 그렇게 많은 사람들이 고통을 받고 있다니 ... 도대체 무슨 유전자의 돌연변이일까? 궁금한 독자들은 www.directlabs.com/suzycohen을 방문하면, 간단한 혈액검사를 통해 돌연변이 여부를 판정받을 수 있다.

문제의 돌연변이는 MTHFR(MethyleneTetraHydroFolate Reductase)라는 유전자에서 발견된다. 이 유전자의 생화학적 기능에 대해서는 제7장 "해독이 중요하다"에서 자세히 논의하기로 하고, 여기서는 단도직입적으로 결론만 말해 둔다. "설사 MTHFR 유전자의 돌연변이를 보유하고 있다고 해도, 그 악영향을 잘 관리하면, 지긋지긋한 편두통에서 해방될 수 있다."

나는 독자들에게 MTHFR 유전자 검사를 권한다. 검사 장소와 검사 방법에 대해서는 부록 I에서 "MTHFR 유전자 돌연변이 검사" 부분을 참조하라.

그런데 중요한 사실이 하나 더 있다. 그것은 ① MTHFR 유전자의 돌연변이를 보유한 상태에서 ② 호모시스테인(homocysteine)의 혈중농도가 높을 경우 상황이 더욱 심각해진다는 것이다. 따라서 MTHFR 유전자 돌연변이 검사를 받을 때는 호모시스테인 검사도 함께 받아야 한다.

편두통과 뇌졸중

『Neurology』 최신호에 발표된 연구에 의하면, 편두통을 많이 경험한 환자의 뇌에서는 – 경미한 뇌졸중 환자의 뇌와 마찬가지로 – 약간의 흉터가 발견된다고 한다.[34] 또한 편두통은 뇌의 용적에 특이적으로 영향을 미치고 백질(white matter)의 비정상을 초래할 수 있다. 편두통은 뇌졸중과 판이하게 다르지만, 이 논문을 읽고 나면 편두통을 뿌리째 뽑아버리고 싶은 생각이 들 것이다.

나는 가급적 독자들의 마음을 이해하려고 노력한다. 독자들은 지금쯤 아마도 이렇게 생각하고 있을 것이다. "내 주치의가 MTHFR 유전자와 편두통 간의 관계를 증명해 보라고 할 걸?" 그러나 나는 자신있게 말할 수 있다. 주치의에게 『Headache』 라는 저널에 실린 논문을 보여주면 도움이 될 것이다. 이 논문에는 다음과 같이 적혀 있다.[40] "MTHFR C677T 다형성과 호모시스테인 농도를 함께 고려하면, 전조증상 있는 편두통의 고위험군을 진단할 수 있다."

그렇다면 MTHFR 유전자의 돌연변이를 보유한 사람은 어떻게 해야 할까? 약물을 복용하면 될까? 아니다. 나는 오랜 경력을 보유한 약사로서 분명히 말하지만, MTHFR 유전자의 돌연변이를 치료하는 약물은 지구상에 존재하지 않는다. 그러나 나는 이리저리 수소문하던 끝에 이 분야의 전문가 한 사람을 만났다. 그의 이름은 벤 린치 박사(ND: neuropathic doctor)! 자연요법 의사(naturopathic physian)로, 자나깨나 메틸화(methylation)만을 전문적으로 연구하는 사람이다. 그는 현재 시애틀에 거주하며 www.MTHFR.net이라는 웹사이트를 운영한다.

나는 그와의 단독 인터뷰를 통해, 다음과 같은 답변을 얻어냈다. "좋은 방법이 하나 있습니다 그것은 호모시스테인의 농도를 최적화함과 동시에 MTHFR 유전자 돌연변이의 악영향을 회피하는 겁니다. 여기서 '회피한다' 는 것은 '생활방식을 개선하고, 익히지 않은 잎채소를 많이 섭취하며, 환경독소에의 노출을 줄이는 것' 을 말합니다. 그리고 마지막으로 특정 건강기능식품을 섭취하면 유전적 결함을 극복하는 데 도움이 됩니다."

린치 박사의 어조는 매우 심각했다. 그의 말에 트립탄이나 에르고타민과 같은 약물이 하나도 포함되어 있지 않다는 것을 주목하라. 그는 탐닉성 강한 마약성 진통제는커녕 그 흔한 NSAIDs에 대해 일언반구도 하지 않았다. 굳이 그가 거론한 '약물 비슷한 것' 을 하나 지적하자면, 건강기능식품이 있다. 정말 그렇게 간단한 방법으로 MTHFR 유전자 돌연변이의 악영향을 회피할 수 있을까?

못 미더워 하는 분들을 위해 자료를 하나 소개한다. 2012년 10월 『Pharmacogenetics and Genomics』라는 저널에 실린 논문이다.[11] 이 논문에 의하면, 200명의 재발성 편두통(전조증상 있음)을 경험하는 여성들에게 필수 비타민 보충제를 투여한 결과, 위약투여군에 비해 호모시스테인 농도가 낮아지고 편두통의 증세가 감소했다고 한다(P 〈 0.001). 연구진이 사용한 방법은 약물이 아니라, 높은 흡수력을 가진 활성형 비타민 B 3종세트(피리독신, 엽산 비타민 B_{12})였다. 값비싼 약물을 사용하지 않고, 흔한 비타민만으로 아무런 부작용 없이 편두통을 치료할 수 있다니! 놀라울 정도로 간단하지 않은가? 이래서 나는 과학을 사랑한다. 좀 더 자세한 내용을 알고 싶은 독자들은 『Pharmacogenetics and Genomics』 2012년 10월호를 참고하라.

린치 박사는 다음과 같이 결론을 맺었다.

"3가지 영양소(피리독신, 엽산, 비타민 B12)는 편두통의 증세를 완화할 뿐만 아니라, 면역계, 기분, 에너지, DNA를 지원해 주며, 독소 배출능력을 향상시킵니다. 즉, 3가지 영양소를 함께 섭취하면, 호모시스테인의 농도를 낮추고 'MTHFR 관련 편두통'의 증상 및 발생빈도를 감소시키며, 인지기능과 기분을 향상시킬 수 있습니다."

만일 전술한 3가지 영양소가 편두통을 개선하는지 직접 확인해 보고 싶은 독자들은 HomocysteX를 복용해 보라. HomocysteX는 3가지 영양소를 활성형(인체가 가장 흡수하기 쉬운 상태)으로 제공한다. 만일 호모시스테인 농도가 높거나, 좀 더 강력한 효능을 원하는 분들에게는 HomocysteX Plus를 권한다. HomocysteX Plus는 HomocysteX의 성분을 기본적으로 포함하며, 호모시스테인의 농도를 더욱 낮추기 위해 2가지 영양소를 추가로 제공한다.

HomocysteX와 HomocysteX Plus는 모두 www.SeekingHealth.com에서 온라인으로 판매한다. "Headache Free"라는 쿠폰 코드를 입력하면, 해당 사이트에서 판매하는 제품들을 모두 15% 할인된 가격에 구입할 수 있다.

나는 개인적으로 HomocysteX Plus를 선호한다. 왜냐하면 나는 전 인구의 45%가 보유하고 있다는 경미한 "MTHFR 돌연변이"를 보유하고 있기 때문이다. 이 돌연변이를 보유한 사람들은 의외로 많다. 린치 박사와 남편 샘은 물론, 내 절친한 친구들 중에서도 상당수가 이 돌연변이를 보유하고 있다. 의외로 많은 사람들이 '편두통을 일으킬 수 있는 돌연변이'를 보유하고 있다고 생각하지 않는가? MTHFR 유전자 돌연변이에 대해 자세히 알고 싶은 분들은 린치 박사가 운영하는 웹사이트(www.MTHFR.net)를 방문하고, 무료 뉴스레터도 신청해 보기 바란다.

NTHFR 유전자 돌연변이 검사

MTHFR 유전자의 돌연변이를 검사하는 방법은 매우 간단하고 저렴하다. www.SeekingHealth.com을 방문하여 "MTHFR Test Mole-cular laboratory Test"를 구입하면 된다. 검사 방법은 간단하다. 면봉을 이용하여 구강을 한번 문지르면 되며, 채혈은 필요하지 않다. 의사나 보험사와 상의할 필요가 없으니, 골치 아플 일도 없다.

이 검사키트의 가격은 150달러지만, "Headache Free"라는 쿠폰코드를 입력하면 15% 할인된 가격에 구입할 수 있다. 상품이 가정으로 배달되면, 면봉으로 구강 상피를 채취하여 봉투에 넣고 봉(封)한 다음, 반송용 봉투에 넣어 수취인 부담으로 우송하면 된다. 후에 양성반응이 나온 사람들은 HomocysteX나 HomocysteX Plus를 복

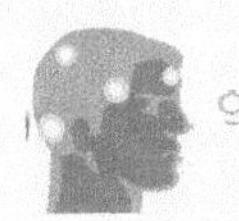

약물요법이 실패하는 이유

트립탄에 대한 반응은 유전자에 의존한다. 약물반응 여부를 결정하는 것은 DNA 속에 있는 작은 부분인데, 이것을 SNP(single nucleotide polymoephism)라고 부른다. SNP는 진화 과정에서 주로 환경요인에 의에 DNA 복제에 오류가 생김으로써 발생한 것이다. rs5443이라는 SNP의 'T allele' 를 보유한 사람들은 일반인들보다 트립탄에 반응할 가능성이 3배나 높은 것으로 알려져 있다.[28]

23andMe가 제공하는 실험실 검사는 많은 SNP를 탐지할 수 있다. 나는 99달러를 들여 이 검사를 해 본 적이 있는데 rs5443의 'CC allele' 를 보유한 것으로 밝혀졌다. 쉽게 설명하면 나는 'TT allele' 나 'CT allele' 를 가진 사람보다 트립탄에 반응할 가능성이 낮은 것이다. 당신의 유전적 요인을 완전히 알아내려면 23andMe의 유전자 검사 키트를 구입해야 한다. 그러나 나는 23andMe의 영업사원이 아니다. 핵심은 '당신이 트립탄 제제에 반응하지 않는다면, 그건 당신의 유전자 구성(genetic make up) 때문이다' 라는 것이다. 결국 당신의 부모님들을 원망하라는 얘기다. 흥미로운 사실은, rs5443이라는 SNP는 비아그라에 대한 반응과도 관련이 있다는 것이다.[39]

MAO A 유전자의 SNP가 동형접합체(homozygous)인 사람은 졸미트립탄이나 리자트립탄을 복용하면 안 된다. 왜냐하면 이 약물들은 MAO A 경로를 통해 대사되기 때문에, 동형접합체 SNP를 보유한 사람이 이 약물들을 복용할 경우, 약물이 분해되지 않고 혈류 속에

- 이어서 계속

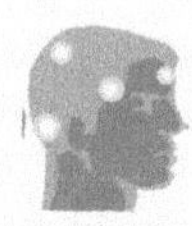

축적되기 때문이다. 혈중 약물농도가 증가하면 부작용 위험이 높아진다.

또한 CYP450 계열의 특정 유전자가 동형접합체인 사람은(이러한 유전자에는 36가지가 있음), 엘레트립탄, 프로바트립탄, 나라트립탄을 복용하면 안 된다. 왜냐하면 이러한 약물들은 CYP 효소에 의해 분해되기 때문이다.

그러나 COMT 유전자의 돌연변이(Val158Met)는 편두통과는 무관하다.

이처럼 SNP는 특정 약물이 당신에게 얼마나 안전한지를 결정한다. 내가 지금까지 SNP에 대해 장황하게 설명한 이유 중의 하나는, 의사들이 이 책을 구입하여 읽어 보고 그 내용을 처방에 반영하기를 바라기 때문이다. 훌륭한 의사라면 이 책의 내용을 숙지하고, 적절한 검사 또는 시행착오를 통해, 환자에게 가장 적절한 약물을 처방할 수 있을 것이다. www.DearPharmacist.com을 방문하여 회원가입을 하면, 내가 매주 발행하는 뉴스레터를 받아보고 실무에 도움이 되는 자세한 정보를 다운로드 받을 수도 있다.

용할 수 있다.

많은 연구실에서 간단한 혈액검사를 통해 MTHFR 유전자 돌연변이 검사 서비스를 제공하고 있다. 그러나 혈액검사는 가격이 비싸며, 보험사의 급여목록에 등재되어 있지 않을 수도 있다. 그러므로 의사와 상의하여 MTHFR 유전자 돌연변이를 검사하기로 결정한 경우, 먼저 보험사에 전화하여 보험급여 적용 여부를 확인해 봐야 한다.

www.directlabs.com/suzycohen에서도 혈액검사 서비스를 제공한다. 홈페이지에 접속하여 대금을 결제하면, 가정으로 간단한 혈액검사 키트가 배달될 것이다. 당신의 혈액을 채취하여 봉투에 넣어 밀봉하고, 반송용 봉투에 넣어 회사로 우송하면 된다. 그 이후의 절차는 MTHFR Test Molecular laboratory Test의 경우와 동일하다. 보험급여는 인정되지 않는다.

2장

긴장성 두통

긴장성 두통은 가장 흔한 두통으로, 많은 사람들이 한 번쯤은 겪어 봤으리라 생각된다. 미국의 경우 약 1~3%의 성인이 만성 긴장성 두통 환자인 것으로 알려져 있다.[1] 현재 미국의 인구는 약 3억 2,000만 명이므로, 줄잡아 수백만 명의 사람들이 일상적인 긴장성 두통으로 고통을 받고 있다는 이야기다.

긴장성 두통은 독자들이 상상하는 것 이상으로 스트레스와 비참한 기분을 초래하여, 낙천적인 사람도 우울증에 걸리게 할 정도다. 사실 만성적인 통증에는 장사가 없으며, 누구라도 지속적인 통증에 시달리다 보면 그렇게 될 수 있다. 긴장성 두통과 관련된 압통과 통증은 종종 머리, 어깨, 또는 목의 근육이 수축함으로써 발생한다. 나처럼 한 자세로 장시간 앉아 있으면(지금도 이 책을 쓰기 위해, 6시간 동안 부동자세로 의자에 엉덩이를 붙이고 있다), 머리가 오랫동안 한 위치에 고정되기 쉽다. 또한 아무리 잠버릇이 고약한 사람이라도, 잠잘 때는 머리가 오랫동안 한 곳에 고정되기 마련이다. 이 모든 것들이 긴장성 두통을 일으키는 원인이 된다. 불량한 자세로 서 있거나 앉아 있는 것, 이를 갈거나 어금니를 강하게 깨무는 습관도 긴장성 두통을 유발할 수 있다. 이제 잠시 후면 당신은 긴장성 두통을 일으키는 놀라운 원인들을 아는 것은 물론, 그것을 통제하는 방법도 터득하게 될 것이다.

환자가 편두통 유사 증상을 호소하지 않는 경우, 의사들은 대부분 긴장성 두통으로 진단하기 마련인데, 이런 경우를 가리켜 의학용어로 배제진단(diagnosis of exclusion)이라고 한다. 즉, 뭔가에 부딪힌 듯 머리가 띵하거나, 메스껍거나, 후광이 보이는 등의 전조증상이 없으면, 만성 긴장성 두통(CTTH: Chronic tension-type headaches)으로 진단받기 십상이다.

그러나 내가 이 책을 쓰는 이유는, 독자들이 두통을 잘못된 방법으로 다루고 있다고 생각하기 때문이다. 당신은 지긋지긋한 두통이 멈추지 않고 끈질기게 지속되는 이유가 뭐라고 생각하는가?

분명한 사실 한 가지는, 편두통에는 염증성 화학물질로 인한 산화 스트레스(프리라디칼로 인한 손상)가 관여하는 반면, CTTH의 경우에는 이 같은 위험한 사이토카인이 개입하지 않는다는 것이다. 이건 희소식이 분명하니, CTTH로 고통받는 환자들은 힘 내시기 바란다. 또 하나의 희소식은, 일반적으로 긴장성 두통 환자들은 편두통 환자들보다 프리라디칼로 인한 손상정도 적다는 것이다. 따라서 기본적으로, CTTH는 편두통보다 약한 자극에 반응하여 발생한다고 볼 수 있다. 만성 염증성 화학물질인 사이토카인에 대해 자세한 내용을 알고 싶은 독자들은 제11장 "통증을 유발하는 사이토카인을 줄여라"를 참고하기 바란다.

자료에 의하면, 인구의 70%는 일생에 한 번 이상 긴장성 두통을 경험하게 된다고 한다. 만일 아직까지 긴장성 두통을 경험하지 않은 독자들이 있다면, 좀 더 기다려 보기 바란다. 긴장성 두통은 뒤통수, 목, 관자놀이, 이마, 또는 두피에 발생할 수 있다. WHO에 따르면, 긴장성 두통은 남성보다 여성에게 더 많이

침구류 알러지가 두통을?

알러지성 두통이라는 게 있다. 혹시 깃털로 만들어진 이불과 베개 또는 집먼지 진드기가 득실거리는 오래된 베개에서 잠이 들지 않는가?

의아해하는 독자들을 위해 내 경험담을 소개한다. 어느 날 아침, 대학 기숙사에 있는 아들에게서 전화가 왔다.

"엄마, 오늘 아침 두통 때문에 잠에서 깨어났는데, 갑자기 재채기가 나오지 뭐예요?"

"어젯밤 자기 전에 아이스크림을 먹지 않았니?" (내 아들은 나처럼 유제품 알러지가 있다)

"아니에요, 엄마!"

그제서야 나는 아들의 기숙사에 솜털로 만든 새 이불을 보낸 사실을 떠올렸다. 불과 일주일 전의 일이었다. 나는 아들에게 새 침구를 모두 없애고 100% 면 담요를 덮으라고 했다. (그리고 클라리틴을 복용하라고 했다.). 다행히도, 내 아들의 두통은 3주 만에 완전히 사라졌다.

알러지성 두통을 겪는 환자들은 며칠 동안 천연 퀘르세틴(quercetin) 500mg을 하루에 3번씩 복용하거나, 또는 OTC 항히스타민제를 복용하여 히스타민 분비를 줄이면 두통이 사라질 것이다.

발생하며, 남녀 환자의 비율은 3:2라고 한다.[1]

긴장성 두통은 간헐적일 수도 있고 만성적일 수도 있다. 간헐성 긴장성 두통은 한 달에 15번 미만 발생한다. 만성 긴장성 두통은 이보다 더 지속적인데, 3개월 이상에 걸쳐 한 달에 15번 이상 발생한다.

간헐성 긴장성 두통과 만성 긴장성 두통은 발생빈도 외에도 다양한 면에서 차이가 난다. 연구에 따르면, 만성 긴장성 두통은 중추신경계의 통증 메커니즘(central pain mechanism)에 의해 매개된다고 한다. 간헐성 긴장성 두통은 말초의 통증 메커니즘(peripheral pain mechanism)에 의해 매개되는데, 신경계 밖의 힘(forces)과 화학물질이 통증을 유발한다는 것을 의미한다.[3] 발병기전이 아직 완벽하게 이해되지는 않았지만, 최소한 긴장성 두통은 군발성 두통이나 편두통보다 관리하기가 쉬운 편이다. 긴장성 두통은 종종 이부프로펜이나 나프록센과 같은 비중독성 진통제(non-addictive pain- killers)에 반응한다. 또한 긴장성 두통은 통증유발점(TrPs: trigger points)을 풀어 주는 비침습적 치료법(non-invasive therapies)에 반응한다.

긴장성 두통의 위험인자에는 몸의 근육 긴장을 악화시키는 척추측만증(scoliosis), 또는 짝 다리(uneven leg length)가 포함된다. 무거운 물건 들기, 하루 종일 컴퓨터 모니터에 앉아 있기, 또는 호텔에서 잠자기도 위험인자에 해당된다. 만약 모처럼 휴가여행을 떠났는데, 매트리스가 불편하거나 시간대(time zone) 또는 환경의 변화 때문에 깊은 잠을 자지 못했다면, 휴가 기간 내내 두통으로 잠에서 깨어나는 일이 빈번하게 발생할 것이다.

삶의 상황도 두통을 일으킬 수 있다

긴장성 두통은 사회생활에서 스트레스, 불행한 인간관계, 껄끄러운 동료들을 경험하거나, 성취감 없는 직업을 갖고 있는 사람들 사이에서 좀 더 흔하게 나타난다. 우리는 언젠가 한번쯤 그러한 상황에 놓이게 마련이다. 그리고 인간관계 및 경력과 관련하여 중대한 결정을 내리는 것은 매우 어려운 일이 아닐 수 없다. 게다가 누군가 자신을 위해 중요한 결정을 대신 내려 줄 수도 없는 노릇이다.

나는 30대 초반에 큰 변화를 겪은 적이 있기에, 나의 인간관계와 경력을 바꿨을 때가 내 인생에서 가장 건강하고 행복한 때였다는 사실을 잘 안다. 변화로 인한 이익과 위험을 평가한다는 것은 매우 어렵지만, 당신의 건강이 위태로운 지경에 처해 있다는 점을 생각하여, 변화를 실행에 옮겨야 한다. 항상 머리가 아프다면, 몸이 하는 말에 귀를 기울여야 한다. 그러나 아직 변화를 결행(決行)할 여건이 안 된다면, 스트레스와 균형을 맞추기 위해 뭔가 즐거운 일을 하는 것이 필요하다. 맡겨진 의무를 이행하는 것도 중요하지만, 긴장완화와 행복 역시 그에 못지 않게 중요한 것으로 여겨야 한다.

그림 그리기, 구슬 장식하기, 정원 가꾸기나, 지난 20년 동안 쓰고 싶었던 책 쓰기 등을 하면서 즐거운 시간을 보내라. 미소짓고 심호흡하게 하는 일이라면 더욱 좋겠다. 그렇게 함으로써, 삶에 대해 더 나은 시각을 가질 수 있게 된다. 때로는 공원을 산책하거나 강가로 소풍가는 것도 좋다. 욕실의 문을 잠그고 뜨겁고 화려한 욕조 안에 앉아, 남편의 고함 소리 없이 10분 정도만 혼자만의 시간을 보내

보라. 가령, “여보, 내가 제일 좋아하는 T 셔츠 어떻게 했어? 소매에 구멍이 난 거 말이야.” 같은 고함 따위는 무시해 버리고.

좋아! 숨을 크게 쉬어라. 당신은 그럴 만한 자격이 있다, 앞으로 하루에 10분씩 만이라도 계속 그렇게 하는 거다. 그러면 두통의 빈도가 확실히 줄어들 것이다. 근심은 다양한 만성질환뿐만 아니라 긴장성 두통의 흔한 원인이므로, 가능한 한 감정적 갈등을 피해야 한다. 좋은 동기부여를 바란다면, 제8장 “부신피질호르몬과 두통의 관계”를 읽어 보라.

긴장성 두통의 진행과정

긴장성 두통은 편두통만큼 심각하지 않으며, 장애를 일으키지도 않는다. 식품 민감성, 호르몬 불균형, 미토콘드리아 기능장애 등으로 인해 발생하는 편두통과는 달리, 긴장성 두통은 스트레스와 밀접하게 관련되어 있다. 이것은 희소식이다. 왜냐하면 스트레스는 당신이 직접 제어할 수 있는 요인인 경우가 많기 때문이다. 긴장성 두통이 편두통과 다른 점을 좀 더 이야기해 보면, 긴장성 두통은 끔찍한 편두통의 증상(예: 환청, 시야의 맹점, 구토)을 동반하지 않으므로 가히 축복이라 할 만하다. 긴장성 두통은 머리 주위에 팽팽한 고무밴드를 두른 듯 조이는 느낌이고, 통증은 목으로 퍼져나갈 수 있다. 드물게, 긴장성 두통은 경미한 소리 또는 광선 민감성(sound or light sensitivity)을 수반하기도 한다. 대부분 단시간 동안 지속되며, 종종

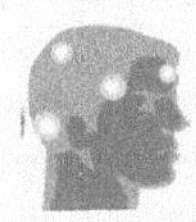

긴장성 두통 환자를 위한 앱

독자들에게 "My Pain Diary" 라는 앱을 소개한다. 안드로이드, 아이폰 또는 아이패드에서 다운 받을 수 있으며, 처음에 한 번은 유료 결제를 해야 한다. 현재 가격은 10달러 정도지만, 수시로 조금씩 변한다. 앱을 다운받아 테스트해 본 내 남편의 말에 의하면, "돈이 절대로 아깝지 않다" 고 한다. 현재 개발자는 두통과 편두통 환자를 위한 "Headache & Migraine Tracker" 라는 앱도 출시해 놓고 있다.

오늘날 개인병원에서는 정말로 많은 과학기술을 응용하고 있다. 5명 중 4명의 의사가 모바일 기기를 이용하여 환자의 진료기록을 열람하고 치료지침을 상담한다. 『My Pain Diary』라는 앱은 부상을 당해 만성 통증을 경험하던 한 남자가 개발했다. 그는 웹 디자인에 일가견이 있는 사람이었는데, 내 생각엔 이 앱으로 대박을 터뜨린 것 같다. 이 앱은 개인적인 증상을 입력하고 추적하게 해 준다. 이와 동시에 약물용, 식사, 운동, 기분, 날씬 등도 추적해 준다.

정말 천재적이다! 당신은 그림을 클릭하고, 원한다면 일자별로 다른 이미지를 지정할 수 있다. 정말 쉽다. 모든 것이 색으로 코드화 되어 있다. 또한 막대그래프도 만들 수 있다. 보고서를 출력하여 당신의 의사에게 보여줄 수도 있다. 2013년에 『My Pain Diary』는 미국에서 판매된 아이폰용 의료 앱 중에서 1위를 차지했다.

- 이어서 계속

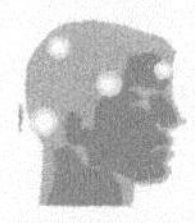

긴장성 두통 환자를 위한 앱(이어서)

www.chronicpainapp.com을 방문해 보라. 유튜브를 방문하면 데모 비디오도 시청할 수 있다. "Headache & Migraine Tracker iPhone App Teaser"라는 트레일러를 검색해 보라.

컴퓨터에 익숙하지 않거나 스마트폰이 없는 독자들은 부록 II를 참조하라. 거기에는 두통일지(Headache Log)가 준비되어 있다. 그것을 오려 여러 장 복사해 놓고, 펜을 이용하여 날마다 기록해라. 큰 달력을 구입하여 거기에 기록할 수도 있다. 예를 들어 큰 달력에 당신이 먹고 마신 음식, 대화한 사람, 함께 일한 사람, 두통의 강도를 기록하라. 시간이 지나면서 일정한 패턴이 관찰될 것이다(예: 월요일마다 중역회의를 한 후 머리가 더 아팠음, 요가를 했더니 두통이 사라졌음).

잠을 자거나 OTC 진통제를 복용하면 가라앉기도 한다. 불행하게도, 편두통과 긴장성 두통을 둘 다 겪는 사람들도 있다.

수년간, 우리는 긴장성 두통이 근긴장(tight muscle) 때문이라고 여겨 왔다. 그러나 최근의 연구에 의하면, CTTH는 신경계의 과잉흥분과 관련 있다고 한다. 과도하게 흥분한 신경은 뒷목, 어깨, 목에 통증유발점(TrPs)을 만들고, 이 TrPs는 통증을 머리에까지 올려 보낸다. TrPs는 근육을 조이는 일종의 매듭(knots)이라고 생각하면 된다. 스페인의 두통 연구자들은 한 논문에서 다음과 같이 기술했다.[11]

"최신 통증모델에 의하면, CTTH는 두경부근육(cranial-cervical muscle)의 TrPs에서 시작되어, 척수와 삼차신경핵 꼬리부분(trigeminal nucleus caudalis)을 통해 전달되는 연관통(referred pain)이라고 한다."

스페인 연구진의 말은 '목 근육이 경직되는 이유'를 복잡하게 설명한 것에 불과하다. 쉽게 말하면, 신경다발을 통해 전해진 자극이 긴장성 두통을 일으킨다는 것이다. 그러나 어떤 이론을 들이대든, 긴장성 두통이 어떤 느낌인지 가장 잘 아는 사람은 연구자가 아니라 환자 자신이다.

미국 두통재단(National Headache Foundation)에 따르면, 긴장성 두통 환자들은 종종 머리, 어깨, 목의 근육수축과 압통을 경험한다고 한다. 타이핑을 오래 하거나 불편한 자세로 잠을 자면, 머리가 오랫동안 한 곳에 고정되어 긴장성 두통이 발생할 수 있다. 어금니를 악물거나, 이를 갈거나, 자세가 나빠도 마찬가지다.

여기서 잠시 자세에 대해 이야기해 보자. 우리의 머리는 거의 볼링공과 같은 무게를 지니고 있다. 볼링공의 무게는 약 10파운드, 그러니까 4.5kg이다. 양팔을 앞으로 쭉 내밀고, 두 손바닥을 펴서 하늘을 향하도록 하라. 이제 두 손바닥 위에 10파운드짜리 볼링공이 놓여 있다고 생각해 보라. 아마도 볼링공의 무게를 견디지 못하고, 불과 몇 초 만에 땅바닥에 떨어뜨리고 말 것이다. 목이 하루 종일 하는 일이 바로 이것이다. 가엾은 목은 머리를 힘들게 지탱하고 있는데, 구부정한 자세를 취할 경우 목은 더 힘들어진다. 이 경우 목 근육은 더욱 긴장하게 되고, 심지어 경련을 일으킬 수도 있다. 이렇게 되면 뒤통수로 가는 혈류는 제한되고, 더 많은 통증유발점이 생긴다. 근육은 현미경으로나 보일 만큼 미세하게 파열되고, 많은 근육들이 아프기 시작한다. 긴장성 두통은 시간이 지나면 저절로 낫는 것이 보통이다. 하지만 구부정한 자세처럼 나쁜 습관을 오랫동안 유지하면, 반흔조직(scar tissue)이 생길 수도 있다.

긴장성 두통의 발병에 관여하는 화학물질은 인터루킨 6(IL-6: interleukin-6)이다. IL-6은 인체가 감염되거나 화상/부상을 입었을 때 T세포와 대식세포(macrophage)가 분비하는 화학물질이다. IL-6은 조직의 회복을 돕고 항염물질로 작용한다. 긴장성 두통의 경우, 근육이 긴장된 곳에서 다량의 IL-6이 만들어진다. 엄밀히 말해서, IL-6은 사이토카인이 아니라 마이오카인(myokine)이라고 불러야 한다. 왜냐하면 그것은 근육에서 만들어지고, 근육이 수축할 때 증가하기 때문이다.[7] 따라서 우리가 운동할 때 IL-6이 증가하는 것을 상상하기는 어렵지 않다. 물론 적당량의 IL-6은 유용할 수 있다. 하지만 모든 물질들이 그렇듯, IL-6도 너무 많으면 문제가 된다. 왜냐하면 과도한 IL-6은 건강을 해치고 통증을 유발하기 때문이다. 관련 연구에 따르면, 만성 긴장성 두통을 겪는 사람들은 IL-6을 과도하게 생성한다고 한다.[8] 특정한 영양소가 IL-6를 줄이는 것으로 알려져 있는데, 그중 대표적인 것으로는 마그네슘, 코큐텐, 글리신이 있다. "두통 정복 시나리오"에 이 영양소들을 포함시킨 이유는, 바로 IL-6을 감소시켜 긴장성 두통을 치료하기 때문이다.[12,13,32]

두통 정복 시나리오: 긴장성 두통

다음에 소개하는 건강기능식품을 섭취하기 전에, 그 적절성을 의사와 상의하는 것을 잊어서는 안 된다. 내가 이 책을 쓴 의도는 '독자들에게 두통을 일으킬 수 있는 다양한 원인들을 알려주고, 몇 가지 치료방법에 대한 정보를 제공하는 것' 이다. 내가 이 책에서 제시하는 아이디어를 의학적 권고(medical advice)로 오해해서는 안 된다. 지면이 한정된 만큼, 각각의 독자들이 처해 있는 상황들을 일일이 고려하여 구체적인 해결책을 제시할 수는 없는 노릇이다. 그러므로 독자들은 내가 제시하는 솔루션의 목록을 주치의에게 보여주고, 긴밀한 상담을 통해 본인의 병력에 가장 알맞은 것을 선택하기 바란다. 여기서 제시하는 건강기능식품의 용량은 기본적인 지침에 불과하므로, 개인별로 시행착오를 거쳐 적절히 조절하기 바란다.

건강기능식품

- 홍경천(Rhodiola rosea)
- 마그네슘
- 코큐텐
- 홉(Humulus lupulus)
- 글리신
- Traumeel® Homeopathic gel

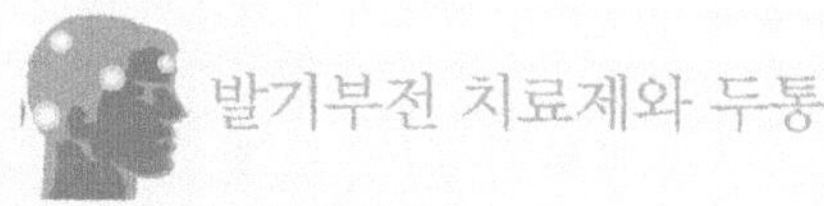

발기부전 치료제와 두통

최근 세계적 의학잡지 『Lancet』에 실린 논문에 의하면, NO (nitric oxide)가 만성 긴장성 두통을 유발한다고 한다.[5,6] NO를 마취제인 N2O(nitrous oxide)와 혼동하면 안 된다. 건강기능식품에 함유된 L-아르기닌(L-arginine)이라는 성분은 체내에서 NO를 생성한다. NO는 뇌와 생식기의 혈류를 증가시키는 역할을 한다. 발기부전과 심장병을 위한 건강기능식품에서 NO의 전구체인 L-아르기닌이 흔히 발견되는 것은 바로 이 때문이다.

소량의 NO는 건강에 해롭지 않으며, 오히려 많은 상황에서 건강에 이롭다. 그러나 과도한 NO는 두통을 유발하며, 근육과 피부의 통증 민감성(pain sensitivity)을 증가시킨다. 앞에서도 언급한 바와 같이, 과도한 NO는 만성 긴장성 두통과 관련이 있다. 그러므로 두통 환자는 NO를 과잉섭취하지 말아야 한다. L-아르기닌을 함유하는 건강기능식품을 너무 많이 복용하거나, L-아르기닌을 무해한 형태로 전환시키는 보인자(cofactor)가 부족하면 역효과를 낳을 수 있다.

내 친구 네이선 브라이언 박사는 NEO 40이라는 제품을 개발했는데, 이것은 몇몇 사람들에게 유용하며, 특히 심장에 강력한 효능을 가진 건강기능식품이다. 그러나 나는 NEO 40을 복용하기 전에 의사와 상의하기를 권한다. 이 권고는 이 책에 나오는 모든 건강기능식품에도 적용된다.

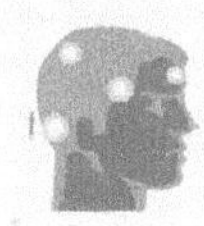

발기부전 치료제와 두통(이어서)

NO는 몇 초 이내에 사라지지만, 그중 일부가 과산화아질산염(peroxynitrite)으로 변할 수 있다. 과산화아질산염은 심근경색 및 뇌졸중과 관련된, 끔찍하고 사악한 물질이다. 그래서 나는 L-아르기닌만을 단독으로 복용하는 것은 추천하지 않는다. 마찬가지 이유로, 아질산염이 많이 들어 있는 볼로냐소시지, 살라미소시지, 또는 절인 고기는 삼가는 것이 좋다. 과산화아질산염 수치를 측정하고 싶은 사람들은 실험실 검사를 받을 수 있다, 자세한 내용은 부록 I의 "실험실 테스트" 항목을 참고하라.

홍경천

긴장성 두통은 대개 스트레스와 관련되어 있으므로, 나는 잠깐 동안 당신의 스트레스 호르몬(cortisol) 농도가 높다고 가정하겠다. 만일 코르티솔 수치가 더 이상 높아지지 않는다면, 당신은 완전히 녹초가 되어 버려 코르티솔 농도가 제자리 걸음을 하고 있는 것이라고 할 수 있다. 스트레스는 지속적인 탄수화물 소비, 혈당 변화, 복부지방, 목과 얼굴의 군살, 골손실(bone loss), 발기부전, 고혈압을 통해 체중을 증가시킨다. 홍경천은 우울증을 없애 주고 불안감을 줄여 줌으로써, 스트레스 대처를 도와준다. 홍경천을 강장제(adaptogen)라고 부르는 것은 바로 이 때문이다. 강장제는 상황에 더 잘 적응할 수 있도록 도와준다. 만약 당신이 만성 긴장성 두통을 앓고 있다면, 홍경천은 최고의 약초가 될 수 있다. 홍경천은 일부 편두통 환자에게도 좋다. 왜냐하면 뇌 안의 신경전달물질인 세로토닌을 증가시키기 때문이다. 트립탄 제제도 세로토닌을 증가시키지만, 천연 허브인 홍경천과는 메커니즘이 다르다. 홍경천에 함유되어 있는 활성성분은 로사빈(rosavin), 로사비딘(rhosavidin), 로디올로시드(rhodiolosid), 살리드로시드(salidrosid) 등이다.

홍경천은 식물성 강장제로, 높은 코르티솔을 상쇄함으로써 스트레스 대처를 도와준다. 과도한 정신적 스트레스, 감정적 갈등, 불안에 시달리는 사람에게 적합하다. 근 무력(muscle weakness), 만성 피로, 동기 저하를 경험하고 있거나, 왠지 몸이 둔하고 졸음이 쏟아진다면 홍경천을 복용해 보라. 놀라운 효과를 경험할 것이다. 이 시베리아산 약초는 교감신경을 안정시켜, 당신의 몸이 스트레스를 이겨내도록 도와준다. 홍경천은 암모니아와 젖산을 제거해 주므로[9,10] 나는 그것이 근육 피로를 줄여 준다고 자신할 수 있다. 홍경천의 효과는 여기에 그치지 않는다. 홍경천의 다른 효능에 대해서는 제8장 "부신피질호르몬과 두통의 관계"를 참고하라.

주의사항

임신부나 수유부에 대한 연구자료가 없으므로, 홍경천은 임신부와 수유부에게는 권장되지 않는다. 또한, 양극성장애 환자들도 홍경천을 복용하지 않는 것이 좋다. 홍경천을 복용한 후 불면증을 겪거나 악몽을 꾼다면, 홍경천의 흥분효과를 의심해 봐야 한다. 그런 경우 복용량을 줄이거나, 2주 정도 복용을 중단했다가 다시 복용하라. 실제로, 일부 임상의들도 이처럼 주기적인 on/off 방법을 사용하고 있다. 홍경천의 상용량은 정해지지 않았으므로, 의사와 상의하여 결정하라. 잠정적인 1회 복용량은 100mg(한 캡슐)이다.

마그네슘

마그네슘은 근육을 이완시켜 주며, 입욕제(入浴劑)로 사용할 수 있다. 마그네슘은 사리염(Epsom salts)이라고도 부르며, 로션이나 오일 형태로 바르거나, 보충제 형태로 복용할 수도 있다. 나는 마그네슘을 두통이나 안면통을 앓는 분들에게 추천한다. 또한 나는 200가지의 처방약을 복용하는 수백만 명의 사람들에게도 마그네슘을 추천한다. 이러한 처방약들은 마그네슘의 드럭머거로, 당신의 몸을 두통이나 근육통 등에 취약한 상태로 만든다. 커피도 마그네슘의 드럭머거이므로, 커피를 자주 마시는 사람들에게도 마그네슘을 추천한다.

마그네슘의 드럭머거 목록에는 우리가 흔히 복용하는 약물들이 대거 포함되어 있는데, 그중 대표적인 것은 속쓰림 치료제, 이뇨제, 에스트로겐 제제다. 특히 수소펌프 저해제(PPIs: proton pump inhibitors)라고 불리는 속쓰림 치료제는 마그네슘의 혈중농도를 위험한 수준으로 떨어뜨릴 수 있다. 일각에서는 "제약회사들에게 압력을 넣어, 'PPI가 마그네슘 농도를 떨어뜨린다' 는 문구를 블랙박스 경고문(black box warning)에 기재하게 해야 한다" 는 주장이 제기되고 있을 정도다. 나는 이미 몇 년 전에 이 사실을 지적한 바 있다. 실제로, 우리 몸에서 마그네슘을 빼앗아 가는 약물들은 수 백 가지가 넘는다. 자세한 내용은 『드럭머거』에서 제17장 "마그네슘" 참조하라.[23]

오늘날 미국을 비롯한 전세계에는 마그네슘 결핍증이 만연해 있다. 마그네슘 결핍의 징후와 증상으로는 두통, 편두통, 변비, 우울증, 불안, 빈맥, 생리통, 월경전증후군(PMS), 쥐(spasm), 섬유근육통 유사통증(fibromyalgia-like pain) 및 압통, 근육 경련, 불면증 등이 있다. 신경이 예민하거나 몸이 경직되어 있는 사람은 냄새, 소리, 또는 빛에 예민해지며, 설사, 신경성 위염, 근육경련을 경험하기 쉽다. 이런 사람들은 마그네슘 부족일 가능성이 높다. 이 경우 혈액검사를 통해 마그네슘 결핍을 확인할 수 있지만, 혈액검사가 항상 정확하지는 않다. 가장 좋은 방법은 적혈구의 마그네슘 수준, 즉 RBC 마그네슘(RBC Mag)을 측정하는 것이다. 단, 한 가지 주의할 점은 '전신의 마그네슘이 부족한 상황에서도 RBC Mag 수치가 정상으로 나올 수 있다'는 것이다. 때때로 마그네슘 결핍 여부를 판단하는 가장 좋은 방법은 (1) 마그네슘 결핍의 임상적 징후를 체크하거나 (2) 마그네슘 보충제 섭취에 대한 신체반응을 살펴보는 것이다.

주의사항

일부 마그네슘 보충제는 설사를 유발할 수 있으므로, 까다롭게

골라야 한다. 예컨대 산화마그네슘을 섭취하면, 경련과 설사를 일으킬 수 있다. 양질의 마그네슘을 구입하고 싶으면, 약국, 건강기능식품 매장, 온라인 쇼핑몰에서 말산마그네슘(magnesium malate) 또는 타우린산마그네슘(magnesium taurate) 또는 킬레이트 마그네슘(chelated magnesium)을 찾아라. 내가 추천하는 "Calm" 이라는 브랜드는 맛이 좋은 분말형 제제로, 물에 타 마실 수도 있다. 마그네슘은 주의력에 문제가 있는 어린이들에게도 좋다. 단, 신장 기능에 문제가 있는 사람이나 당뇨병 환자는 라벨에 기재된 것보다 적은 용량을 복용해야 한다.

당신이 괜찮고 의사가 동의한다면, 하루에 600~800mg의 마그네슘을 섭취하는 것이 적당하다. 그러나 이 용량을 한꺼번에 섭취하지 말고, 몇 번으로 나누어 복용하는 것이 좋다. 만일 마그네슘을 좀 더 섭취하고 싶다면, 케일, 시금치, 샐러드, 근대와 같은 잎채소를 섭취하면 된다. 내가 강의에서 이 이야기 할 때마다, 단상으로 와서 이런 충격적인 질문을 던지는 알파남(alpha male)들이 꼭 한 명씩은 있다. "고기는 어때요?" 물론 고기를 먹어도 무방하다. 단, 볼로냐소시지나 살라미소시지와 같은 절인 고기는 아질산염이 많이 들어 있어서 안 된다. 아질산염은 과산화아질산염을 생성하여 두통을 일으킨다는 것을 명심하라. 그러나 풀을 먹여 기른, 호르몬이 들어 있지 않은 청정육은 좋다. 사실 내가 독자들에게 채소를 먹으라고 말하는 이유는, 채소에 마그네슘이 풍부하게 들어 있기 때문이다. 따라서 풀을 먹고 자란 소의 고기가 건강에 나쁠 리 없다. 원리는 간단하다. 숲 속의 토끼나 들판의 소처럼 먹어라, 그러면 두통이 줄어들 것이다.

코큐텐

이 비타민과 같은 영양소는 내 건강기능식품 목록의 맨 위에 자리잡고 있다. 왜냐하면 그것은 항산화 물질이고 우리 몸의 모든 세포로 들어가기 때문이다. 많은 이들이 코큐텐을 건강기능식품으로만 여기고 있지만, 사실 코큐텐은 간에서 생성된다. 당신 몸의 모든 세포가 코큐텐을 필요로 하며, 특히 근육세포가 더욱 그렇다.

내가 코큐텐을 "긴장성 두통 정복을 위한 시나리오"에 포함시킨 이유는, 코큐텐이 통증유발 경로인 NFκB 경로를 안정화시켜 주기 때문이다. 제11장 "통증을 유발하는 사이토카인을 줄여라"를 읽는다면, NFκB가 어떻게 (통증과 염증을 일으키는) 사이토카인들에게 수문(水門)을 열어 주는지 알게 될 것이다. 코큐텐은 당신의 근육에 영양을 공급하고, NFκB경로를 통제하며, 긴장성 두통과 편두통이 발생할 때 증가하는 IL-6과 기타 화합물들[32]을 줄여 준다.

근육은 하루 종일 코큐텐을 고갈시킨다. 근육이 코큐텐을 고갈시키는 것은 논외로 하더라도, 긴장성 두통을 앓는 사람들은 자주 스트레스를 경험하는데, 이 역시 코큐텐을 소모하여 세포 수준에서 당신의 건강을 해친다. 코큐텐은 미토콘드리아(당신의 발전소)에 영양을 공급하여 에너지를 생성함으로써, 근육과 뇌의 기능을 향상시킨다.[33] 코큐텐이 지속적으로 결핍되면 단지 두통뿐만이 아니라 심각한 근육통으로 이어진다. 코큐텐을 공급받은 세포는 에너지, 즉 ATP를 만든다. 코큐텐은 만성 피로를 이겨내고 행복감을 느끼게 해 주며 지구력을 향상시켜 준다. 나는 당신이 최고의 기분을 느꼈으면 한다. 나는 코큐텐이 당신을 위한 최고의 근육식품이라고 생각한다.

뇌와 근육 외에, 코큐텐을 간절히 필요로 하는 기관이 또 하나 있다. 그것은 바로 심장이다. 심장은 멈추지 않고 움직이는 근육이다. 심장이 움직임을 멈춘 다면, 그것은 나쁜 소식이다. 심장 건강을 위한 영양소 중에서 가장 많이 연구된 것은 코큐텐이다. 그러므로 코큐텐을 복용 나면, 당신도 그러한 이점을 누릴 수 있다. 콜레스테롤 강하제인 스타틴계 약물은 다른 수백 가지 약물들이 그렇듯 당신의 몸에서 코큐텐을 빼앗아간다. 의사들은 이 사실을 자주 간과하지만, 이것은 긴장성 두통의 근본적인 원인으로 작용할 수 있다. 그리고 의사들은 이러한 사실을 자주 간과한다. 당신의 주치의는 두통에 초점을 맞추고, 어떤 진통제가 당신에게 가장 좋을지 고민한다. 반면에 나는 일시적인 해결책에는 별 관심이 없다. 나는 근본적 원인을 선호하고, 그것을 제거하려고 노력한다. 내가 미토콘드리아 호흡에 관심이 있다는 것을 명심하라. 미토콘드리아 호흡이란 '당신의 발전소가 당신을 위해 일하는 방식'이다. 그것은 당신의 세포가 숨을 쉬는 방법인데, 이 과정에서 작고 지친 미토콘드리아는 ATP를 생산하기 위해 코큐텐을 필요로 한다. 코큐텐이 부족하면 몸 어디에서라도 근육통과 근육 경련이 생긴다. '특정 영양소가 부족하면 두통이 발생한다' 는 말을 들어 본 적이 있는가? 스타틴계 약물(예:, 리피토, 조코)이나 『드럭머거』에 실린 다른 200개의 약물들 중 하나를 복용한 후 통증이 악화됐다면, 그 약물이 원인일 수 있다. 이 경우 코큐텐을 복용하면 도움이 된다.

주의사항

코큐텐의 또 한 가지 이점은 혈당을 낮추는 데도 탁월한 효능을 발휘한다는 것이다. 그러나 당신이 인슐린 주사를 맞거나 당뇨약을 복용하고 있다면 조심해야 한다. 당뇨약의 효과가 증가하여 저혈당이 초래될 수 있기 때문이다. 혈압이 있는 사람에게도 마찬가지다. 코큐텐은 혈압을 낮추므로, 혈압약과 병용할 때는 주의해야 한다. 매우 드문 일이지만, 코큐텐이 알러지 발진을 일으킬 수도 있는데, 내 생각에 이것은 코큐텐 자체보다는 부형제(filler)와 관련이 있는 같다. (왜냐하면 코큐텐은 인체 내에서 만들어지므로, 알러지 반응을 일으킬 리 없기 때문이다.) 코큐텐의 다른 경미한 부작용으로는 소화불량, 구역/구토, 광(光)민감성이 있다.

홉

홉은 맥주에 들어가는 향미제(flavoring agent)로 잘 알려져 있다. 갑자기 여기 저기서 환호성 소리가 들린다. 그러나 주당들은 착각하지 말라. 중요한 건 맥주가 아니라, 맥주의 향을 내는 허브, 즉 홉이다. 홉은 안면홍조를 다스리고 유방암을 예방해 주는 것으로 유명하다. 또한 홉은 천연 근육이완제이기도 하다.[15,16,17] 마음이 긴장되거나 걱정이 있을 때는 언제라도 홉차를 마실 수 있다. 고용량의 홉이 함유된 보충제는 숙면을 취하게 해 주므로, 수면보조제로 사용할 수 있다. 잠을 잘 자는 것이 목적이라면, 나중에 언급할 글리신을 함께 복용하라. 하지만 긴장 완화나 두통 치료가 목적이라면, 소량을 복용해야 한다. 홉은 히스타민의 혈중농도를 줄여 준다. 히스타민은 알러지와 발진을 일으키는 화합물 중 하나지만, 두통과 편두통을 유발하는 사이토카인이기도 하다. 홉의 복용량은 허브의 함량에 따라 다르다.

시중에 나와 있는 홉의 브랜드는 다양하므로, 복용방법과 주의사항에 대해서는 제품에 부착된 라벨의 지시사항을 참고하다. 높은 순도와 적절한 추출방법을 자랑하는 브랜드는 Reservage인데, 권장복용량은 저녁마다 500mg짜리 캡슐 1~2개다. 또 하나의 좋은 선택은 Nature' s Answer에서 나온 허브 추출물 농축액이다. 이 농축액 56방울은 2,000mg에 해당한다. 권장복용량은 28~56방울(1,000-2,000 mg)씩 하루에 1~2번이다. 이 두 브랜드의 용량이 불일치하는 이유는 단지 허브의 함량과 배합비율이 다르기 때문이다. "구입한 제품의 라벨에 기재된 지침을 참고하라"고 늘 강조하는 것은 바로 이 때문이다. 제품마다 권장복용량이 다르므로, 나는 보통 복용량을 제시하지 않는다.

주의사항

홉은 가장 강력한 식물성 에스트로겐을 함유하고 있는 것으로 밝혀졌다. 홉은 에스트로겐 활성을 갖고 있지만, 남자라고 해서 남성적 매력을 감소시키지는 않을 테니 걱정할 것 없다. 술 또는 수면제와 함께 복용하지 말고, 수술 1~2주 전부터는 복용을 중단하라. 홉은 우울증을 악화시킨다고 하지만, 논란의 여지가 있다. 홉을 복용하기 전에 주치의와 상의하기 바란다.

글리신

글리신은 긴장을 이완시키고 근육의 기능을 정상화하는 데 필요한 아미노산이다. 글리신은 중추신경계에서 GABA와 함께 가장 중요한 억제성 신경전달물질(inhibitory neurotransmitter)로 작용한다. 이 말은 글리신이 뇌와 전신의 작동을 늦춘다는 말이다. 글리신은 두통에 좋은데, 그 이유는 두통 환자의 몸에는 흥분성 물질과 염증성 물질이 넘쳐나기 때문이다. 시간이 지나면서 글리신은 기억력에도 도움이 된다. 글리신은 당신의 몸에서 글루타티온이 생성되는 것을 도와준다. 글루타티온은 중요한 항산화물질로, 우리 몸에서 독소를 제거하는 역할을 한다. 만일 메틸화 불량자(poor methylator)라면 글루타티온이 부족해질 수 있으며, 그럴 경우 두통에 많이 시달리게 된다. 제7장 "해독이 중요하다"를 읽으면, 이와 관련된 핵심정보를 얻을 수 있다. 당신이 할 일은 가끔씩 메틸화 경로를 개방하는 것뿐이다.

나는 글리신을 추천한다. 왜냐하면 그것은 자연스럽게 근육을 이완시키고, 근육에 영양분을 공급함과 동시에 긴장감과 불안감을 완화하기 때문이다. 효과가 나타날 때까지 며칠~몇 주가 걸리는 다른 치료제와는 달리, 글리신은 한 번만 복용해도 신속하게 효과를 발휘한다. 글리신은 설탕에 대한 갈망(craving for sugar)을 줄여 준다. 따라서 당분 섭취를 줄이고 싶은 사람은 글리신을 이용할 수 있지만, 문제는 글리신의 진정작용(sedating effect)이 너무 크다는 것이다. 하루에 2~3번씩 소량을 복용하고, 밤에는 더 많은 용량을 복용하라. 글리신은 주의력 결핍이 있는 아이들에게도 좋다. 글리신은 두통과 관련된 통증 유발 물질(IL-6, TNFα)을 감소 시키며, 염증을 물리치는 IL-10을 증가시킨다.[18, 19]

주의사항

글리신은 보통 잠드는 것을 도와주므로, 저녁에 복용하는 것이 좋다. 그러지 않으면 졸릴 수 있다. 취침 시에 약 1~2g을 복용하되, 좀더 강한 수면 유도 효과를 원한다면 의사가 허용하는 범위 내에서 복용량을 늘릴 수 있다. 글리신은 공격성을 감소시키고 불안감을 완화하며 집중력도 높여준다.(그렇다고 지금 남편의 커피에 글리신을 넣지는 마라!)

아르니카 크림

아르니카(Arnica montana)는 민간에서 수 세기 동안 사용되어 왔다. 아르니카를 피부에 바르면, 근육통을 완화하고 염증을 감소시키며 근육을 이완시킬 수 있다. 많은 운동선두들이 염좌, 좌상, 타박상을 입었을 때 아르니카를 이용한다. 러너스 런지(Runner's Lunge) 운동을 하다가 부상을 입었을 때 아르니카를 떠올리기 바란다. 모름지기 자연요법을 선호하는 사람이라면, 상비약으로 아르니카(또는 아르니카 함유 연고)를 구비하는 것은 기본이다. 믿기 어렵겠지만, 이 작고 멋진 스페인산(産) 꽃은 효과가 강력하다. 그것은 NFκB 경로의 활성화를 늦춰, IL-1β나 TNFα와 같은 염증성 화학물질의 생산을 중단시킨다.[20] 통증을 유발하는 화학물질에 대해 자세히 알고 싶은 독자들은 제11장에서 "통증을 일으키는 사이토카인을 줄여라"를 참고하라.

아르니카는 단일성분 제제 또는 다른 강력한 천연성분을 배합한 복합제제로 출시된다. 복합제제 중에서 내가 가장 선호하는 제품은 HEEL에서 만든 Traumeel®인데, 광범위한 통증, 관절통, 근육 긴장, 염좌, 좌상에 효과적이다. 사용자들의 반응도 매우 좋은 편이다. Traumeel®은 정제, 크림, 젤의 형태로 출시된다. 크림의 경우 여느 국소용 긴장 완화 크림과는 달리 냄새가 없고 번들거리지 않아, 가족이나 주위 사람들에게 불쾌감을 주는 일은 없을 것이다.

꼭 필요한 경우가 아니라면, 아르니카를 경구로 섭취하는 것은 추천하지 않는다. 경구 아르니카는 불안, 만성 스트레스, 쇼크를 안전하게 치료해 주며 효과가 매우 뛰어나다. 사고를 당한 후에 '괜찮다'고 손사래를 치며 한사코 병원 치료를 거절하는 사람이 있다면, 아르니카를 권하는 것도 좋은 방법이다. 마음의 평정을 되찾고 긴장을 푸는 데 탁월한 효과를 발휘할 것이다.

생활요법: 제거할 것들

- 불편한 매트리스와 베개
- 불편한 자세를 유발하는 신발
- 감정적 갈등
- 정신적 스트레스

- 해야 할 일 목록(To-Do list)에서, 3개월 이상 머물러 있는 일
- 해야 할 일 목록에서, 소관사항이 아닌 일
  (억지로 떠맡은 일이여 안녕!)
- 불편한 의자

두통을 극복하는 요가 자세

긴장성 두통은 뻣뻣해진 근육 때문에 일어나는데, 대표적인 근육 이완 운동은 요가다. 요가 전문가들 사이에서는, "아기자세(Child's Pose)"가 긴장성 두통에 도움이 되는 것으로 잘 알려져 있다. 나는 아기자세를 늘 애용하며, 가끔은 아침에 일어나자마자 방바닥에서 이 자세를 취한다. 그러면 기분이 좋아진다. 무릎을 꿇고 앉아, 몸을 앞으로 굽혀 이마를 바닥에 댄다. 이렇게 하면 뻣뻣한 허리가 부드러워진다. 그 다음 양손을 앞으로 쭉 뻗거나, 혹시 어깨에 문제가 있다면 양손을 뒤로 나란히 뻗어 양쪽 다리에 가까이 갖다 대라. 이렇게 하면 긴장을 푸는 데 도움이 된다. 이러한 과정에서, 특히 규칙적으로 심호흡을 하며 마음을 진정시키면 더 효과적이다. 심호흡을 하기가 힘들다면, 숨을 들이쉬거나 내쉴 때마다 계속 혼잣말("나는 숨을 들이쉬고 있다", "나는 숨을 내쉬고 있다", 또는 정신 집중에 도움이 되는 말이라면 어떤 말이라도 좋다)을 되풀이 한다. 그리고 세상 사람들과의 오해는 모두 잊어라. 호흡을 등 쪽으로 보내, 등이 이완되면서 긴장이 풀어지는 것을 느껴라.

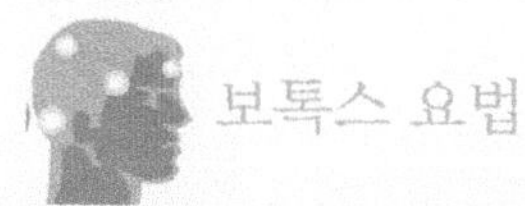

보톡스 요법

두통은 근막의 통증유발점에서 유래하므로, 보톡스가 효과를 발휘할 수 있다. 보톡스는 소근육군(small muscle groups)을 마비시킴으로써 두통을 완화하는 작용을 한다. 연구자들은 보톡스가 두통에 도움이 되는지 알아보기 위해 임상시험을 실시하여, 그 결과를 2009년 『Headache』에 기고했다. 그것은 23명의 지원자들을 대상으로 12주 동안 실시된 소규모 무작위 · 이중맹검 · 위약대조 연구였다.1

지원자들은 거의 매일(한 달에 평균 27일) 두통을 경험하는 환자들이었다. 연구자들은 지원자의 통증유발점에 보툴리눔 독소 A(상품명 Botox)를 주입하고, 두통의 강도와 빈도가 어떻게 변화하는지를 관찰했다. 관찰 결과, 보톡스를 주입받은 환자들은 12주 동안 두통의 강도가 유의하게 변하지 않은 것으로 밝혀졌다. 연구 초반에 보톡스를 주입받은 환자들의 두통 빈도가 감소하는 것으로 나타나 연구자들을 흥분시켰지만, 안타깝게도 이 효과는 12주째에 이르러 흐지부지 사라지고 말았다.

이 임상시험의 결론은 "보톡스를 통증유발점에 투여하는 방법은 몇몇 사람에게 효과가 있을 수 있지만, 모두에게는 아니다"라는 것이다. 요컨대 보톡스는 효과가 일시적이며, 비용대비 효과(cost-effectiveness)의 측면에서 볼 때 실속이 없는 방법이다. 그러므로 보톡스에 대해서는 더 이상 언급하지 말기로 하자.

자세교정과 마사지

단지 올바른 자세를 유지하는 것(예: 꼿꼿한 자세로 앉아 머리를 바로 세움)만으로도 긴장성 두통의 예방과 치료에 큰 도움이 된다. 정기적으로 카이로프랙틱 시술을 받는 것도 좋지만, 나는 이보다 활성화 방법 또는 두개천골 부위를 부드럽게 마사지하는 방법을 추천한다.

나는 개인적으로 도수치료(manual manipulation)나 회전기법(rotational techniques)의 팬은 아니다. 나는 이런 기술들을 노련하게 구사하는 카이로프랙터가 많다는 것을 알고 있다. 하지만 나는 활성화 방법에 익숙하며, 부드러운 마사지를 선호하는 편이다. 그럼에도 불구하고, 훌륭한 카이로프랙터는 도움을 줄 것이다. 특히 카이로프랙틱 시술을 마사지와 병행한다면 더욱 효과적이다.

마사지와 병용하면 좋은 제품들

사람마다 취향이 다르다. 어떤 사람들은 부드러운 마사지를, 어떤 사람들은 근육까지 자극해 주는 깊은 마사지를 선호한다. 어떤 것을 선호하든, 그것은 여전히 긴장을 푸는 데 도움이 된다. 단, 치료사에게 다음에 소개하는 제품 중 1~2개 정도를 함께 사용해 달라고 부탁하면, 마사지의 효과가 향상된다.

아르니카(Arnica) 젤/오일

아르니카 젤/오일은 염증을 가라앉히고 근육을 진정시켜 준다. 모든 건강기능식품점에서 구입할 수 있다. 내가 애용하는 브랜드는 Boiron인데, 주로 내가 사는 지역의 Vitamin Shoppe 매장에서 구입한다.

멘톨

멘톨은 환부를 시원하게 해 준다. BioFreeze 브랜드를 이용할 때는, 파라벤과 합성 염료가 들어 있지 않은 신제품을 구입하도록 주의하라(www.biofreeze.com). 온라인에서도 구입할 수 있으며, 많은 카이로프랙터 또는 물리치료 클리닉에서도 판매한다. 지역의 약국에서 저렴한 제품들을 구입할 수 있지만, 정품보다 효과가 떨어질 수도 있다.

살로파스(Salonpas Deep Relieving Gel)

살로파스 젤은 멘톨, 장뇌와 경피흡수 아스피린(skin-penetrating form of aspirin)을 함유하는데, 이들 성분은 이중작용(dual action)을 한다. 이 제품은 마사지 치료사가 기피할 수도 있다. 왜냐하면 아스피린이 치료사의 손에 스며들 수 있기 때문이다. 따라서 이 제품은 자가치료용으로 더 적합하다. 멘톨과 장뇌의 정유(essential oils)는 환부를 즉시 시원하게 해 준다. 아스피린은 다른 항염제처럼 여러 시간 동안 통증과 부종을 가라앉힐 것이다. 살로파스는 패치 제형이므로, 한 번 부착하면 오랫동안 통증을 경감시켜 준다(www.

salonpas.us).

마그네슘 크림/오일

마그네슘 크림/오일은 피부 속으로 침투하여 근육의 긴장을 풀어 준다. 아주 조금, 따끔거리는 느낌이 지속될 수 있다. 내가 추천하는 브랜드는 Ancient Minerals다(www.ancient-minerals.com).

캡사이신 크림/로션/패치

캡사이신 크림에는 칠리 페퍼(chilli pepper)가 들어 있으며, 경미한 작열감, 얼얼함, 열감(熱感)을 일으킨다. 마사지 치료사들은 종종 여러 환자들을 연이어 치료하기 때문에, 캡사이신을 사용하면 다른 환자들에게 피해를 줄 수 있다. 따라서 캡사이신은 자가치료에 적당하다. 긴장한 승모근(trapezius muscle)과 목을 마사지할 때 캡사이신을 사용하면 좋다. 만약 감촉이 너무 꺼끌꺼끌하다면, 다른 로션으로 희석하거나 최저농도(0.025%)의 제품을 구입하라. 캡사이신 크림은 통증전달 물질인 P 물질(Substance P)의 신호전달을 방해함으로써 작용한다. 처음에는 일주일에 2~3번 정도 사용하는 것이 적당하다. 이 제품은 고추의 추출물인 캡사이신을 함유하므로, 피부가 민감한 사람은 사전에 피부검사를 해 보는 것이 좋다. 캡사이신 크림/로션은 관절염이 환자에게도 좋은 선택이다. 캡사이신을 바른 뒤에는 손을 깨끗하게 씻어야 한다. 유명한 브랜드로는 Sombra, Zostrix, Capzasin이 있다. 패치 제형을 사용하여 온찜질을 할 수도 있다. 내가 가장 좋아하는 캡사이신 패치는 "Salonpas Hot" 인데, 효과과 8시간 동안 지속된다. 내 경험에 의하면, 캡사이신 패치가 화상을 입히지 는 않았다. 나는 캡사이신 패치의 효과에 만족하며, 이런 생각을 한 적도 있다. "바깥 온도가 10°F(-12℃) 이하로 내려가면 이 파스를 붙어야겠다." 내가 사는 콜로라도 지역은 날씨가 추워, 바깥 온도가 10°F 이하로 내려가는 날이 많다.

Kink-Ease® MSM Salve by Stages of Life

친구이자 통증 전문가인 데이비드 클라인 박사가 개발한 제품이다. 이 제품은 다량의 MSM(MethylSulfonylMethane)을 함유하는데, 다른 유명 브랜드보다 MSM 함유량이 10배나 많다. 또한 이 제품에는 멘톨도 들어 있다. 몸에 있는 어떤 뒤틀림도 완화해 준다는 의미에서, 이렇게 긴 이름이 붙었다(www.stages-of-life.com).

약물요법

비스테로이드성 항염증제(NSAIDs)

만성 긴장성 두통 환자를 위한 약물요법을 추천하라면, 나는 NSAIDs와 삼환계 항우울제(TCAs)의 병용을 추천할 것이다. 먼저 NSAIDs부터 설명하면, 이 계열의 약물들은 통증 유발 사이토카인을 줄임으로써 효과를 나타낸다. 따라서 NSAIDs는 두통이 막 시작됐거나 두통이 한창 진행 중일 때 복용하면 된다. 그러나 NSAIDs는 긴장성 두통에서 흔히 볼 수 있는 통증유발점이나 프리라디칼성 손상에는 별로 도움이 안 된다.

의사들이 종종 처방하는 표준 치료법(gold standard)은 이부프로펜 800mg을 하루에 2~3번씩, 또는 필요할 때마다 복용하는 것이다. 한 정당 200mg의 저용량 이부프로펜은 OTC 의약품으로, 의사의 처방전 없이 약국에서 구입할 수 있다. 구입한 제품의 포장에 부착돼 있는 라벨의 지시사항을 따르되, 어떤 약물이든 최소 유효량(the lowest effective dose)을 복용하는 것이 원칙이다.

NSAIDs의 종류

이부프로펜(Advil, Motrin), 나프록센(Aleve), 케토프로펜 (Oru-dis KT)

주의사항

NSAIDs의 효과가 나타나려면 최대 1시간이 필요하다(단, 모든 사람이 효과를 보는 것은 아니다). NSAIDs는 위와 식도에 해롭지만, 한 가지 더 조심해야 할 점이 있다. 심근경색의 병력이 있는 사람들은 NSAIDs를 삼가는 것이 좋다. 이런 분들에게는 아세트아미노펜이나, "수지의 시나리오"에서 추천하는 예방 목적의 보충제(preventive supplements)를 추천한다. 왜냐하면 "NSAIDs는 심근경색을 최초로 겪은 시기가 언제인가와는 무관하게 심근경색의 재발 위험을 증가시킬 수 있다"는 연구결과가 보고되어 있기 때문이다.[21]

삼환계 항우울제(TCAs: Tricyclic Antidepressants)

솔직히 고백하건대, 한 보고서가 발표되기 전까지만 해도, 나는 하나의 가능성 있는 긴장성 두통 치료제를 소홀히 해 왔다. 그런데 2010년 10월 『British Medical Journal』에 실린 메타분석 보고서에서, 저자들은 다음과 같이 결론지었다. "TCA는 편두통과 긴장성 두통을 예방하는 데 효과적이다. TCA의 효과는 SSRI보다 우수하지만, 부작용이 더 심하다. 또한 TCA의 효과는 시간이 지나면서 증가하는 것으로 보인다."[22]

사실, 나는 긴장성 두통 환자들에게 항우울제 복용을 적극 권장하지는 않는다. 내가 이 치료법을 달가워하지 않는 이유는 단지 부작용 때문이다. 나는 약사로서, 위험 대비 효능(risks vs. benefits)을 평가하는 데 익숙해져 있다. 『드럭머거』에서 언급한 바와 같이, TCA는 코큐텐의 드럭머거이며, 코큐텐은 근육의 건강을 유지하는 데 꼭 필요한 영양소다.[23] 따라서 TCA를 복용하려는 환자들은, 사전에 TCA의 효능(두통 완화)과 위험(코큐텐 손실로 인한 근육 경련, 기억 손실, 부정맥, 피로 등)을 비교하여 의사결정을 내려야 한다. 그리고 일단 TCA를 복용하기로 결정했다면, 위험에 대한 대비책을 마련해야 한다. 그것은 TCA가 빼앗아 간 코큐텐을 보충해 주는 것이다. 단, 이 경우 코큐텐의 복용량(예: 매일 100mg)은 의사와 상의하여 결정해야 한다. 왜냐하면 코큐텐 필요량은 사람마다 달라, 여기서 내가 구체적인 용량을 제시할 수 없기 때문이다.

TCA는 노인들에게 낙상(예: 고관절 골절)을 초래할 수 있으므로,

연장자들이 복용하기에는 적당하지 않다. TCA는 항콜린제이므로, 몸을 건조하게 하는 부작용이 있다. 따라서 TCA는 구강건조증, 안구건조증, 흐릿한 시야, 소변정체(urinary retention), 변비 등을 유발할 수 있다. 또한 심장박동 이상, 방향감각 상실, 혼동, 몽롱함, 성욕감소(남성의 오르가즘에 문제가 생긴다), 식욕 변화(대개 증가함)를 일으킬 수도 있다.

나는 독자들에게 겁을 주어 TCA를 선택하지 않게 하려는 것이 아니다. 만약 TCA로 인해 독자들의 통증이 경감됐다면, 나는 어느 누구보다도 축복해 줄 것이다. 나는 단지, TCA를 복용할 경우 어떤 일이 일어나는지를 사전에 알려주고 싶을 뿐이다. 그래야만 이 장에서 소개하는 다른 치료법들을 고려해 볼 수 있을 테니 말이다.

TCAs의 종류

아미트립틸린(Elavil), 아목사핀(Ascendin), 데시프라민(Nor-pramin), 독세핀(Sinequan), 이미프라민(Tofranil, Tofranil PM), 마프로틸린(Ludiomil), 노르트립틸린(Pamelor), 프로트립틸린(Vivactil), 트리미프라민(Surmontil)

복용량

복용량은 TCA의 종류에 따라 다르므로, 처방의의 지시사항을 따라라. 부작용은 용량 의존적이므로, 때때로 용량을 줄임으로써 불편한 부작용을 줄일 수 있다.

주의사항

약효가 나타나려면 몇 주의 시간이 필요하다. 게다가, 몇몇 사람들은 통증이 경감되지만, 어떤 사람들은 효과가 없을 수도 있다. 앉았다가 또는 누웠다가 일어날 때는 천천히 일어나야 한다. 그래야 어지럽지 않다. 알코올과 병용하면 안 된다.

마약성 진통제(opiate analgesics)

마약성 진통제에는 히드로코돈(hydrocodone), 옥시코돈(oxycodone), 모르핀(morphine), 딜라우디드(dilaudid), 코데인(codeine) 등이 있다. 나는 긴장성 두통을 앓는 환자들에게 이러한 약물들을 추천하지 않는다. 마약성 진통제의 두통 완화 효과는 항염제나 TCA를 능가하지 않으며, 위험 대비 효능 면에서도 볼 때도 바람직스럽지 않다. 솔직히 말해서, 나는 마약성 진통제가 두통 완화에 도움이 될지 의심스럽다.

두통약 병용 시의 주의사항

지역사회의 약사는 환자의 안전을 지키는 데 있어서 중요한 역할을 한다. 두 가지 이상의 약물을 병용함으로써 일어나는 약물 상호작용을 피하는 데 있어서 특히 그렇다. 특정한 두통약을 두 가지 이상 병용할 경우, 엄청난 졸림이나 현기증을 일으킬 수 있다. 그 대표적 예는 TCA(노르트립틸린)과 마약성 진통제(히드로코돈)을 병용하는 것인데, 이 경우 심한 변비도 일으킬 수 있다.

매일 아스피린을 한 알씩 복용하는 환자가 NSAIDs(이부프로펜)을 병용하는 것도 추천하지 않는다. 위장 출혈의 위험이 증가하기 때문이다. FDA의 웹사이트에는 "의료 전문가를 위한 정보: 이부프로펜과 아스피린 병용"이라는 제목의 유용한 기사가 있다. 약물병용의 안전성에 관심이 있는 독자들에게 일독을 권한다.[24]

두통약 이렇게 복용하라

약품명	1회 복용량	복용 간격	하루 최대 복용량
아세트아미노펜	500 ~ 1,000mg	4~6시간마다	4,000mg
아스피린	325 ~ 1,000mg	4~6시간마다	4,000mg
이부프로펜	200 ~ 800mg	4~8시간마다	2,400mg
나프록센	220 ~ 550mg	12시간마다	1,100mg

그밖의 치료방법

경피 전기신경자극(TENS: transcutaneous electrical nerve stimulation)

TENS란 휴대전화만 한(또는 더 작은) 크기의 작은 장치를 이용하여, 전기 펄스(electrical pulse)를 당신의 피부에 통과시켜 통증을 치료하는 방법을 말한다. 전기 펄스는 피부를 통과하며 몸을 자극하여, 더 많은 양의 엔도르핀을 만들게 한다. 엔도르핀은 우리 몸에서 생성되는 천연 진통제라고 할 수 있다. '전기'라는 말에 겁먹지 마라, 아프지 않으니까. 하지만 따끔거릴 수는 있는데, 그럴 경우 덜 따끔거리도록 설정을 바꿀 수 있다. 내가 직접 사용해 본 바에 의하면, TENS는 안전하고 효과적이다.

TENS는 부작용 없이 효과적으로 통증을 완화해 준다. 그리고 원할 때마다 언제든지 이용할 수 있다. 나는 이 장치의 휴대성이 매우 마음에 든다. TENS는 매우 효과적이므로, 통증이 시작됐을 때 경구 진통제 대신 이용할 수도 있다. 나는 한 독자의 사용기(記)에 근거하여, TENS를 당신에게 추천한다. 그 독자에 의하면 TENS는 효과가 매우 좋다고 한다. 또 한 연구에 따르면 TENS가 CTTH를 앓는 사람들에게 효과적이라고 한다.[25]

TENS 장치를 구입하려면 의사의 처방을 받아야 하는데, 여기서 '의사'의 범주에는 카이로프랙터, 산부인과 전문의, 소아과 전문의, 자연요법의(naturopath) 등 모든 종류의 의사가 포함된다. 처방전을 받은 사람은 약국이나 인터넷 상점을 통해 TENS 장치를 구입할 수 있다. 인터넷 상점을 통해 구입하는 경우, 우편 또는 팩스로 처방전을 발송하고 택배로 TENS 장치를 수령할 수 있다. 제품에 따라 사용 방법, 버튼의 크기, 화면의 크기 등이 각각 다르므로, 자신에게 가장 알맞은 것을 선택하여 사용하기 바란다.

TENS와 관련된 금기사항들이 몇 가지 있으므로, 의사와 상의하는 것은 기본이고, 본인 스스로도 제품 라벨에 기재된 주의사항을 꼼꼼히 읽어야 한다. 예컨대 심박조율기(pacemaker) 착용자나 임신부들은 TENS 사용이 금지된다. 또한 전극(電極)이 얼굴, 척추, 목에 닿아서는 안 된다. 긴장성 두통의 경우 이상적인 치료장소는 승모근(trapezius muscle)으로 알려져 있지만, 의사와 상의하는 것은 물론, 제품 매뉴얼을 읽어 보거나 제조회사에 전화하여 이중 삼중으로 확인하는 것이 좋다. 마지막으로, TENS의 사용시간은 보통 30분 정도지만, 사람에 따라 다르다. 장치에 사용시간을 미리 설정해 놓을 수도 있지만, 장치를 켜 놓은 상태에서 잠들면 안 된다.

엽기적인 치료방법

자신이 테이블에 위에 반듯이 누워 있다고 상상해 보라. 머리 위에는 그릇이 하나 놓여있는데, 거기에서 당신의 이마로 한 줄기 오일이 계속 - 1시간 30분 동안 매우 느리게 - 떨어진다. 어떤 독자는 007 영화에서 적국(敵國)의 스파이를 고문하는 장면을 떠올릴지도 모르겠다. 하지만 이것은 고문 기술이 아니라, 인도인들이 사용하는 시로다라(shirodhara)라는 치료법이다. 그것은 당신의 감각과 마음을 위로하고 활기를 북돋워 준다고 한다. 시로다라는 인도에서 5,000년 이상 전해져 내려온 아유르베다 기술(Ayurvedic technique) 중의 하나다. 시로다라는 '머리(shiro)'와 '한 가닥 실처럼 흘러내리는 오일(dhara)'의 합성어다. 시로다라에서 사용되는 오일에는 특별한 약효가 있는 것으로 알려져 있지만, 어떤 책에서 읽은 바에 의하면, 그것은 우유나 심지어 버터밀크일 수도 있다고 한다. 시로다라 시술을 받을 때는 오일이 튀어 눈에 들어가지 않도록, 눈 위에 면 패드를 올려놓는 것이 좋다. 시로다라는 환자의 신경을 안정시키고, 환자를 정신적 고갈로부터 회복시켜 주도록 설계되었다. 나는 한 인터넷 사이트에서 "시로다라는 환자의 목과 머리에 힘을 준다"는 내용의 글을 읽었는데, 이것 하나만으로 긴장성 두통을 완화하는 데 도움이 된다고 생각한다.

대체요법: LED

빛은 건강의 열쇠다. 미 항공우주국(NASA)이 우주에서 식물의 성장을 촉진하기 위해 LED를 사용한 후부터, LED는 치료수단으로 주목을 받기 시작했다. NASA의 연구에서는 적외선과 근적외선(NIR)이 모두 몸의 치유를 촉진할 수 있는 것으로 밝혀졌으며, 많은 후속 연구들이 LED의 치유능력을 입증했다. 내가 선호하는 제품은 Sota에서 만든 LightWorks다. 이것은 주파수를 선택할 수 있는 휴대용 장치로, 적외선과 근적외선 패들(paddle) 외에 다른 광선도 추가할 수 있다. 빛을 이용하여 건강을 증진하는 방법에 대한 자세한 정보는 www.mylighttherapy.com을 참조하라.

바이오피드백

1990년대 말, 나는 신경 바이오피드백 치료사(neurobiofeedback

therapist) 자격증을 취득했다. 신경 바이오피드백이란 '두뇌를 훈련하여 인체기능을 조절하고 통제하게 하는 기술'이다. 이러한 훈련 결과는 뇌파(EEG: electroencephalogram)로 확인할 수 있으며, 체온조절, 불안감, 통증, 감정적 증상 등을 개선해 준다.

나는 바이오 피드백 자격증을 따고서도 바이오피드백 치료사 개업을 하지 않았다. 왜냐하면 약사로서 정든 고객들을 내팽개치고 약국을 떠날 수 없었기 때문이다. 하지만 약사로 근무하면서도 바이오피드백에 대한 연구를 멈추지 않았다. 나는 바이오피드백이 혈압 강하, 스트레스 완화, 심장박동 제어, 골반저근육 반응 개선(요실금 치료)에 멋진 효과를 발휘했던 것을 기억한다.

하지만 그 같은 노력에도 불구하고 내가 해결하지 못한 의문이 하나 있었으니, 그것은 바로 "바이오피드백이 두통 완화에도 도움이 될까?"라는 것이었다. 그러나 나는 포기하지 않았고, 결국 방대한 문헌들을 섭렵한 끝에, "그렇다!"는 대답을 얻었다. 나는 메타분석한 건을 발견했는데, 그것은 긴장성 두통 환자를 대상으로 바이오피드백의 장단기 효과를 분석한 것이었다. 74개의 연구결과를 종합적으로 분석한 결과, 바이오피드백은 이완요법(relaxation therapy), 두통 모니터링(headache monitoring), 위약보다 더 효과적인 것으로 밝혀졌다. 바이오피드백의 가장 큰 효과는 두통 발생의 빈도를 줄이는 것이었지만, 불안감, 우울증, 근육 긴장과 같은 증상도 완화해 주는 것으로 밝혀졌다. 바이오피드백은 약물 복용량을 줄여 준다는 장점도 있다. 바이오피드백은 어린이와 청소년에게도 적용할 수 있지만, 성인만 한 효과를 거두기는 어렵다.[27,28]

긴장성 두통과 유사질환의 구별

한 가지 이상의 신경 증상을 동반하는 두통은 긴장성 두통이 아닐 가능성이 높다. 이 경우 시간이 매우 중요하다. 예를 들어, 종종 "인생 최악의 두통"이라고 묘사되는 심각한 두통은 뇌동맥류(cerebral aneurysm)의 경고징후(warning sign)일 수 있는데, 그대로 방치할 경우 며칠~몇 주 뒤에(가끔은 더 빨리) 동맥류가 파열될 수 있다. 뇌동맥류의 증상으로는 발작 유사 행동(seizure-like activity), 완전한 혹은 부분적인 시력 상실, 쇠약, 복시(double vision), 눈 통증, 경부경직(stiff neck) 등이 있다. 만약 두통과 함께 안검하수(eyelid drooping), 졸림, 혼미(stupor), 부분적 마비, 무감각 등의 증상이 나타나면, 즉시 응급실로 가거나 119에 전화해서 구급차를 불러야 한다. 몇 분~

통증 완화를 위한 차 : 레몬밤 차

식물계에서 숨겨진 보물 중의 하나는 레몬밤(Melissa officinalis)이다. 그것은 긴장감, 불안감, 우울증을 완화하며, 근육을 이완시켜 준다. 따뜻한 차(茶)를 조금씩 마시면 당신의 영혼을 달랠 수 있다. 레몬밤은 TNFα 나 IL−1β 와 같은 염증성 사이토카인26을 억제한다. 통증을 겪는 사람들은 이러한 물질들을 치료 표적(target)으로 삼아야 한다. 레몬밤 차는 티백을 구입하여 인스턴트로 마실 수도 있고, 말린 잎을 대량으로 구입하여 스스로 만들어 마실 수 도 있다. 후자의 경우, 뜨거운 물 한 컵에 약 1 티스푼의 잎을 넣고, 10분 정도 우려낸 다음 건져내라. 그리고 천연 설탕, 메이플 시럽, 코코넛 넥타, 현미 시럽, 또는 스테비아를 이용해서 단맛을 내라(단, 인공감미료는 안 된다). 맛있는 차를 한 잔 마시고 나면 효과를 느낄 것이다.

몇 시간마다 머리를 맴도는 두통이 오래 계속된다면, 진드기가 옮기는 라임병(Lyme disease)이나 바베시아증(Babesiosis)을 의심해 볼 필요가 있다. 이에 대해서는 제5장에서 상세히 다룬다.

코큐텐을 고갈시키는 드럭머거

어떤 약물은 몸에서 코큐텐을 빼앗아 감으로써 근육의 건강에 악영향을 미친다. 왜냐하면 코큐텐은 근육 세포의 식량이기 때문이다. 앞에서도 언급한 바와 같이, 근육의 건강은 긴장성 두통에 직접적인 영향을 미친다. 코큐텐이 부족하면 근육 세포가 굶어 죽기 때문에, 근육은 더 쉽게 긴장하게 된다. 제1장에서, 코큐텐 결핍은 편두통의 발병과정에서도 중요한 역할을 한다고 말했던 것을 상기하라. 마지막으로, 코큐텐 결핍은 높은 수준의 IL-6과 연관되어 있다. IL-6은 통증을 일으키는 화학물질로, 긴장성 두통과 밀접한 관련이 있다. 당신으로부터 코큐텐을 빼앗아 가는 약물을 좀 더 자세히 알고 싶다면, 『드럭머거』를 참고하라.[25]

- 제산제, 위산분비 억제제
- 아테놀올(atenolol)
- 콜레스테롤 강하제
- 히드로클로로티아지드(HCTZ: hydrochlorothiazide)
- 호르몬 대체요법제
- 대부분의 당뇨약
- 메토프로롤(metoprolol)

- 경구피임약
- 삼환계 항우울제(독세핀, 노르트립틸린)

커피에 대한 궁금증

다양한 방법들이 긴장성 두통에 효과가 있는 것으로 알려져 있다. 예컨대 커피 한 잔을 마시면 통증이 완화되거나 사라진다고 하는 사람들이 많은데, 이는 아마도 카페인의 혈관 수축작용 때문인 것으로 보인다. 이유야 어찌 됐든 카페인이 진통제의 효능을 향상시키는 것은 사실이다. 많은 OTC 진통제들이 카페인을 함유하고 있는 것은 바로 이 때문이다. 하지만 나는 두통 환자들이 카페인을 이용하는 걸 그다지 좋아하지 않는다. 이와 관련하여, 나는 데니스라는 독자로부터 한 가지 질문을 받았는데, 매우 좋은 질문이라 생각되어 소개한다.

> 수지 선생님께
>
> 카페인, 아스피린, 아세트아미노펜이 배합된 Excedrin을 복용하는 게 좋을까요? 아니면 그냥 아세트아미노펜과 카페인이 배합된 Tylenol Ultra Relief-Tough on Headaches를 복용하는 게 나을까요?
>
> 데니스

내가 데니스에게 보낸 이메일의 요지는 이렇다. 나는 원칙적으로, 약물에 의존하기 보다는 두통의 근본 원인을 찾아 해결하는 것이 옳다고 생각한다. 그러나 두통이 어쩌다 한번씩 찾아온다면 약물을 복용해도 무방하지만, 가능한 한 복합제제보다는 단일제제를 복용하는 것이 좋겠다. 고정용량 복합제제(fixed-dose combintion)의 좋은 예는 Excedrin이다. 외국의 경우, Excedrin은 Anadin Extra라는 상품명으로 판매되기도 한다. 아세트아미노펜은 많은 나라에서 파라세타몰(paracetamol)로 알려져 있으며, 약자는 "APAP"다. 내가 데니스에게 제시한 3가지 이유는 다음과 같다.

1. 만약 아세트아미노펜 단일제제를 복용한다면, 한 가지 약물부작용에 노출된다. 그런데 만약 2가지 성분(아세트아미노펜, 아스피린)이 배합된 약물을 복용한다면, 당신은 더 많은 부작용에 노출된다. 왜냐하면 당신은 아세트아미노펜 외에, 추가로 아스피린의 부작용에도 노출되기 때문이다. 이해하겠는가?

   아스피린은 피를 묽게 하며(그래서 멍이 쉽게 들 수 있다), 위장 점막을 자극하기도 한다. 한편 아세트아미노펜을 많이 복용할 경우 간이 손상될 수 있다. 따라서 이 두 가지 성분이 배합된 약물을 복용한다면, 위와 간 손상의 위험에 동시에 노출되는 셈이 된다.

2. 아스피린은 비타민 C를, 아세트아미노펜은 글루타티온을 우리 몸에서 빼앗아 간다. 따라서 이 두 가지 약물을 병용한다면, 당신은

더 많은 영양소를 보충해야 한다. 다시 말해서, 드럭머거가 훔쳐 간 것을 다시 채우기 위해 추가 비용을 지출해야 한다는 이야기다.[28]

3. 한 메타분석 보고서는 6건의 임상시험 결과를 종합적으로 분석했다. 6건의 임상시험 모두, "카페인을 포함하는 2가지 진통제 조합(예: 아스피린 + 아세트아미노펜)이 아세트아미노펜 단일제제, 또는 위약보다 더 효과적인지" 를 알아보기 위해 비슷한 프로토콜 하에서 시행되었다.[29] 모든 환자들은 긴장성 두통이 일어났을 때 자신에게 할당된 약물을 자가투약했다.(참고로, 약학 논문에서는 APAP라는 약어를 많이 사용한다. 이 보고서를 살펴보면, 아세트아미노펜은 APAP라는 약어로 표시되어 있다.) 저자들은 6건의 임상시험 데이터를 종합하여 다음과 같은 최종결론을 내렸다. "「아스피린+아세트아미노펜 복합제제」를 복용하든 「아세트아미노펜 단일제제」를 복용하든, 진통효과는 거의 같다. 그러나 「아스피린+아세트아미노펜 복합제」는 「아세트아미노펜 단일제제」나 위약보다 더 많은 위장장애, 신경과민, 어지럼증을 야기한다."

어떤 독자는 이렇게 반문할 것이다. "모든 연구의 결론이 일치하나요?" 물론 아니다, 약물의 작용이 그렇게 간단하다면 얼마나 좋겠는가? 2010년 『European Journal of Neurology』에 실린 논문은 다음과 같이 결론지었다. "2가지 약물을 각각 복용하는 것보다 함께 복용하는 것이 더 효과적이다. 진통제 복합제제가 단일제제에 비해

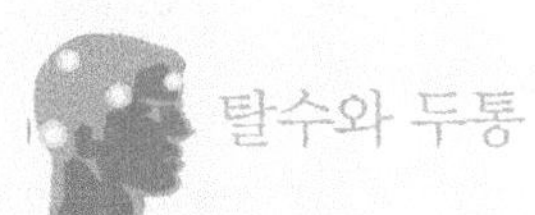

탈수와 두통

두통은 때때로 탈수 때문에 일어난다. 신선한 물 또는 차를 하루에 6~8잔씩 마시면 효과가 있을 것이다. 왜냐하면 해독이 매우 중요하기 때문이다. 우리는 하루 종일 독소에 노출되어 있으므로, 그것을 체외로 배출하는 것이 중요하다. 적절한 수분 공급은 적어도 체내에 축적되어 있는 독소를 희석시키고, 소변으로 배출할 수 있게 해 준다. 입술이 건조하고 갈라진다면, 당신은 지금 탈수 상태에 있는 것이다. 탈수를 나타내는 또 다른 징후로는, 소변이 농축되어 있거나, 소변 색이 진노란색이거나, 소변에서 독한 냄새가 나는 것 등이 있다.

바람직하지 않은 부작용을 더 많이 일으킨다는 증거는 없다"[30]

하지만 나는 지난 20년 동안 약사로 일해 오면서 직 · 간접적으로 많은 경험을 했다. 그 결과 나는 "진통제 복합제제에는 분명히 문제가 있다" 고 생각하게 되었다. 나는 개인적으로 진통제 복합제제를 구입하지 않으며, 이 책을 읽는 독자들에게도 그것을 권하지 않는다.

여담이지만, 최근 발표된 연구결과에 의하면, 4잔 이상의 커피가 전립선암의 재발 위험을 낮춘다고 한다.[31] 하지만 그건 내 관심 밖의 정보이므로 다른 책을 찾아 보기 바란다. 지금 나는 머리에 초점을 맞추고 있다, 어떤 사람들은 4잔의 커피로 통증을 완화하지만, 어떤 사람은 반 잔만으로도 그런 효과를 얻는다는 점을 기억하라.

반면에, 어떤 사람들에게는 커피에 함유된 카페인이 오히려 통증을 유발할 수 있다. 카페인은 일종의 흥분제이므로, 이런 분들은 커피보다 마음을 안정시켜 주는 차를 마시는 것이 더 좋다. 그러나 당신이 가지고 있는 습관을 섣불리 버려서는 안 된다. 커피를 갑자기 끊으면, 반동성 두통(rebound headache)을 일으킬 수 있기 때문이다. 사실, 카페인 금단증상은 두통의 매우 흔한 원인 중 하나다. 독자들 중에는 내 말을 듣고 고개를 끄덕이는 분들이 있을 거라 믿는다. 평소보다 2시간 늦게 커피를 마시면 통증이 시작되고, 커피를 꼭 마셔야만 지긋지긋한 통증이 누그러지는 사람들이 있다. 커피 없는 삶을 살고 싶은 분들은 커피를 갑자기 끊어서는 안 된다. 서서히 줄여야 한다.

실행계획 : 긴장성 두통을 완화하는 12가지 방법

1. 가능하다면 하던 일을 멈춰라. 스트레스는 긴장성 두통의 커다란 원인이다. 아무리 시급한 일을 하고 있더라도, 당신의 건강이 최우선이다. 페이스북을 떠나라. 누가 당신을 친삭했든, 시답잖은 사진에 당신을 태그했든 신경쓰지 마라. 내버려 둬라, 그 일로 인해 앞으로 한 시간 동안 겪을 스트레스와 두통이 아깝다.
2. 현재 충전 중인 모든 IT 기기, 예컨대 노트북 컴퓨터, 아이패드, 휴

대폰으로부터 30발자국 이상 떨어져라. 오랫동안 휴대폰에 귀를 기울이고 있었다면, 당장 통화를 중단해라. 스트레스와 전자파는 두통 해소에 아무런 도움이 되지 않는다. 그것은 고작해야 두통 해소에 중립적일 뿐이며, 악영향을 미칠 가능성이 더 높다.

3. 한 컵 가득 물을 마셔라
4. 따뜻한 물로 샤워를 해라. 당신이 좋다면, 3~4파운드의 사리염(Epsom salts)을 넣은 뜨거운 물을 사용해라. 이렇게 하면, 당신의 피부에 마그네슘을 스며들게 할 수 있다. 당신도 알다시피 사리염은 마그네슘이며, 마그네슘은 강력한 근육 이완제다. 지금 당신이 필요한 바로 그것!
5. 가정용 마사지기를 이용하여 통증이 있는 승모근을 마사지 해라. 승모근은 두통의 진원지인 경우가 많다. 물론 마사지사에게 정식으로 마사지를 받을 수 있다면, 그렇게 하는 편이 좋다.
6. 심호흡을 여섯 번 해라, 숨을 들이마신 시간만큼 숨을 내 뱉어라. 어깨의 긴장을 풀고, 어깨를 본래의 자리에 위치시켜라. 당신은 긴장한 나머지 어깨를 바짝 치켜 올리고 있을 가능성이 높다. 어깨의 힘을 빼라.
7. 이를 악다물지 마라. 이를 악무는 것은 긴장성 두통의 흔한 원인이다.
8. 차를 마셔라. 내가 권하는 것은 레몬밤 차다. 하지만 레몬밤 차는 이완 작용이 너무 강해서, 너무 진하게 타면 진정작용을 일으킬 수 있다. 레몬밤 차의 대안으로는 생강차가 있다. 생강차는 강한 항염 효과를 발휘하며, 메스꺼움을 완화해준다. 생강차는 피를 묽게

하는 천연물질이므로, 항응고제를 복용하고 있다면 병용하지 말아야 한다.

9. TENS를 이용해 보라.
10. Sota에서 나온 Lightworks를 사용해 보라. 나는 5분 동안 이마의 양쪽에 적색 패들을 사용한다.
11. Heart Math 프로그램을 사용해 보라. 이것은 가정에서 이용할 수 있는 바이오피드백 훈련의 일종이다. 자세한 내용은 www.heartmath.com을 참조하라.
12. 누군가에게, 당신의 뒤에 서서 손바닥으로 관자놀이를 부위를 부드럽게 누르며 잡아당기듯 마사지해 달라고 해라. 10초 간격으로 반복하며, 이마 마사지와 병행하면 더욱 좋다. 만에 하나 효과가 없더라도, 최소한 기분은 좋아질 것이다. 그러나 증상이 악화되거나 통증을 느낀다면 즉시 중단해야 한다. 관자놀이 마사지가 마음에 든다면, 다음 차례는 악다문 입을 벌려 턱을 이완시키는 것이다.

3장

군발두통

군발두통(Cluster Headaches)은 자명종 두통(alarm clock head-aches)이라고 불리기도 한다. 왜냐하면 매일 밤 정확히 같은 시간에 찾아와 밤잠을 설치게 하기 때문이다. 군발두통을 "수면두통(hypnic headaches)"이라고 부르는 사람들도 있다. 이름은 아무래도 상관없으니 독자들 마음대도 불러도 좋다, 어차피 고통스럽기는 마찬가지니까. 그리고 군발(cluster)이라는 수식어가 붙은 이유는 두통이 주기적으로 떼지어 발생하기 때문이다.

군발두통은 일단 한 번 발생하면 몇 분 또는 몇 시간 동안 지속되는데, 일반적으로 1~2시간 동안 지속되는 경우가 가장 많다. 이는 심각한 수면 공포증(sleep dread)을 초래할 수 있다. 참고로, 군발두통은 밤낮을 불문하고 언제든 들이닥칠 수 있지만, 두통이 진행되는 도

중에 슬그머니 사라져 버리는 경우도 있다는 것을 알아 두기 바란다. 군발두통은 계절을 타는 편인데, 남녀 공히 봄가을에 주기적으로 나타나는 경향이 있으며, 일부는 만성 군발두통을 겪기도 한다. 군발두통은 "뜨거운 부지깽이나 얼음 깨는 송곳으로 뇌와 눈을 찌르는 것처럼, 예리하거나 불타는 듯한 통증"으로 묘사되는데, 가히 두통의 끝판왕이라 할 만하다. 대부분의 군발두통은 편측성(one-sided)이다.

남편 샘은 가끔씩 군발두통 때문에 한밤중에 깨어나곤 했다. 얼마나 고통스러웠던지, 그는 두통의 충격을 이기지 못해 침대 밖으로 뛰쳐나가 침실 벽에 몸을 내동댕이쳤다. 머리를 칼로 난자당하는 듯한 느낌에, 환자들은 소스라치며 잠에서 깨어나게 된다. 그러나 샘의 군발두통과 삼차신경통은 결국 완치되었다. 그러니 독자 여러분들은 희망을 가져도 좋다. 군발두통은 분명히 완치가 가능하기 때문이다.

군발두통의 원인

군발두통의 발병원인에 대해서는 많은 이론들이 있지만, 확실한 의학적 원인은 밝혀진 바 없다. 어쩌면 스포츠 활동이나 자동차 사고로 인한 둔상(blunt trauma)이 뇌에 손상을 입혔을 수도 있다. 사실 군발두통의 원인은 쉽게 이해하기 어려운 경우가 많다. 하지만 두통의 정확한 원인을 밝혀내는 것이 실익이 없는 경우도 왕왕 있다.

이 책의 목표는 매우 합리적이고 현실적이다. 나는 '두통의 빈도 및 지속시간을 줄이거나 두통을 완전히 제거하는 방법'을 독자들에게 알려주고 싶다.

이번 장(章)은 독자들에게 제공하는 정보로 가득 차 있지만, 그중 일부는 많은 의사들의 심기를 건드릴지도 모른다. 주류 의학 단체들은 나와 이 책을 향해 비난을 퍼부을 수도 있다. 이 책에서 도움을 받는 대가로, 이 책에 대한 좋은 점을 많이 알려주면 감사하겠다. 그렇다면, 내가 주류 의사들로부터 받는 비난을 보상받을 수 있을 것이다.

나는 '파격적 발상'이 전문이며, 탐정 뺨치는 수사 능력을 자랑한다. 내가 왜 이 길을 택했는지는 나도 잘 모르겠다. 아마도 사설 요양원의 컨설턴트로 활동하고 남편 샘을 가까운 거리에서 지켜보면서, 만성 통증이 얼마나 무서운지를 직접 보고 깨달았기 때문이 아니었나 싶다.

군발두통으로 인한 고통과 수면결핍은 그 깊이를 이루 헤아릴 수 없다. 오죽하면 자살두통(suicide headache)이라고 불리겠는가? 종래의 치료법에 잘 반응하지 않는 환자들은 '뭔가 예기치 않은 일이 벌어지고 있는 것은 아닌지' 의심해 볼 필요가 있다.

군발두통이 일어나는 근본적 원인은 사람에 따라 각각 다를 수 있다. 하지만 그 원인이 무엇이든 간에, 심지어 확실한 진단을 아직 받지 못했을지라도 나는 독자들을 돕기 위한 최후의 수단을 갖고 있다. 자 이제 슬슬 이야기 보따리를 풀어 보기로 하자.

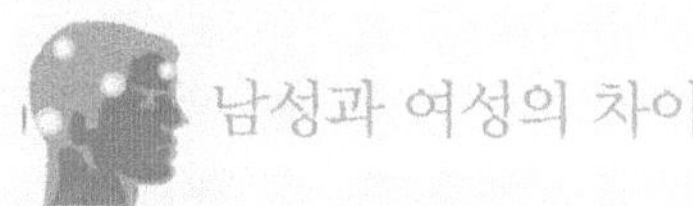

남성과 여성의 차이

한 가지 매우 흥미로운 조사 결과를 소개한다. 이것은 2012년 『Journal of Neurological Sciences』에 실린 논문으로, 군발두통을 겪는 환자들의 남녀별 차이를 비교분석한 것이다.[29] 이 논문의 결론을 요약하면 다음과 같다:

- 군발두통을 겪는 여성들은 우울증이나 천식을 경험할 가능성이 더 높다.
- 여성은 트립탄 주사제보다 리도카인 흡입제에 반응할 가능성이 더 높다.
- 여성은 남성보다 더 이른 나이에 군발두통을 겪게 된다.
- 여성 군발두통 환자는 두통이나 파킨슨병의 가족력을 보유하고 있을 가능성이 높다.
- 여성의 경우, 전조증상의 기간이 더 짧다.
- 여성은 감각, 언어, 혹은 뇌줄기(brainstem)와 관련된 전조증상을 경험하기가 더 쉽다.
- 여성의 군발두통은 턱과 뺨과 귀로 퍼져나가기가 더 쉽다.
- 여성은 구토를 경험할 가능성이 더 높다.
- 여성은 두통 발작의 빈도와 강도가 더 높다.
- 여성은 남성보다 트립탄과 비강분무제에 대한 반응률이 낮지만, 리도카인 흡입제에 대한 반응률은 높다.
- 여성은 남성보다 초진 시에 진단받을 가능성이 높다.
- 여성의 군발두통은 월경이나 폐경의 영향을 받지 않는다.
- 조사받은 여성들 중 절반이 임신을 하면서 두통이 개선되었다.
- 여성은 남성보다 군발두통으로 인한 실직 가능성이 높다.

군발두통의 진행과정

삼차신경(trigeminal nerve)에 수초탈락(demyelination) 등의 결함이 있을 경우 군발두통이 발생할 수 있다. 수초(myelin)는 마치 전깃줄을 감싼 피복처럼 신경을 빙 둘러싸 보호하는 물질이다. 수초탈락이란 신경의 보호막이 손상된 것을 말하며, 이로 인해 민감한 신경이 무방비 상태로 노출된다.

수초는 인체를 외부의 영향으로부터 보호해 주는 피부에 견줄 만하다. 수초는 당신을 고통으로부터 보호해 준다. 새로운 연구에 의하면, 우리가 잠자는 동안에 수초의 생성이 증가한다고 한다. 그런데 군발두통은 한밤중에 일어나는 경우가 많으므로, 수면결핍은 통증을 악화시키게 된다. 즉, 잠을 자지 못하면 수초 생성이 줄어들고, 수초가 부족하면 신경의 보호막이 얇아지므로 통증은 더욱 악화된다. 그것은 악순환이다.

삼차신경은 안면을 지나는 뇌신경으로 5번 뇌신경(cranial nerve V)이라고도 한다. 삼차신경과 관련된 또 하나의 고통스러운 질환으로는 삼차신경통(neuralgia)이 있다. 삼차신경통에 대해서는 제4장에서 충분히 다룰 것이므로, 삼차신경과 관련된 군발두통을 겪고 있는 독자들은 제4장도 읽어 보기 바란다. 수초탈락이 진행되고 있는 환자의 경우, 삼차신경통(낮)과 군발두통(밤)을 모두 겪을 수 있다.

이제 우리의 목표는 '수초탈락을 유발하는 원인이 무엇인지'를 이해하는 것이다. 예컨대 그것은 불면증과 관련되어 있을 수도 있다. 최근 연구에 의하면 수면부족은 수초생성 부족의 원인이 된다고 한다. 또한 보리, 호밀, 스펠트밀(spent), 또는 밀로 만든 식품(예: 빵, 파스타, 베이글, 머핀)에서 발견되는 글루텐이 수초탈락을 유발할 수 있다. 다양한 요인들이 수초탈락을 초래할 수 있지만, 나는 여기서 응용성의 측면에서 글루텐에 주목하려고 한다. 몇 달 동안 글루텐을 섭취하지 않거나 곡물 섭취를 아예 중단하면, 당신의 두통과 고통은 사라질 수 있다. 얼마나 쉬운 일인가!

군발두통은 뇌 주위의 부풀어오른 혈관이 연약한 삼차신경을 압박함으로써 유발될 수도 있는데, 이 경우에는 항염제가 효과적일 수 있다. 최근에 발표된 MRI 연구에 의하면, 이러한 뇌 주위의 부종은 시상하부(hypothalamus)에서 일어나는 구조적인 변화와 연관되어 있다고 한다. 그런데 시상하부는 생체시계(생체리듬)을 조절하는 역할을 하므로, 이러한 설명은 어느 정도 설득력을 갖는다고 볼 수 있다. 왜냐하면 군발두통은 계절적인 영향을 받으며, 매일 밤 멜라토닌의 농도가 높아지는 시간대에 일어나기 때문이다. 그러나 이 같은 연구에도 불구하고, 군발두통의 진정한 원인은 여전히 베일에 싸여 있다.

과학자들이 군발두통의 원인을 알아내려고 노심초사하고 있는 이 순간에도, 변치 않는 사실이 딱 한 가지 있다. 그것은 "환자들은 여전히 고통받고 있고, 그들을 돕기 위해 내가 여기에 있다"는 것이다. 나는 기능의학(functional medicine) 전문가로, 통증을 초래하는 대사경로와 관련된 복잡한 연구들에 온 신경을 집중해 왔다. 여기서 잠깐 화학적 메커니즘을 거론하는 것을 이해해 주기 바란다. 단지 독자 여러분들을 도우려고 하는 것일 뿐, 다른 뜻은 없다. 내가 알기로는, 다양한 사이토카인(통증 유발 물질)들 사이의 불균형으로 인해 군발두통이 발생할 수 있다.

예컨대 군발두통을 겪는 환자들의 경우, IL-1β 농도가 항상 높은 수준을 유지하며, 두통 발작이 잠시 소강상태를 보이는 동안에만 일시적으로 IL-2 농도가 증가하는 것으로 알려져 있다.[12] 사이토카인들에 대해 좀 더 자세히 알고 싶은 독자들은 제11장 "통증을 유발하는 사이토카인을 줄여라"를 참고하라. 이 같은 사이토카인들의 농도를 줄일 수 있다면(물론 할 수 있다), 두통 없는 삶(living headache free)에 한 걸음 더 가까이 다가설 수 있다.

지금부터 나는 고통에서 벗어나는 데 필요한 모든 정보를 아낌없이 제공하고자 한다. 그러나 군발두통 정복을 위한 "수지의 시나리오"를 공개하기에 앞서서, 군발두통을 완화해 주는 최고의 진통제를 알려주고 싶다. 그것은 놀랍게도 약물이나 영양제가 아니라 O_2, 즉 산소다.

가장 중요한 것: 아기처럼 숨쉬기

순수한 산소는 군발두통 발작을 멈출 수 있는 유일한 수단인데, 문제는 두통이 발생하자마자 바로 들이마셔야 한다는 것이다. 심호흡은 대부분의 두통을 완화하는 데 도움이 되지만, 군발두통에 적용하려면 가정용(휴대용) 산소탱크와 같은 장비가 필요하다.

산소흡입은 군발두통을 즉시 멈추게 할 수 있다. 단, 그러기 위해

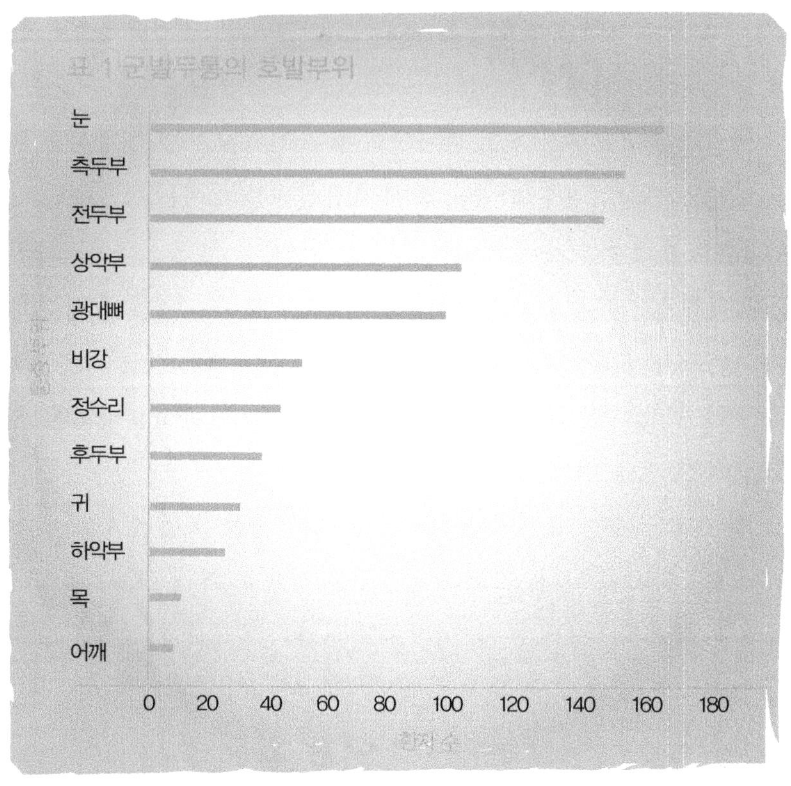

서는 잠에서 깨어난 즉시 산소를 흡입해야 한다. 고통이 최고조에 이른 후에는 효과가 거의 없다.

과학자들은 타이완 두통학회에서 발표한 논문에서, 과학자들은 군발두통을 "짧은 시간에 발생하는 격렬하고 극심한 통증"으로 규정하면서 응급처치가 필요하다고 주장했다. 그러면서 그들은 고유량(high-flow)의 산소 흡입이 가장 효과적인 응급처치 방법이라고 결론지었다. 다른 나라의 의료 전문가들이 군발두통을 어떻게 치료

군발두통의 유발요인

다음과 같은 요인들이 군발두통을 유발한다는 증거들이 있다.

- 술
- 초콜릿
- 열
- 향수
- 감염
- 수면패턴 교란
- 멜라토닌 결핍
- 흡연

하는지 알아보는 것은 흥미로운 일이다. 타이완의 의사들은 군발두통의 1차 치료제로 트립탄 비강분무제(예: Imitriex 또는 수마트립탄 성분의 제네릭 제품, Zomig 또는 졸미트립탄 성분의 제네렉 제품)를 추천하며, 급성 발작에 대한 2차 치료제로는 경구 트립탄을 추천한다. 예방 목적으로 사용하는 경우에는 베라파밀이 1차 선택약이며, 2차 선택약으로는 리튬, 멜라토닌, 발프로산, 토피라메이트, 가바펜틴 등이 있다. 부신피질호르몬제(hydrocortisone, prednisone)의 사용은 2주 미만으로 제한된다.[3]

산소흡입과 트립탄을 병용하는 것은 어떨까? 단도직입적으로 말해서, 굳이 그럴 필요까지는 없다. 2009년 『미국 의학협회지(JAMA)』에 실린 대규모 무작위 이중맹검 연구 결과에 따르면, 산소흡입 하나만으로 15분 이내에 통증을 가라앉힐 수 있다고 한다.[4]

가정용 산소탱크를 구입하려면 의사를 통해 주문을 해야 한다. 의사가 당신 대신 산소탱크 업체에 전화하여 주문을 하면, 그 업체는 당신에게 전화를 걸어 방문 시간을 정한 후, 제품을 배달해 줄 것이다. 비삽관(nasal canula)을 콧구멍에 삽입한 후 산소를 흡입하면 되며, 잠자리에서도 사용할 수 있다. 대체로 건강보험이 적용되지만, 만일을 대비하여 보험사에 전화를 걸어 확인하는 것이 좋다. 가정용 산소탱크는 시도해 볼 만한 값어치가 있으며, '새벽 2시에 울리는 자명종'과 같은 군발두통을 물리쳐 주는 구조대 역할을 톡톡히 할 것이다. 부록 IV "도움이 되는 페이스북 친구들"에는 통증 완화를 돕기 위한 다양한 방법들이 소개되어 있다.

고도와 두통(고산병)

어떤 사람들은 고지대에서 두통을 자주 겪는 유전적 성향을 보유하고 있다. 이런 사람들은 해수면으로 내려가면 기분이 좋아지고 호흡이 편해지며 두통도 사라질 것이다. 그러나 산 위로 다시 올라가면 두통이 재발할 것이다. 타액 검사를 통해 이 같은 유전적 성향을 확인할 수 있다. 급만성 고산병(mountain sickness)과 관련된 allele는 "ACE D"와 "AGT 235M"이다. 자세한 사항은 www.23andMe.com을 참조하라.

산소흡입에 관한 논의를 마무리하기 전에, 마지막으로 진단되지 않은 수면무호흡증(undiagnosed sleep apnea)에 대해 생각해 보자. 수면무호흡증 환자는 자는 동안 일시적으로 호흡을 중단하게 된다. 수면무호흡증 환자의 대부분이 코를 심하게 고는데, 이는 저산소증(hypoxia)을 유발함으로써 군발두통을 촉발할 수 있다. 수면무호흡증 환자들은 자는 동안에 산소를 공급해 주는 CPAP 마스크를 착용할 필요가 있다. 호흡기구를 장착한 모습이 미관상 흉하다고 생각할 수도 있으나, 요즘 출시된 마스크들은 크기가 상당히 작고 착용감이 좋다. 곤히 자고 있는 동안, CPAP는 문자 그대로 생명을 불어넣어 준다. 그것은 두통을 완전히 치료하지 못하더라도, 발작 빈도를 줄여 준다. 수면무호흡증 여부를 판단하려면 수면 연구를 해야 한다.

두통 정복 시나리오: 군발두통

다음에 소개하는 건강기능식품을 섭취하기 전에, 그 적절성을 의사와 상의하는 것을 잊어서는 안 된다. 내가 이 책을 쓴 의도는 '독자들에게 두통을 일으킬 수 있는 다양한 원인들을 알려주고, 몇 가지 치료방법에 대한 정보를 제공하는 것' 이다. 내가 이 책에서 제시하는 아이디어를 의학적 권고로 오해해서는 안 된다. 지면이 한정된 만큼, 각각의 독자들이 처해 있는 상황들을 일일이 고려하여 구체적인 해결책을 제시할 수는 없는 노릇이다. 그러므로 독자들은 내가 제시하는 솔루션의 목록을 주치의에게 보여주고, 긴밀한 상담을 통해 본인의 병력(medical history)에 가장 알맞은 것을 선택하기 바란다. 여기서 제시하는 건강기능식품의 용량은 기본적인 지침에 불과하므로, 개인별로 시행착오를 거쳐 적절히 조절하기 바란다.

건강기능식품

- 오로트산 리튬(lithium orotate)
- 멜라토닌

- 스컬캡 추출물(skullcap extract)
- 감초(licorice root)
- 타우린
- 디아민 산화제(diamine oxidase)

리튬

리튬은 분노의 감정을 누그러뜨리고 기분을 좋게 만들어 주는 천연 OTC 보조제다. 리튬은 흔히 양극성장애에 사용되는 처방약으로 간주되지만, 미량의 리튬은 모든 인간에게 꼭 필요한 미네랄이다. 리튬은 모든 체내 기관에 존재하며, 인체의 생리작용에 도움을 준다.

연구에 의하면, 리튬은 초기 알츠하이머병을 역전시키고, 공간기억(spatial memory)을 향상시키며, 메니에르병(균형감각과 청각에 영향을 미치는 內耳 장애)의 증상을 완화시킨다고 한다. 게다가 2006년에는, 리튬이 군발두통을 예방하는 데 도움이 되는 것으로 밝혀졌다.[1] 리튬 결핍은 경련발작과 관련이 있으며, 리튬이 부족하면 아무런 기분장애(mood problems) 증상 없이도 발작을 경험할 수 있다. 리튬은 간혹 뇌병증(encephalopathy)에 도움이 되기도 한다.

의사들이 처방하는 리튬은 상당한 고용량(예컨대 300mg씩 하루에 3번)이다. 이 정도의 용량이 필요한 사람은 의사의 처방을 받아야 한다.[2]

내가 군발두통 환자들에게 권하는 리튬의 용량은 5mg이며, 이 정도면 부작용을 최소화할 수 있다. 리튬은 기억에 도움을 줄 수도 있지만, 사람들마다 반응이 달라 개인별로 어떤 반응이 나타날지는 장담할 수 없다. 진전(tremor), 메스꺼움, 심계항진, 무기력함, 다뇨(polyuria), 혼동 등의 부작용이 나타나면, 리튬 과잉섭취를 의심해 봐야 한다.

리튬은 인체 내에 존재하는 천연 미네랄이므로, 소량을 복용해서는 부작용이 일어나지 않는다. 단, 리튬을 복용하는 사람들은 저나트륨혈증(hyponatremia)에 걸리지 않도록, 나트륨 섭취량을 꾸준히 유지하는 것이 좋다. 왜냐하면 체내에 나트륨이 부족하면 리튬 독성이 초래될 수 있기 때문이다.

멜라토닌

우리 몸은 스스로 알아서 멜라토닌을 생성한다. 멜라토닌은 뇌의 송과선(pineal gland)에서 만들어지는 호르몬으로, 생체시계로 작동한다. 멜라토닌을 보충제의 형태로 복용하면 군발두통에 도움이 된다. 그러나 치료보다는 예방 효과가 있는 것으로 알려져 있어, 이미 진행중인 군발두통을 멈추게 하는 데는 도움이 되지 않을 것으로 생각된다. 한 이론에 의하면, 멜라토닌 섭취가 생체리듬을 재설정함으로써 군발두통을 예방해 준다고 한다.

연구자들에 의하면, 멜라토닌은 통각(nociceptive sense)을 차단함으로써 통증의 강도를 줄여 준다고 한다. '통각'이라는 말은 신경세포의 자극으로 인한 통증을 의미하며, 신경 자체의 손상이나 질병으로 인한 통증과는 다르다. 다시 말해서, 멜라토닌은 과흥분된 뉴런의 발화(firing)를 지연시킴으로써 뇌에 약한 신경안정제처럼 작용하는 것으로 보인다.

일전에 읽었던 멜라토닌에 대한 논문 한 편이 나의 뇌리를 떠나지 않는다. 그것은 2012년 6월 『Current Neuropharmacology』에 실린 논문으로, 인도에서 실시된 선행연구들에 기반을 두고 있다.[3] 저자들에 의하면, “사람들은 낮과 밤에 느끼는 통증의 강도가 다르며, 통증 지각의 정도는 어두운 밤에 더 낮다”고 한다. 아마도 밤에는 멜라토닌의 혈중농도가 높아, 우리가 편히 잠들 수 있는 것 같다. 따라서 저자들은 “멜라토닌은 통각억제 물질(anti-nociceptive substance)로, 뇌로 하여금 통증의 강도를 약하게 느끼도록 하는데 도움이 된다”는 결론을 내렸다. 현재까지 멜라토닌은 척추, 어깨, 목의 감각에 영향을 끼치는 것으로 밝혀졌다.[4] 또 한 가지 흥미로운 사실은, 멜라토닌이 마약이나 중추신경계 약물과 마찬가지로 수용체에 작용한다는 것이다.[5] 멜라토닌은 섬유근육통(fibromyalgia)과 과민성 대장증후군뿐만 아니라 편두통과 군발두통 모두를 치료하는 데 사용되어 왔다.[6] 하지만 이 정도는 약과다. 한 연구에 의하면, “외과수술을 받는 환자들에게 멜라토닌을 투여한 결과, 수술 전후의 통증을 조절하는 데 도움이 되었다”고 한다.[7] 멜라토닌은 강력한 호르몬이 아닐 수 없다!

물론 반론이 없는 것은 아니다. 한 연구에 의하면, “만성 군발두통이나 처방약에 반응하지 않는 간헐적 군발두통 환자들에게 멜라토닌을 추가로 투여한 결과, 효과를 보지 못했다”고 한다.[8] 나는 이 연구의 결론에 동의하지 않는다.

군발두통을 겪는 사람들은 멜라토닌의 혈중농도가 낮은 경우가 많으므로, 멜라토닌은 복용해 볼 만한 가치가 충분한 건강기능식품이다. 실제로, 멜라토닌의 중요성을 증명할 수 있는 화학적 근거가 있다. 내가 주장하는 이론은 "멜라토닌 결핍과 메틸화 불량(poor methylation) 사이에는 밀접한 상관관계가 있다"는 것이다. 메틸화는 체내의 독소를 해독하는 과정인데, 약물, 음식, 유전적 문제 등이 이 과정을 방해할 수 있다. 메틸화 불량자(poor methylator)는 세로토닌을 멜라토닌으로 변환시킬 수가 없어, 멜라토닌 결핍 상태에 빠지게 된다. 멜라토닌 결핍이 일부 사람들의 군발두통과 관련되어 있나는 것은 잘 알려진 사실이다.

내 이론이 옳다는 것을 증명할 만한 직접적 연구가 없으므로, 화학적 대사경로에 대한 지식을 바탕으로 내 견해를 피력해 보겠다. 몸의 중요한 대사경로(메틸화)는 순조롭게 작동할 수도 있고 그렇지 않을 수도 있다. 많은 군발두통 환자들이 극심한 고통에 시달리는 이유는, 그들이 메틸화 불량자이기 때문이다. 메틸화 불량을 극복하는 방법을 알고 싶은 독자들은 제7장 "해독이 중요하다"를 참조하라. 군발두통을 앓는 사람이라면 누구나 제7장을 꼭 읽어 봐야 한다. 나는 한 인터넷 토론회에서 사람들의 치험사례를 유심히 살펴보던 중, 누군가가 "멜라토닌을 사용한 후 39년 묵은 두통이 씻은 듯이 사라졌다"고 증언하는 것을 본 적이 있다.

멜라토닌의 용량은 사람과 증상에 따라 다르다. 두통이 없는 불면증 환자의 경우, 0.3~1mg 정도가 적당하다고 생각한다. 하지만 군발두통 환자의 경우 용량은 훨씬 더 높아, 취침 전에 3~10mg을 복용할 수 있다. 개인별 적정 용량은 의사와 상의하기 바란다.

1996년에 발표된 연구결과를 살펴보면, "군발두통 환자들에 매일 밤 10mg의 멜라토닌과 위약을 투여한 결과, 멜라토닌 투여군의 50%는 3~5일 만에 두통의 발생 빈도가 뜸해 지더니, 시험이 끝날 때까지 더 이상 두통을 경험하지 않았다"고 한다. 이에 반해, 위약 투여군 중에서는 증상이 호전된 사람이 한 명도 없었다고 한다.[9]

군발두통의 통증을 유발하는 화학물질인 염증성 사이토카인에 대해서 말하자면, 멜라토닌의 주특기는 이 같은 사이토카인을 줄이는 것이다. 염증성 사이토카인에 대해서는 제11장 "통증을 유발하는 사이토카인을 줄여라"에서 자세히 다룰 예정이니, 관심있는 독자들은 제11장을 참고하기 바란다. 이 장에서 내가 강조하고 싶은 한 가지 사실은, 멜라토닌이 통증 유발 경로인 NFκB 경로의 활성화를 억제한다는 것이다. 하지만 멜라토닌은 다재다능하고 강력한 호르몬이다. 멜라토닌은 TNFα 뿐만 아니라 IL-6나 IL-1β와 같은 통증 유발 인터루킨들의 수치도 낮추는 것으로 알려져 있다. 그것도 부족해서, 멜라토닌은 IFNγ의 수치까지도 낮춘다.

사실 과학자나 과학 매니아 아닌 이상, 지금까지 내가 늘어놓은 괴상망측한 용어들이 큰 울림을 주지 않을 거라는 것을 잘 안다. 그래서 쉬운 말로 번역해 드리면 다음과 같다. "통증을 유발하는 모든 종류의 화학물질들을 단 하나의 호르몬, 즉 멜라토닌으로 억제할 수 있다." 어떤가, 놀랍지 않은가? 마지막으로, 멜라토닌은 편안히 잠들 수 있도록 도와준다는 사실을 잊지 말기 바란다. 이처럼 멜라토닌은 수많은 혜택을 제공해 준다.

주의사항

멜라토닌은 졸음을 유발한다. 사실 멜라토닌의 요체는 졸음이다. 그것은 정제 형태로 복용하는 천연 수면 호르몬이기 때문이다. 어떤 사람들은 생생한 꿈, 낮 시간의 피로, 미각 변화, 메스꺼움, 복통, 설사 등의 부작용을 경험했다고도 한다. 드문 경우지만, 멜라토닌을 복용한 류마티스 관절염 환자들이 후 증상 악화를 호소한 사례도 보고된 바 있다.

스컬캡(Scutellaria latiflora)

식물성 생약인 스컬캡은 축축한 삼림지대에서 발견되는 우아한 꽃으로, 식물계 최고의 진통제 겸 신경안정제 중 하나로 유명하다. 또한 스컬캡은 약간의 최음제 및 항생제 성분을 함유한다.

스컬캡은 특히, 신경계를 달래고 회복시킨다. 내가 수많은 약초들 중에서 굳이 스컬캡을 고른 이유 중의 하나는, 군발두통 환자들이 예민한 신경(특히 삼차신경)의 소유자이기 때문이다. 스컬캡은 마약의 금단증상을 치료하는 데도 도움이 된다. 그밖에도 스컬캡은 진통제로서 통증을 완화해 준다. 간단하게 말해서, 스컬캡은 뇌에게 깊은 안도의 한숨을 내쉬게 해 준다.

또한 스컬캡은 두통과 관련된 사이토카인 중의 하나인 MMP를 줄여 준다. 내가 독자들에게 스컬캡을 추천하는 또 다른 이유는 바로 이것이다. MMP는 항암성분이므로, 스컬캡도 항암 효과를 가질 것이 틀림없다. 하지만 이보다 더욱 중요한 것은, 스컬캡이 수많은 사이토카인들을 강력하게 억제한다는 것이다. 그것은 NFκB 경로를 차단하여 끔찍한 통증유발 화학물질들이 분출되지 않게 해 준다. 스컬캡은 IL-1β, TNFα, IL-2, IL-6, COX2의 생성을 억제할 수 있으며,[10] VEGF 경로(암의 병력을 가진 환자에게 중요한 경로)를 차단하기도 한다.[11] 나도 모르게 다시 괴상망측한 용어를 나열하는 어리석음을 범하고 말았다. 독자들에게 심심한 유감의 뜻을 표한다. 요점은 간단하다. "스컬캡(해골 모자)이라는 어감이 좀 이상할지 모르지만, 스컬캡은 실제로 머리에 따뜻하고 보송보송한 모자를 씌워, 안정을 취할 수 있게 해 준다." 스컬캡을 사용해 보고, 추천한 다른 건강기능식품들과 병용해 보면서 어떤 도움을 주는지 알아 보자.

주의사항

스컬캡은 졸음을 유발하므로, 다른 졸음을 유발하는 약물(또는 건강기능식품)과 병용하지 않는 것이 좋다. 단, 스컬캡을 멜라토닌과 함께 사용하는 것은 괜찮지만, 스컬캡과 알코올을 병용하는 것은 삼가야 한다. 스컬캡은 순한 이뇨 효과가 있으므로, 두통(또는 양극성장애) 때문에 리튬을 복용하는 경우에는 매우 주의해야 한다. 인체의 수분균형 변화는 리튬의 혈중농도를 증가시켜, 더 많은 부작용을 일으킬 수 있기 때문이다.

감초

부신(adrenal gland)은 인생의 모든 스트레스를 날려 버린다. 감초는 우리가 지쳤을 때 부신에서 코르티솔과 아드레날린이 생성되는 것을 도와줌으로써, 코르티솔의 불균형을 개선한다. 그것은 코르티솔을 추가로 만드는 것이 아니라, 코르티솔의 파괴를 막음으로써 혈중 코르티솔 수치를 상승시킨다.

코르티솔 불균형은 군발두통과 밀접하게 관련되어 있는데, 특히 한밤중에 코르티솔 농도가 급격히 하락할 때는 더욱 그렇다. 군발두통 환자들은 일반인들보다 코르티솔 수치가 낮은 것으로 알려져 있다. 그러므로 감초를 복용하면 호르몬 수치의 급락을 방지함으로써, 군발두통의 발생 위험을 낮출 수 있다. 이것은 내 생각이고, 내가 감초를 추천하는 이유다. 하지만, 감초가 자신에게 적합한지는 의사와 상담해야 한다.

감초는 보충제 형태로 복용할 수 있지만, 약간의 효과를 기대한다면 감초차의 형태로 매일 마실 수도 있다. 감초는 강한 향이 나는데, 내 취향과도 잘 맞는 편이다. 원한다면, 취향에 따라 계피, 박하잎, 또는 꿀을 감초차에 넣어 마셔도 된다.

주의사항

적절히 사용할 경우 정말 안전함에도 불구하고, 감초는 많은 약물들의 효과를 증폭시킬 수 있고, 체액저류(fluid retention)를 유발하여 혈압을 상승시킬 수도 있다. 그러므로 감초를 사용하고자 하는 분들은 반드시 의사의 사전동의를 얻어야 한다. DGL(Deglycyrrhizinated Licorice) 버전의 감초는 두통 완화용으로 적당하지 않다. 감초를 복용할 수 없는 독자들은 제8장 "부신피질호르몬과 두통의 관계"를 읽고, 코르티솔을 비롯한 기타 유용한 강장제에 대해 배우기 바란다.

타우린

아미노산의 일종인 타우린은 심장에 가장 많이 존재한다. 타우린은 심계항진 환자의 심장박동 정상화를 돕기 위해, 보충제 형태로 자주 사용된다. 나는 타우린을 사랑하며, 세포 수준에서 몸에 공급하는 아미노산 중 가장 인상적인 아미노산 중의 하나라고 생각한다.

타우린은 억제성 신경전달물질인 GABA(Gamma Amino Butyric Acid)를 활성화시켜 뇌를 편안하게 해 준다. 왜냐하면, 뇌는 GABA가 활성화될 때 편안한 상태에 이르게 되기 때문이다. 어떤 사람들은 타우린 때문에 너무 편안해져서 잠이 들기도 하지만, 이것은 용량에 달린 문제다. 사실 GABA 수치는 우리가 잠잘 때 매우 높아진다. 나는 음료 생산업자들이 에너지 음료에 GABA를 첨가하는 이유를 도무지 모르겠다. GABA는 당신에게 활력을 불어넣지 않으므로, 에너지 음료의 컨셉에 맞지 않는다.

군발두통 치료에 사용되는 약물들(예: 발프로산, 가바펜틴)은 GABA 수치를 상승시킨다. 그러나 GABA 수치를 상승시킬 목적으로 이 같은 약물들을 복용할 필요는 없다. 그냥 약국이나 건강기능식품점에 가서 타우린을 구입하면 된다. 타우린은 자연스럽게 GABA의 생성을 도와줄 것이다.[13] "타우린이 군발두통을 완화한다"는 사실을 입증한 연구결과는 아직 발표되지 않았다. 그러나 GABA 수치

상승이 두통 완화에 도움이 된다면, 군발두통 환자가 타우린을 섭취하는 것은 논리적으로 모순되지 않는다. 또한 타우린은 신경독소인 글루타메이트의 유해한 영향들을 억제해 주므로,[15] 이것만으로도 타우린을 추천하는 이유가 충분하다. 타우린은 췌장의 건강을 뒷받침해 주므로 당뇨 환자들에게 도움이 된다.

타우린의 적절한 이용을 방해하는 SNP를 갖고 있지 않은 이상, 타우린을 섭취하면 건강에 도움이 된다. 자세한 이야기는 이 책의 수준을 벗어나지만, 해당 SNP는 CBS 효소(cystathione β - synthase)를 상향조절(upregulation)함으로써 부작용을 초래한다. 온라인샵(예를 들면 23andMe.com)에서 판매하는 유전자검사 키트를 이용하면, 자신이 이러한 SNP를 보유하고 있는지 확인할 수 있다. 유전자 검사키트를 사용하지 않더라도, 타우린을 복용한 후에 정신이 느슨해지고 생각이 느려진다면, 타우린의 부작용을 의심해 볼 수 있다. 일반적으로 타우린의 부작용은 매우 경미하지만, 복용 전후의 상황을 두통일지에 꼼꼼히 기록하여, 어떠한 부작용이 나타나든 추적할 수 있도록 하기 바란다. 타우린을 복용한 후 생각이 느려지는 것이 분명하다면, 즉시 타우린 복용을 중단하라.

주의사항

타우린은 혈압을 낮추는 효과가 있으므로, 혈압약을 복용하는 환자들은 주의해야 한다. 타우린과 혈압약을 병용해도 큰 문제를 일으키는 경우는 거의 없지만, 상가작용(additive interaction)을 일으켜 혈압이 너무 많이 떨어질 경우 현기증을 느낄 수 있다. 이 경우 의사와 협의하여 혈압약의 복용량을 줄이는 것이 좋다. 당신의 주치의가 타우린 복용을 중단시키지 않고 혈압약의 감량을 허락한다면, 타우린은 심장 건강에 많은 도움을 줄 것이다.

타우린은 가려움증, 메스꺼움, 현기증, 졸음, 두통 등의 부작용을 초래할 수 있으므로, 필요하다면 언제든지 복용량을 줄여야 한다. 늘 강조하는 말이지만, 모든 종류의 약물이나 건강기능식품을 복용할 때는 최소 유효량(the lowest effective dose)을 복용하는 것이 원칙이다.

디아민 산화효소(DAO)로 히스타민 억제하기

군발두통은 고농도의 히스타민과 연관되어 있을 수 있어서, "히스타민 두통"이라고도 불린다. 그것은 비만세포에서 분비되는 화학물질로, 가려움증, 재채기, 천명(쌕쌕거림) 등의 알러지 반응을 유발한다. 히스타민은 혈관 확장을 유발하는데, 만약 두통에 자주 시달린다면 이는 뇌압을 상승시키므로 달갑지 않은 현상이다. 히스타민은 특정 식품에 많이 함유되어 있는데, 이에 대해서는 다음 섹션의 목록을 참조하라. 편두통 및 군발두통과 히스타민과의 관련성이 밝혀진 것은 오래 전의 일이므로, 당신의 주치의도 지금쯤은 알고 있을 것이다. 하지만 히스타민과 관련된 두통이 만연해 있다는 사실이 밝혀진 것은 비교적 최근의 일이다.

DAO란 디아민 산화효소(diamine oxidase)의 약자로, 히스타민의 파괴에 관여하는 효소들 중의 하나다. 몸에 DAO가 부족하면, 체내의 히스타민 농도가 상승하게 된다. 『Journal of the Neurological Sciences』 2013년 10월호에 실린 논문에서,[11] 저자들은 매달 4~14번씩 편두통을 겪는 환자 137명을 대상으로 연구를 수행했다. 그들은 참가자들에게 한 달 동안 매일 세 번씩 DAO 또는 위약을 투여하며, '두통이 개선되었는지'와 '평상시 복용하던 두통약의 용량이 감소했는지'를 관찰했다. 놀랄 것도 없이, DAO 보충제를 복용한 환자들은 통증에 시달리는 시간이 줄어들었고, 편두통 치료의 복용량도 크게 감소한 것으로 나타났다. 검사 결과, 137명의 참가자 중 87%에 해당하는 119명은, 체내의 DAO 활성이 감소되어 있는 것으로 밝혀졌다. DAO 보충제가 그들에게 그렇게 큰 도움이 된 것은 바로 이 때문이었던 것이다. 개인의 DAO 활성은 검사키트를 이용하여 스스로 측정할 수 있으며, DAO 보충제는 약국, 건강기능식품점, 온라인 쇼핑몰에서 처방전 없이 구입할 수 있다. 나는 군발두통이나 편두통을 앓는 환자들에게, 히스타민이 적게 함유된 음식을 섭취함과 동시에 DAO 보충제를 복용할 것을 추천한다.

용량

매일 1~2캡슐(20,000~40,000 HDU에 해당됨)을, 히스타민이 많이 함유된 음식을 섭취하기 전에 복용한다. 가끔 10,000 HDU짜리 제품도 볼 수 있는데, 이것은 식사할 때마다 1캡슐씩 복용하면 된다. 내가 여기서 설명하는 어디까지나 참고사항에 불과하며, 당신의 주치의와 상의하거나 해당 제품의 설명서를 참고하는 것만큼 정확하고 빠른 방법은 없다.

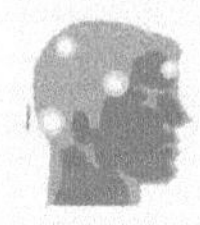

군발두통의 기피목록

알코올

인공감미료(예: 아스파탐, 수크랄로스)

밝은 빛

델리 미트(Deli meats: 아질산염 포함)

다이어트 소다(주로 인공감미료 때문)

건조 과일(아황산염 함유)

알러지 유발 식품: 유제품, 글루텐, 콩, 옥수수, 달걀

글루텐

유전자 변형식품(GMO)

열(뜨거운 물 목욕, 더운 날씨)

높은 고도(예: 트레킹, 비행)

히스타민이 많이 함유된 식품

MSG

니트로글리세린

향수

꽃가루, 집먼지 진드기, 히스타민 반응을 유발하는 모든 것

담배

니트로글리세린, 알코올, 이산화탄소와 같은 혈관확장제는 군발두통이 일어나는 기간 동안에 두통을 촉발할 수도 있다.

히스타민이 많이 함유된 식품

히스타민이 많이 함유된 음식의 섭취를 피하거나 최소화하고, DAO 보충제들을 최소한 6주 동안 시험 삼아 섭취해 보라. 아래에 나열한 식품들에 과민증이 있거나 그것들이 두통을 유발하는 경우, DAO 보충제를 이용하면 도움이 될 것이다.

- 제산제, 위산분비 억제제
- 알코올 음료, 특히 맥주와 와인
- 멸치
- 아보카도
- 치즈, 특히 오래되거나 발효된 치즈(예: 파르메산, 블루, 로크포르)
- 사이다와 집에서 만든 루트 비어
- 커피나 홍차
- 말린 과일(예: 살구, 대추, 자두, 무화과, 건포도)
- 가지
- 발효식품, 식초에 절인 고기 또는 훈연육, 사우어크라우트
- 케찹, 바베큐 소스, 피클, 절인 사탕무, 렐리시, 올리브(식초)
- 고등어
- 마요네즈(식초를 포함하는 경우)
- 버섯
- 가공육(예: 소시지, 브라트부르스트, 핫도그, 살라미 소시지 등)
- 정어리
- 훈연어(예: 청어, 정어리)
- 시큼한 크림, 시큼한 우유, 버터밀크, 요구르트

- 시큼한 빵, 호밀빵, 시큼한 반죽, 커피케익
- 간장
- 시금치
- 해바라기씨, 해바라기 버터
- 토마토
- 레드와인 식초나 발사믹 식초
- 샐러드 드레싱
- 요구르트

히스타민을 방출시키는 식품

아래의 식품들은 몸에서 히스타민을 더 많이 생산하게 만든다. 이러한 식품들을 피하면 기분이 한결 더 좋아질 것이다.

파인애플은 히스타민을 방출시키는 식품이지만, 그 추출물 중의 하나인 브로멜라인은 천연 항히스타민제 역할을 하는 건강기능식품으로 판매되고 있다. 나 역시 브로멜라인이 알러지 환자들에게 유익하다고 생각하지만, 개인별 체질에 따라 알러지 반응이 나타날 수 있으므로, 시행착오를 통해 판단하는 수밖에 없다.

알코올	파파야
바나나	파인애플
초콜릿	조개
달걀	딸기
생선	토마토
우유	

글루텐 제거

글루텐은 뇌를 공격하고, 염증성 사이토카인을 방출시켜 통증을 유발한다. 뇌를 안전하게 보호하기 위해, 식단에서 글루텐을 줄이거나 제거하기를 권한다. 만약 무글루텐식(free-gluten diet)이 도움이 된다면, 한 달 안에 효과를 느끼게 될 것이다. 효과를 전혀 느끼지 못하더라도, 최소한 3개월 동안은 무글루텐식을 계속하기 바란다. 세 달이 지나도록 두통의 빈도가 줄어드는 것을 전혀 느끼지 못한다면, 글루텐을 다시 섭취해도 좋다. 하지만, 조금이라도 두통이 완화되는 기미가 보인다면 무글루텐식을 계속 유지하라. 글루텐을 함유하지 않은 식품들이 워낙 많기 때문에, 마음만 먹으면 글루텐을 아예 섭취하지 않는 것도 얼마든지 가능하다. 쌀에는 글루텐이 없으므로, 쌀가루는 밀가루를 대체할 수 있는 좋은 식재료다. 쌀가루는 구워먹는 맛도 밀가루에 못지 않아, 그 차이를 구별할 수 있는 사람은 아마 아무도 없을 것이다.

화란국화(feverfew): 이건 아니다!

화란국화(학명: Tanacetum parthenium)는 편두통 예방약으로, 편두통 전문 치료제에 반응을 보이지 않는 환자들에게 도움이 된다.[10,11] 그러나 나는 군발두통에는 화란국화를 추천하지 않는다. 화란국화는 혈관확장제여서, 독자들도 원하지 않을 것이다.

약물요법

군발두통의 습격은 너무나 빠르게 진행되기 때문에, 위를 경유하여 장에서 흡수되기까지 20~30분이 소요되는 진통제는 기본적으로 효과적이지 않다고 생각된다. 최소한 경구용 진통제의 경우에는 그렇다. 그럼에도 불구하고, 그것들은 군발두통이 정점에 이르는 것을 예방하는 데는 쓸모가 있으므로 시도할 가치가 있다. 군발두통을 겪을 수도 있다는 공포에서 벗어나기 위해, 효과가 오래 지속되는 진통제(long-term analgesic)를 복용하는 것은 궁극적인 해결책이 아니다. 이러한 진통제들은 탐닉성이 있고, 진정작용을 일으키며, 변비를 초래하기 때문에, 문제를 복잡하게 만든다. 군발두통 환자들은 산소나 멜라토닌 등의 다른 치료방법을 고려해야 한다.

이상과 같이 군발두통의 발생빈도와 심각성을 줄이는 약물들은 효과와 안전성 면에서 완벽하지 않다. 그럼에도 불구하고 그것들은 하늘이 내린 선물이 될 수 있다. 군발두통의 예방 및 치료에 사용되는 약물은 즉각적인 진통제(immediate pain relievers)와 예방약(preventative drugs)으로 나뉜다.

즉각적인 진통제

다양한 약물들이 두통을 완화하기 위해 만들어졌는데, 그중에는 처방전 없이 구입할 수 있는 일반 진통제(OTC 진통제)와, 처방전이 있어야만 구입할 수 있는 전문 진통제가 있다. 즉각적인 진통제는 대부분 일반 진통제에 포함된다. 가장 유명한 일반 진통제는 NSAIDs 계열에 속하는 이부프로펜(예: Advil, Motrin), 나프록센(예: Aleve), 케토프로펜(예: Orudis KT)이 있다. 또 다른 일반 진통제에는 아세트아미노펜(예: 타이레놀)이 있다. 이러한 성분들에 약간의 카페인을 배합한 진통제들(예: Exedrin Migraine)도 출시되어 널리 사용되고 있다.

용량

해당 제품의 포장에 부착된 라벨의 지시사항들을 따른다.

주의사항

즉각적인 진통제들은 군발두통을 효과적으로 중단시킬 수 없으며, 약효가 나타나려면 최대 1시간이 필요하다. 단, 모든 사람이 효과를 보는 것은 아니다.

모든 약물은 최소 유효량을 복용하는 것이 좋다.

아세트아미노펜을 과다복용하거나, 장기복용하거나, 와인 또는 술과 함께 복용하면 간이 손상될 수 있다. 아세트아미노펜의 하루 최대 복용량이 4,000mg이므로, 아세트아미노펜이 함유된 복합제제를 여러 가지 복용하는 경우 각별히 조심해야 한다. 예컨대 종합감기약을 진통제와 함께 복용할 경우, 하루 최대 복용량을 초과하기 쉽다.

예방약

트립탄 제제

트립탄 계열의 약들은 군발두통이 일어나는 것을 예방하고 통증을 줄이기 위해서 자주 처방된다. 이 약물들은 경구 투여가 가능한데, 남용하지 말도록 주의하고 의사의 지시를 따라야 한다. 일부 트립탄 제제들은 주사제 형태로 되어 있어, 신체조직에 빠르게 흡수된다.

트립탄을 사용하는 경우, 다른 트립탄 제제, 에르고타민 제제, 또는 세로토닌 효능제들(체내에서 세로토닌 생성을 늘리는 약물이나 건강기능식품)과 함께 사용하면 안 된다. 모든 트립탄 약물들은 의사의 처방이 필요하며, 트립탄을 사용하면 안 되는 사람들도 있다. 조절되지 않는 고혈압, 허혈성 심질환, 혈관질환을 가진 사람들이 이에 해당한다. 트립탄에 대해서는 제1장 "편두통"에서 자세히 다뤘으므로, 트립탄 사용을 고려하는 분들은 꼭 읽어 보기 바란다. 오늘날 트립탄을 사용할 수 있다는 것은 정말로 감사한 일이다. 1989년 내가 약학대학을 졸업했을 때 사용하던 약물들은 효과가 별로인 데다가 문제점도 많았다.

트립탄의 종류

졸미트립탄(예: Zomig), 수마트립탄(예: Imitrex), 나라트립탄(예: Amerge), 알모트립탄(예: Axert)

메티세르지드(methysergide)

여기서 잠깐, 다른 나라의 독자들을 위해 종전에 사용됐던 약물들에 대해 언급해 보겠다. 첫 번째는 메티세르지드, 그 다음은 메테르자인이다.

메티세르지드는 복막 · 심장 · 흉막폐의 섬유증과 같은 심각한 부작용들로 인해 미국에서 판매가 중지된 상태다. 이것은 혈관을 수축시켜 염증을 줄이기 때문에 일부 환자들에게 유용하게 사용됐었다. 설사 당신의 나라에서 메티세르지드가 판매되고 있다 하더라도, 심각한 부작용을 유발할 수 있기 때문에 복용하는 것을 추천하지 않는다.

메테르자인(methergine)

메테르자인의 성분명은 말레인산 메틸에르고노빈 말레이트(me--thylergonovine maleate)이며, 전술한 메티세르지드와 밀접한 관련이 있다. 즉, 메테르자인은 메티세르지드의 활성 대사체들 중의 하나이므로, 메티세르지드와 유사한 부작용을 일으킬 수 있다. 그런데 어째서 제약사들은 이처럼 해로울 가능성이 있는 약물들을 만들어 내는 것일까? 그 이유는, 모든 이에게 약물 부작용이 일어나는 것은 아니기 때문이다. 그리고 솔직히 말해서, 이 세상에서 부작용 없는 약은 없다. 다시 말해서, 어떤 약물이든 누군가에게 부작용을 일으킬 가능성을 갖고 있다는 말이다.

한 예비연구(pilot study)에 의하면, 메테르자인은 20명의 참가자들 중 19명의 군발두통 빈도를 50% 이상 감소시켰다고 한다.[30] 단, 고혈압 환자나 임신부는 결코 이 약을 복용하면 안 된다. 또한 메티세르지드와 마찬가지로 혈관질환, 간 손상, 신장 손상, 관상동맥 심장질환을 가진 사람들이 메테르자인을 사용할 때는 극도의 주의가 필요하다. 농담이 아니라, 이 약은 LSD와 밀접한 관련이 있다. 따라서 메테르자인을 너무 많이 복용하면 환각 상태에 빠질 수 있다.[31] 제약사에 따라 비활성성분(inactive ingre-dients)으로 탈크, 파라벤, 인공색소, 합성 흑색 산화철, 젤라틴 등을 첨가하기도 하므로, 이들 성분에 민감한 사람들은 주의해야 한다.

프레가발린(상품명: Lyrica)

프레가발린은 비교적 신약에 속하며, 신경통을 완화시키지만 많은 졸음과 현기증을 유발한다. 프레가발린은 삼키기 쉬운 캡슐 제형으로 제조되며, 다양한 용량으로 출시된다. 이것은 P 물질(Substance P)을 줄이는 역할을 하는데, P 물질은 통증을 전달하는 화학물질이다.[35] 그런데 하고 많은 물질 중에서 왜 하필 P 물질이냐고? P 물질에서 'P'는 통증(pain)을 의미한다고 생각하면 된다.

프레가발린은 시도해 볼 만한 가치가 있는 약물이므로, 복용을 원하는 분들은 의사에게 안전성 여부를 상담받기 바란다. 일부 환자들이 떨림, 비정상적인 걸음걸이, 낮 시간의 피로, 집중력 저하, 체중 증가, 흉통, 시각장애와 같은 해로운 부작용들로 인해 프레가발린 사용을 중단했음을 명심하라. 이러한 부작용들 중 일부는 용량 의존적이므로, 최소 유효량을 복용하는 것이 좋다. 일부 부작용은 시간이 지남에 따라 사라지기도 한다.

프레가발린을 처음 복용할 때는, 적은 용량으로부터 시작해서 며칠 동안 용량을 점점 늘려 나가야 한다. 100mg씩 하루에 세 번(약학 용어로 tid라고 한다) 복용하며, 굳이 최대 용량을 복용할 필요는 없다. 다시 말해서. 느끼는 통증 완화 정도에 따라, 필요한 복용량을 스스로 결정해야 한다. 나는 지금까지 "어떤 약을 복용하든, 반응을 관찰하면서 서서히 시작하는 것이 좋다"고 늘 말해 왔다. 프레가발린의 복용을 중단하기로 결정한 경우에도, 갑자기 끊는 것은 바람직하지 않다. 최소한 1주일, 가급적이면 2~3주에 걸쳐서 점진적으로 줄여 나가도록 하라.

부신피질호르몬제

간단하게 '스테로이드제'라고 불리는 부신피질호르몬제들은 장기간용이 아니라, 일시적으로 사용하는 과도적 약물(transitional drugs)이다. 이들 약물은 발작이 일어난 후 항경련제(anticonvulsant drugs)나 칼슘통로 차단제 등을 투여할 때까지 안정시키는 역할을 한다. 부신피질호르몬제는 첫 날 고용량으로부터 시작하여, 일주일에 걸쳐서 점점 용량을 줄여 나가는 식으로 복용하는데, 이것을 감량요법(tapering regimen)이라고 한다. 의사들은 염증성 사이토카인(통증유발 물질)을 줄이기 위해 부신피질호르몬제를 처방한다. 이들 약물은 매우 효과적이지만, 장기적으로 사용하면 면역억제, 정신

질환(또는 정신적 · 인지적 변화), 기타 심각한 부작용들을 일으킬 수 있다.

부신피질호르몬제의 종류

프레드니손, 메틸프레드니손, 히드로코르티손

부토르파놀 비강분무제(상품명: Stadol)

부토르파놀(butorphanol)은 주사제로도 나오지만, 군발두통에는 비강분무제가 사용된다. Stadol과 제네릭 제품들은 콧구멍에 분무할 수 있는 액상제 형태로 출시된다. 이들 제품은 제대로 작용하기만 하면, 효과가 매우 빨라 보통 1~2시간 이내에 나타난다. 만약 투여 직후에 재채기가 나온다면, 과량투여가 의심되므로 추가로 투여하지 말아야 한다. 부토르파놀은 의사의 처방을 필요로 하는 진통제인데, 그리 많이 사용되지는 않는다. 부작용으로는, 졸립지만 잠이 오지 않거나, 목구멍에서 이상한 맛이 느껴지거나, 마치 좀비 같은 느낌이 들면서 정신이 엉망진창인 상태로 되는 현상 등이 있다.

이쯤 되면, "도대체 그런 위험한 약을 왜 언급하나요?"라는 볼멘소리가 나올 법 하다. 내가 부토르파놀을 언급하는 이유는 단 한 가지, '그것이 간혹 어떤 사람에게는 도움이 될 수도 있기 때문'이다. 이 책의 의도는 독자들에게 선택가능한 대안들을 모두 빠짐없이 제시함으로써, 독자들의 선택 폭을 넓혀 주는 것이다. 그러므로, 독자들은 내가 설명하는 약들을 눈여겨 봐 뒀다가, 나중에 의사와 상의하여 본인에게 적합한 약물을 결정하면 된다. 부토르파놀의 다른 부작용으로는 졸음, 유난스런 꿈, 위장관 부작용(메스꺼움, 구토, 복통, 변비), 안면홍조, 발한, 냉습한 피부, 쿵쾅거리거나 불규칙한 심박동, 말초 신경병증, 혼동, 제어되지 않는 떨림, 이명, 시야 불선명, 불쾌한 맛, 구갈 또는 배뇨곤란, 돌발적인 감정(행복감, 둥둥 떠있는 듯한 느낌, 적대감, 슬픔) 등이 있다. 여느 비강분무제들과 마찬가지로, 사용자들은 콧구멍 자극, 비충혈, 코피와 같은 부작용을 겪을 수도 있다.

용량

현재 시판되고 있는 제품들의 농도를 근거로 할 때, 비강분무제를 한 번 분무할 때 나오는 약물의 양은 약 1mg이다. 처음에 1mg(한쪽 콧구멍에 한 번 분무)을 투여한 후 60~90분 아내에 통증 완화를 느끼지 못한다면, 1mg의 약물을 추가로 투여할 수 있다. 가끔 의사들은 통증의 정도를 감안하여 2mg(양쪽 콧구멍에 한 번씩 분무)의 초기용량을 제안할 수도 있다. 처음에 2mg을 투여한 후, 3~4시간마다 필요에 따라 1mg씩 반복적으로 투여할 수 있다. 2mg의 초기용량을 투여하는 경우, 졸음이나 어지럼증이 발생하면 침대나 방바닥에 누워 있어야 하며, 3~4시간 동안 2mg을 추가로 투여하는 것은 금지된다.

주의사항

부토르파놀 비강분무제는 습관성을 초래할 수 있다. 따라서 이것을 일상적으로 사용하면, 나중에 사용을 중단하고 싶을 때 문제가 생길 수 있다. 사용을 갑자기 중단하면 불안, 오한, 발한, 혼동, 환각, 떨림, 설사와 같은 금단증상을 겪을 수 있으므로, 서서히 사용 빈도를 줄여 가는 것이 좋다. 또한 방부제에 알러지가 있는 사람들의 경우, 부토르파놀 비강분무제에 염화벤제토늄이 들어 있다는 사실을 알고 있어야 한다. 염화벤제토늄은 대부분의 사람들에게 문제를 일으키지 않지만, 두통 환자들은 다양한 물질에 대해 과민반응을 보일 수 있으므로 주의해야 한다.

리도카인 비액(intranasal solution)

리도카인 비액은 특히 여성들에게 잘 듣는 것으로 알려져 있다. 남성들이 사용해도 무방하지만, 남성들에게는 그들 나름대로 잘 듣는 약품(예: 트립탄 주사제)이 따로 있다.

리도카인은 크림, 패치, 점성액(viscous liquid)을 비롯하여 다양한 제형으로 출시되는 유명한 마취제다. 내가 군발두통에 추천하는 리도카인 제형은 4~5%의 비액으로, 처방전을 필요로 하며 조제약국(compounding pharmacy)에서 구입할 수 있다. 리도카인 비액은 1995년 이후 군발두통에 효과가 있는 것으로 인정받아 왔으며, 당신의 주치의도 이 사실을 알고 있으리라 믿는다. 2000년 『Cephalagia』에 실린 소규모 임상시험(n=6) 결과에 의하면, 리도카인 비액을 투여받은 환자 전원 이 단 5분 만에 통증 완화를 경험했고, 35분 후에는 통증이 완전히 사라졌다고 한다.[34] 표본 수가 너무 적다고 비아냥

거리는 분들을 위해 한 가지 사례를 더 소개한다. 1995년 발표된 임상시험(n=30) 결과에 의하면, 군발두통을 겪고 있는 환자들에게 4%의 리도카인 비액을 4번 분무한 결과, 27%의 환자들이 중간 정도의 통증 완화를 경험하고, 27%의 환자들이 약간의 통증 완화를 경했으며, 나머지 46%는 전혀 차도를 보이지 않은 것으로 나타났다. 간단히 말해서, 참가자들 중 절반이 조금이라도 효과를 봤다는 이야기다. (군발두통을 겪어 본 사람의 입장에서, '효과가 조금이라도 있다'는 것과 '효과가 전혀 없다'는 것은 하늘과 땅 차이라는 것을 명심하라.) 리도카인 비액의 가장 큰 장점은 부작용이 매우 적다는 것이다. 투약의 용이함과 50:50의 가능성을 감안할 때, 리도카인 비액은 시도해 볼 만한 가치가 충분한 약물이라고 말하고 싶다.[28]

그밖의 치료방법

외과적 수술

썩 내키는 방법은 아니지만, 이 책의 목적은 모든 가능한 선택사항들을 설명하는 것이기 때문에, 몇 가지 치료방법을 더 소개할까 한다. 약물이나 기존의 치료방법로 효과를 보지 못한 만성 군발두통 환자들에게는 외과적 수술도 하나의 선택사항이 될 수 있다. 수술방법 중의 하나는, 삼차신경을 고주파(radiofrequency)로 손상시킴으로써 통증 전달 경로를 차단하는 것이다. 그러나 고주파 신경치료법은 감염이나 영양결핍으로 인한 군발두통까지 해결해 줄 수는 없다. 이런 경우에는 최후의 수단으로 침습적 방법(invasive therapy)을 사용해야 한다. 그러나 이 책에는 '수술 없이 두통을 완화하는 방법들'이 총망라되어 있으므로, 이 책에 소개된 치료방법들을 시도해 보는 것이 먼저다. 수술 여부는 그 다음에 결정하는 것이 좋다.

다행히도, 최근 몇 가지 새로운 치료 방법들이 개발되고 있다. 2013년 7월 『Oral and maxillofacial Surgery』에 실린 논문에서는, 최소침습적 수술(minimally invasive procedure)로 군발두통을 영구적으로 완화시킬 수 있는 방법이 소개되었다.[12] 독자들이 열광하기에 앞서서, 연구진이 사용한 방법은 5명의 환자들에게 상악동맥(maxillary artery)을 지지는 것(cauterizing)이 전부였다는 점을 말해 두고 싶다. 저자

이것만은 꼭 기억하자!

지긋지긋한 통증에 시달리는 당신의 심정은 충분히 이해하지만, 모든 치료방법(식물성 생약 포함)을 선택하기 전에, 의사 또는 약사와 상의하여 약물 상호작용을 체크해야 한다. 예컨대 우울증이나 섬유근통 치료를 위해 SSRI를 처방받은 사람은 세로토닌을 증가시키는 다른 약물들(예: 트립탄, 성요한초, MAO 저해제)을 함께 복용하면 안 된다.

다시 한 번 강조하지만, 이 책의 목적은 뭔가를 '처방' 하거나 의학적 조언을 제공하는 것이 아니다. 앞에서도 여러 번 말한 바와 같이, 독자들이 처해 있는 상황은 제각기 다르므로, 한정된 지면을 통해 세부사항을 일일이 설명하는 것은 도저히 불가능하다. 독자들은 내가 제시하는 솔루션의 목록을 주치의에게 보여주고, 긴밀한 상담을 통해 본인에게 가장 알맞은 방법을 선택하기 바란다. 이 권고는 이 책에 나오는 모든 치료 방법에 두루 적용된다.

들에 의하면, 5명의 환자들 중 4명이 수술 직후에 군발두통에서 완전히 해방됐다고 한다. 정말로 놀라운 방법이 아닐 수 없다. 좀 더 많은 환자들이 이 방법의 수혜자가 되기를 바라는 마음 간절하지만, 후속연구를 통해 효능과 안전성이 확실히 검증될 때까지는 이 방법을 적극적으로 추천할 수가 없다.

항경련제

항경련제(anticonvulgent medications)는 뇌신경의 발화(firing)를 진정시킴으로써 군발두통을 예방할 수 있다. 항경련제는 GABA의 농도를 증가시키는 작용을 하는데, GABA는 뇌 속의 천연 화학물질로 뇌와 신체의 작동 속도를 늦추며, 긴장완화와 수면을 도와준다.[14] 항경련제의 용량은 약물의 종류와 환자에 따라 다양하므로, 여기서는 일반적인 원칙만 제시한다. 즉, 항경련제를 복용할 때는 저용량에서 시작하여 용량을 서서히 늘려 가다가, 최적 상태에 이르면 용량 늘리는 일을 중단하기 바란다. 최적 용량은 사람마다 다르다. 항경련제는 멜라토닌 호르몬 농도에 영향을 미치지 않는다.

항경련제의 종류

발프로인산, 디발프로엑스(Depakene, Depokote), 토피라메이트(Topamax), 가바펜틴 (Neurontin)

주의사항

가바펜틴보다 발프로인산(더 오래됨)의 부작용이 더 흔하며, 계속 복용하면 부작용이 줄어드는 경향이 있다. 발프로인산의 부작용은 다양한데, 이명, 메스꺼움, 구토, 시각장애(시야불선명, 복시, 눈의 통증, 시력 저하), 졸음, 이상한 움직임, 다낭성난소증후군(PCOS: polycyctic ovary syndrome)의 위험 증가, 간손상 등을 들 수 있다.

토피라메이트의 부작용은 다양한데, 시각장애, 신경병증(작열감, 바늘로 찌르는 듯 따끔거리는 통증, 무감각), 둔감함, 혼동, 현기증, 졸음, 안구운동 장애(드묾), 기억력 이상, 신경과민, 월경 변화(menstrual changes)를 들 수 있다. 가바펜틴의 부작용으로는 시각장애, 조정능력 상실(loss of coordination), 현기증, 졸음, 운구운동장애, 간기능 장애를 들 수 있다. 극소수의 사람들에게 우울증이나 자살충동과 같은 사고 변화가 나타날 수 있다. 만약 항경련제를 복용하는 중에 이상과 같은 부작용을 인지하게 되면, 의사에게 즉시 연락하여 다른 약물을 처방해 달라고 요청하기 바란다. 항경련제는 다양하므로 선택할 수 있는 여지가 많다.

칼슘통로 차단제

칼슘통로 차단제(CCBs: calcium channel blockes)는 일반적으로 혈압을 낮추고 특정한 심박동 문제를 해결하기 위해 사용된다. 일부 환자들의 경우, 군발두통의 발작기간 동안 CCBs를 복용하면 매우 큰 효과를 볼 수 있으며, 군발두통을 예방하기 위해 매일 복용할 수도 있다. CCBs의 흔한 부작용으로는 변비, 피로, 발목 부종, 기립성 저혈압(orthostatic hypotension)이 있다. 베라파밀은 군발두통의 일차 치료제 중 하나이므로, 나는 이것에 초점을 맞추고 싶다. 한 무작위의 이중맹검 임상시험에서, 연구자들은 15명의 군발두통 환자들에게 베라파밀을 투여했다.[32] 그 결과 15명 중 12명의 사람들이, 그것도 단 2주 만에 발작 빈도가 줄어든 것으로 나타났다. 『Headache』라는 학술지에 실린 또 다른 이중맹검 연구에서는, 군발두통 환자들에게 베라파밀과 리튬(대조약)을 투여한 결과, 참가자들 중 절반이 단 1주 만에 증상이 개선된 것으로 밝혀졌다.[33] 그러므로 CCBs를 사용하고자 할 때는, 베라파밀을 첫 번째로 시도해 보는 것이 좋다. 보통 120~160mg의 용량을 하루에 3번씩 경구로 섭취한다.

CCBs의 종류

암로디핀(Norvasc), 베라파밀(Calan, Verelan, Covera), 니페디핀(Procardia), 니카르디핀(Cardene)

에르고타민

에르고타민은 편두통 치료제로 종종 사용되는데, 일부 브랜드(Ergot)의경우 설하정이나 직장좌제(rectal suppository)로도 출시되어 있다. 에르고타민은 혈관을 수축시킴으로써, 혈관 팽창에 이은 혈류증가로 인해 두통이 생기는 것을 막아 준다. 에르고타민과 다른 편두통 치료제(트립탄)를 병용하면 위험하다. 또한 에르고타민은 심장에 위험할 수 있으므로, 항상 의사의 승인을 받아 조심스럽게 사용해야 한다.

에르고타민 제제의 종류

에르고타민(Ergomar), 카페인/에르고타민 복합제제(Cafegot, Wigrain), 디히드로에르고타민 또는 DHE 45 주사제

산화질소(NO)는 좀 더 지켜보자

많은 사람들, 특히 남성들은 아르기닌이 함유된 건강기능식품을 섭취한다. 아르기닌은 NO(nitric oxide)의 농도를 증가시켜, 뇌와 신체의 다른 부분(남성의 상징)에 혈액을 공급해 주는 작용을 한다. 남성들은 발기부전 치료를 위해 이 같은 정력제를 복용하는데, 문제는 심장 건강을 위한 건강기능식품에서도 아르기닌이 발견된다는 것이다. 따라서 아르기닌이 함유된 건강기능식품을 복용할 때는 과잉섭취에 따른 부작용을 주의해야 한다.

얼핏 생각하면, 아르기닌이 함유된 건강기능식품을 복용하면 두통이 개선될 것 같기도 하다. 왜냐하면 NO가 부족할 경우 두통이 발생할 수 있는데, 아르기닌은 NO의 생성을 증가시키기 때문이다. 하지만 그렇다고 해서 아르기닌을 너무 많이 섭취할 경우, 역효과가 날 수도 있다.

그렇다면 전문가들의 생각은 어떨까? NO 전문가이자 나의 절친한 친구인 약학박사 네이선 브라이언의 고견을 들어 보면 다음과 같다. "대부분의 편두통은 혈관에 작용하는 물질들 간의 불균형(혈관수축 물질과 혈관확장 물질 사이의 불균형)으로 인한 뇌혈관 경련

(cerebral vasospasm) 때문에 발생한다. 따라서 이러한 불균형을 해소하면, 편두통을 진정시키고 재발도 예방할 수 있을 것이라고 생각하기 쉽다. 실제로 NO를 생성하는 건강기능식품을 복용한 만성 편두통 환자들의 경우, 편두통의 발생 빈도가 줄어들거나 증상이 완화되는 것을 종종 볼 수 있다. 그럼에도 불구하고, NO가 편두통에 미치는 영향은 아직 분명하지 않다. 브라이언 박사의 이론에 대하여 더 자세히 알고 싶은 독자들은 그가 운영하는 www.neogenesis.com을 방문해 보라.

이상에서 살펴본 바와 같이, 아르기닌을 함유하는 건강기능식품의 효과는 아직 불분명하므로, 좀 더 심층적인 후속연구 결과가 나올 때까지 기다려 보는 것이 좋겠다.

대체요법: 금 한 컵

캘리포니아 양귀비는 매년 봄 캘리포니아의 언덕들을 수놓는 찬란하게 아름다운 오렌지색 꽃이다.

그런데 누군가가 이 꽃에 통증 완화 성분이 함유되어 있다는 사실을 알아냈다. 식물학자들은 이 아름다운 꽃을 Eschschozia californica라고 부르며, "금 한 컵(a cup of gold)", "캘리포니아의 햇빛", "황금빛 양귀비"와 같은 별명으로도 부른다. 내가 캘리포니아 양귀비를 이 책에 포함시킨 이유는, 그것이 천연 통증 완화제이기 때문이다.

캘리포니아 양귀비는 불면증, 신경과민, 불안, 간기능 장애, 어린이의 야뇨증에 자주 사용된다. 특히 잠잘 때, 이것과 마그네슘을 함께 섭취하면 근심걱정을 가진 사람들에게 큰 도움이 된다. 물론, 내가 아무리 대단하다고 생각하는 것이더라도, 주치의와 상의하는 것을 잊어서는 안 된다. 나는 당신과 멀리 떨어져 있으므로, 당신의 세세한 사정을 알 수가 없다. 자신에게 가장 적절한 것이 무엇인지를 판단할 수 있는 사람은 주치의다. 내 역할은 다양한 치료방법들을 소개함으로써, 의사와 상의할 때 검토할 수 있는 레퍼토리의 폭을 넓혀 주는 것이다. 나아가 최종 목표는 독자들에게 "군발두통의 악몽과 그와 관련된 수면공포증을 종식시킬 수 있다"는 희망을 불어넣는 것이다.

양귀비는 진정작용이 있는 약초다. 그것은 CNS(중추신경계)를 둔화시키는데, 이것이 바로 양귀비의 핵심 포인트다. 따라서 양귀비를 벤조디아제핀류(바륨, 자낙스, 아티반), 알코올, 베나드릴 등의 중추신경 억제제와 병용하는 경우, 매우 주의해야 한다. 내 생각이 틀리기를 바라지만, 나는 양귀비가 두통을 완전히 멈추게 할 것이라고 기대하지는 않는다. 양귀비를 추천하는 이유는, 그것이 훌륭한 천연 진정제이자 긴장완화제임에도 불구하고, "의사가 당신에게 양귀비를 언급하지 않을지도 모른다"고 생각하기 때문이다. 상당수의 만성두통 환자들이 옥시콘틴, MS콘틴, 히드로코돈, 옥시코돈 등의 마약성 진통제에 중독되는 것을 두려워한다. 그런 환자들은 마약성 진통제들을 사용하기 전에 캘리포니아 양귀비를 시도해 보라. 이 약초는 통증과 불안감을 경감시켜, 밤 동안 숙면을 취하도록 도와줄 수 있다. 약국, 건강식품점, 온라인에서 캘리포니아 양귀비를 구입할 때는 액상 추출물을 선택하는 것이 좋다. 단, 알코올은 간혹 군발두통을 유발할 수 있으므로 무알코올 제품인지를 확인하라. 가능하다면 유기농 제품인지도 확인하기 바란다. 좀 더 순한 것을 원한다면, 집에서 차로 우려내는 방법도 있다. 나는 아마존을 통해, Hawaii Farm이라는 업체에서 만든 유기농 · 무알코올 액상 추출물과 차로 마실 수 있는 말린 약초를 모두 찾아냈다.

엽기적인 치료방법

'마법의 버섯(magic mushroom)'의 활성성분인 실로시빈(psilocybin)은 군발두통 연구자들의 주목을 받고 있다. 몇몇 사례연구들을 통해서 일부 효능이 입증되기는 했지만, 독자들에게 추천하기 전에 좀 더 많은 연구결과들을 찾아 봐야 할 것 같다. 2006년 『Neurulogy』에 기고한 논문에서, 과학자들은 군발두통의 발작기간에 실로시빈이나 LSD를 복용하는 군발두통 환자들과의 인터뷰 결과를 보고했다.[36] 논문의 내용은 다음과 같다. "실로시빈을 섭취한 환자는 26명이었는데, 그중 22명(85%)이 두통이 멎었다고 응답했다. LSD를 섭취한 환자는 8명이었는데, 그중 7명(88%)이 한 번 이상 두통 중단을 경험했다고 응답했다."

요컨대 이 연구가 시사하는 것은, 몇몇 군발두통 환자들이 비록 불법이긴 해도 자신에게 도움이 되는 천연식물 추출물들을 스스로 찾아냈다는 것이다. 나는 독자들에게 이 치료법을 추천하지는 않지만, 실로시빈과 LSD는 매우 엽기적인 통증 완화제라고 생각되어 이 책에 포함시켰다. 환각성 약물들이 군발두통에 그토록 유익한 영향을 끼친 이유는 뭘까?

오진받은 군발두통

나는 다른 건강관리 전문가들과 다른 질병관을 갖고 있다. 솔직히 말해서, 많은 오진 사례를 알고 있다. 의사가 자신 있게 병명을 진단하고 일사천리로 치료를 마쳤음에도 불구하고 증상이 개선되지 않을 경우, 의사에 대한 신뢰는 바닥으로 떨어지기 마련이다. 더욱이 중병을 선고받은 경우, 환자와 가족들은 의사의 일거수일투족에 시선을 집중하고 그의 지시에 따랐던 만큼, 실망도 클 수밖에 없다. 나는 사람들로부터 '오진을 받았다'는 하소연을 여러 차례 들은 적이 있다. 우리 가족에게도 그런 일이 있었다. 우리 엄마의 경우 당뇨병으로 진단받았지만, 나는 그것이 스타틴 과잉복용으로 인한 부작용(고혈당)일 거라고 생각했다. 내 조언에 따라 스타틴을 끊고, 내가 쓴 책 『24시 약사 당뇨관리』에서 언급한 몇 가지 약초들을 복용하고 나니, 엄마의 당뇨 증상은 감쪽같이 사라졌다.

내 친구 한 명은 류마티스성 관절염을 진단받았는데, 의사에게 처방받은 약을 아무리 복용해도 차도가 없었다. 그래서 나는 바르토넬라(Bartonella) 감염의 가능성을 제기했고, 검사 결과 양성 판정이

나왔다. 의사는 항생제(리팜핀과 미노사이클린)를 처방했고, 그녀의 증상은 6개월간에 걸쳐 서서히 호전되었다. 그녀는 오진에 따른 엉뚱한 치료로 수년간 헛고생을 한 것이었다.

여기서 한 가지 질문이 있다. 당신은 정말로 군발두통을 가지고 있는가? 만약 전통적인 약물들을 사용해도 증상이 호전되지 않고, 유제품과 글루텐을 끊었는데도 불구하고 여전히 지긋지긋한 두통에 시달린다면, 뭔가에 감염되어 있을 가능성이 있다. 두통 이외에 다른 증상들을 겪고 있다면, 그럴 가능성은 더욱 높아진다. 날마다 나타났다 사라지는 신경병증, 관절통, 피로, 기타 다양한 증상들이 이에 해당된다. 그것은 감염증을 시사하는 증상들이며, 마치 벌레가 전신을 기어 다니면서 모든 장기들을 잇달아 갉아먹는 듯한 느낌과 유사하다. 사실 그렇다!

라임병과 두통

보통 진드기에 물림으로써 감염되는 라임병은 머리와 얼굴은 물론 눈의 뒤쪽에까지 영향을 미치는 엄청난 통증을 초래gksek. 심지어 안구 통증까지 유발한다. 그러나 정작 진드기에 물릴 때는 아무런 느낌도 없다. 라임병의 원인균인 스피로헤타(spirochete)는 봄과 가을에 더 활발하게 활동하는데, 뇌와 눈을 감염시키는 것을 좋아한다. 활성화된 스피로헤타가 유발하는 증상은 다음과 같다.

- 뜨거운 물을 쏟아 붓는 듯한 열감

- 두피가 불타는 듯한 느낌
- 눈과 안구의 통증
- 집중력 저하
- 윙윙거림, 울림, 이통(耳痛), 소리에 민감해짐
- 시야불선명, 비주얼스노우(visual snow), 부유물, 광민감성
- 심한 두통(군발두통과 유사)
- 현기증
- 머리, 얼굴, 사지의 신경병증

위에 열거된 증상 중에서 해당되는 것이 있는가? 만약 그렇다면, 군발두통으로 오진받았을 것이고, 아마도 이 장에서 언급한 모든 치료법에 반응하지 않았을 것이다. 왜냐하면 당신에게 필요한 것은 두통약이 아니라 항생제이기 때문이다. 라임병의 원인균은 스피로헤타에 속하는 *Borrelia burgdorferi*이며, 동시감염(coinfections)도 존재한다. 보렐리아균은 단독으로 행동하지 않고, 꼭 동시감염을 일으킨다. 병원균들이 뇌 속으로 들어가면 신경보렐리아증(neuro-brreliosis)을 유발한다. 신경보렐리아증은 신경라임(neuro-lyme)이라는 별명으로도 불리는데, 끔찍한 두통과 브레인 포그(brain fog)를 일으킨다.

라임병에 대한 자세한 설명은 제5장을 참고한다. 이와 관련된 검사법에 대해서는 부록 I을 참고하라. 어이없는 것은, "진드기에 물리기는커녕 진드기를 본 적이 없음에도 불구하고 라임병에 걸릴 수 있다"는 것이다. 따라서 그러므로 라임병의 가능성을 성급히 배제해

서는 안 된다. '진드기에 물리는 순간 따끔한 감각을 느낄 것'이라든지, '진드기에 물리면 특유의 발진이 생긴 것' 이라고 생각하면 큰 오산이다. 진드기는 매우 작고 조용한 생명체로, 한 사람을 비참하고 병들게 하면서, 매번 섬유근통, 만성피로증후군, 또는 자가면역 질환으로 오진하게 만든다. 그것들은 수년 동안 원인 모를 고통을 유발한 후에야 겨우 발견되는 것이 보통이다. 많은 이들이 애완동물에게, 또는 공원을 거닐다가, 또는 소풍을 갔다가 라임병에 걸린다. 누구도 예외가 될 수 없다.

휴대전화를 치워라

우리 주변에 존재하는 많은 '비가시적 힘(forces)'이 뇌에 영향을 준다. 그 중에서 대표적인 것은 전자기력(EMFs: electro magnetic forces)이다. 전기적으로 대전된 물체들은 전자기장을 형성하는데, 여기에서 유래하는 비가시적 힘이 바로 EMFs다. 우리의 뇌는 혈뇌장벽(BBB: blood-brain barrier)으로 둘러싸여 있어 혈류의 독소로부터 보호되는데, EMFs는 BBB를 파괴함으로써 뇌를 무방비 상태에 빠뜨린다.

일부 전문가들은 보이지 않는 EMFs가 우리 시대의 재앙이며, 전부는 아니더라도 대부분의 질병을 초래하는 원인이라고 주장한다. 그러므로, EMFs에 대해 틈틈이 공부하고, EMFs로부터 가능한 한 멀어지도록 가능한 최선을 다해라. 밤에 휴대전화를 침대 곁 테이블 위에 올려놓을 경우에는 전원을 꺼 놓고, 낮 동안에는 EMFs를 최대한 줄이는 것이 좋다. EMFs를 줄이는 방법에 대해서는, 이 문제를 전문적으로 다룬 웹사이트와 서적들을 참고하라. 휴대전화를 얼굴에 바짝 대고 통화하면 EMFs 방사에 노출된다. 나는 평소에 휴대전화 통화를 오래 하지 않으려고 노력한다. 휴대 전화를 침대 곁 테이블 위에 올려놓은 채 잠들지 않는다. 침대 곁 테이블 위에 휴대전화를 올려놓고 잠잘 경우, 휴대전화를 밤새도록 머리 옆에 두는 것이나 마찬가지다. 휴대전화의 전원을 끄고, 뇌에 휴가를 주자.

통증 완화를 위한 차(茶)

시계꽃(passiflora)이라는 약초는 이름에 정열(passion)이라는 말이 들어가 있지만, 생각하는 것과는 달리 '격정적인 섹스'와 전혀 무관하다.(뭐, 나만 그렇게 생각한다고?) 어쨌든, 시계꽃은 두통에 좋은 것으로 알려져 있으며, 신경을 진정시키고, 종종 군발두통과 관련된 불안감과 초조감을 줄여 준다. 범불안장애(generalized anxiety disorder), 불면증, 우울증에 대한 시계꽃의 효능을 입증하는 연구들도 있다.[26,41,42,43]

시계꽃은 공황발작과 마약 금단증상을 치료하는 데도 도움이 된다. 모든 건강기능식품점에서 인스턴트 시계꽃 차를 판매한다. 인스턴트 시계꽃 차도 진정효과가 있지만, 레몬밤, 라벤더, 또는 카모밀레를 추가하면 매우 환상적이다. 내가 사용하는 비율은 다음과 같다:

· 말린 시계꽃 1/2컵
· 말린 레몬밤 1/4컵
· 말린 라벤더 2티스푼(이건 좀 강하다)
· 말린 카모밀레 1/2컵

이상의 네 가지 재료를 유리병에 넣고 잘 흔들어라. 준비가 완료되면, 약초 혼합물 1테이블스푼을 뜨거운 물 1컵에 넣고, 약 2~5분간 잘 우려낸다(끓이면 안 된다). 필요하면 마누카 꿀이나 코코넛 넥타를 넣어 단맛을 낸다.

멜라토닌을 고갈시키는 드럭머거

어떤 약물들은 몸에서 멜라토닌을 빼앗아가고, 이는 두통 상태에 영향을 줄 수 있다. 멜라토닌 결핍은 종종 군발두통의 원인이 될 수 있음을 기억하라. 멜라토닌 보충제는 약국에서 처방전 없이 구입할 수 있지만, 의사에게 알맞은 용량을 확인하도록 한다. 다음의 약물들은 멜라토닌을 고갈시키는 드럭머거로 알려져 있으므로, 이들 중 하나를 복용하는 사람들은 밤 시간대에 멜라토닌 보충제를 복용하는 것이 바람직하다.

- 알코올
- 니코틴
- 수면제(예: Lunesta, Ambien, Sonata)
- 벤조디아제팜(예: 테마제팜, 디아제팜, 로라제팜)
- SSRI(예: 플루옥세틴, 설트랄린 등)
- 옥트레오타이드(Sandostatin)
- 비타민 B1, B6, 니아신, 칼슘, 마그네슘의 드럭머거(5가지 영양소는 모두 멜라토닌 합성의 원료임)

마지막으로, 비타민 B1, B6, 니아신, 칼슘, 마그네슘의 드럭머거들은 모두 우리 몸에서 멜라토닌을 빼앗아간다. 왜냐하면 이 다섯 가지 영양소들은 모두 멜라토닌 합성의 원료이기 때문이다. 그러나 5가지 영양소의 드럭머거를 모두 나열하면 50페이지를 훌쩍 넘을 것이므로, 궁금한 독자들은 『드럭머거』를 참조하기 바란다. 비타민이나 미네랄의 드럭머거를 복용하는 사람들은 해당 영양소를 꼭 보충해야 한다. 설사 아무런 약물을 복용하지 않는다 해도, 다양한 비타민과 미네랄을 함유한 종합비타민제를 복용한다고 해서 손해 볼 것은 없다. 종합비타민제는 다양한 원인으로 인해 부지불식중에 발생하는 영양결핍을 보충하는 데 도움이 될 것이다. 단, 이왕 종합비타민을 복용할 바에는 고품질 제품을 선택하라.

임신과 두통

여성들을 대상으로 조사한 바에 의하면, 임신했을 때 두통이 크게 개선되었다고 한다.

군발두통과 유사질환의 구별

군발두통과 증상이 유사한 안와근염(orbital myositis)은 눈을 조절하는 근육에 발생하는 고통스런 염증질환이다. 양자 간에는 몇 가지 차이점들이 있는데, 주된 차이점은 안와근염의 지속기간이 군발두통보다 짧다는 점이다.

새로운 소식: 두통과 BDNF

줄기세포에서 새로운 신경이 생겨나는 것을 신경발생(neuro genesis)이라고 한다. 뇌 안에서 신경발생을 통해 새로운 뇌세포(뉴

대마초와 군발두통

마리화나는 멜라토닌을 증가시킨다. 군발두통을 겪고 있다면, 마리화나가 큰 도움이 될 것이다. 그러나 마리화나는 정신에 작용하는 효과(psychoactive effect)가 있으며, 남성에게 여성형 유방(gynecomastia)을 초래할 수 있다는 문제가 있다. 마리화나의 활성성분은 THC(tetrahydrocannabinol)와 CBD(canna-bidio)인데, 이중에서 정신작용 효과가 있는 것은 THC다. 따라서 고농도의 CBD를 함유하는 마리화나라면 사용해 볼 만한 가치가 있다. 최근 미국의 많은 주(州)들은 마리화나에 대한 사용금지 조치를 해제하고 있다. 오늘날 의료용 마리화나는 구중정(lo zenge), 캡슐, 에더블(edible), 조인트(joint) 등 다양한 제형으로 나와 있지만, 의료용으로 사용하려면 의사의 처방이 필요하다.

런)가 생겨날 때, 뇌는 이를 돕기 위해 뉴로트로핀(neurotrophin)이라는 단백질을 만들어낸다. 뉴로트로핀은 줄기세포에 신호를 보내, 뇌세포로 분화하도록 자극한다. 그런데 과학자들은 "탄생 후 수년이 지나면, 인간은 뉴런을 더 이상 만들지 못한다"고 말해 왔다. 참으로 안타까운 일이다. 우리는 뉴로트로핀이 항상 곁에 있어 주기를 바란다, 특히 나이가 들면서 말이다. 왜냐하면 나이가 들수록 뇌가 제대로 작동하지 않아 무언가를 기억하기거나 판단하기가 어려워지기 때문이다.

그러므로 '나이가 들어도 뇌를 건강하게 유지해 주는 단백질'이 주목을 받고 있다. 도대체 그렇게 특별하고 기가 막힌 단백질의 이름이 뭘까? 그것은 뇌에서 유래하는 신경영양 인자(brain-derived neurotrophic factor)로, 간단히 BDNF라고 불린다. BDNF라는 말을 처음 듣더라도 당황할 필요는 없다. 독자들에게 최신 정보를 제공하기 위해, 종종 낯선 용어를 사용하기 때문이다.

과학자들은 뉴런의 가소성(neuronal plasticity)에 대해 이야기하면서, 종종 BDNF를 언급한다. 뇌는 환경과 상호작용하고, 뭔가를 생각하고 기억하는 과정에서 BDNF를 필요로 한다. 즉, BDNF는 뉴런의 건강에 필수적인 요소다. 그런데 최근 BDNF가 통증 신호전달을 조절하는 데 있어서도 필수적인 역할을 한다는 사실이 밝혀졌다.

독자들이 지긋지긋한 두통에서 벗어나는 것을 돕기 위해 이 책을 쓰고 있으므로, "BDNF가 통증 신호전달에 관여한다"는 사실에 큰 관심을 갖고 있다. 나는 이와 관련하여 충격적인 소식을 하나 전해드리고자 한다. 그것은 "편두통과 군발두통이 일어나는 동안 BDNF의 수치가 엄청나게 증가한다"는 최신 연구결과다. 우리는 일반적인 환경은 물론 심지어 두통을 겪고 있는 동안에도, 우리의 뇌 안에 많은 BDNF가 존재하기를 원한다. 그런데 BDNF가 너무 많으면 좋지 않다니. 문득 과유불급이라는 옛말이 떠오른다.

앞에서 설명한 바와 같이, BDNF는 뉴런의 내구성을 키워 주고 성장을 돕는 단백질로, 뇌와 중추신경에서 만들어진다. 그런데 2012년 8월 『Journal Headache Pain』이라는 학술지에 실린 임상시험 결과에 의하면, 편두통과 군발두통을 겪는 사람들의 BDNF 수치가 상승한 것으로 나타났다고 한다.[37] 임상시험의 자세한 절차는 아래와 같다.

M. 피셔 박사가 이끄는 연구팀은 편두통, 군발두통, 긴장성 두통을 앓는 환자 106명을 대상으로 임상시험을 실시했다. 대조군도 있

었다. 연구진은 실험군으로부터 혈액 샘플을 3번 즉, 두통이 진행되기 전, 두통이 진행되는 동안, 두통이 진정된 후에 채취하여, 대조군의 혈액 샘플과 비교했다. 참가자들은 혈액 샘플 채취 전 48시간 안에 NSAIDs, 트립탄, 마약성 진통제를 포함한 통증치료제를 전혀 복용하지 않았다.

실험 데이터를 분석한 결과, 편두통 그룹과 군발두통 그룹은 대조군에 비해 두통이 일어나는 동안에 BDNF 수치가 크게 상승한 것으로 밝혀졌다. 긴장성 두통 그룹은 대조군과 유의한 차이를 보이지 않았다. 흥미로운 것은 "편두통 그룹의 경우, BDNF 농도가 두통이 두통이 진정된 후에 하락했지만, 군발두통 그룹의 경우에는 두통이 진정된 후에도 BDNF 농도가 하락하지 않았다"는 것이다.

이 연구결과가 시사하는 것은 "과도한 BDNF가 뇌에서 염증 연쇄반응(inflammatory cascade)을 일으키며, 이것이 편두통 및 군발두통을 유발하는 것 같다"는 것이다. 그러나 선부른 결론은 위험하다. BDNF 농도의 상승이 군발두통과 편두통의 원인인지 결과인지는 불분명하기 때문이다. 다시 말해서, BDNF 농도의 상승은 군발두통과 편두통을 일으키는 원인이 아니라, 군발두통과 편두통으로부터 당신을 구해 내려는 노력의 일환인지도 모른다.

BDNF가 일반적인 환경 하에서의 신경을 보호하는 물질이라는 것은 분명하다. 그렇다면 "인체는 두통이 일어나는 동안 BDNF의 농도를 상승시켜, 염증을 제어하고 뉴런을 보호하거나 회복시키려고 하는 것 같다" 는 것이 내 생각이다. 참고로, 우울증 환자들은 BDNF 농도가 감소하므로, BDNF는 그 자체가 항우울제라고 볼 수 있다. 한편 코르티솔(스트레스 호르몬)은 BDNF 수치를 낮추며, 푸로작, 졸로푸트, 리스페달은 BDNF 수치를 어느 정도 높이는 것으로 알려져 있다. BDNF 수치 상승은 이들 약품의 기분상승 효과(mood lifting benefit)와 밀접하게 관련된 것으로 보인다. 이것은 매우 흥미로운 사실이다, 비록 나는 이 세 가지 약물 중 어떤 것도 추천하지는 않지만 말이다. BDNF와 관련된 비화의 내용은 다음과 같다. "이유는 잘 모르겠지만 BDNF에 이상이 발생하면, 그 농도가 걷잡을 수 없이 증가하여 통제권을 벗어난다. 이는 사이토카인의 경우와 마찬가지로, 군발두통과 편두통 발작을 촉발할 수 있다." 그러나 이것은 너무 앞서나간 결론인 듯하다.

운동은 BDNF를 증가시키는 것으로 알려져 있지만, 지나친 운동과 과로는 두통을 유발하는 요인이 될 수 있다. 우리는 일반적으로 BDNF의 증가를 추구하는데, 그 이유는 BDNF가 사고력과 기억력에 도움을 주기 때문이다. 그런데 문제는 BDNF 증가가 두통에 연루되어 있다는 것이다. 고당식(high-sugar diet)은 귀중한 BDNF를 잃게 만드는 가장 빠른 방법이므로, 당도가 높은 식품을 피하는 것은 필수적이다. 하지만 BDNF 증가는 두통과 연관되어 있으므로, "지금까지 우리가 BDNF를 증가시키기 위하여 해온 행동들이 두통을 겪는 이들에게는 역효과를 낼 수 있다"는 것이 내가 하고자 하는 말이다. 그럼 결론은 무엇인가? 'BDNF가 두통을 촉발하거나 심화시키는지, 아니면 당신의 신경들을 구하려고 노력하는지' 는 아직 확실하지 않다. 현재까지 우리가 알고 있는 사항들을 바탕으로 다음과 같은 내용을 조언할 수 있다.

몸이 운동에 어떻게 반응하는지를 살펴라.

만약 격렬한 운동 후에 두통을 빈번하게 겪는다면, 운동량을 줄이거나 덜 힘든 종목으로 바꿔라.

알파리포산 섭취를 재고(再考)하라.

알파리포산은 BDNF를 증가시킨다. 따라서 최근에 신경병증으로 인해 알파리포산 복용을 시작했음에도 불구하고 두통이 더 늘었다면 이를 중단하라.[38]

레스베라트롤을 재고하라.

레스베라트롤은 BDNF를 증가시킨다. 그러므로 이것을 복용한다면, 복용을 중단했을 때 두통이 가라앉는지를 살펴 보라. 참고로, 레드 와인은 편두통 촉발자로 알려져 있는데, 레드 와인에는 약간의 레스베라트롤이 함유되어 있다.[39]

비타민 D를 재고하라.

비타민 D는 특히 프로게스테론과 결합될 경우 BDNF를 증가시키는 것으로 알려져 있다. 이는 일부 편두통 환자들이 비타민 D를 몇 달 동안 복용하고 나서 상태가 안 좋아지는 이유를 설명해 준다.

2013년 3월, 『Frontiers of Neurology』에 실린 논문은 이 모든 것을 더욱 자세히 파고들었다. BDNF와 다른 사이토카인들이 편두통에 연루되어 있음을 보여주는 증거들이 늘어나고 있다는 사실을 염두에 두고, 저자들은 간헐성 편두통 환자들의 TNFα와 BDNF의 수치를 비교하기 시작했다.

D. 핀척과 O. 핀척이 이끄는 연구진은 9명의 환자들을 대상으로 편두통을 겪는 도중과 두통이 사라진 후에 혈액 샘플을 채취하여 분석했다. 분석 결과, 연구진은 『Journal Headache Pain』의 논문과 동일한 결론을 얻었다. 즉, 편두통을 겪는 동안 BDNF의 혈중농도가 크게 상승했다가, 통증이 사라진 후에는 정상 수준으로 떨어진다는 것이다. TNF α 의 경우에는 큰 차이가 관찰되지 않았다. 이에 연구진은 다음과 같은 결론을 내렸다.

"BDNF의 혈중농도는 편두통을 겪는 동안 상승하는데, 이는 BDNF가 편두통의 병태생리학에 연루되어 있다는 견해를 뒷받침한다."

실행계획 : 군발두통을 완화하는 12가지 방법

군발두통이 임박했음을 느낀다면, 아래의 방법들 중 어떤 것이든 시도해 보라. 단, 건강기능식품이나 약물을 사용하는 경우에는, 의사와 상의해야 한다:

1. 순수한 산소를 들이마신다. 군발두통에 가장 적절한 것은 의료용(medical grade) 산소다. 마스크나 삽입관을 이용하여 분당 약 8~10리터의 산소를 흡입하되, 최대 15분 동안 계속하는 것이 좋다.
2. 리도카인 비강분무제를 사용한다.(단, 의사의 처방전이 필요하다).
3. 리튬 1회 복용량을 섭취한다. 리튬은 의사의 처방전(하루 600~

900mg)이 필요하지만, 저용량의 천연 오르트산 리튬은 건강기능식품점에서 구입할 수 있다. 오르트산 리튬은 취침 시에 5~10mg씩 복용하는 것이 보통이다. 리튬을 복용할 때는 의사의 감독과 정기적인 혈액검사가 필요하다. 리튬은 효과가 빠르게 나타나지 않으므로 구급약이 될 수는 없다. 리튬은 처방전 없이 구입할 때도 의사의 관리가 필요한데, 과다 복용시에 심계항진을 일으킬 수 있기 때문이다. 리튬을 복용할 때는 탈수 예방을 위해 충분한 양의 물을 마셔야 한다.

4. 냉찜질을 시도한다. 냉습포나 얼음팩을 이용하여 통증 부위를 직접 찜질하라.
5. 온찜질을 시도한다. 수건을 물에 적신 다음, 15~30초간 전자레인지로 데워라. 그러면 수건이 매우 뜨거워지는데, 편안하게 느껴질 정도로 식힌 후에 통증 부위에 갖다 대면 된다. 진정 효과가 있는 라벤더나 카모밀레 알갱이가 들어 있는 온찜질팩을 사용해도 된다.
6. 온찜질과 냉찜질을 번갈아 가며 일 분씩 실시한다.
7. 고품질의 멜라토닌을 섭취한 후 수면을 취한다.
8. 트립탄(예: Zomig 비강분무제)을 사용한다. 사실 나는 트립탄을 별로 좋아하지 않지만, 간혹 어떤 이들이 효과를 봤다는 이야기를 들은 적이 있어서 여기에 포함시켰다. 트립탄은 두통 발생 초기에는 도움이 되지만, 통증이 절정에 이르렀을 때는 별로 도움이 되지 않는다. 트립탄과 관련된 주의사항과 금기사항을 알고 싶다면, 제1장 "편두통"을 읽어보라.

9. 잠잘 때 숨을 더 잘 쉬도록 해야 한다. 수면무호흡증 환자들에게 산소를 공급하는 CPAP 마스크가 나와 있으므로, 의사와 상의하여 사용해 보라.
10. 보충제를 복용한다. 타우린과 GABA는 글루타메이트(두통을 유발하는 흥분독소) 수치를 낮춰 줄 것이다. 녹차에는 테아닌(theanine)이 들어 있어 두통에 효과가 있다(녹차에는 카페인도 들어 있다). 별도의 테아닌 보충제도 출시되어 있다.
11. 아로마 요법으로 긴장을 풀어 본다. 아로마 확산기(aroma therapy diffuser) 안에 라벤더 오일을 넣어, 방 안을 향기로 가득 채워라. 잠 자고 나면 긴장이 완전히 풀려 있을 것이다.
12. 항균치료를 한다. 의사와 상의하여 세균검사를 받고, 적당한 항균제를 처방받아라. 뇌의 염증을 유발함으로써 두통을 초래하는 감염증이 있다면, 항균치료를 통해 문제를 근본적으로 해결해야 한다.

이상에서 언급한 방법들은 모두 상당한 근거가 있다. 자세한 내용을 알고 싶은 독자들은 www.nutramedix.com을 참조하라. 어떤 이들은 헤르페스 바이러스가 두통을 유발할 수 있는지 궁금해 한다. 그런 경우에 나는 Valcyte라는 처방약을 하루에 두 번씩 일주일 동안 복용해 보라고 권한다. 만일 바이러스 때문에 두통이 생긴 것이 맞는다면, 1~2주 안에 효과가 나타날 것이다. 이것은 내 친구 두 명이 회복되는 데 도움이 된 방법이지만, 이를 증명할 만한 든든한 자료는 없다. Valcyte를 복용하고자 할 경우에는 주치의와 상의하라.

4장

삼차 신경통

누군가가 당신의 얼굴을 소켓 속으로 들이민다면 어떤 느낌이 들지 상상할 수 있겠는가? 삼차신경통(TN: trigeminal neuralgia)이 바로 그런 느낌이라고 보면 된다. TN은 진단과 치료가 가장 까다로운 증후군 중의 하나로 정평이 나 있다.[15] 내가 TN에 한 장(章)을 할애하여 설명하는 이유이다. 나는 이 장에서 TN에 관해 알아야 할 것들을 제시하고자 한다.

이번 기회를 통해 당신의 간절한 기도가 응답받기를 바란다. 다음 번 발작이 찾아올까 봐 전전긍긍하거나, 진통제를 잔뜩 쌓아 놓고 있어야만 안심이 되는 상황과는 이제 이별하기 바란다. 설사 아무리 소량일지라도, 진통제의 '진' 자(字)도 입 밖에 내지 말았으면 좋겠다.

웹을 검색하거나 의학서적을 넘기다 보면, 독자들은 TN 외에 반안면 두개통(hemifacial cranial pain), 비전형 안면통(AFP: atypical facial pain), 또는 동통성 틱(tic douloureux)이라는 용어와도 마주치게 될 것이다. AFP는 TN과 유사하지만, 거의 줄곧 지속된다는 점이 다르다. 즉 TN은 간헐적 · 파상적으로 발생하며 갑작스럽게 악화되지만, AFP는 휴지기 없이 지속되며 좀처럼 수그러들 줄 모른다. AFP의 예후는 TN보다 훨씬 더 불량한데, 그 이유는 쇼크와 찌르는 듯한 고통이 끝없이 계속되기 때문이다. AFP의 고통이 어느 정도인지를 가늠하려면, 헤드뱅잉, 소스라치는 비명, 마구 흔들리는 몸, 저주 퍼붓기, 대성통곡, 신(神)과 담판 짓기, 심각한 우울증, 자살 충동 등을 떠올려 보라. AFP는 한마디로 잔인무도한 킬러다.

TN은 AFP보다 더 흔한 질환이며, 두 질환은 모두 자살 충동을 부르는 질병(suicide disease)이라고 불린다. 그중에서도 AFP는 나를 정말 슬프게 한다. 왜냐하면 나의 멋진 남편인 샘이 1년 넘게 AFP를 앓는 바람에, 그가 고통을 겪는 과정을 내 눈으로 똑똑히 지켜봤기 때문이다.

하지만 이제 남편은 완치됐다. 그는 기껏해야 일 년에 한 번 정도 안면통 발작을 겪을 뿐인데, 그 원인은 주름제거 수술을 받았다거나 하루 이틀 동안 코를 많이 골았기 때문이다. 이것은 완전한 기적이다. 나는 지금껏 남편을 곁에서 지켜보고 도와준 경험을 바탕으로 하여 도움을 주려 한다. 얼마나 오랫동안 TN을 앓아 왔든, 나는 도울 수 있다. 사랑하는 사람이 TN을 호소한다면, 심각하게 받아들여야 한다. 겉으로 보기에 멀쩡해 보인다고 해서, 통증을 겪지 않고 있다고 오해해서는 안 된다. 그들이 바라는 것은 당신의 판단이 아니라, 도움과 보살핌이다. 나는 잠깐 동안이라도 남편의 통증을 의심해 본 적이 없다. 사랑하는 사람의 고통을 잠시라도 가볍게 여겨서는 안 된다.

삼차신경통의 징후와 증상

- 얼굴이나 머리가 마치 전기에 감전된 것처럼 찌릿찌릿한 느낌
- 머리, 턱 또는 치아로 통증이 퍼져나갈 수 있음
- 졸림이나 어지럼증
- 만성적인 통증과 두려움으로 인한 우울증
- 음식을 씹거나, 물건을 만지거나, 추위에 노출될 경우 증상이 악화됨
- 매초 또는 매시간마다 재발하는 통증

통계자료마다 조금씩 다르지만, 매년 100만명당 150명 정도의 인원이 추가로 TN에 걸리는 것으로 생각된다. 어떤 전문가들은 해마다 10,000~25,000명의 환자가 추가로 발생한다고 추정하기도 한다. 그러나 나는 좀 더 많은 사람들이 TN에 걸린다고 생각한다. 왜냐하면 TN은 종종 다른 질환으로 오진되기 때문이다. 다나 재단(The Dana Foundation)에 따르면, "TN 환자의 60%가 여성이며, 부모나 조부모가 TN 환자인 사람은 젊은 나이에 TN에 걸릴 위험성이 높아진다"고 한다.[16]

삼차신경통의 진행과정

삼차신경통(TN)은 번갯불이 번쩍이는 듯한 두통을 일으킨다. 통증은 다른 곳에서 옮겨오는 것이 아니라, 종종 귀 근처에서 시작되

어 머리, 치아, 턱, 눈 주위를 맴돈다. 통증은 일반적으로 편측성이지만, 양측성일 수도 있다. 즉, 턱, 치아, 눈, 머리의 한쪽에서 시작된 통증이 다른 쪽 턱, 치아, 눈, 머리로 퍼져나갈 수도 있다. 많은 환자들은 머리의 한 구역에 통증을 느끼지만, 수년간에 걸쳐 다양한 신경가지들이 손상됨에 따라 통증이 다른 구역들로 이동한다.

TN은 안면통을 유발하는 것이 보통이지만, 일부 환자들의 경우 통증이 손가락으로까지 내려가기도 하는 것으로 알려져 있다. 그런데 손가락의 통증은 삼차신경에서 유래할 리 없으므로, 이것은 "TN은 전신질환으로, 삼차신경에 손상을 입히는 광범위한 질환과 관련되어 있다"는 나의 이론을 뒷받침한다. 아마도 진단되지 않은 식품감수성이 신경을 공격하거나, 바이러스나 세균이 감염을 일으킬지도 모른다. 심지어 영양결핍이 수초의 보호기능이 상실될 수도 있다.

TN이 발생하는 데는 반드시 이유가 있다. 그 이유를 알 수만 있다면 TN을 치료하거나 최소화할 수 있다. 나는 일부 신경학자들이 TN을 특발성 증후군(idiopathic syndrome)이라고 부르는 이유를 이해할 수 없다. 『Merriam-Webster dictionary』[32]에 따르면, '특발성'이란 ①저절로 일어나는 것 또는 ②알 수 없거나 애매한 원인으로부터 일어나는 것을 의미한다. 그러나 원인이 알려지지 않았다면, 적절한 치료를 받는 것은 불가능하다. 따라서 나는 일부 신경학자들의 견해를 수긍할 수 없다. 독자들이여, 특발성이라는 진단명을 받아들이지 말고, 내 말을 믿어라. 설사 지금은 밝혀지지 않았더라도, TN을 일으키는 근본적인 원인은 분명히 존재하므로 언젠가는 밝혀지고 말 것이다.

고통은 무작위로 일어나지 않으며, 고통을 일으키는 '그 무엇' 이 반드시 존재한다. 예컨대 주변의 동맥이 삼차신경을 압박하거나, 염증이나 허혈 때문에 삼차신경이 뒤틀린다면 NT가 발생할 수 있다. 한편 감염도 NT를 초래할 수 있다. 왜냐하면 삼차신경을 공격하는 것으로 알려진 미생물들이 많이 존재하기 때문이다. '특발성 증후군'이라는 말은 이런 뉘앙스로 받아들여진다 "당신의 병에 대해서는 알려진 원인이 없으므로, 더 이상 알려 하지 말고 대증요법에나 매달려라." 그러나 그건 말도 안 된다. 내 남편 샘도 그런 말을 들었지만, 원인을 찾아내어 완치에 성공했다.

라임병과 삼차신경통

어느 날 밤, 한 여성이 약국 문을 열고 들어왔다. 내가 일하는 약국의 단골손님이었다. 그녀는 다짜고짜 내 앞에 자리를 잡고 앉아, 특발성 삼차신경통을 앓고 있노라고 털어놨다. 그리고는 "삼차신경통은 원인을 알 수 없기 때문에, 앞으로 평생 동안 모르핀을 사용해야 한다"며 푸념을 늘어놓았다. 수술을 받았지만 아무런 효과를 보지 못했다는 이야기도 덧붙였다. 내가 자신의 말 뜻을 이해하는 듯 고개를 끄덕이자, 놀라며 이야기를 계속했다. 그녀는 내가 자신과 똑같은 문제를 집에서 겪었으리라고는 미처 생각하지 못 했던 것 같다. 이 세상에 우연이란 없다. 그녀는 이미 유서를 써 놓았는데, '그 날'이 올 때까지 서랍 속에 꼭꼭 숨겨 뒀다고 했다.

먼저, 나는 그녀에게 혈액검사를 받아 보라고 했다. 내가 권한 혈액검사는 비타민 B12를 평가하는 검사였다. 검사 결과, 그녀는 비타민 B12 결핍이 심각한 것으로 밝혀졌다. 또한 나는 식단에서 모든 글루텐을 제거하고, TN 발작 사이의 공백기(몇 시간)에 캡사이신 크림을 얼굴에 바르라고 했다. 마지막으로, 나는 마사지 요법을 추천했다. 일주일에 한 번씩 한 시간 정도 짬을 내어 얼굴과 전신의 긴장을 풀 수 있도록 말이다. 그녀는 나의 권고사항을 하나도 빠짐없이 이행했다. 예컨대 매주 500㎍의 메틸코발라민(시아노코발라민이 아님) 주사를 맞아 비타민 B12 결핍증을 치료했다. 몇 달 후 그녀는 나를 찾아와 눈물을 글썽이며 말했다. 증상이 80% 정도 감소하여 약의 복용량이 절반으로 줄었고, 진통제를 더 이상 먹지 않는다고 말이다. 그녀는 병원 진료, 수술, 4번의 MRI 촬영, 직장 결근 때문에 수천 달러의 돈을 낭비했으며, 무엇보다도 아이들과 함께할 시간을 빼앗긴 것이 가장 가슴 아팠노라고 술회했다.

사람 헤르페스 바이러스 6(HHV-6)나 라임균(Borrelia burgdor feri 및 동시감염 세균)과 같은 세균들은 인간의 중추신경계에 침입하는 것으로 알려져 있다. 침입한 세균들은 중추신경계에서 영원히 살며 뇌신경을 파괴하려고 덤벼든다.[12] 라임균은 티아민(vitamin B1)을 고갈시키는데, 비타민 B1은 신경을 보호한다. 따라서 신경보렐리아증(라임병)은 삼차신경통의 증상들을 일으킬 수 있다.[38] 라임병의 특징적 증상 중 하나는 강렬하고, 찌르는 듯하며, 발산되는 통증이다. 그것도 한밤중에! 남편 샘이 그런 경우였다. 샘은 진단받지 않은 라임병 환자였는데, 라임균 중 하나가 그를 공격하여 하루 종일 끔찍한 안면통을 일으켰던 것이다.

남편이 라임병에 걸렸다는 사실을 알았을 때, 나는 하마터면 의자에서 떨어질 뻔했다. 얼마나 많은 독자들이 진드기에 물렸으며, 얼마나 많은 애완견과 고양이들을 통해 진드기들이 집으로 들어왔을까? 의사는 다양한 약물을 당신에게 처방할 수 있다. 하지만 근본적인 원인이 해결되지 않을 경우, 치료는 지지부진할 수밖에 없다. 라임병과 두통 간의 관련성에 대한 자세한 내용은 제5장 "라임 두통"을 참조하라.

뇌신경의 종류

뇌에서 나오는 신경은 총 12가지다. 이 신경들의 이름에는 I에서 XII까지 12개의 로마숫자가 붙어 있으며, 일상생활을 영위할 수 있도록 도와준다.

뇌신경	이름	기능
뇌신경 I	후각신경(olfactory nerve)	후각
뇌신경 II	시신경(optic nerve)	시각
뇌신경 III	동안신경(oculomotor nerve)	안구운동, 동공축소
뇌신경 IV	활차신경(trochlear nerve)	안구운동
뇌신경 V	삼차신경(trigeminal nerve)	체성감각(somatosensory) 정보, 씹기
뇌신경 VI	외전신경(abducens nerve)	안구회전
뇌신경 VII	안면신경(facial nerve)	얼굴 표정
뇌신경 VIII	청신경(acoustic nerve)	청각, 균형 유지
뇌신경 IX	설인신경(glossopharyngeall nerve)	맛보기, 혀의 운동
뇌신경 X	미주신경(vagus nerve)	발성, 전신에 퍼져 있음
뇌신경 XI	부신경(accessory nerve)	운동, 어깨 으쓱하기
뇌신경 XII	설하신경(hypoglossal nerve)	말하기, 삼키기

삼차신경이란?

우리는 얼굴의 양쪽에 2개의 삼차신경을 보유하고 있다. 구체적으로, 삼차신경은 귀 위에 위치한다. 삼차신경은 5번 뇌신경(cranial nerve V)이라는 이름으로 의학 문헌에 많이 등장한다. 2개의 삼차신경은 각각 3개의 가지를 친다. 그렇기 때문에 우리는 가끔 의학문헌에서 V1, V2, V3라는 의문의 기호를 마주치게 될 것이다. 삼차신경통이 발생했을 때, 3개의 가지들은 각각 얼굴의 다른 부분으로 통증을 전파하게 된다. 즉, V1은 이마와 눈과 부비강, V2는 볼, V3는 턱 주변으로 향한다.

사이토카인: 애증의 대상

통증을 일으키는 범인은 염증성 사이토카인이다. 사이토카인이란 통증을 일으키는 못된 화학물질을 말하는데, 세포는 부상이나 감염에 대응하여 사이토카인을 만들어낸다. 즉 부상이나 감염으로 인해 NFκB 경로가 활성화되면, 면역 시스템이 사이토카인을 방출하여 통증을 유발하게 된다.

NFκB 경로를 차단하면 사이토카인이 줄어들어 통증이 완화된다. 나는 환자들을 편안하게 해 줄 최선의 방법이 뭔지를 연구할 때, 항상 이 사실을 마음에 새긴다. 사실 나는 특정 사이토카인이 TN과 관련되어 있음을 입증한 논문들을 발견했다. 예컨대, 최근 발표된 연구결과에 의하면, IL-1β, IL-6, TNFα가 삼차신경의 면역반응과

삼차신경통의 유발요인

- 얼굴을 만질 때
- 치과 치료
- 음식물을 씹을 때
- 키스
- 포옹(상대방과 얼굴이 맞닿을 경우)
- 말할 때
- 양치질
- 빗질
- 차가운 바람
- 면도
- 샤워 (물이 얼굴에 닿을 경우)
- 머리 또는 몸의 부상/외상
- 편타손상(whiplash), 외상성 뇌손상(traumatic brain injury)
- 부적절한 시간에 캡사이신을 바를 때

TN의 발병과정에서 매우 중요한 역할을 한다.[17]

한 연구는 일부 염증성 사이토카인(IL-1β, TNFα)이 통각수용 뉴런들(nociceptive neurons)을 민감하게 할 수 있다는 것을 증명했다. 이러한 사이토카인들이 많이 생기면 엄청난 고통을 느끼게 된다. 2012년에 발표된 다른 연구에서는 중추신경계 또는 뇌척수막을 둘러싼 섬유막(fibrous membrane)에 존재하는 IL-1β가 통증을 증가시키는 것으로 밝혀졌다.[18] 이러한 사이토카인들은 함께 행동하지만, 각각 다른 메커니즘으로 통증을 유발한다. 하지만 걱정할 것 없다. 그것들을 억누르는 방법이 있으니까 말이다. 커큐민, 아스타잔틴, 레스베라트롤, 생선기름, 샤프론, 녹차는 IL-6을 줄이는 것으로 알려져 있다. 따라서 TN 환자들은 이러한 건강기능식품들을 모두 고려해 볼 수 있다. 사이토카인에 대해 좀 더 자세히 알고 싶은 독자들은 제11장 "통증을 유발하는 사이토카인을 줄여라"를 참고하기 바란다.

아래에 소개하는 건강기능식품을 섭취하기 전에, 그 적절성을 의사와 상의하는 것을 잊어서는 안 된다. 이 책을 쓴 의도는 '독자들에게 두통을 일으킬 수 있는 다양한 원인들을 알려주고, 몇 가지 치료방법에 대한 정보를 제공하는 것'이다. 이 책에서 제시하는 아이디어를 의학적 권고(medical advice)로 오해해서는 안 된다. 지면이 한정된 만큼, 각각의 독자들이 처해 있는 상황들을 일일이 고려하여 구체적인 해결책을 제시할 수는 없다. 그러므로 독자들은 내가 제시하는 솔루션의 목록을 주치의에게 보여주고, 긴밀한 상담을 통해 본인의 병력(medical history)에 가장 알맞은 것을 선택하기 바란다. 여기서 제시하는 건강기능식품의 용량은 기본적인 지침에 불과하므로, 개인별로 시행착오를 거쳐 적절히 조절하기 바란다.

건강기능식품

Cecropia strigosa(Takuna)
메도스위트(meadowsweet) 추출물
메틸코발라민
R 리포산(R lipoic acid)
비오틴
자메이카산 층층나무(Jamaican dogwood)

Takuna

Cecropia strigosa는 "Takuna"라는 브랜드명으로 판매된다. 대

부분의 독자들에게 Takuna는 낯설기만 할 것이다. 그러나 그것은 100% 천연 약초로, 항균 · 항진균 · 항바이러스 효과를 발휘한다. Takuna는 처방전 없이 구입할 수 있는 건강기능식품이지만, 약국이나 건강기능식품점에서는 판매하지 않으며, 인터넷이나 전화를 통해서만 구입할 수 있다.

Takuna는 남아메리카 도처에 자생하는 나무에서 유래하며, 강력한 항바이러스 효과를 가진다. 하지만 Takuna가 TN의 통증을 치료하거나 경감시킨다는 증거는 아직 제시되지 않았다(사실 이것은 Takuna에만 국한된 문제는 아니다. 일반적으로 식물성 생약에서 유래하는 천연 항생물질에 대해서는 연구된 것이 거의 없다.) 그럼에도 불구하고 내가 이 약초를 선택한 이유는, "만약 TN을 유발한 근본적 원인이 바이러스라면, Takuna가 그 문제를 해결해 줄 것"이라고 생각하기 때문이다. 나는 Takuna를 사용해 볼 만한 가치가 충분하다고 생각한다.

한번 진지하게 생각해 보자. 헤르페스 바이러스가 신경계를 심하게 손상시킨다는 것은 잘 알려진 사실이다. 심지어 어떤 사람들은 그로 인해 불구가 되기도 한다. 예컨대 대상포진이나 대상포진후 신경통(post-herpetic neuralgia)을 생각해 보라. 대상포진과 끔찍한 신경통을 유발하는 범인은 수두대상포진 바이러스(varicella-zoster virus)라고 불리는 헤르페스 바이러스다. 이 바이러스는 교묘하게 신경을 파괴하여 심각한 신경통을 유발하는데, 평소에는 휴면기에 있다가 기회가 왔다 싶으면 잠에서 깨어나 당신을 공격할 수 있다. 단순포진바이러스(herpes simplex virus) 또는 HSV-1이라고 불리는 헤르페스 바이러스는 입과 입술을 감염시킨다. 그리고 나서는 삼차신경절(trigeminal ganglia) 안으로 숨는다.[12] HSV-1이 초래한 입술의 물집은 바이러스가 삼차신경절로 숨을 때 사라진다. 한편 HSV-2라는 헤르페스 바이러스는 HSV-1과 비슷하지만, 천골신경절(sacral ganglia)에 숨으며 생식기 부분에 영향을 미친다는 점이 다르다.

여기서 독자들에게 한 가지 묻고 싶은 것이 있다. 헤르페스 바이러스로 인한 병변과 통증의 양상을 유심히 살펴보라. '왔다가 사라지는 것'을 반복하는 것이 TN과 유사하다는 생각이 들지는 않는가? 나는 앞에서 "헤르페스 바이러스는 신경계를 심하게 손상시킨다" 고 언급한 바 있다. 이미 의학계에서는 헤르페스 바이러스와 삼차신경통 간의 관련성을 의심하고 있다. 그러므로 난 혼자가 아니다. 이제 내가 NT 환자들에게 Takuna를 추천하는 이유를 이해하겠는가? 만약 헤르페스 바이러스가 삼차신경에 영향을 미친다면, 천연 항바이러스제를 복용하는 것이 도움이 될 것이다. Takuna는 특히 신경계에 매우 부드럽고 온화하게 작용하며, 부작용이 경미하거나 거의 없는 것으로 알려져 있다.

Takuna의 제조사인 Nutramedix는 특허받은 공법을 이용하여 Cecropia strigosa를 매우 효과적으로 추출한다. 복용량은 제품의 포장에 부착된 라벨을 참조하라. 만약 라벨에 하루에 30방울이라고 쓰여 있다면, 처음에는 '5방울씩 하루 한 번'으로 시작해서 다음 며칠간은 '5방울씩 하루 2번', 그 다음에는 '아침에는 10방울 저녁에는 5방울', … 이런 식으로 서서히 용량을 늘려 가는 것이 좋다.

Takuna는 특히 바이러스 부하(viral load)를 낮추는 데 탁월한 효과를 발휘하며, 모든 종류의 헤르페스 바이러스에 사용할 수 있다. 그러므로 아시클로버나 발간시클로버(Valcyte)만큼은 강력하지 않지만, 의사의 처방전 없이 가정에서 사용해 볼 수 있다. 그러나, Takuna를 구입할 때는 의사와 상의하는 게 좋다. 항바이러스 약물과 약초는 성 접촉을 통해 감염된 바이러스성 간염, 대상포진, EBV(Epstein Barr virus) 감염, CMV(Cytomegalovirus) 감염, 바이러스성 뇌염/뇌수막염 등의 경미한 증상을 치료하는 데 도움이 된다. 물론 심각한 감염증의 경우에는 의사의 진료를 받아야 한다. Takuna는 어디까지나 보조요법제라는 것을 명심하라.

메도스위트

메도스위트의 학명은 *Filipendula ulmaria*이며, "목초지 자존심의 여왕(Queen of Pride of the Meadow)" 이라는 별명이 붙어 있다. 내 의견은, 이 약초가 삼차신경통이나 류마티스성 관절염과 같은 통증 증후군에 환상적인 효과를 발휘한다는 것이다. 메도스위트는 항염 화합물을 함유하고 있는데, 사람들은 수 세기 전부터 이 사실을 알고 있었다. 메도스위트는 TN 환자에게 증가하는 것으로 알려진 IL-1β를 억제한다.[39]

메도스위트는 흰색과 노란색의 꽃을 피우는데, 꽃은 작고 아름다우며 잎과 함께 약초를 만드는 데 사용된다. 꽃에서는 기분 좋은 향내가 나며, 잎에서는 흥미롭게도 약간 아몬드 냄새가 난다. 메도스위트는 천연 진통제로, 그 활성성분은 살리실산이다. 살리실산은 아스피린의 주요 성분이며, 과거에는 메도스위트로부터 아스피린을 만들었다. 그렇다면 메도스위트 대신 아스피린을 직접 복용하는 것은 어떨까? 아스피린은 소화불량과 위장관 자극을 초래할 수 있지만, 메도스위트는 순한 약초여서 부작용을 일으킬 위험성이 적다.

메도스위트는 아스피린처럼 혈액을 묽게 하는 성질이 약간 있어서, 혈전용해제를 복용하고 있거나 지혈이 잘 안 되는(출혈 경향이 있는) 사람들은 조심해야 한다. 또한 이 약초는 편두통 환자에게는 적합하지 않다. 왜냐하면 일부 편두통 환자들은 뇌로 가는 혈류량이 증가하는데, 혈전용해제 역시 뇌 혈류량을 증가시키기 때문이다. 나는 Herb Pharm에서 나온 메도스위트 추출액을 추천한다. 왜냐하면 그것은 점적식(dropper formula)이라서 복용량을 쉽게 측정할 수 있기 때문이다. 물론 다른 브랜드도 나와 있으며, 최종 선택권은 당신에게 있다.

메틸코발라민

메틸코발라민은 천연 비타민 B12를 가리키는 좀 더 전문적인 용어다. 비타민 B12는 수용성 비타민으로, 에너지 및 정신건강과 관련이 있다. 또한 건강한 적혈구를 만들고 신경계를 보호하는 데 필수적이다. 메틸코발라민이 TN으로 고통받는 사람들을 위한 "수지의 시나리오"에 포함된 이유는 분명하고 간단하다. 그것은 손상된 5번 뇌신경(삼차신경) 주위를 에워싸고 있는 코팅(수초)을 치료할 수 있도록 도와준다. 비타민 B12는 수초 생산에 중요한 역할을 하기 때문에, 신경병증 특히 TN을 비롯한, 모든 종류의 안면통 질환과 싸우는 사람들에게 매우 중요하다. 메틸코발라민의 정확한 작용 메커니즘은 아직 밝혀지지 않았지만, 『Neuroscience』라는 학술지에 실린 논문에 의하면, 메틸코발라민은 특히 실험쥐의 이두근(biceps muscle)에서 신경 회복을 촉진한다고 한다.[19]

하지만 메틸코발라민이 우리 몸 안에서 사이토카인 생산에 영향을 미칠 수 있을까? 단도직입적으로 말하면, 그렇다. 메틸코발라민은 이미 오래 전인 1992년, 염증성 사이토카인 중 하나인 인터페론 감마(IFN γ) 수치를 약 50%이나 감소시키는 것으로 밝혀졌다. 놀랍지 않은가?[20] TN에 걸리면 IFN γ의 수치가 높아지는 것으로 알려져 있으므로, 메틸코발라민은 당신을 TN으로부터 구해 줄 수 있다.

메틸코발라민을 추천하는 또 한 가지 이유는, "메틸코발라민이 부족하면 TNF α의 생성량이 증가한다"는 동물실험 결과 때문이다. TNF α는 많이 방출될수록 더 많은 고통을 일으킨다. 메틸코발라민(가끔은 메틸 B12라고도 불린다)을 섭취하면 TNF α 수치를 낮춤으로써, 급한 불을 조금이라도 끌 수 있다.

비타민 B12 보충제 중 가장 흔한 것은 시아노코발라민(cyanoco-balamin)인데, 업체 입장에서 보면 원가가 저렴하여 생산하기에 적당하다. 하지만 소비자 입장에서 볼 때, 가장 효과가 좋은 비타민 B12 보충제는 메틸코발라민이다. 왜냐하면 인체가 잘 인식할 수 있는 비타민 B12의 형태가 바로 메틸코발라민이기 때문이다. 그러므로 약국이나 건강기능식품점에서 비타민 B12를 구입할 때는, 라벨을 꼼꼼이 읽어 보고 '메틸코발라민'을 확인하기 바란다. 또한 나는 설하정, 구중정(lozenge), 또는 분무제를 추천하는데, 그 이유는 당신의 위(胃)가 비타민 B12를 잘 활용하지 못할 수도 있기 때문이다. 다행히도, 많은 업체들이 설하정이나 구중정 형태의 비타민 B12 보충제를 출시하고 있다. 이들 제형의 장점은 흡수와 효과가 빠르다는 것이다.

좀 더 우수한 브랜드를 원하는 독자들에게, 벤 린치 박사가 운영하는 www.SeekingHealth.com을 추천한다. 왜냐고? 그곳에서 판매하는 "Acitve B12"라는 제품의 품질이 매우 우수하기 때문이다. 그것은 인체 내에서 가장 활성이 높은 두 가지 형태의 비타민 B12를 포함한다. 그중 하나는 독자들도 잘 아는 메틸코발라민이고, 또 다른 하나는 아데노실코발라민(adenosylcobalamin)인데, 후자는 미토콘드리아가 에너지를 생성하는 데 사용된다. "Active B12"에 함유된 두 가지 비타민 B12의 조합은 메틸화 불량자(poor methylator: 자세한 내용은 제7장 "해독이 중요하다"를 참고하라)의 사람에게 좋다. 메틸화 불량(poor methylation)은 편두통과 고통스러운 신경통을 앓는 사람들에게 흔하다. 많은 사람들이 흔히 보유하고 있는 SNP(돌연변이) 중에서, 메틸코발라민이 아데노실코발라민으로 전환되는 것을 제한하는 것이 있다는 사실을 알고 있는가? 린치 박사가 두 가지 형태의 비타민 B12를 결합하여 "Active B12"를 만들어낸 것은 바로 이 때문이다. www.Seekinghealth.com에서 "Active B12"를 구입할 때는 쿠폰코드난(欄)에 'Headache Free'를 입력하여 15% 할인을 받기 바란다.

주의사항

비타민 B12는 주사로도 맞을 수 있다. 의사의 처방을 받아 약국에서 구입할 수 있는 근육주사제의 일반적인 형태는 시아노코발라민이다. 나는 시아노코발라민 주사제 혹은 경구용 보충제를 추천하지 않는다. 왜냐하면 그것은 자연스런 것이 아니기 때문이다. 내가 추천한 메틸코발라민을 구입하려면, 의사의 처방을 받아 조제약국(compounding pharmacy)으로 가야 한다.

R 리포산

R 리포산은 항산화제로, 수초를 공격하고 신경망을 망가뜨리는 프리라디칼을 진압한다. 리포산은 인체 내에서 자연적으로 생성되지만, 우리는 건강기능식품을 이용하여 리포산을 보충할 수 있다. 리포산은 에너지 증강과 신경통 치료를 위해 흔히 사용된다. 리포산은 인체의 모든 세포들, 특히 신경세포와 뇌세포에 의해 이용된다. 리포산은 손쉽게 뇌로 들어가, 모든 신경세포에 도달할 수 있다. 리포산은 인체를 산화스트레스로부터 보호해 주고, 신경계를 진정시킨다. 또한 혈당치를 현저하게 낮춰 준다.

리포산에는 알파리포산(ALA)과 R 리포산이라는 2개의 거울상 이성질체(enantiomer)가 존재한다. R 리포산은 ALA보다 구하기가 좀 더 어렵다. 물론 ALA도 괜찮지만, 나는 R 리포산을 추천한다. 왜냐하면 그것은 인체 친화력이 높은 활성형이기 때문이다. R 리포산은 저용량에서도 효과가 빠르고 우수하며, 무엇보다도 자연적이다. R

리포산은 ALA의 절반만 복용해도 동일한 효과를 발휘한다. 다시 말해서, R 리포산 100mg은 ALA 200mg 과 동등하다. 그렇다고 해서 건강기능식품점에서 흔히 찾아볼 수 있는 ALA가 위험하다는 것은 아니다. 다만 활성이 낮을 뿐, 인체는 ALA를 활용 가능한 형태(활성형)로 바꾸기 위해, 몇 번의 항산화 수레바퀴를 돌려야 한다.

리포산은 신경을 진정시키는 것으로 유명하다. 그것은 다발성경화증(MS: multiple sclerosis) 환자들을 위해 연구되어 왔는데, MS 환자들의 신경계에서는 탈수초(demyelination) 현상이 일어난다.[33,34] 현재 리포산은 당뇨성 신경병증에 흔히 사용되고 있다. 그래서 안면신경통이나 TN을 앓는 환자들에게 리포산을 권하는 것은 논리적으로 타당하다.

비오틴

비오틴은 비타민 B 복합체에 속한다. 일반적으로 모든 비타민 B는 신경계의 적절한 기능 발휘를 위해 필요하다. 비오틴은 머리카락과 손톱의 성장을 도우므로, 많은 미용 목적의 보충제에서 발견된다. 비오틴은 장내 세균에 의해 만들어지지만, 대부분의 사람들은 그러한 '좋은 세균'을 충분히 보유하고 있지 않다. 따라서 프로바이오틱스를 섭취함으로써, 좀 더 많은 비오틴을 자연스럽게 확보할 수 있다. 그러나 리포산은 비오틴의 드럭머거다. 프로바이오틱스 하나만 갖고서 리포산이 빼앗아간 비오틴을 보충하는 것이 가능할까? 아마도 불가능할 것이다. 그럼에도 불구하고, 나는 항상 프로바이오틱스를 추천한다. 왜냐하면 프로바이오틱스는 면역계를 지원해 주고 염증성 사이토카인을 줄여 주기 때문이다. 사실 셀리악병이나 크론병이나 과민성 대장증후군 환자가 아니라면 , 심각한 비오틴 결핍증을 앓는 사람들은 드물다.

하지만 경미한 비오틴 결핍증을 앓는 사람들은 얼마든지 있을 수 있다. 만일 당신이 비오틴 결핍증을 앓고 있다면, 입 가장자리가 갈라지거나, 탈모, 인설, 혀 부종 및 통증, 안구건조증을 겪을 수 있다. 또한 비오틴 결핍증은 식욕저하, 우울증, 불면증을 일으킬 수 있다. 이것이 자신의 이야기처럼 들리는 사람들은 비오틴 보충제가 필요한 장본인들이다. 비오틴의 복용량은 하루 2~10,000㎍으로 다양하다. 비오틴의 장점을 한 가지 더 말한다면, 머리카락과 손톱의 성장을 돕는다는 것이다.

주의사항

특정 약물을 복용한 경우, 그 약물이 빼앗아간 영양소를 복구시켜 놓아야 한다. 예컨대 당신이 한 가지 이상의 항경련제를 복용한다면, 소모된 비오틴을 보충해야 한다. 리포산도 인체의 비오틴 저장소를 감소시킴으로써, 비오틴을 고갈시킨다. 따라서 나는 리포산을 비오틴의 드럭머거라고 부른다. 물론 비오틴이 약물은 아니지만, 드럭머거란 인체로부터 영양소를 빼앗아가는 화합물을 가리키는 나의 용어다. 새로운 질병을 진단받아 처방약을 복용할 때, 그로 인해 고갈되는 영양소가 무엇인지를 자세히 알고 싶다면 『드럭머거』를 참고하라.

자메이카산 층층나무(Piscidia erythrina)

자메이카는 반짝이는 푸른 바다가 있는 그림 같은 해변으로 가장 잘 알려져 있다. 그러나 작은 섬 그리고 레게 음악을 즐기는 아름다운 사람들의 아름다움을 능가하는 명물이 하나 있으니, 그것은 바로 층층나무(dogwood tree)다. 자메이카산 층층나무는 플로리다에서도 흔히 볼 수 있으며, 삼차신경통 치료를 위한 "두통 정복 시나리오" 중 일부다. 카리브해 연안에서는 의사들이 층층나무 추출물을 불안, 불면증, 근육경련, 편두통, 군발두통, 일반적인 통증에 사용하는 것을 흔히 볼 수 있다. 층층나무 추출물은 생리통에도 도움이 된다.

층층나무에는 많은 천연화합물들(예: 이소플라본, 탄닌, 수지, 배당체)이 함유되어 있으며, 이것들은 항불안 및 진통 효과를 갖는다. 또한 층층나무 추출물은 강력한 진경제(antispasmodic)이기도 하다. 층층나무는 액상 추출물이나 차 형태로 출시되어 있는데, 차는 액상 추출물보다 부드러우며(작용도 약하다) 카페인을 함유하고 있지 않다. 층층나무 추출물이 함유된 건강기능식품을 구입할 때는 평판이 좋은 메이커의 제품을 구입하라. 그래야만 층층나무의 알맞은 부분(correct parts)을 사용했다고 확신할 수 있기 때문이다(다른 부분에는 독성이 있다). 내가 추천하는 것은 Herb Pharm에서 만든 "Jama-ican Dogwood"라는 액상 추출물이다. 왜냐하면 이 제품은 훈증소독이나 방사선 처리를 하지 않기 때문이다. 추천하는 또 하나의 제품은 Gaia Herb에서 나온 "Feverfew Jamaican Dogwood Supreme"인데, 이것은 화란국화와 층층나무를 배합한 것이다. 화란국화는 층층나무만큼이나 잘 연구된 약초로, 두통을 완화하는 효과가 있다.

주의사항

어떤 약초를 복용하더라도 알러지 반응은 일어날 수 있다. 층층나무는 오직 뿌리 껍질만을 사용해야 하며, 다른 부분을 사용하면 다른 약초들처럼 독성이 있을 수 있다. 또한 과다복용은 무감각, 진전(tremor), 침분비 과다, 환영, 발한을 일으킬 수 있으므로 금물이다. 다른 약물 및 건강기능식품의 경우와 마찬가지로, 항상 최소 유효량을 복용해야 한다는 것을 명심하라. 임신부나 수유부는 산부인과 전문의에게 문의한 후에 사용해야 한다.

카바(*Piper methysticum*)

카바는 믿을 수 없을 정도로 효과적인 약초다. 카바에는 TNFα 를 감소시키는 카바락톤(kava lactones)이 함유되어 있어, 통증을 완화하고 신경을 진정시킨다.[21] 카바는 목과 어깨의 근육 수축을 줄이는 데도 도움이 된다.

우리 주변에는 스트레스에 시달린 나머지 어깨를 들거나, 등을 구부리거나, 몸을 움츠림으로써 전신의 근육이 경직되어 있는 사람들이 많다. 카바는 이런 사람들에게 도움이 된다. 나아가 그것은 기분을 좋게 하고, 진균 감염증(예: 칸디다증, 무좀, 백선)에도 도움이 된다. 알코올과 병용해서는 안 되며, 임신부와 수유부는 복용하지 말아야 한다. 많은 약물들과 상호작용을 일으킬 수 있으므로, 의사나 약사와 상의한 후에 복용해야 한다.

제거해야할 것들

- MSG 함유 식품
- 모든 인공 감미료
- 글루텐(가능하면 모든 곡물)
- 아이스크림과 같은 찬 음식
- 찬 음료 혹은 스무디
- 부드럽지 않은 린넨 섬유
- 너무 큰 칫솔
- 니코틴(혈관 수축을 초래함)

- 전자 오염(electronic pollution)
- 인공 염료와 색소
- 휴대전화 사용을 자제하고(15분 이상 통화 금지), 휴대전화를 머리맡에 놓고 자지 말 것
- 전자시계가 달린 라디오, 또는 전자레인지 근처에 머리를 두지 말것

약물요법

많은 약물들이 두통을 경감시키기 위해 만들어졌다. 그중 몇 가지 약물들은 처방전 없이 구입할 수 있고, 어떤 약물들은 처방전이 있어야만 구입할 수 있다. 그것은 약물의 유형에 따라 다르다. 나는 의사가 아니지만, 효과가 가장 좋은 두통약을 고르라면, 항염제 중 하나를 선택할 것이다. 항염제는 마약성 진통제(예: 옥시코돈, 하이드로코돈)보다 효과가 좋으며, 중독성도 없다. 하지만 무엇보다 중요한 것은, 항염제는 염증을 치료할 수 있다는 것이다(염증은 삼차신경을 압박함으로써 TN을 초래할 수 있다). 이에 반해 마약성 진통제는 염증을 치료하지 못한다. 때로는 항염제와 마약성 진통제를 병용할 수도 있다.

몇몇 전문가들은 항경련제가 TN에 최고라고 한다. 이 말은 일시적으로 복용하기만 한다면 틀린 말은 아니다. 예컨대 Lyrica(프레가발린)와 같은 약물이 그런 부류에 속한다. 하지만 나는 프레드니손

이나 히드로코르티손과 같은 스테로이드제는 추천하지 않는다. 당신은 지금까지 스테로이드제를 처방받았던 적이 있을지도 모른다. 그러나 스테로이드제를 장기적으로 복용할 경우 심각한 부작용을 초래할 수 있다. 스테로이드제는 부신 기능을 저하시키고 면역기능을 억제하기 때문이다. 나는 스테로이드는 반대하며, 항염제, 진통제, 항경련제(항발작)가 더 좋을 것 같다. 다른 약물들을 시도해 보면서, 자신에게 맞는 약물을 찾아내는 지혜가 필요하다.

사람들은 TN을 자살 충동을 부르는 질병(suicide disease)이라고 부른다. 그래서 나는 "TN의 근본적인 원인을 알아낼 때까지는, 모든 필요한 조치를 취해 보라"고 권하고 싶다. TN의 원인을 찾아내 제거할 경우, 통증의 정도가 줄어들고 발작 빈도가 잦아질 것이므로, 약물 복용을 서서히 끊을 수 있다. 이는 결코 꿈이 아니며, 당신에게 얼마든지 일어날 수 있는 일이다. 하지만 현재로서는 '어떤 약을 이용할 수 있는지', 그리고 '어떻게 하면 그것들을 안전하게 복용할 수 있는지'를 알아보는 것이 급선무다.

OTC 진통제

가장 유명한 그래서 아무 때나 부담없이 구입할 수 있는 OTC 진통제는 이부프로펜과 나프록센이다. 두 약물은 모두 NSAIDs(Non-steroidal anti-inflammatory drugs) 계열에 속하며, 복용방법과 주의사항은 제품 포장에 부착된 라벨의 지시사항에 따르면 된다.[15] 이부프로펜은 400mg씩 하루에 3번 복용하는 것이 보통이지만, 이 정도로는 충분한 효과를 거둘 수 없는 경우도 있다. 처방용 이부프로펜은 한 정에 800mg이며, 하루에 세 번씩 간단한 스낵이나 주스, 우유와 함께 복용한다. 한편 더 작은 용량(1정당 200mg)의 이부프로펜도 전국의 약국에서 판매되고 있다.

NSAIDs는 TN에 효과적이기는 하지만, 효과가 발현될 때까지 최대 한 시간이 소요된다는 것이 문제다. 왜냐하면 TN 발작이 시작될 때는 처음 몇 분이 중요하기 때문이다. 따라서 만약 통증이 자정 무렵에 시작될 것으로 예상된다면, 밤 10시나 11시쯤 약을 복용하는 것이 좋다. 그러면 자정이 됐을 때 약효가 발현될 것이다. 하지만 자칫 잘못하면 NSAIDs를 예방 목적으로 24시간 내내 복용해야 할 수도 있다.

NSAIDs는 위와 식도에 해롭다 그리고 위장관을 공격하여, 민감한 사람들에게 궤양을 일으키거나 위 또는 장 출혈을 일으킨다. 이러한 부작용을 피하는 한 가지 방법은, 조제약사에게 좌약으로 만들어 달라고 요청하는 것이다. 그러나 이렇게 하려면 의사를 경유해야 하며, 조제 시간도 며칠이 소요될 수 있다. 그래서 나는 경구 NSAIDs를 복용하는 사람들에게 마시멜로 뿌리 추출물 또는 차를 권한다. 마시멜로 차를 만드는 방법은 참 쉽다. 내가 마시멜로 차를 만드는 동영상이 유투브에 업로드 되어 있으니 참고하기 바란다. 그렇지 않으면 DGL(deglycyrrhized licorice)을 복용할 수도 있다. DGL은 위벽을 코팅함으로써 NSAIDs의 가혹한 효과로부터 당신의 위를 보호해주는 건강기능식품이다.

또 다른 방법은 NSAIDs 대신 아세트아미노펜을 복용하는 것이다. 아세트아미노펜은 위장관을 자극하지 않으므로, 궤양을 앓고 있는 사람들에게 적당하다. 단, 아세트아미노펜을 과량 복용하거나, 장기간 복용하거나, 술과 함께 복용할 경우에는 간이 손상될 수 있다. 아세트아미노펜을 함유하는 제품들(예컨대 수면 기능이 있는 종합감기약)을 여러 가지 복용할 때는 주의해야 한다. 왜냐하면 하루 최대 복용량인 4,000mg을 초과할 수 있기 때문이다.[15] 또한 아세트아미노펜은 글루타티온의 드럭머거라는 점을 명심해야 한다.

심근경색의 병력이 있는 사람들은 주의할 사항이 한 가지 더 있다. 이런 분들에게는 NSAIDs 대신 아세트아미노펜이나 "두통정복 시나리오"에서 소개한 건강기능식품을 추천한다. 왜냐하면 "심근경색을 최초로 겪은 시기가 언제인가와는 NSAIDs는 무관하게 심근경색의 재발 위험을 증가시킬 수 있다"는 연구결과가 보고되어 있기 때문이다.[16]

항경련제

신경과 전문의들은 TN 환자들에게 항경련제를 처방한다. 왜냐하면 항경련제가 신경의 과도한 발화(firing)를 진정시키기 때문이다. 그러나 항경련제는 진통제만큼 신속하게 통증을 완화하지는 못하므로, 치료제보다는 예방약으로 간주하는 것이 좋다. TN에 가장 흔하게 처방되는 항경련제는 카르바마제핀 또는 카르바트롤(카르바마제핀의 지속형 버전)이다. 의사가 TN으로 진단하자마자 첫 번째로 처방하는 약물은 아마도 이 두 가지 약물일 것이다. 이들 약물을 처음 복용할 때 가장 많이 나타나는 부작용으로는 현기증, 졸음, 불안정한 걸음걸이가 있다.

많은 사람들이 카르바마제핀에 잘 반응하지만, 모두가 그런 것은 아니다. 카르바마제핀의 한 가지 문제점은 혈액이상(blood abnormalities)이다. 혈액이상은 재생불량성 빈혈(aplastic anemia)이나 과립구감소증(agranulocytosis)과 같은 형태로 나타나며, 혈소판과 백혈구도 감소할 수 있다. 카르바마제핀의 사용은 제한하는 요인은 심각한 피부반응으로, 자칫 사망을 초래할 수도 있다. 이러한 피부반응에는 독성 표피괴사용해(toxic epidermal necrolysis)와 스티븐스-존스 증후군(Stevens-Johnson syndrome)이 있다. 백인의 경우 이러한 피부반응의 발생 빈도가 만 명당 1~6명 정도지만, 아시아 국가의 경우에는 이 빈도가 10배 이상 크게 증가한다. 심각한 피부반응은 1502번 allele에 HLA-B 유전자를 보유한 사람에게서 자주 보고되므로, 이 유전자의 보유 여부를 알고 싶은 사람들은 23andMe.com에서 타액검사를 해 보기 바란다. 검사 결과 이 유전자를 가지고 있는 것으로 판정받은 사람들은 카르바마제핀을 복용하지 말아야 한다.

또 다른 다빈도처방 항경련제로는 Lyrica가 있는데, 클로나제팜(Klonopin)이나 벤조디아제핀계 진정제와 병용하면 효과가 좋다. 벤조디아제핀계 진정제 중 대표적인 것은 바륨(Valium)이다. 항경련제와 진정제의 조합은 내 남편 샘에게도 얼마 동안 매우 효과가 있었기 때문에, 나는 이 조합을 당신에게 추천한다. 모든 항경련제들은 뇌신경의 발화를 늦추므로, 몇 주 동안 계속 사용하면 약물이 속한 범주에 관계없이 TN 통증의 강도와 빈도가 줄어든다는 것을 느낄 수 있다. 일부 운 좋은 사람들은 완전완화(complete remission)를 보이기도 한다. 항경련제를 복용하는사람들은 정기적으로 의사를 방문하여 임상검사(lab test)를 받아야 한다. 왜냐하면 일부 항경련제들은 비타민 B의 드럭머거이기 때문에, 당신의 몸에서 비타민 B를 빼앗아가기 때문이다.

항경련제의 종류

카르바마제핀(Tegretol, Carbatrol), 가바펜틴(Neurontin)
페니토인(Dilantin), 옥스카르바마제핀(Trileptal)
프레가발린(Lyrica), 클로나제팜(Klonopin)

진경제 또는 근육이완제

근육이완제는 단독으로, 또는 항경련제와 함께 사용된다. 부작용으로는 구갈, 시야 불선명, 어지럼증, 혼동, 구역, 졸림이 있다. 따라서 근육이완제를 복용하고 승용차를 운전할 때는 극도로 신중을 기해야 한다. 나라면, 적정한 용량과 약물이 신체에 미치는 끼치는 영향을 확실히 알 때까지 근육이완제를 복용하지 것이다. 항경련제 때문에 졸음이 오는 사람은 취침 전에 이 약을 복용하는 것이 좋다

진경제/근육이완제의 종류

바클로펜(Gablofen, Lioresal), 티자니딘(Zanaflex)

즉각적인 피부 진정제

Lidoderm patches

이것은 5% 리도카인이 들어 있는 패치제로, 의사의 처방이 필요하다. 리도카인 패치는 첩부한 부위를 국소적으로 마취하여 감각을 없앤다. 어떤 사람들은 몇 시간 동안 통증 완화를 경험하기도 하지만, 효과 지속시간은 개인이 느끼는 통증의 정도에 따라 다르다. 반으로 잘 2번에 나누어 사용할 수도 있다.

No Scream cream

이 제품을 바르면 피부가 무감각해진다. 그러나 마비 효과가 바로 나타나는 것은 아니며, 완전한 효과를 발휘하는 데 약 20~30분이 소요되고, 효과는 매우 좋은 편이다. 내가 미용실에서 제모를 하는 동안 너무 아파서 아이처럼 울자, 배려심 깊은 미용사가 No Scream Cream을 소개해 줬다. 제품의 라벨에는 "편안하게 제모하세요" 라고 쓰여 있다. 이 크림이 브라질리언 왁싱과 비키니 왁싱 그리고 눈썹 제거를 위해 처방전 없이 팔린다는 사실은 크게 신경 쓸 것 없다. 이 크림의 핵심 기능은 피부를 무감각하게 하는 것이며, 이것을 추천하는 이유는 바로 이 때문이다. 온라인에서 약 20달러에 판매된다.

제라늄 오일

정원에 화사하게 피어난 제라늄 꽃은, TN으로 고통받는 사람들에게 의외로 큰 도움이 된다. 제라늄(게르마늄 아님)의 정유(essential oil)는 신경통을 완화하는 효과가 있다. 약 5방울을 손 끝에 떨어뜨려 두피와 얼굴을 부드럽게 마사지해 보라. 이때 면봉을 이용해도 무방하다. 연구에 의하면, 제라늄 정유는 대상포진에 의한 통증을 경감시킨다고 한다. 제라늄 정유는 건강기능식품점이나 온라인쇼핑몰에서 구입할 수 있다.

Neuragen PN

Neuagen PN은 약국에서 판매하는 국소 연고제다. 몇몇 연구에 의하면, 이 연고가 대상포진성 신경통, 당뇨 또는 HIV와 관련된 신경병증, 삼차신경통에 도움이 된다고 한다. 이 제품은 성요한초 추출물, 유칼립투스, 베르가못, 라벤더, 제라늄을 배합한 동종요법제(homeopathic remedies)다. 이 연고를 피부에 바르면 즉시 통증을 누그러뜨리고 진정시킨다.

통증 완화용 처방용 국소 젤

오래 전에, 어떤 사람이 피부에 바를 수 있는 진통제를 만들었다. 그리고 오늘날 그것은 독자들을 고통에서 구원하기 위한 나의 비밀

병기가 되었다.

남편 샘이 지속적인 안면통으로 고통받고 있을 때, 그는 처방용 젤을 하나 사용해 보고는 큰 효과를 봤다. 그 젤은 그의 진통제 목록에서 단숨에 일순위로 뛰어올랐다. 이 처방용 국소 젤은 샘 프랫이라는 약사가 내 남편을 위해 만들었다. 샘 프랫과 나는 어떤 학회에 참석했다가 금세 좋은 친구가 되었다. 그는 정말로 호인이며, 그가 운영하는 조제약국에서는 온갖 종류의 안전하고 효과적인 약품을 만들 수 있다. 샘의 약국에서 만드는 젤은 2가지인데, 하나는 "Pratt Gel"이고, 다른 하나는 "Sam's Magic Gel"이다.

둘 중 어느 것을 선택하든, 해당 제품을 당신 피부에 적용하면 강력한 항염증 효과를 발휘한다. 또한 국소 신경안정제로 작용하여, 신경이 걷잡을 수 없이 발화하지 못하도록 진정시켜 준다. 만약 두 가지를 함께 사용한다면, 마치 불이 난 것처럼 화끈거리는 당신의 얼굴을 점차 진정시켜 줄 것이다! 모든 사람이 즉각적인 효능을 경험하는 것은 아니지만, 계속 바르면 효과가 누적된다. 2가지 제품 모두 의사의 처방전이 필요하며, 건강기능식품점에서는 판매하지 않는다. 먼저 Pratt Gel부터 설명하기로 한다.

Pratt Gel

정당한 논공행상을 위해 솔직히 말하면, Pratt Gel을 처음 개발한 사람은 샘 프랫이 아니라, 뉴햄프셔주 킨에서 약국을 운영하는 조지 로엔치라는 약사였다. 샘 프랫은 조지의 동료 약사로, 그저 동료가 만든 포뮬라의 우수성에 감탄하여 Pratt(Proprietary Roentsch Anhydrous Trans-Tissue)이라는 이름을 붙였을 뿐이다. 그런데 기발하게도, Pratt이라는 이름은 샘 프랫의 성(last name)과 똑같았다. Pratt은 무수 젤 기제(anhydrous gel base)에 나프록센 5%와 가바펜틴 5%를 완벽하게 배합한 것이다. 이렇게 하여 탄생한 Pratt Ge은 신경의 친유성 구조(lipophilic structure)에 높은 친화성을 가지고 있다. 이것은 정말 대단한 일이다. 왜냐하면 Pratt Gel은 투명한 수용성 젤이지만, 신경과 같은 지방조직에 용해되는 활성성분을 운반해 주기 때문이다.

Sam' s Magic Gel

Sam' s Magic Gel은 무수 젤 기제에 케토프로펜 10%와 가바펜틴 5%를 배합한 것이다. 이것은 통증을 완벽하게 누그러뜨리지는 않지만, 시간(몇 시간 혹은 하루)이 흐르면서 통증이 줄어드는 것을 확연히 느낄 수 있다. 성분 구성 면에서 보면, Pratt Gel은 나프록센을 포함하고, Sam' s Magic Gel은 케토프로펜을 포함한다는 점이 다르다. 그러나 2가지 젤 모두 신경을 안정시키는 가바펜틴을 포함하며, 약효 면에서 볼 때 전반적으로 큰 차이는 없다. 굳이 차이를 말하라면, 항염 효과 정도? 그러나 나는 2가지 젤을 모두 다 추천한다. 왜냐하면 사람에 따라 선호하는 제품이 다르기 때문이다. Sam' s Magic Gel의 기제는 Pratt gel과 동일하기 때문에, 신경 안으로 잘 침투한다.

위에서 설명한 2가지 젤들은 튜브나 작은 통에 담겨 있어서, 가정에서 쉽게 소분할 수 있다. 또한 오랫동안 보관할 수 있으므로, 약

아스타잔틴: 어서 빨리 내 신경으로 와줘요!

제6장 "두통의 미스터리가 풀리다"에서, 아스타잔틴(astaxanthin)이 눈에 얼마나 이로운지를 설명할 것이다. 또한 아스타잔틴은 신경의 건강에도 좋다.[13] 특히, 한 논문에서는 아스타잔틴과 칸타잔틴(canthaxanthin)의 항산화 효과와 항염 효과를 주목했다. 이 두 가지 물질은 신경퇴행성질환(neurodegenerative disorders)에 좋은 효과를 보이는데, 이는 이 물질들이 뇌신경의 퇴화를 억제한다는 것을 의미한다. 나는 Nutrex-Hawaii에서 나온 BioAstin이라는 브랜드를 추천한다. 12mg씩 매일 복용하면 된다. 자세한 내용은 www.Nutrex-Hawaii.com을 참조하라.

사의 지시대로 사용하기만 한다면 몇 달 정도 사용할 수 있다. 경피성 통증 젤(transdermal pain gels)의 사용방법은 매우 간단하다. 완두콩 하나 크기의 젤을 귓불의 앞과 뒤에 바른 다음, 턱의 뒤편과 얼굴 주변, 관자놀이에 차례로 바른다. 조심스럽게 사용해야 하며, 과량 사용한다고 해서 통증이 더 빨리 개선되는 것이 아니라는 것을 명심해야 한다. 모든 약물이 그렇듯, 며칠, 몇 주 정도의 시간이 흐름에 따라 통증은 서서히 줄어들게 된다. 어떤 사람들은 일반인들보다 빨리 효과를 경험할 수 있으며, 민감한 사람들은 약을 바른 후 졸음이 찾아올 수도 있다. 주치의가 이 젤들을 처방하려면 조제약국에 처방전을 발행해야 하는데, 이 경우 정확한 레시피와 적절한 지시사항이 필요하다.

캡사이신 크림

직관에 반(反)하는 것처럼 들리겠지만, 매운 칠리페퍼는 타는 듯하고 찌르는 듯한 안면통을 경감시킬 수 있다.[22] 칠리페퍼의 활성성분은 캡사이신이다. 그러므로 캡사이신을 간단히 무시하지는 마라. 캡사이신 크림을 피부에 바르면 안면통에 도움이 된다. 단, 캡사이신 크림은 반드시 통증 발작기 사이(휴지기)에 발라야 한다. 통증이 진행되고 있는 도중에 바르면, 고통과 작열감을 더욱 악화시키기 때문이다. 캡사이신은 P 물질(substance P)을 고갈시켜 신경 말단을 무감각하게 만든다. 그러나 캡사이신이 통증을 없애는 것은 아니며, 단지 통증을 덜 느끼도록 해 주는 것뿐이다. 캡사이신은 뛰어난 속임수 기술을 보유한 '타짜'로, 시간이 흐름에 따라 통증 감각을 줄여 준다.

캡사이신 크림을 바르면, 그것은 피부에 있는 통증 수용체와 결합한다. 그러면 뉴런이 흥분하여, 곳곳이 뜨겁고 따끔거리게 된다. 어쩌면 가려울 수도 있다. 정상적인 상황에서, 초기의 흥분기가 지나면 민감성이 감소되어 완화기가 찾아온다. 캡사이신 크림을 여러 차례 반복해서 사용하면, 당신은 피부는 탈감작(desensitized)된다. 그렇다면 캡사이신의 효과는 어느 정도일까? 나는 탁상공론을 싫어하는 성격이므로, 객관적인 데이터를 제시하겠다. 6건의 위약대조 임상시험 결과를 종합적으로 분석한 메타연구에 의하면(n=656), 신경병증 환자들에게 캡사이신 외용제(함량 0.075%)를 투여한 결과, 8주 후에 참가자의 60%가 통증 감소를 경험한 것으로 나타났다고

한다.[23,24]

캡사이신 크림에 마음이 끌리는 독자들은 다음과 같이 해 보라: 통증발작 사이의 휴지기를 틈타, 캡사이신 크림을 환부(통증을 느끼는 얼굴/머리 부위)에 발라라. 이때 최소 유효량을 발라야 하는데, 그 이유는 화상을 입지 않기 위해서다. 온감(溫感)이 느껴질 수도 있지만 견딜 만한 수준이며, 실제로 아무 문제도 없을 것이다. 불편할 정도로 뜨겁지만 않으면 된다. 온감이 사라질 때마다 캡사이신 크림을 다시 발라라. 온감이 사라지는 시간은 사람마다 다르지만, 4~6시간 후가 일반적이다. 1~2주 후에 신경 말단은 무감각해진다. 계속 바르다가, TN 발작이 사라지면 크림 사용을 중단하라.

캡사이신 크림 사용 시의 주의사항은 다음과 같다: 가능하면 롤온형(roll-on form)을 이용하라. 또한 맨손을 사용할 때는 손이 눈에 닿지 않도록 조심하고, 손을 잘 씻어야 한다. 캡사이신은 OTC 의약품으로 전국의 약국에서 판매된다. 대표적인 브랜드로는 "Zostrix"가 있고, 제네릭 버전들도 많이 출시되어 있다. 많은 카이로프랙터들은 Sombra라는 진통젤을 사용하며, 온라인 쇼핑몰에서도 다양한 브랜드를 판매하지만, 활성성분이 캡사이신인지를 반드시 확인하기 바란다. 그러나 캡사이신 크림을 사용하는 동안에도, TN의 원인을 찾아내려는 노력을 중단하지 말아야 한다. 캡사이신 크림은 일시적으로 신경을 무디게 하여 통증을 못 느끼도록 만드는 것에 불과하기 때문이다.

2007년 1월, 나는 여러 신문사에 건강 칼럼을 기고했다. 당시에 나는 가능한 한 모든 TN 환자들을 돕고 싶었다. 왜냐하면 TN이 가

정생활에 초래하는 재앙을 몸소 체험하고 있었기 때문이다. 남편 샘은 지속적이고 심각한 안면통을 겪고 있었는데, 그의 정확한 병명은 TN과 유사한 비전형안면통(AFP)이었다. 그래서 나는 샘의 프라이버시를 지켜 주는 범위 내에서, 내가 보고 느낀 것을 연구하고 분석하여 칼럼으로 기고했다. 나는 한 독자로부터 아래와 같은 편지를 받았는데, 그는 내가 칼럼에 제공한 조언에 따라 캡사이신 크림을 이용해 통증을 치료한 환자였다.

수지 선생님께

선생님은 내 삶을 엄청나게 변화시켰어요. 2006년, 나는 삼차신경통의 통증을 줄이기 위해 2번이나 수술을 받았어요. 9월 6일, 나를 치료하던 신경외과 의사는 "당신이 겪고 있는 통증에 대해서는 아무런 치료법도 완화법도 없다"고 선언했어요. 하지만 그는 틀렸어요! 선생님이 칼럼에서 추천해 주신 캡사이신 크림을 사용한 뒤로는, 통증의 지속시간이 몇 시간에서 몇 분으로 줄어들었어요. 나는 지금 거의 정상적인 삶을 살고 있어요. 정말 정말 고맙습니다.

플로리다주 게인스빌에서 매릴린

그밖의 치료방법

외과적 수술

우리는 노화가 TN의 위험인자라는 사실을 잘 알고 있다. 실제로

신경외과 전문의들은 노인 TN 환자들과 자주 마주친다. TN 환자를 치료하는 신경외과 전문의의 목표는 '수술을 통해 혈관이 삼차신경을 억눌러 손상시키는 것을 중단시키는 것'이다. 『Journal of Neurosurgery』 2011년 1월호에 실린 논문에 의하면, "36명의 노인 환자와 53명의 비노인 환자를 대상으로 미세혈관감압술(MVD: microvascular decompression)의 안전성을 평가한 결과, 노인 환자의 대다수가 안전하게 MVD 시술을 받았다"고 한다.

나는 그동안 많은 TN 환자들과 상담을 해왔다. 어떤 사람들은 수술 후 2개월 이내에, 어떤 사람들은 약 1년이 지난 후에 통증이 재발했다고 말했다. 나는 현재까지 수술 후 18개월 이상 동안 무통 상태를 유지하고 있는 사람들을 만나 본 적이 없다. 이러한 사실을 근거로 하여, 나는 "수술을 받았음에도 불구하고 통증이 계속 발생하는 것은 뭔가 근본적인 병적 이상(예: 감염, 수초탈락, 글루텐 민감성)이 있기 때문이며, 그것은 수술로도 고칠 수 없는 것 같다"고 생각하게 되었다.

TN의 수술적 치료방법 중에서 대표적인 두 가지는 MVD와 감마나이프 방사선 수술법(gamma knife radiosurgery)이 있다. 그밖의 다른 방법들로는 글리세롤 주입술(glycerol injection), 풍선 압박술(balloon compression), 고주파 열응고술(radiofrequency thermal lesioning)과 같은 것들이 있다. 이러한 방법들은 내 전문분야가 아니므로, 괜히 아는 체 하지 않겠다. 단지 몇 가지 선택사항들을 더 알려줌으로써, 주치의와 상의하는 데 도움을 주고 싶을 뿐이다.

침술

아마 TN 환자들에게 침술 이야기를 한다면 대경실색할 것이다. 나는 그들이 가끔씩 '내 얼굴을 천 개의 바늘이 찌르고 있다'고 느낀다는 것을 잘 알고 있다. 하지만 너무 성급하게 침술을 제외하지는 마라. 나는 멋진 과학 논문을 하나 발견했는데, 거기에는 25년간 TN으로 고통받았던 66세 여성에 대한 이야기가 쓰여 있었다.[17] 그녀는 예상대로 온갖 시련을 겪어 왔고, 수년간 다양한 처방약을 복용해 봤다. 심지어 그녀는 신경차단술과 고주파 신경근절단술까지도 받았다.

그러나 안타깝게도, 25년 동안 별의별 약물치료와 외과적 수술로 인한 비용과 부작용을 참아낸 후에도, 여전히 최악의 통증(10단계 통증)을 호소했다. 견디다 못한 그녀는 '밑져야 본전'이라는 심정으로 침술사에게 갔다. 침술사는 일주일에 3번씩 치료했고, 각 치료는 45분씩 진행되었다. 그런데 4번째 치료를 받은 후에, 그녀는 통증이 거의 사라진 것을 느꼈다. 그리고 15번째 치료를 받은 5주간의 치료 후에, 그녀는 통증에서 완전히 해방됐다! 무통 상태는 그 후로도 6개월 동안 지속되었다. 25년간 그녀를 괴롭혔던 통증이 5주 만에 사라지다니, 정말 놀랍지 않은가?

당신도 이런 행운의 주인공이 될 수 있을까? 물론이다. 나는 침술의 팬으로서, 침술을 추천한다. 특정 침술사가 마음에 들지 않는다면, 다른 침술사에게 가 보라. 나는 5명의 침술사에게서 5가지 상이한 치료방식을 체험했는데, 그들 중 2명의 방법이 마음에 들었다. 내 말뜻은 '첫 번째 치료가 맘에 들지 않는다고 해서 쉽게 포기해서는 안 된다'는 것이다. 수많은 침술사들 중에서 몇 사람은 진정으로 재능이 있으며, 자신에게 알맞은 침술사를 찾아내야 한다. 내 경우를 예로 들면, 나는 그들이 기(氣)를 찾는답시고 침을 4인치 정도 찔러넣은 것이 영 마음에 들지 않았다. 실제로 침이 내 몸 깊숙이 들어온 것은 아니었고, 단지 내가 그렇게 느꼈을 뿐이다. 게다가 나는 곧이어 땀이 비 오듯 흐르기 시작했다. 내 판단기준이 옳은지는 모르겠지만, 이건 어디까지나 내 개인적인 의견이다. 나는 아프고 불편한 것을 싫어하며, 부드럽고 통증 없이 침을 놓는 침술사를 선호한다. 다시 말하지만, 이것은 내 타입이다. 중의학(中醫學)과 침술은 한의사 또는 침술사가 수련을 쌓은 장소와 방법에 따라 차이가 많다는 것을 기억하자.

엽기적인 치료방법

마리화나가 합법화된 주(州)에서는, 공인된 의사들이 마리화나를 처방하여 TN과 같은 난치성 통증 질환을 관리한다. 이러한 마리화나를 '의료용 마리화나'라고 부르며, 안면 신경통이나 대상포진 후 신경통과 같은 신경병증성 통증(neuropathic pain)을 치료하는데 사용된다. 내가 마리화나를 '엽기적인 치료방법'에 포함시킨 것은, 대부분의 사람들이 "마리화나는 기분을 좋게 해 줄 뿐이다"라는 편견을 갖고 있기 때문이다.

마리화나가 통증을 완화하는 이유를 화학적으로 설명하면, 마리화나의 활성성분이 뇌의 수용체를 자극하여 몇 분 내에 통증발작을 중단시키기 때문이다. 2013년 1월 『The Journal of Pain』에 실린 이중맹검 위약대조 교차 임상시험 결과에 의하면, 저농도의 THC(tetrahydrocannabinol)를 함유한 마리화나 추출물이 통증을 유의하게 감소시킨다고 한다. THC는 정신에 작용하는 화합물이므로, THC가 소량 함유되어 있으면 몽롱한 느낌이 덜 든다.[19] 구체적으로, 1.29%와 3.53%의 THC를 함유한 마리화나 추출물은 다양한 신경병증성 통증을 효과적으로 치료했으며, 둘 다 위약 대비 30%의 통증감소 효과를 나타냈다고 한다.

이에 저자들은 다음과 같은 결론을 내렸다. "1.29%와 3.53%의 THC를 함유하는 마리화나 추출물은 모든 시점에서 동일한 진통효과를 보였다. 따라서 마리화나를 이용하여 환자를 치료하려는 의사들은 가능한 한 저용량(1.29%)을 사용함으로써 인지 및 심리적 부작용을 최소화하는 것이 좋다."

이 연구는 마리화나 추출물의 효과에 대한 추가적 증거를 제시함으로써, '신경병증성 통증 치료를 위한 마리화나 사용'을 지지하는 다수의 문헌에 힘을 실어 줬다. 또한 위험대비효능(risk-benefit ratio)의 측면에서 볼 때, 저용량(1.29%)의 THC가 중간 용량(3.53%)의 THC보다 우위에 있음을 확고히 했다.

선행연구에 의하면, 마리화나는 안전하고 효과적으로 신경병증(neuropathy)을 개선한다고 한다. 여기서 말하는 신경병증이란 암, HIV, 척수손상, 당뇨, 다발성경화 등과 관련된 난치성 신경질환을 의미한다. 또한 다른 연구에 의하면, 마리화나는 마약성 진통제의 진통효과를 증강시키므로, 마약성 진통제의 용량과 부작용을 줄일 수 있다고 한다. 그밖에도 많은 문헌들이 마리화나와 카나비노이드(카나비놀을 비롯한 마리화나의 활성성분들을 총칭하는 용어)의 치료학적 가능성(therapeutic potential)을 언급하고 있다.20,21

마리화나가 합법화된 주의 경우, THC가 함유된 마리놀(Marinol)이라는 처방약이 유통되고 있다. 마리놀은 '항암 화학요법(chemo-therapy)과 관련된 구역 · 구토 치료제'로 FDA의 승인을 받았다. 이것은 의사의 처방을 받아 약국에서 구입하는 것이 원칙이지만, 약국들이 재고확보에 신경을 쓰지 않아 구하기가 매우 어렵다. 마리놀에 들어 있는 THC는 천연 마리화나에 함유된 성분과 100% 동일하지는 않다. 그것은 천연 THC를 약간 변형하여 특허를 받은 합성 THC로, 마리화나와 유사한 효과를 나타낸다. 그리고 중요한 것은, 완전히 합법적인 의약품이라는 것이다. 여기서 한 가지 분명히 해 둘 것이 있다. 나는 합성 의약품보다는 천연 약초를 선호하지만, 당신이 불법으로 대마초를 복용하거나 재배하는 것을 절대로 지지하지 않는다. 그러므로 법을 준수하기 바란다.

통증을 완화하는 차

Nepeta cataria라는 학명을 갖고 있는 개박하(catnip)는 고양이를 살짝 중독시키는 성분을 함유하고 있는데, 이것은 마리화나가 인간에게 미치는 영향과 비슷하다. 개박하가 자라고 있는 정원에서 고양이가 항상 데굴데굴 구르는 것은 바로 이 때문이다. 마리화나와 개박하는 먼 친척뻘이지만, 너무 기대하거나 걱정하지는 마라. 개박하

차가 마리화나와 같은 환각상태를 유도하지는 않기 때문이다.

개박하는 신경안정제로, 당신의 신경계를 진정시킨다. 또한 강력한 항염작용이 있으며, 통증의 역치를 높여서 통증 감각을 줄여 준다. 나는 내가 사는 지역의 약제상에서 마른 개박하를 대량으로 구입하여 사용한다. 1티스푼의 약초를 물 한 컵에 넣어 약 15분 동안 우려내어 마시면 된다. 티백 형태로 출시되어 있는 제품도 있다. 밤에 한 잔 마시면 좋다. 단, 민트에 알러지가 있는 사람은 피하라.

뜨거운 물수건 찜질

뜨거운 물수건은 거의 즉각적으로 통증을 완화해 준다. 뜨거운 물만으로도 충분하지만, 약간의 사리염(황산마그네슘)과 라벤더 오일 몇 방울을 첨가하면 금상첨화다. 통증이 시작됐을 때 누군가가 당신 곁을 지키면서, 물수건 찜질을 도와줄 수 있다면 얼마나 좋을까! 이 경우에는 그저 편안한 자세로 누워 있기만 하면 된다. 나는 거의 매일 한밤중에 깨어나, 내 남편 샘의 얼굴과 머리를 따뜻한 물수건으로 찜질해 주며 밤을 꼬박 지새곤 했다.

작은 수건을 뜨거운 물 속에 담갔다가, 통증을 느끼는 곳(얼굴이나 머리)에 살며시 올려놓아라. 만약 기분이 좋아지면, 잠시 동안 그 부위에 지그시 압력을 가해라. 이 방법은 당신에게 통할 수도 있고 통하지 않을 수도 있다. 구체적인 요령은 시행착오를 통해 스스로 터득해야 한다. 나는 샘에게 따뜻한 물수건과 차가운 물수건을 번갈아 사용해 보곤 했다. 냉온감이 교대로 반복되면, 감각이 흩뜨러져 통증이 완화되는 것으로 생각된다. 또한 나는 간혹 찜질을 멈추고 성요한초나 제라늄 오일을 발라 준 후, 약 10분간 방치했다가 다시 찜질을 시작하곤 했다.

사실 남편은 AFP를 앓고 있었기 때문에, 그의 안면통은 거의 하루 종일 지속되었다. 하지만 뜨거운 물수건은 그에게 큰 도움이 되었다. 물론, 뜨거운 물수건을 몇 초간 식혀야 하는 경우도 있다. 당신의 피부가 화상을 입으면 안 되니까 말이다. 물수건을 몇 초 동안 전자렌지에 넣어 가열하거나, 설거지용 고무장갑을 끼는 것도 좋은 방법이다.

물수건 찜질의 추가적인 이점은, 황산마그네슘 용액을 사용할 수 있다는 것이다. 그 자세한 방법은 다음과 같다. 개수대(sink)에 물을 가득 채운 후, 황산마그네슘 2컵과 라벤더 오일 10방울을 넣는다. 수건을 개수대에 담갔다가 짜내고, 몇 초 동안 전자렌지에 넣어 가열한다. 뜨거워진 물수건을 당신의 얼굴이나 머리에 올려놓고, 15분 동안 찜질한다. 일반적으로 뜨거운 물수건 찜질을 한 번만 해서는 효과를 기대할 수 없다. 시도해 보면 알겠지만 물수건이 빠르게 식기 때문이다. 그러므로 충분한 통증감소 효과를 얻으려면, 찜질을 5~10회 정도 반복해야 한다.

라벤더 오일을 흡입하는 것 역시 훌륭한 치료방법이다. 그것은 마음을 편안하게 만들어 준다. 또 하나의 방법은 전자렌지용 핫팩을 구입하는 것이다. 이 팩은 지속시간이 길다는 것이 장점이다. 나는 이전에 좋은 제품을 구경한 적이 있다. 이 제품은 아마씨가 들어 있는데, 미용실이나 쇼핑몰에서 구입할 수 있다. 어떤 방법을 이용하든지, 심호흡을 하고 이를 꽉 다물지 않도록 주의하라. 잠깐 동안 긴장을 풀고 심호흡을 하는 것만으로도 통증의 강도를 줄일 수 있다.

고압산소 요법

고압산소 요법(HBOT: hyperbaric oxygen therapy)은 안면 신경통을 완화시키는 좋은 방법이다. "잠수부도 아닌데 두통에 무슨 산소통이냐고 의아해할 독자들도 있겠지만, HBOT는 극심하고 수그러들 줄 모르는 신경병증성 통증에 효과가 있다. 때로는 여러 번 산소통 신세를 져야 할 수도 있지만, HBOT의 효과는 오래 지속된다. TN 진단을 받더라도 보험급여가 인정되지 않을 수 있지만, 금전적 여유가 있다면 꼭 한번 HBOT를 경험해 보기 바란다. 최근 전국적으로 HBOT가 인기를 끌고 있으며, 그 효과를 입증한 연구결과들이 속속 발표되고 있다. 한 연구에 의하면, "HBOT의 효과는 오랫동안 지속되며, 연속적으로 10번 정도 치료받으면 진통제 복용량을 줄일 수 있다"고 한다.[37]

파스타가 신경을 손상시킬 수 있다

만약 안면 신경통을 앓는다면, 그것은 탈수초(demyelination)라는 과정과 관련되어 있을 수 있다. 탈수초는 신경세포(뉴런)를 둘러싼 코팅(절연체)가 벗겨지는 것을 말하는데, 이는 다발성경화증 환자들에게 나타나는 현상이다. 탈수초는 특이한 신경계 증상들을 초래한다. 예컨대 다리에 뜨거운 물을 붓는 것 같다거나, 누군가가 자신의 발가락을 잡아당기는 것 같다거나, 개미가 깨무는 것 같은 느낌 등이 그것이다. 때때로는 감각이 없거나 저리기도 한다.

그런데 "밀, 보리, 호밀에 들어 있는 글루텐이라는 단백질이 신경손상을 일으킬 수 있다"는 사실을 알고 있는가? 한 논문에 의하면, "특발성 축삭신경병증의 원인은 글루텐 민감성(gluten sensitivity)일 수 있다"고 한다.[25] 특발성이란 쉽게 말해서 '이유를 알 수 없다'는 뜻이다. 나는 앞에서 "특발성 TN은 존재하지 않는다"고 말한 적이 있다. 그런데 이 논문 저자들의 입에서, 특발성 TN의 원인은 글루텐일 수도 있다는 말이 나온 것이다.

글루텐은 몸을 자극하여 염증성 사이토카인을 방출하게 하는데, 그중에는 IL-8, TNFα, IFNγ가 포함되어 있다.[26,27] 나는 TN 환자들의 삼차신경에서 탈수초 현상이 일어나고 있다고 생각한다. 다시 말해서, "글루텐에 민감한 사람들은 셀리악병이 없더라도 탈수초화를 통해 TN에 걸릴 수 있다"는 것이 내 생각이다. 그러므로 TN 환자들은 글루텐 민감성 검사를 받아 볼 필요가 있다(자세한 내용은 부록 I 참조). 하지만 검사 받을 여건이 안 되는 환자들에게도 방법은 있다. 그것은 식단에서 글루텐을 제거하고, 통증에 변화가 있는지를 확인해 보는 것이다.

글루텐과 같은 요주의 식품첨가물을 식단에서 제거하면, 다음과 같은 3가지 이점을 기대할 수 있다.

1. 신경 손상을 막아, 신경에게 재수초화(remyelination)의 기회를 부여한다.
2. IL-8, TNFα, IFNγ와 같은 통증 유발 사이토카인을 줄인다.
3. 진균의 섭취를 줄일 수 있다. 즉, 곡물에 기생하는 진균류는 편두통과 같은 각종 부작용을 초래할 수 있다. 그런데 글루텐을 제거하기 위해 밀, 호밀, 보리(맥주도 마찬가지다)를 먹지 않을 경우, 덤으로 진균 섭취를 줄임으로써 그로 인한 부작용을 예방할 수 있다.

무글루텐식(gluten-free diet)을 실천해도 건강에 해(害)를 끼치지 않으니 염려할 것 없다. 그러기는커녕, 오히려 전신의 통증을 경감시킨다. 솔직히 말해서, 무글루텐식이 통증을 제거할 가능성이 희박하다면, 누가 당장 비스킷을 포기하겠는가?

심지어 단순한 글루텐 민감성이 아니라, 셀리악병이라는 자가면역질환을 가지고 있다고 치자(셀리악병도 밀, 보리, 호밀을 먹을 때 문제가 발생하는 것은 마찬가지긴 하다). 그렇다면 당신은 IL-17이라는 '못된 사이토카인'을 많이 갖고 있는 것이다. IL-17에 대한 자세한 내용은 제11장 "통증을 유발하는 사이토카인을 줄여라"를 참고하라. 나는 글루텐과 IL-17 간의 관계를 해명하는 논문을 찾아냈다.[28] 이 논문에 의하면, "글루텐을 많이 섭취하면 대장 점막에서 IL-17의 발현이 증가하는데, 이는 글루텐 분자의 한 부분인 글리아딘(gliadin)이 IL-17을 활성화시켜 T세포 생성을 증가시키기 때문이다"고 한다.

옥수수의 글루텐도 밀의 글루텐처럼 당신의 위장관에서 융모위

축(villous atrophy)을 일으키는데, 여기에는 분자모방(molecular mimicry)이라는 주제가 담겨 있다. 즉, 당신의 면역계가 글루텐 대신 당신 자신의 조직을 공격하는 것이다. 왜냐하면 당신의 조직이 글루텐 단백질을 닮았기 때문이다. 예컨대 당신의 면역계가 관절에 있는 연골을 공격한다면, 류마티스 관절염이 발생하게 된다. 여기서 살펴볼 또 하나의 주제는 교차반응(cross-reactivity)이다. 교차반응은 분자모방과는 달리, 면역계가 글루텐과 다른 식품 단백질을 혼동하는 것을 말한다. 예컨대 유제품에 포함된 단백질인 카세인(casein)은 글루텐에 민감한 사람에게 강력한 교차반응을 일으킨다. 아무리 엄격한 무글루텐식을 실천하더라도, '미친 면역계'의 과잉반응을 완전히 잠재울 수는 없다. 왜냐하면 당신의 면역계는 카세인도 공격하기 때문이다. 그것이 어떤 장기에 존재하더라도 말이다.

기본적으로 우리 몸의 면역계는 병사처럼 싸운다. 병사의 임무는 수단과 방법을 가리지 않고 적군을 무찌르는 것이다. 하지만 몇 년 동안 공격 모드를 유지하다 보면, 당신의 병사들은 강박관념에 사로잡히게 마련이다. 그리하여 면역계는 더 이상 피아(彼我)를 가리지 않고, 가까이 다가오는 것이라면 뭐든 공격하게 된다. 마치 눈가리개를 한 것처럼 무글루텐식을 하는 사람들 중 일부가 '아무런 효과가 없다'고 불평하는 것은 바로 이 때문이다. 아마도 그것은 글루텐과 교차반응을 하는 식품과 단백질들, 예컨대 렉틴, 콩과 식물, 종자류(seeds), 옥수수, 유제품이 말썽을 일으키기 때문인 것 같다. 어떤 사람들은 종자류에 심한 과민반응을 보이기도 한다. 식품에 매우 민감한 독자들은 깨끗한 고기, 해산물, 과일, 채소를 30일 동안 먹고,

반응을 살펴 보라. 만약 두통이 사라지고 기분이 매우 좋아졌다면, 그러한 식단을 영원히 유지하라.

나는 내 말을 믿지 않는 의사들이 오랫동안 나를 비방해 왔다는 것을 잘 알고 있다. 그러나 내가 운영하는 홈페이지(www.DearPharmacist.com)에 회원으로 가입하여 무료로 제공되는 나의 신디케이트 칼럼을 읽은 독자들이라면, 이미 7년 전에 '글루텐과 신경병증의 관련성'에 대해 알았을 것이다! 사실 조금만 생각해 보면, 그것은 매우 상식적인 것이다.

셀리악병 진단 키트를 판매하는 업체로는 Cyrex Labs가 있다.[30] 의사들은 알파 글리아딘(alpha gliadin)을 검사하는 진단법에 매우 익숙해져 있다. 그것은 오랫동안 표준방법으로 통해 왔지만, 최근에는 감마 글리아딘이나 오메가 글리아딘, 심지어 맥아에 포함된 아글루티닌(wheat germ agluttinin)도 셀리악병을 일으킬 수 있다는 주장이 제기되고 있다. 오늘날 99%의 의사들은 구닥다리 방법을 이용하여 셀리악병을 진단하고 있다. 그러다 보니, 환자들의 몸은 알러지 때문에 불타오르는 듯 한데, 의사들은 '괜찮다'며 태연한 표정을 짓는 경우가 비일비재하다. 오진을 받은 환자들은 평생 동안 고통 속에서 살게 될 것이다. 좀 더 자세한 내용을 알고 싶은 독자들은 부록 I 에서 "Cyrex Labs"에 관한 내용을 읽어 보라.

글루텐은 식품첨가물이다

글루텐은 이제 과거의 글루텐이 아니다. 그것은 유전학적으로 변형되었고, 염증을 유발한다. 내가 독자들에게 이런 말을 하는 이유는 '글루텐에 대한 경각심을 일으키기 위해서'지만, 나는 내가 더 이상 충격적인 말을 할 필요가 없다는 것을 잘 안다. 왜냐하면 TN 환자들은 이미 심각한 안면통을 겪고 있기 때문에, 통증을 완화할 수만 있다면 뭐든 시도할 자세가 되어 있기 때문이다. 그러므로, 나는 독자들에게 다음과 같이 권고한다.

"생각을 바꿔라. 글루텐은 식품을 구성하는 천연성분이 아니라 MSG, 식용색소, 인공감미료와 마찬가지로 필요에 따라 식품에 투입되는 첨가제일 뿐이다. 따라서 당신이 원하지 않는다면, 글루텐을 첨가하지 않아도 된다"는 것이다. 실제로 글루텐은 신경계를 공격할 수 있으며, 신경에 대한 친화력이 강하다. 그래서 얼굴을 비롯한 다른 부분에 신경통을 일으키는 주범으로 자주 지목된다.

당신이 성실하다는 것을 전제로 하면, 무글루텐식의 완전한 효과는 최대 1년 후에 나타난다. 그러나 일반적으로 3~6개월이 지나면 몇 가지 긍정적인 변화가 나타나기 시작한다. 그러므로 긍정적인 징후가 발견된다면 무글루텐식을 계속 실천하라. 나는 한 삼차신경통 포럼의 게시판에서 다음과 같은 글을 발견했다. "나는 누군가에게서 무글루텐식이 TN에 도움이 된다는 말을 듣고, 밑져야 본전이라는 마음으로 시도해 봤다. 다행히도 그것은 효과가 있었다. 신에게 감사한다. 위산 역류로 고생하고 있거나, 식후에 배가 더부룩하고 피곤함을 느낀다면 글루텐에 민감성을 의심해 볼 수 있다. 식단에서 빵과 모든 글루텐을 없애라. 나는 48시간 내에 효과를 봤다."

솔직한 심정을 말하자면, 나는 특정 곡물을 제외하기보다는 모든 곡물을 완전히 배제한 식단을 권하고 싶다. 나는 곡물 없는 식단(grain-free diet)을 선호하며, 남편 샘도 마지막에는 이것을 선택했다. 왜냐하면 모든 곡물은 누군가에게 염증을 유발하며, 때때로 진균에 오염되어 있기 때문이다. 나와 생각을 같이 하는 독자들에게는 팔레오 다이어트(Paleo diet)와 페이즈원 다이어트(Phase One diet)를 추천한다.

굳이 글루텐 민감성이나 셀리악병 진단검사를 받을 필요는 없다. 단지 부엌을 깨끗이 하고, 즉시 글루텐이나 곡물이 없는 식단을 실천하라. 처음부터 모든 곡물을 끊기가 어렵다면, 특정 식품(예컨대 파스타)에서부터 시작하여 서서히 곡물 섭취를 줄여 나가면 된다. 그리고 2주 후에는 머핀과 케이크를 배제해라. 그래도 견딜 만하다면, 빵 섭취를 일주일에 두 번으로 줄이다가, 그마저도 배제하라. 그리고 잠시 후에는 햄버거의 빵을 없애라. 어느 순간 체중이 많이 줄었다는 것을 깨닫게 될 것이다. 그것은 믿기 힘들겠지만 필연적인 부작용(副作用)이다. 나는 당신에게 체중감량을 약속할 수 있다. 그리고 나서 당신은 더 많은 에너지가 샘솟고, 소화가 잘 되는 것을 느끼게 될 것이다. 이제 두통은 더 이상 문제가 되지 않는다.

냉찜팩 vs 온찜팩

냉찜팩과 온찜팩 중 어떤 것이라도 좋다. 당신이 좋아하는 것을 선택하면 그만이다. 어떤 사람들은 근육을 이완시킨다는 이유로 따뜻한 것을 좋아하고, 어떤 사람들은 작열감을 줄인다는 이유로 차가운 것을 선호한다. 두 가지를 번갈아 사용할 수도 있다.

삼차신경통과 유사질환의 구별

턱관절증후군(TMJ 증후군: Temporomandibular Joint syndrome)과 TN은 증상이 비슷하과 통증 부위가 비슷하지만, 발병 메커니즘과 통증의 강도가 다르다. TN은 신경손상, 자극, 수초탈락, 신경압박과 관련이 있는 반면, TMJ 증후군은 관절의 기계적 · 구조적인 문제와 관련이 있다. 또한 TN은 TMJ 증후군보다 통증이 더 심하고 날카로워 환자를 쇠약하게 한다. 따라서 치과의사나 신경과 전문의가 양자(兩者)를 구별하는 것은 그리 어려운 일이 아니다. 또한 TN의 병력이 있는 사람이라면 TN과 TMJ 증후군을 헷갈리지는 않을 것이다.

비타민 B12를 고갈시키는 드럭머거

몸에 비타민 B12가 부족하면 수초가 상실된다. 수초가 상실되면 신경회로가 합선(short circuit)되어, 신경병증, 피로, 우울증이 발생할 수 있다. 비타민 B12 결핍은 IL-8, TNFα, IFNγ와 같은 통증 유발 사이토카인의 증가와 관련되어 있다.

비타민 B12의 드럭머거는 수백 가지인데, 그것들이 모두 약물은 아니다. 가공식품, 설탕, 셀리악병, 크론병, 위우회술(gastric bypass), 채식주의자의 식단도 비타민 B12의 드럭머거에 포함된다. 그밖의 드럭머거는 아래와 같다:

- 제산제와 위산분비 억제제
- 당뇨병 치료제(피오글리타존, 글리부리드, 메트포르민)
- 호르몬 대체요법(HRT)
- 칼륨 보충제
- 경구피임약
- 할로페리돌
- 유방암 치료제(Tamoxifen, Arimidex)
- 레보도파/카르비도파
- 채식주의자의 식단(비타민 B12가 부족함)
- 헬리코박터 파일로리 감염
- 장(腸) 속에 프로바이오틱스가 부족할 때

에스트로겐 수치가 중요하다

에스트로겐 시나리오를 파악하는 것은 힘들지만, 에스트로겐 수치가 중요한 것만은 분명하다. 왜냐하면 편두통 발생률이 가장 높은 집단이 20~40대의 여성들이기 때문이다. 랫트를 대상으로 실시된 한 연구에서는, "에스트로겐(특히 에스라디올) 과잉은 신경을 민감하게 만든다" 는 결론이 나왔다.[35] 연구진은 한걸음 더 나아가, "에스트로겐 상태(estrogen status)와 만성염증은 동일한 경로를 통해 통증 인식을 증가시킨다" 는 결론까지 내렸다. 한편 마우스를 대상으로 실시된 또 다른 연구에서는, "에스트로겐 결핍이 신경을 민감

하게 만든다"는 결론을 내렸다.[36]

나는 모든 연구자들을 한 방에 가둬 놓고 이렇게 소리치고 싶다: "이봐, 양단 간에 결정을 내려. 에스트로겐 과잉과 에스트로겐 결핍 중 어느 쪽이 문제인지 결정할 때까지는 이 방에서 나갈 수 없어!" 하지만 나는 그렇게 할 수 없으니 그저 답답할 따름이다. 그래서 나는 독자들에게 간단히 이렇게 정리해 주겠다. 첫째, 위에서 언급한 상충되는 연구들은 네발 달린 동물을 대상으로 실시되었으며, 설치류가 사람과 똑같은 방식으로 반응한다고 추론할 수는 없다. 둘째, 어찌 됐든 에스트로겐 수치가 건강에 중요하다는 것은 사실이며, 그것은 반드시 프로게스테론의 수치와 균형을 이루어야 한다. 에스트로겐 수치가 정상보다 낮아도 문제지만, 정상보다 높아도 문제다. 여성호르몬과 두통 간의 관계에 대한 자세한 사항은 제9장 "에스트로겐, 프로게스테론, 그리고 그 이상"을 읽어 보기 바란다.

실행계획 : 삼차신경통을 완화하는 12가지 방법

TN이나 만성적인 안면통으로 고생하는 독자들을 위해, 몇 가지 치료법들을 소개한다.

1. 두통 발작이 알러지와 관련되어 있다면(재채기가 TN 발작을 초래할 수 있다), 로라타딘(Claritin)과 같은 항히스타민제를 복용하라.

2. 적당히 뜨거운 물수건을 준비하여 통증 부위를 찜질하라
3. 이부프로펜과 같은 항염제를 복용하라. 단, 한 번에 800mg 이상을 복용하면 안 된다.
4. 약국에서 판매하는 국소 연고제(예: Neuragen, Traumeel) 를 발라라
5. 앞에서 소개한 Pratt Gel이나 Sam' s Magic Gel을 발라라
6. 머리를 조심스럽게 끌어당겨라. 이때 파트너의 도움을 받을 수도 있다. 가끔은 머리의 위치를 바꿔 봐라, 왼쪽 또는 오른쪽으로 돌리기도 하고 말이다.
7. 목의 뒷부분과 두개골의 기저부(base)를 깊게 마사지(deep tissue massage)해라. 단, 매우 부드럽게 해야 한다.
8. 캡사이신 크림을 발라라. 단, 발작기(두통이 진행되고 있는 동안)에는 바르지 말고, 휴지기(발작기 사이)에 최소 유효량을 발라야 한다.
9. 식단에서 글루텐을 제거하라. 몸에 염증을 일으키는 곡물들을 추가로 제거하면 더 좋다.
10. 안면 신경통을 느끼는 부위에 국소적으로 성요한초 오일을 발라라. 성요한초 오일은 신경을 진정시키는 것으로 알려져 있으며, 일부 독자들은 즉시 효과를 볼 것이다.
11. 안면 신경통을 느끼는 부위에 제라늄 오일을 직접 발라라.

때때로 제라늄 오일은 바르는 즉시 통증을 누그러뜨린다. 이 때 오일을 희석시킬 필요는 없다.

12. 의사가 동의한다면, "두통 정복 시나리오"에 소개된 모든 방법을 시도해라.

5장

라임 두통

들쑥날쑥 하는 증상 때문에 수십 번쯤 의료쇼핑을 하면서 진료 받은 적 있는가? 증상의 완화가 없는데도 수십 명 의사들 상담을 받았는가? 라임병 환자인데도 섬유근육통, 만성피로증상 혹은 특발편두통이라는 오진을 받았을 것이다. 라임병은 보렐리아 부르그도르페리(*Borrelia burgdorferi*)가 대표적인 원인균인 전세계적으로 제일 많이 발생하는 매개체 감염 전염병이다.

라임병은 여러 종류의 두통을 일으키며 심한 피로감을 초래한다. 때로는 그것은 단지 증상일 뿐이지만 어떤 경우에는 장애인으로 만들 수도 있다. 라임병은 다발성 경화증, 자폐증, 류마티스성 관절염, 파킨슨씨병, 루게릭병, 알츠하이머, 섬유근육통, 만성피로증상과 간질 등의 증상처럼 보여서, 정확하게 밝혀내기가 어렵다. 라임병으로 고통받는 어떤 환자들도 나타났다 사라졌다 하면서 각기 상이한 증상을 나타낸다.

라임병은 진드기 뿐만 아니라 벼룩, 쇠파리 그리고 모기에 의해서도 발병이 가능하다. 그것은 어머니에서 아이에게 태내로도 전염되며, 성관계에 의해서도 전염된다. 진드기 매개 감염은 수혈로도 전염될 수 있고 라임병은 저장된 혈액 속에서도 계속적으로 발견되고 있으며, *Ehrlichia*와 *Babesia*(두가지 동시 감염)는 수혈 받은 환자들에게서도 보고되어 왔다.

진드기는 흔한 매개체로서 종종 애완 고양이나 강아지로 옮겨 다니면서 집으로 옮겨진다. 그것들은 종종 동물들을 감염시키지만, 많은 경우, 애완동물을 좋아하는 사람들은 그들의 동물을 잘 돌봐주고, 진드기와 벼룩 살충제 그리고 애완동물 목줄을 사용하기 때문에, 진드기는 애완동물에서 쫓겨나게 되고, 사람에게로 전염되기도 한다. 한번 진드기가 달라붙게 되면, 진드기는 타액을 뱉어내고, 그것은 라임균 이상으로 감염시킨다. 그래서 *Lyme*, *Borrelia burgdorferi*와 함께 *Babesia*, *Erhlichia*, *Anaplasma*와 *Bartonella* 같은 그것의 공동감염병원균의 원인인자로 인해 머리가 아플 수 있다.

사람들이 진드기에 물려도, 그것들은 매우 작아서 물렸다는 것을 느끼지도 못한다. 만약 통증이 이리 저리 움직이는 두통이나 혹은 편두통을 가지고 있어서, 진통제나 트립탄 계열을 복용하며 살고 있다거나, 혹은 삼차신경통이나 근본원인이 하나인 다발들을 가지고 있으면, 그것이 라임병이다!

의사들은 환자들이 피부발진을 보이고, 진드기에게 물려온 것을

알고 있지않는 한 거의 라임병을 알아채지 못한다

라임 두통은 상황에 따라 달라질 수 있다

라임병은 머리 어느 부분에서나 두통을 유발할 수 있다. 만약 좀 더 앞 쪽에서 발생한다면, 나는 *Babesia*라 불리는 Lyme의 공동 감염 기생충이라 의심할 것이다. 그것은 실제로는 "Babesiosis"라 일컫는 원생동물에 의한 감염이지만, *Babesia duncani*나 *Babesia microtii* 둘 중의 하나에 감염되었을 수 있다. 이것은 기술적으로는 더 이상 라임병은 아니지만, 그것은 같은 진드기로부터 같은 방법으로 옮겨진다. 진드기는 그것들이 너를 물었을 때, 모든 종류의 병원균을 가지고 있다. 라임 두통은 머리 뒤쪽으로 고통을 주는 경향이 있는 반면, 바베시아(Babesia) 두통은 머리 앞쪽으로 좀 더 나타나는 경향이 있다. 만약 당신의 뇌 혹은 머리가 검게 그을리거나 뜨거운 것처럼 느낀다면, 이것은 Lyme 혹은 Babesia 둘 중의 하나일 수 있다. 그리고 Lyme의 또 다른 공동 감염균인 Bartonella일 수도 있다.

많은 라임병이 모든 3가지의 감염균(*Borrelia*, *Bartonella* 그리고 *Babesia*)을 가지고 있어서, 두통은 지속적으로 변화하고, 또한 삼차 신경통의 경우에서와 같이 안면통증을 가질 수도 있다.

만일 산책을 하고, 잔디 위에 눕고, 애완동물과 함께 밖으로 나가고, 동물입장이 허가된 곳에서 일을 하는 등의 경우, 많은 사람들과 몇몇 의사들에게 충격적인 것은 라임병을 가진 절반만이 스스로 진드기에 물렸다는 것을 기억하고 있으며, 나머지 절반은 왜 아픈지에 대한 이유조차 모르고 있다는 것이다. 만성적인 라임을 가진 사람 중 겨우 30~50%의 사람들이 소 눈 모양의 발진, 그리고 때때로 소의 눈 모양처럼 보이지 않는 발진을 가지고 있다.

숨어있는 라임 조직체와 만나다

라임병에 관해 읽어보면, 당신이 경험한 증상들이 매우 개인적이고, 여기 설명된 내용과는 다를 지도 모른다는 것을 알 수도 있다. 나는 Babesia를 먼저 시작하고 있고, 그 다음엔 Baronella를 동반한 Borrelia 순이 될 것이다.

Babesia microtii

Lyme 미생물과 함께 전염될 수 있는 기생충으로 검사로는 오직 하나 혹은 두 개의 계통만 찾아낼 수 있다. 이것은 당신이 음성 판정을 받을 수 있지만, 여전히 Babesia 기생충에 심각하게 감염될 수 있다는 것을 의미한다.

두통 혹은 편두통
압박감 "내머리는 결함이 있어!"
현기증
뛰는 가슴 혹은 심장 두근거림

숨가쁨

만성 피로

머릿 속에 기어가는 느낌

길을 잘 잃음, 심지어 익숙한 장소에서도

단기 기억 상실

집중 곤란

자살성 사고(자살 생각)

불안감 혹은 공황 발작

특이한 꿈 혹은 악몽

기시감(데사뷰)

아무도 없는 곳의 기억 혹은 시야 "난 단지 운동장에 있는 나 혼자를 봤을 뿐이야, 난 만약에 네가 나에게 돈을 줬다 해도, 난 기억을 못할 것이야!"

흠뻑 적실 정도의 땀

간헐적인 고열 혹은 체온 변화

왔다 갔다 할 수도 있는 흐릿한 시야

원인을 알 수 없는 열감 혹은 고통

소화기장애 특히 위운동

신경장애 (통증, 타는듯함 혹은 마비)

머리, 다리 혹은 발목, 또는 손에 고무밴드를 착용한 듯한 느낌

자율 신경 장애

심각한 불면증과 얕은 수면

하품 발작 ('공기 기아' 의 표현)

잦은 한숨

머리가 혼란스럽고 안개같이 뿌얘짐

인지 오류

취한 것 같은 느낌

비장확대, 좌측 복부의 통증

Borrelia Burgdorferi

초기 증상들

붉은 발진, 때로는 소의 눈 모양

독감 같은 증상

피로

관절통

근육통

요통

뻣뻣한 목

열

후기 증상 (1~3개월 후)

두통

통증

불안감

조울증

우울증

빛과 소리에 민감함

두개골의 신경염

신경계의 문제

뇌수막염 증상들

뻣뻣한 관절들

안면 신경 마비 (한쪽 혹은 양쪽)

만성 피로 혹은 낮잠

섬유근육통

낮은 체온

하시모토 갑상선염 혹은 그레이브스병

기억상실

Bartonella Hensalae

두통

편두통

눈 혹은 머리에 얼음 송곳으로 찌르는 느낌

발작

부드러운 피하결절

아침 미열

다리 혹은 뒷꿈치 통증 (흔히 아침에 악화됨)

관절통

가벼운 거비증 (흉곽 아래 방사통)

가끔 결막염

흐릿한 시야

인후염

하지불안증후군

가벼운 간손상

담낭 통증

복부의 임신선

복통

뭔가 기어가는 느낌

신경통, 타는듯함 혹은 마비

조울증

불안, 과민성, 혹은 설명할 수 없는 분노

방광염 혹은 방광 타는듯함

늑골 혹은 가슴 통증

제거할 것 ...

- 음주
- 흡연
- 식품 알레르기 유발 항원
- GMO 식품
- 카펫트
- 단 음식
- 인공 재료
- 진드기의 모든 원인

고양이와 Bartonella 감염

고양이와 거칠게 놀거나 고양이가 상처에 진드기를 옮기는 것을 경계해야 한다. 고양이 중 약 40%가 *Bartonella henselae*의 선천적 감염원이기 때문이다. 증상을 보이지 않을지도 모르지만, 만약 그들이 깨물거나 긁어서 감염이 되면, 그때는 증상이 나타나게 된다. 그것을 "묘소열"이라 부르는데 근절하기는 거의 불가능하고, 평생 동안의 문제를 야기시킬 수 있다. 고양이로부터(혹은 이 문제와 관련된 어떤 매개체로부터 물림) 야기된 *Bartonella* 감염은 불안, 공황 발작, 발작 장애, 뇌병증, 기억 문제, 머리가 혼란스럽고 안개갇이 뿌애서 분명하게 생각하거나 표현하지 못함, 만성 피로, 관절통, 류마티스성 통증 그리고 다리와 뒷굼치 통증 그리고 여러 증상들의 묶음들을 야기한다고 알려져 있다.

라임병 논쟁이 많은 이유

간단하게 말하면, 감염관련 의사들은 1개월 넘게 항생제를 복용해도 동물과 사람 속에서 세균이 살아있다는 과학 연구 결과에도 불구하고 "만성적인 라임병"이 존재한다고 믿지 않는다. 이 의사들은 IDSA(미국 감염병학회)에 속해 있다.

ILADS(국제 라임병학회, www.ilads.org)에 속해 있는 다른 그룹의 의사들은 Lyme이 몇몇 사람들에게서 수 주 이상 지속된다고 생각한다.

*Borrelia burgdorferi*는 실제로 숨어있는 조직체이고, 그것은 몸 속에서 3가지의 다른 모양으로 바뀔 수 있으며, 그것은 항상 변화하고, 활발하며, 여러가지 종류의 항생제를 장기간 복용하는 이유를 제시한다.

라임균은 영리하고 강하며, 우리 몸 속의 어떤 장기 속에도 숨을 수 있으며, 보통 3주 동안 죽지도 않는다. 3가지 형태의 *Borrelia burgdorferi*가 존재한다고 증명되었는데 의사들이 만성적인 라임이 실제로 존재하는지, 그리고 치료하는데 얼마나 걸리는지 논쟁하는 동안, 대부분의 라임병은 오진되고 환자는 고통받고 죽기도 한다.

명현반응(Jarisch-Herxheimer)의 자연 소멸

헤륵스(Herx) 반응이라고도 하며 허브 항균제나 처방받은 항생제로 몸 속에 있는 병원균을 죽일 때 나오는 독성(그리고 사체 부분들)에 대한 인체의 반응이다. 이 해로운 유기체들의 죽음이 독성물질을 분비하고 해독화하게 된다. 헤륵스 반응은 IL-6, IL-8 그리고 TNFa와 같은 염증사이토카인을 더 많이 분비하게 하여 빠르게 독을 제거하는 데에는 도움이 되지만, 예방하거나 멈출 수는 없다.

라임균을 사멸시키는 것은 퀴놀리닉산, 암모니아, 히스타민의 상승을 야기시키고, 이것은 차례 차례 염증사이토카인의 분비를 유발한다스테로이드-라임 환자에게는 결코 사용하면 안되는 것은 그것들이 라임병 환자를 혼란스럽게 느끼게 하고, 정신을 흐릿하거나 짜증을 잘 내게 만들기도 한다. 게다가, 라임균은 이미 면역체계를 파괴하여 스테로이드가 라임과 싸울 수 있는 인체의 능력을 꺾어 버린다. 스테로이드는 생명에 위협이 되는 상황을 만들 수 있는 뇌병증을 악화시키기 때문에, 스테로이드를 추천하는 것은 드문 일이지만, 만약 투여량이 5mg의 히드로코르티손 혹은 1mg의 프레드니손 정도로 극도로 낮다고 해도 의사에게 물어보는 것이 필요하다.

커규민

그것이 강황으로부터 추출된 향신료라는 것을 감안하면, 이것은 강력한 천연 소염제이다. 그것은 TNF alpha, 염증사이토카인, 게다가 다른 염증 복합체를 줄이는데 도움을 준다. 이것은 종종 Lyme 환자에게 높게 나타나는 퀴놀리닉산을 감소시킨다.

아스타잔틴

산화방지제 역할을 하며 정제한 해조류로부터 유래했다. 그것은 커규민과는 달리 매우 쉽게 뇌로 침투할 수 있어서, 만약 어떤 신경학적인 어려움이 있다면, 이것은 고려사항이 될 수 있을 것이다. 이것은 TNF alpha, 염증사이토카인, 게다가 다른 염증 복합체를 줄인다. 이 물질의 능력이 관절 및 눈 건강에 도움을 줄 수 있다고 충분히 입증된 연구가 있다.

콜레스티라민(Questran)

이 처방약은 보통 독소를 연결하는 GI계로부터 콜레스테롤을 줄이면서체외로 배설하는데 사용된다. 이것은 변비를 유발할 수 있다. 그래서 투여량을 천천히 증가해야 한다.

벤토나이트 점토

콜레스티라민과 비슷한 방법으로 작용하지만, 점토는 처방전이 필요없다. Redmond가 브랜드를 만들고 많이 섭취하면, 변비를 유발할 수 있다.

Benadryl 또는 Claritin

히스타민을 줄이는데 도움을 준다. 투여량을 측정할 수 있도록 어린이용 물약을 추천하기도 하는데 라임병 환자는 약물에 매우 민감해서, 더 투약하는 것 보다는 덜 투약하는 것이 필요하다. 어린이용 물약을 사용하면 매우 적은 양을 투여할 수 있어서 부작용인 건조, 변비 등을 피할 수 있다. 대안으로 케르세틴과 같은 천연 항히스타민을 복용할 수 있다.

Substance P는 통증을 의미한다

Substance P는 신경에서 뇌로 통증을 전달하는 물질이다. "P"는 실제로는 "펩타이드"를 의미한다고 생각할 수도 있다. 그것은 만성 라임병(특히 Neuroborreliosis)에서 발견되어 왔으며 뇌병증(뇌부종)을 유발할 수 있다. Substance P는 또한 보디빌더들이 섭취하거나, 장누수에 섭취하는 아미노산보조제인 "글루타민"과 다른 글루타민산염이라 불리는 흥분 독소를 증가시켜서 가벼운 뇌부종과 머리가 혼미해진 느낌, 약간의 어지러움, 혼란스러움, 불안감 등의 인지 결함을 유발한다. 라임병 환자를 입증하는데 Substance P와 글루타민산염이 중요한 단서를 제공하고 있다.

프로바이오틱스는 몸을 회복하기 위해 필요하다

만약 Borellia, Bartonella, Babesia, Clostridium의 특정한 종, E. Coli, MRSA, West Nile, 레지오넬라균, Morgellon's, 연쇄상구균과에 감염되었다면 치료를 계속하는 것이 중요하다. 단지 참고로 말하자면, 마지막 bug가 살을 먹는다! 프로바이오틱스(Probiotics)를 섭취하지 않고 항생제를 복용하는 것은 건강에 매우 해로우며, 대부분 아직까지 그 위험에 대해 결코 경고받은 적이 없다. 항생제는 병원균과 이로운 박테리아를 동시에 죽이게 되는데, 그때 항생제 효과가 미치지 못하고 나쁜 효모균, 기생충 혹은 위험한 유기체들이 감염되는 기회가 생긴다.

라임병을 가진 사람들은 자신도 모르게 여러 종류의 항생제를 복용한다. 이러한 약들은 위장관을 해침과 동시에 소화관 속의 미생물 군집은 부분적으로 신경전달물질의 생산과 분해에 관여를 한다. 만약 스트레스를 받거나, 긴장하거나, 슬프거나, 감정변화가 심하면 Probiotics를 복용해 보라고 제안한다. 그것은 세로토닌과 다른 뇌 신경전달물질을 조절하는데 도움을 준다. 6장 "두통의 미스터리가 풀리다"에서 갑상선, 신진대사, 알레르기와 자가면역 장애에 관여하는 유익한 박테리아의 중요성에 대해 좀 더 읽어보기 바란다.

낮은 날트렉손 투여량

면역력 강화를 위한 가장 저렴한 약물 중의 하나는 낮은 투여량의 날트렉손(LDN)이다. 그것은 엔도르핀 수준을 높이고, 면역 기능을 정상화 하는데 흔히 사용되며, 라임 환자에게 많은 도움이 될 수 있다. 대부분 흔하게 처방되는 양은 4.5mg으로 다발성 경화증, 낭창, 류마티스성 관절염, 크론병, 섬유근육통을 포함한 자가면역성 질병에 대해 오랜 기간 동안 성공적으로 사용되어 왔다. 한 여성은 거의 3년 동안 편두통에 고통받은 후, "놀랄만큼의 통증의 경감"을 경험했고, 브레인 포그(brain fog) 까지도 약간 사라지게 했다고 얘기했다. 또다른 여성은 LDN을 사용하고 난 후, 많은 두통 없이 그녀의 약(Topamax)를 중지할 수 있었다고 말했다. LDN에 관해 더 알고 싶을 때는 다음을 참조하기 바란다.

- Honest Medicine: 친구인 Julia Schopick이 지은 삶을 위협하는 병에 대해 효과적이고, 오랜 세월에 걸쳐 효과가 입증되고, 비싸지 않은 치료법

- Elaine Moore와 Samantha Wilkinson이 지은 The Promise of Low Dose Naltrexone Therapy
- Mary Boyle Bradley가 지은 Up The Creek with a Paddle

라임두통의 원인

대다수의 다른 두통들과는 달리, 라임 두통은 "도화선"를 가지고 있지 않으므로, 무엇을 먹거나 하는지는 크게 중요하지 않으며, 이 두통은 뇌 속에 살고 있는 병원균 혹은 그것에 뒤따르는 신경독소의 결과이다. 이것으로 고통받는 사람들에 대한 목표는 실제의 감염을 뿌리뽑는 것이다. 몇몇 사람들은 다음의 원인 때문에 재발한다.

독감 시즌에 대한 걱정

감기나 독감 같은 증상을 완화시키기 위해 만들어진 비처방 유사요법의 목과 코의 스프레이가 있다. 이것은 FluNada라 불리고, 대부분의 바이러스가 몸 속으로 들어오는 목과 코의 통로에 바로 뿌려지게 된다. 그것은 천연제품이고, 유칼립투스와 멘톨, 그리고 딱총나무 열매로부터유래된 유사요법 혼합물이기 때다. 이 제품은 인플루엔자와 보통의 감기 바이러스에 대해 매우 확고한 연구 결과 자료를 가지고 있다.

www.flunada.com

- 불안, 감정적 스트레스
- 명현 반응 또는 명현의 자연소멸 반응
- 퀴놀리닉산, 신경독소
- 암모니아, 신경독소
- 칸디다 효모

균으로부터 온 아세틸알데히드, 신경독소

- 효모균의 이상성장으로부터 온 진균독
- 메틸화 곤란
- 카페인
- 인공 감미료
- 비유기농 식품의 독소

라임 관련 증상에 대한 제안

아마도 라임 증상으로 5군데의 라임 전문 의사를 찾아간다해도, 5가지의 완전히 다른 치료법을 받게 될 것이다.

무슨 감염을 가지고 있든지 이것들이 상당한 도움이 될 것이라고 생각하기 때문에 나는 몇 가지 도움이 되는 치료법을 제안하려고 한다. 다음에 소개하는 치료법들은 라임병을 치료하려는 목적은 아니며, 복용량은 기본적인 가이드라인이라서, 때로는 복용량이 달라질 수도 있다.

- 마그네슘
- 프로바이오틱스
- HomocysteX Plus
- Sarsaparilla
- 단백질 분해 효소

마그네슘

라임 유기체는 그들의 생물막을 위해 마그네슘을 사용하기 때문에, 이 미네랄은 몸에서 격감하게 된다. 마그네슘 부족은 편두통과 두통의 매우 흔한 원인이기 때문에, 반드시 보충해야만 한다.

프로바이오틱스

면역체계를 지원하고, T cell 면역력을 만들 수 있도록 하는 면역 조절자이며, 자가면역 장애나 혹은 감염과 알레르기에 대하여 도움을 준다. 인체의 probiotics genome은 뇌 이상으로 영향을 줌으로써 중요한 역할을 하는데 살아서 독자생존이 가능한지를 파악하는 것이 필요하다.

Methylcobalamin

때때로 항생제가 잘 먹히고 있다는 의미로 명현반응이 나타나는 것이 좋은 것이라는 것을 듣게 되는데, 그것은 많은 독소(혹은 죽은 bug 부분)를 몸에 가지고 있다는 것을 의미한다. 그것은 독소를 잘 제거할 수 없는 것처럼 유전적 단일유전자변이(snp, snip이라 발음)를 가지고 있다는 것을 의미할지도 모른다. 제7장에서 소개하는 "HomocysteX Plus"는 "methylfolate" 혹은 때때로 "5-MTHF"라 불리는 활성 B9을 함유하고 있다.

HomocysteX Plus는 특별한 methylfolate, 게다가 뇌신경, 에너지, 명료한 정신에 필요한 천연비타민 B12를 가지고 있다. 비타민 B12는 뇌를 포함한 신경계에 영양분을 공급해서 피로, 근육 경련,

라임의 공격을 받는 뇌신경을 위한 신경섬유를 감싸는 마이엘린(myelin)의 생산을 돕는다. 4장 "삼차 신경통"에서 B12는 염증사이토카인 IFNr(인터페론 감마)를 약 50% 줄일 수 있고 또한 라임병 환자에게 거의 항상 높게 나오는 두 화합물인 TNFa의 생산을 줄일 수 있다.

Sarsaparilla

루트 비어(Root beer)를 만들기 위해 사용된 이것은 강력한 소염제인 사포닌을 함유하고 있고, 어떤 연구에서는 강력한 신경보호약물이라고 추천한다; 그것은 뇌 수용체 기능, 인지와 기억을 회복시키는데 도움을 주고, 류마티스성 관절염과 통풍에도 도움이 된다.

단백질 분해 효소

이 식이보조제는 단백질을 분해하고 소화시켜서 몸 전체의 염증을 진압하기 때문에, 만약 라임병을 가지고 있으면, 이것이 꼭 필요하다. 브로멜라인은 파인애플 줄기로부터 파생된 효소이고, 파파인은 파파야나무, 열매로부터 나온다. 단백질 분해 효소는 면역 체계를 조절한다. 암, 간염, 바이러스 및 박테리아 감염, 억제된 면역력과 염증의 치료에 활용되고 있다.

녹차로부터 나온 EGCG

녹차는 많은 화합물을 함유하고 있지만, 가장 주된 것은 녹차에 함유된 EGCG(epigallocatechin-3-gallate)성분이다. 그것은 강력한 항산화제와 항염증효과를 가지고 있기 때문에, 만성적인 감염과 암 예방에 사용되어 왔다

생체 외 실험(in vitro)과 생체실험(in vivo) 둘 다 완료했고, 모든 과학 문헌들이 녹차, 혹은 더 특별히는, EGCG가 다양한 종의 Babesia의 성장을 억제한다고 주장해왔다.

통증완화를 위한 차

뇌가 사랑하는 허브, 사르사파릴라

라임 두통에 좋은 차는 사르사파릴라(Sarsaparilla) 차이다. 나는 4컵의 물에 반 컵의 말린 허브를 사용하여 약 40분 간 약하게 끓인 후에 거른다. 하루에 약 반 컵에서 2컵 정도로 늘려서 따뜻하게 마시는 이 허브는 신경보호 약물이다.

고정관념을 허물자

건강을 위한 전기는 약 수십 년 동안 사용되어 왔는데 이것은 처방전의 출현 이전이다. 1991년, Beck Protocol에 사용되며 적용된 미세전류자극은, 혈류 내에서 bugs를 '제압하기'위해 소개되었다. 이것은 "고정관념을 넘어서" 선택 사항이지만, 만약 어떠한 항생제

도 복용할 수 없다면, 소형의 전기장치가 혈류 내의 몇몇 bugs를 제거하는데 도움을 줄지도 모른다. 이러한 전기기구가 천연 항균제인 은을 만들어 내기도 한다.

약물요법

라임병은 강력한 진통제의 사용이 도움이 될지도 모른다고 느끼는 질병 중의 하나이다. 이것에 대해 주치의나 가족에게 얘기하도록 한다. 이것은 중독의 잠재력이 있지만, 고통을 멈출 수 있다면 그것을 추천한다. 라임 두통의 통증을 경감시킬수 있다면 어떤 것이라도 복용하는 것을 권하고, 동시에 근본원인을 없애기 위해 항생제를 복용하는 것을 권한다. 옥시코돈, 하이드로코돈 그리고 코데인에 대해서 최소한의 유효 복용량을 사용하고, 먼저 항염증제를 시도하거나, 혹은 진통제(이부프로펜, 아세트미노펜 혹은 높은 용량의 커큐민)와 함께 조합하는 것을 추천한다.

다른 종류의 진통제를 조합할 때는 적절하게 조합되었는지 확인해야 한다. 예를 들어, 비코딘과 옥시코틴을 조합하는 것은 절대 안되지만, 이 약들 중 하나와 이부프로펜 같은 항염증제를 조합하는 것은 괜찮다.

클래리스로마이신(Clarithromycin)

독시사이클린(Doxycycline)

Ciproflaxin

Levoflaxacin

Mepron

Malarone

Metronidazole(Flagy1)

Minocycline

Rifampin

Sulfamethoxazole with trimethoprim

티니다졸(tinidazole)

허브

Andrographis

Banderol과 Samento (둘다 함께)

Cryptolepis

Resveratrol

자연적으로 균을 죽인다

항균 보조제는 라임 환자의 일반적인 문제인 효모균를 줄일 수 있기 때문에, 도움이 될 지도 모른다. 효모균은 에세틸알데히드를 배출하고, 그렇지 않으면 만성적인 두통을 야기하는데 기여한다.

포도씨 추출물

모노라우린(Monolaurin)

브라질산 그린 프로폴리스

오레가노 오일

로즈마리 오일

카프릴산

Pau D'arco 허브

그 밖의 라임두통에 대해

리차드 호로위츠, MD

나는 뉴욕 하이드 파크에서 라임병을 가진 만성적으로 아픈 12,000명이 넘는 환자들을 치료해 온 내과 전문의인 리차드 호로위츠 박사와 인터뷰 했다. 이 전문의는 증상이 다양해 지는 경향을 보인다고 알려 왔다. 그는 그것을 Multiple Systemic Infectious Disease Syndrome의 약자인 "Lyme-MSIDS"라고 별명을 붙였다.

호로위츠 박사에 따르면, "대부분의 공동 감염은 단지 Borrelia 뿐만 아니라, Babesia, Ehrlichia, Bartonella, Rocky Mountain 홍반열, Q -열 그리고 야토병의 원인이 될 수 있다. 불행하게도, 치료법의 복잡성이 반응성 저혈당, 환경 독소, 해독 문제, 미토콘드리아 기능 장애, 미네랄 부족, 음식과 화학 민감성 그리고 원기를 회복시키는 수면의 부족의 증상을 가진 부신 피로를 포함할 수 있는 MSIDS

지도 상의 겹치는 요소들에서 기인한다. 미네랄 부족에 중에서, 마그네슘 부족과 두통 사이에는 직접적인 연관이 있기 때문에 마그네슘은 중요하다. 사람들에게 진통제와 항염증제를 주는 것은 오직 증상만을 치료한다. 편두통의 근본원인으로 미토콘드리아 손상을 제시한 최신 연구도 있다.

호로위츠 박사는 실패할 염려가 없는 것은 아니었지만, 라임 두통의 발생 정도를 감소시키는 하나의 접근은 세균의 양을 줄이는 것이라고 계속해서 설명했다. 그는 약사인 내게 "라임과 진드기가 매개 하는 공동 감염과 관련된 표적 치료와 함께 이것을 할 수 있다."라고 설명했다. "체내에 병원균의 양을 줄이는 동안, 적절한 수면을 취하고, 마그네슘이 함유된 미네랄 보충제와 감초, rhodiola, shisandra와 같은 강장제 그리고 부신 지원을 위한 ashwagandha 같은 고품질의 영양 보충제를 섭취하는 것이 중요해졌다."

또한 MSG같은 식품 원인 그리고 아황산염 게다가 예를들어 밀, 글루텐, 유제품 그리고 달걀(혹은 네가 민감한 무엇이든지) 음식 알레르기를 없애는 것이 중요하다. 혈당 흔들기를 막기 위해 적당한 단백질, 복합탄수화물 그리고 건강한 지방이 균형 잡힌 식사를 조금씩 자주 먹는 것 역시, 반응성 저혈당이 두통의 흔한 겹치는 원인이기 때문에, 도움이 될 수 있다. 호로위츠 박사의 책, 〈왜 내가 나아지지 않지? 라임과 만성적인 질환의 미스터리 해결하기(Can't I Get Better? Soving the Mystery of Lyme and Chronic Disease (2013년 11월 St. Martin사 발행))〉을 강력히 추천한다.

코니 스트라스하임

라임병 생존자이자 또한, 〈라임병 치료법 간파하기: 13명의 라임에 학식이 있는 보건 전문가들이 그들의 치료 전략을 공유한다.〉의 저자이기도 한 코니 스트라스하임(Connie Strasheim)은 다음과 같이 주장한다.

> "두통은 만성적인 라임병의 흔한 증상이지만, 두통은 여러 원인에서 기인할 수 있기 때문에, 대다수의 사람들은 두통의 잠재적인 원인으로 라임을 고려하지 않는다. 물론, 만성적인 라임을 가진 사람은 대개 두통에 더해, 관절이나 근육 통증; 브레인 포그(brain fog) , 피로, 심장 문제 및 또는 감정 장애와 같은 다른 증상을 가지고 있지만, 이것들 혹은 다른 라임증상이 두통을 동반한다면, 라임이 잠재적인 원인이 될지도 모른다."

라임병은 Babesia, Bartonella 그리고 Borrelia 같은 적어도 세 종류의 미생물이 관여한 복합적인 전염 증후군으로 이 모든 균들이 두통을 야기한다. 코니에 따르면, "라임에 관련된 다른 미생물들/감염들은 다른 종류의 두통을 유발할 수 있다. 예를 들어, 말라리아 조직체와 유사한 성격을 가진 기생 미생물인 Babesia는 극심한 압박과 머리 전체에 편두통 같은 두통을 야기할 수 있다. 라임에 관련된 박테리아 조직체인 Bartonella는 전두엽 두통이나 정수리 쪽의 두통을 유발한다. Bartonella 두통은 종종 부비동 두통으로 착각된다. 라임병에 가장 흔하게 발견되고, 혈액 내의 스피로헤타, 조직 내의 낭종, 혈액/조직내의 세포벽이 결핍된 형태인 몸안에서 세가지 다른 형태로 살고 있는 조직체인 Borrelia는 가장 흔히 뒷통수와 목에 두통을 야기시킨다. 4번째 라임 조직체인 에를리키아(ehrlichia)는 눈 뒤쪽으로 날카롭고, 칼에 베인듯한 두통을 유발한다."

모든 이러한 감염들이 몸 속에 나타날 때, 어떤 감염이 증상을 야기하는지 구분해 내기 어려울 수 있지만, 모든 것은 두통을 야기시킬 수 있다고 알려져 있다.

다음은, The Healing Art Partnership

다음으로, 로스와 부르크 박사(Marty Ross, Tara Brooke ND)를 인터뷰했다. 이 활동적인 한 쌍은 시애틀에 기반을 둔 통합 의료 전문가이고, 함께, 그들은 복잡한 질환을 가진 환자를 볼 수 있는 "The Healing Art Partnership"를 설립했다. 그들은 감염에 대한 최고의 치료법은 통합 처방전과 전인의료(holistic medicines) 접근법이라는 것을 알아낸다. "많은 사람들 속에 병원균은 면역 체계의 통제 하에 몇 년 간을 살 수 있다. 면역 억제를 야기하는 스트레스 혹은 다른 환경 독소를 만드는 억제 인자가 생기거나 중금속 중독 등으로 병원균은 유행할 수 있다. 병원균이 활성화 되는 다른 원인은 전신 마취를 받는 것인데, 왜 그런지 이유는 모른다."

로스와 부르크 박사는 많은 유용한 무료 정보들, 흥미로운 기사와 비디오를 제공하는데 www.treatlyme.net에 Treat Lyme and Associated Diseases에서 제공된 "라임균 죽이기: 간단한 항생제 안내"라 불리는 라임을 치료하는 항균제에 대한 훌륭한 설명이 있다.

비타민 A와 D를 대폭 감소시키는 약 강도

라임병의 치료에 사용되는 몇몇 치료제는 우리 몸의 비타민을 고갈시키는데 리팜핀(Rifampin)은 비타민 A, D와 같은 지용성 비타민의 결핍을 야기한다. 이것에 대한 더 많은 포괄적인 리스트에 대해서는, 〈드럭머거(Drug Muggers)〉 책자를 참고하면 유익한 정보를 얻을 수 있다.

진드기 제거법

진드기를 태우지 마라. 잘못되 방법이고 병원균을 '뱉어'내게 만드는 가장 빠른 방법이다.

1. 핀셋이나 겸자를 이용한다.
2. 피부에 가까운 진드기의 입 부분을 꽉 잡는다.
3. 감염된 체액을 뿌릴 수 있는 진드기를 짜내는 것을 피한다.
4. 진드기를 바로 뽑아낸다. 비틀지 말고.
5. 진드기를 이용한다(그것으로 B.burgdorferi와 공동 감염체에 대해 실험을 할 수 있다)
6. 비누와 물로 손을 씻는다.
7. 물린 곳에 소독약을 바른다.

라임 두통을 가지고 있다면, 여기의 몇몇 선택사항에 대하여 의사와 상의해야 한다.

1. 라임 전문 의사(LLMD)를 찾는다. "LLMD"라 불리는 그들은 병원균을 알아낼 것이고, 그것을 올바르게 치료할 것이다.
2. 수화(水化)시킨다. 매 15분 마다 레몬이나 라임이 든 뜨거운 물을 조금씩 마셔라, 이것은 수화시키는데 도움을 주고, 림프를 움직인다.
3. 림프를 움직인다. 침술, 혹은 "부항" 치료를 받는다. 이것은 체내 균형을 회복시키고, 림프의 흐름을 얻는데 도움이 된다.
4. 목욕을 한다. 욕조에 약 1g 정도의 황산 마그네슘을 사용하여 따뜻한 목욕을 해라.
5. 독소를 뭉치게 만들어라. 신경독소를 뭉치게 만들기 위해 벤토나이트 점토 혹은 활성탄을 시도해봐라. 2시간 동안 치료법이나 보조제를 취하면 안된다. 대안으로, "칼슘D 글루카레이트" 보조제가 소화관 내에 독소를 뭉치게 할 수 있고, 그것은 변비에 걸리게 하지 않는다.
6. 제거한다. 변비에 걸리지 않고, 독소를 잡을 수 있다. 프로바이오틱스 그리고 섬유질로 배변을 계속한다.
7. 녹색채소를 먹는다. 케일 생새러드 혹은 살짝 찐 근대 같은

알칼리성 음식을 더 섭취해라. 요점은 우리 몸을 빠르게 알칼리화 하는 것이다.

8. 마사지 한다. 손을 움직여 마사지하거나 관자놀이나 머리의 아래 부분를 압박하면 기분이 좋아질 것이다. 관자놀이를 윗 쪽으로 스트레칭 하는 것(꽉 쥐면서) 역시 좋은 기분을 느끼게 할 것이다.

9. 모자를 쓴다. 꽉 끼는 야구모자를 쓰면, 반대되는 압력이 기분이 좋다.

10. 통증 완화에 손을 뻗어라. 하루를 보내는 것을 돕기 위해 진통제나 항염증제 혹은 둘 다 복용한다.

11. 뇌를 진정시킨다. 흥분 독소인 글루타메이트는 라임 환자에게서 매우 높게 작동한다. 클로나제팜(Clonazepam)은 글루타메이트를 약화시키고, GABA를 높이기 때문에 처방 된다. GABA를 높이고 글루타메이트를 진정시키는 것은 언제나, 불안감을 감소시키는 동안, 두통에서 돕는다. 클로나제팜은 중독성이 있어서 장기간의 해결책으로는 그것을 추천하지 않고, 약 없이 이겨낼 수 있기를 희망한다. 낮은 양의 GABA와 L-테아닌은 글루타메이트를 상쇄시키는데 도움이 될 수 있다.

6장

두통의 미스터리가 풀리다

지금 이 책을 보고있는 독자들 중에서 편두통, 군발성 두통, 긴장성 두통 같은 한가지 특정 분류에 속하지 않으면서도 아직도 두통의 고통에 대한 궁금증과 해답을 찾고 있는 분들이 있을 것이다. 그래서 나는 그분들을 위해 이 장을 쓴다. 혹시 아이가 두통을 갖고 있지는 않은가?

이 장에서는 아이의 두통을 완화시켜줄 수 있는 천연 약초에 대한 것을 알려줄 것이다. 또한 이번 장에서 젤라또, 치통, 성관계, 향수, 빛, 경미한 상처 등 흥미로운 원인들에 대해서 알 수 있다. 많은 사람들이 이제 두통에 대한 비밀을 알았으면 좋겠다.

두통의 비밀 : 향수 때문인가

캘빈 클라인에서 나온 유포리아(Euphoria)라는 향수는 매우 섹시하게 느껴질 수 있지만 두통의 원인이 될 수 있다. 향수는 트립탄(triptan)을 복용하고 24시간 내내 침대에 누워있게 할 수 있다. 국제두통협회에서 발행하는 '두통(Cephalalgia)'저널 2011년도 기사에서도 많은 편두통 환자들이 강한 향과 향수에 영향을 받는다는 것을 밝혀냈다. 이 사실은 2013년도에 다시 한번 더 확인되었다. 같은 '두통(Cephalalgia)'저널에 실린 이 기사는 향수, 페인트, 가솔린, 표백제 같은 다양한 향기에 대해서 조사하였다.

이 연구에서 200명의 편두통 환자와 200명의 긴장성 두통 환자들에 대해서 연구하였다. 편두통 환자의 70%에서 향에 의해서 두통이 생겼고, 이 두통은 25분만 지속되었다(오차 +-2분). 긴장성 두통 환자들에게서는 발생하지 않았다. 편두통 환자들은 주로 향수(76%)에 의해서 두통이 발생했으며, 그 다음으로는 페인트(42%), 가솔린(29%), 표백제(27%) 순이었다. 따라서 향수가 가장 우선적으로 기피해야 할 대상이지만 향수뿐만이 아니라 모든 강한 향을 피해야 한다. 만약에 향수 냄새가 강하게 남아있는 엘리베이터에 타게 된다

간식을 먹자

두통(Cephalalgia) 저널에 소개된 2005년 연구에서 aura와 깜빡거리는 불빛과 마찬가지로 배고픔이 편두통을 유발하는 원인이 될 수 있다고 밝혔다. 만약에 자신이 그런 것 같다면 가방에 소량의 간식을 넣고 다니자.

면 숨을 참거나 다시 내려서 다른 엘레베이터를 타길 권한다. 만약 비행기에 탔는데 바로 옆에 향수를 한 통을 통째로 뿌린 것 같은 사람 옆에 앉게 된다면 곤란한 상황일 것이다. 나의 경우에는 향에 둔감한 노부인이 옆에 앉아 있었는데 샤넬 넘버 5 향수를 마구 뿌렸다. 이럴 경우 그 옆에 앉아서 편두통이 생기질 않길 바라거나 승무원에게 다른 자리로 바꿀 수 있는지 물어보는 것이다. 나는 용기를 내서 다른 자리로 옮겨달라고 부탁할 것이다. 아니면 정말 고통스러운 긴 비행을 하게 될 것이다.

두통의 비밀 : 아이의 두통

지난 50년 동안 두통의 발병률이 계속해서 증가해왔다. 두통은 학령아동, 그 중 특히 여자아이들에게 큰 문제가 되고 있다. 통계자료에 따르면 학력아동의 10~20%과 청소년의 27~32%가 두통을 겪고 있다. 이 보고서는 이 아이들이 최소한 한 달에 한번은 두통을 겪는다고 밝혔다. 편두통은 15살 청소년의 4~19%에게 자주 일어난다. 아무렇지 않게 넘어갈 수치가 아니다! 어떤 아이들은 한 주에 한 두 번씩 편두통을 겪는다.

아이가 편두통으로 괴로워하는 것을 보면서 할 수 있는 것도 없고 도와줄 방법이 무엇인지 몰랐을 때 대신 아프게 해달라고 빌었을 것이다. 나도 아들 마이클이 때때로 두통에 시달리는 것을 보았다. 다행히도 Natural Calm과 같은 맛 좋은 가루 마그네슘과 약간의 이부프로펜이 그에게 도움이 되었다. 또한 달걀과 유제품류를 5달 내내 그의 식단에서 뺐다. 매우 힘든 일이었지만 확실한 효과를 보았다. 그는 그때 단지 5살이었다. 만성두통을 가진 아이들의 수가 증가하고 있기 때문에 이런 희망차고 즐거운 좋은 소식을 전할 수 있어서 기쁘다.

독일 하이델베르그 대학의 연구자들은 전향적, 무작위 배정, 부분적 이중맹검, 플라시보 그룹을 대상으로 병행집단(parallel-group) 연구를 하였다. 복잡해 보이겠지만 그만큼 엄격하고 현명하게 진행된 연구라는 것이다. 그래서 아무도 이 결과를 무시할 수 없다. 이 연구는 '페타돌렉스(Petadolex)'라고도 알려진 머위 뿌리 추출물과 음악 치료가 편두통으로 고통받고 있는 아이들에게 효과적인 치료인지 평가하기 위하여 설계되었다. 머위뿌리 추출물이 뇌혈관에 있는 평활근을 이완시켜서 어른들의 편두통을 완화시켜준다는 것은 익히 알려진 사실이다. 이것은 고통을 유발하는 염증유발 사이토카인의 분비를 감소시켜 염증도 효과적으로 줄여준다.이것에 관해서는 이 책의 마지막 부분인 제11장 "사이토카인을 줄여라"에서 더 자세하게 다룰 것이다.

2008년 유럽통증저널(European Journal of Pain)에서[30] 12주간의 실험을 진행하였다. 환자들은 무작위적으로 19명은 머위추출물, 20명은 음악치료를 처방 받았으며 19명은 대조군으로 배치되었다. 참가자들은 치료를 시작하기 8주 전에 두통의 빈도를 측정하고 치료 6달 후에 다시 빈도를 측정하여 감소된 정도를 살펴보았다.

데이터를 분석한 결과, 음악치료와 머위뿌리추출물이 대조군에 비해서 효과적으로 두통을 감소시킨 것으로 밝혀졌다. 잔잔한 음악을 듣는 것만으로도 아이들에게 효과적으로 두통을 감소시킨 것으로 부모들에게도 두통을 감소시킬 것이다. 그러므로 연구자들이 결론을 내린 것과 같이 나도 음악치료와 머위뿌리 추출물이 유아기의 편두통에 매우 좋은 선택사항이라고 결론 내리고자 한다.

와인, 초콜렛, 치즈

이 조합은 입맛을 당기게 하지만 두통을 일으킬 수 있다. 많은 사람들이 균류를 탓하는 것처럼 이것도 칸디다 크루세이 같은 균류때문일 수 있다. 실제로 초콜렛은 카카오 콩의 쓴 맛을 제거하기 위해 이 균류를 사용하여 발효한다.

소중한 아이에게 더 좋은 소식

최근 신경과학저널(Journal of the Neurological Sciences) 연구에서 밝혀진 바에 따르면, 약이나 음악 치료 또는 혹은 식이요법의 변경 없이 천연 보충제만으로 학령기의 아동들에게 편두통과 긴장성 두통을 효과적으로 줄일 수 있다고 발표했다.

3달동안 진행된 이 실험은 119명의 아이들에게 징코라이드 B (ginkgolide B, Ginkgo biloba 나무의 잎 추출물), 리보플라빈(비타민 B2), 마그네슘의 조합을 복용하게 하였다. 이 성분들은 역사적인 효능과 안전성에 기반하여 선택되었다. 만약에 이것을 시도하기로 마음먹었다면, 소아과의사에게 가서 아이의 나이와 몸무게, 두통의 정도를 기준으로 적정 용량에 대한 상담을 하기 바란다. 실험에 참여한 아이들은 실험에 들어가기 6달 전부터 어떠한 정기적인 약물치료나 개입을 하지 않았다. 따라서 그들의 혈액에는 결과를 왜곡할 만한 것이 없었다. 참가자들은 임상학적 질문, 검사, 수면과 뇌파검사wake EEG를 통하여 결과를 측정하였다. 그리고 참가자들에게 계속해서 자신의 두통에 관한 일지를 남기도록 하였다.

데이터를 분석한 결과, 그들은 매우 놀라운 방법을 찾아냈다. 이 방법은 아이들의 '평균 발생횟수'를 9.71에서 4.33으로 뚝 떨어뜨렸다. 즉, 편두통과 긴장성 두통의 빈도를 50%나 감소시켰다는 뜻이다! 영양소만으로 얻어낸 영광스러운 결과이다.

이제 우리는 아이와 어른에게 적용할 수 있는 다양한 약물 치료법이 있다는 것을 알았다. 그러나부작용이 특히 아이들에게는 큰 문제가 될 수 있다. 한 줌의 영양소를 제안한 이 연구를 살펴보면 부작용이 있더라고 적기 때문에 효과적이고 안전한 만성 편두통의 치료 방법이라고 할 수 있다. 아이의 소아과의사에게 상담하는 것은 혹시나 발생할 부작용을 막는 데에 좋은 역할을 할 것이다.

두통의 비밀 : 번개때문인가?

만약 두통이 번개 칠 때 느껴진다면, 그것은 당신의 상상이 만들어낸 통증이 아니다. '두통(Cephalalgia)'저널 2013년 4월에 출판된 기사에서 이러한 두통은 일어날 수 있다고 밝혔다. 연구자들은 편두통이 많이 발생하는 환자들과 번개와의 관계를 밝혀내기로 했다.

국제두통학회(International Headache Society)의 편두통 진단 기준에 부합하는 90명의 환자들이 실험에 참여했다. 다른 말로 말하면 그들은 자신의 기준으로 두통이 있다고 말한 사람들이 아니다. 이 사람들은 정말로 두통을 겪고 있으며, 엄격한 진단기준에 맞는 특정한 증상을 가지고 있는 것이다. 참가자들은 중년의 나이로, 대부분 여자(91%)였다.

연구자들은 환자들이 3달에서 6달 동안 두통에 대한 일지를 쓴 것으로 바탕으로 연구하였다. 그 결과, 번개가 친 날에는 두통의 발생 가능성이 높은 것을 알아냈다. 따라서 번개는 어떤 사람들에게는 두통을 유발한다는 것이다. 번개 치는 것으로 세계적으로 유명한 플로리다에 살고 번개 때문에 두통이 일어나고 있다면, 빨리 그곳에서 벗어나길 간곡히 권고한다. 35년동안 플로리다에 살고 있는 나는 이곳의 번개는 매우 잦고, 심지어는 때때로 끔찍하다고 보증한다.

이 연구결과는 번개가 두통을 유발한다는 것을 보여주었지만 왜 두통을 유발하는지는 정확하게 설명할 수 없다. 전자기 파장 때문일 수도 있고 오존(a bioaerosol)의 생성 때문일 수도 있다. 어떤 이론은 번개가 진균포자를 증가시키기 때문이라고도 한다. 우리는 번개가 유발인자라는 것은 알게되었지만, 정확한 메커니즘을 알 수 없다.

번개는 두통을 유발한다

2012년의 한 연구는 번개가 집 주변에서 칠때 우리의 약 30%가 편두통으로 고통받게 된다고 밝혔다.

이 두통은 무작위적으로 일어나지 않고 외상성 뇌손상(TBI, traumatic brain injury)를 입은 다음에 일어난다. 이 두통은 상처를 입은 후 바로 시작될 수도 있고 일년, 아니 몇 년이 지난 후에 시작될 수도 있다. 외상성 뇌손상은 정신적 충격을 일으킬만한 것이 아닌 뇌손상에 의해서도 발생할 수 있다. 이 두통은 나아질 수 있다. 장기적인 통증은 오히려 머리나 얼굴, 목 등에 손상이 발생했을 때 일어난다.

그 원인은 머리에 세게 충격을 준 경미한 교통사고나 추락일 수 있다. 추락! 질병관리본부(CDC)의 통계에 따르면 추락은 35%의 비율로 TBI를 일으키는 1순위 원인이다.[5] CDC는 미국에서 매년 3백 8십만건의 사고가 TBI를 유발한다고 추산한다. 그에 비해 유방암은 176,300명이다. 그리고 스케이트보드나 산악자전거를 타는 사람들의 충돌, 축구로 인한 부상 더군다나 흔들린 증후군에 의해서 발생할 수 있다. 고등학교에서 축구를 하다가 갑자기 두통이 잦아지고 집중이나 수면에 어려움을 겪는 아이들을 둔 엄마들이 이 책을 얼마나 읽고 있는지 모르겠다. 머리를 소중하게 관리하지 못하면 문제들이 생긴다. 머리에는 소중한 우리의 뇌가 들어있다는 사실을 기억하자. 물론 머리에 상처를 받은 사람이나 TBI환자들이 모두 장기적인 두통을 겪는 것은 아니다.[4]

뇌나 두개골의 손상, 목이나 등의 손상, 약물의 부작용, 불안과 긴장 등의 많은 발생 원인이 있다. 이것은 편두통이나 다른 종류의 두통을 악화시킬 수 있다.

일반적으로 나이가 많거나 다른 장애나 감염이 있는 경우 손상을 일으킬 수 있는 활동들과 연루되어 있다면 확률은 올라간다. 이 모든 것은 번지점프를 하지 말아야 하는 여러 가지 변명거리를 제공해준다. 어쨌든 뇌진탕 후에 나타나는 증상들은 TBI 후 몇 주, 몇 달 또는 더 오랫동안 지속될 수 있고 그 중에 하나가 두통일 수 있다. 두통은 집중하기 어렵거나 과민 증상이 있거나 감정적으로 불안정하거나 생각이나 독서 등을 어렵게 하는 것으로 같이 나타날 수 있다. 2012년도 7월에 나온 이 연구에서 뇌진탕은 뇌의 노화를 촉진시켜서 인지능력의 저하를 가속화시킨다고 지적했다.[6] 또한 이 논문은 똑똑해지거나 더 나은 "인지능력 보유(cognitive reserve)"를 한다면 장기적으로 생길 결과를 감소시킬 수 있다고 했다.

TBI후 발생하는 두통은 시간차가 있기 때문에 개연성이 명확하지 않아서 두통에 대한 오진단이 많다. 뇌진탕 후에 두통을 겪는 환자들은 보통 진통제만 복용하고 있다. 대다수의 뇌진탕 후 두통을 겪는 환자들은 시간이 지나면 치료가 되지만 모두가 그런 것은 아니어서 이 경우에는 하이드로코돈(hydrocodone)과 수면제(sleeping pills)에 중독되기도 한다.

2013년 9월에 재활의학회지에 출간된 연구는 TBI의 장기적인 효과에 대해서 연구하였다.[7] 원래 이 연구는 남자와 여자의 차이를 보고 삶의 질, 증상에 대처하는 방법, 스트레스가 미치는 영향에 대해서 연구하려고 하였다. 이 모든 것을 밝혀내기 위해서 경미한 TBI를 겪은 모든 환자들에게 짧은 설문지나 그와 유사한 것을 주었다. 163명의 환자들이 설문조사에 응했으며 그 중 21명은 건강진단을 받았다. 정확하게 11년이 지난 후, 다시 환자들에게 연락을 하였다. 연구자들은 어떤 환자들은 11년이 지난 후에도 "disabling 뇌진탕 후 증상'을 겪고 있다는 사실을 발견하였다. 가장 빈도수가 높았던 5가지 증상은 다음과 같다.

피로	53.4%
기억력 감퇴	52.5%
두통	50.9%
좌절감, 불안감	47.9%
우울	47.2%

장기적으로 관찰한 결과, 경미한 뇌 손상 이후 3년 후에는 약 50%가 두통을 겪었고 또한 11년 후에도 같은 정도로 보고되었다. 그런데 이러한 증상이 있는 사람들을 위해서 해줄 수 있는 말이 별로 없어서 안타깝다. 만약 일반적인 두통약이 효과가 없다면 TBI와 연관해서 다시 한번 생각해보면 고통받고 있는 그 두통의 비밀을 풀 수 있을 것이다.

이 분야의 전문가인 일리노이주 두뇌부상협회(Brain Injury Association of Illinois) 이사인 기니 라자라(Ginny Lazzara, RN, BSN, CRRN) 박사를 만나게 된 것은 정말 행운이었다. 그녀는 26년 이상 병원의 뇌 손상 환자들을 지원하는 팀을 운영하였다. 동정심이 강하고 남을 잘 돌보는 성격인 그녀에게 어떤 것이 그녀의 마음을 무겁게 만드는지 물어보았다. 그녀는 다음과 같이 말했다.

"너무 자주 환자들이 TBI 후에 대한 좋은 치료를 받지 못하는 것입니다. 저는 많은 사람들로부터 몇 년 동안 듣고 배웠어요. TBI 환자에게서 들은 가장 큰 어려움은 운 좋게 병원에서 퇴원하고 난 뒤에 사회복귀를 하게되면, 아무도 그들을 챙겨주지 않는다는 것이었어요. 물론 모든 의사들이 그렇지는 않지만 '이제 완치 되었습니다'라는 의사의 말에 실망한다고 합니다. 본인은 장기적인 관리가 필요하다고 생각하는데 무시했다고 느끼기 때문이지요. 많은 사람들은 금전적인 문제로 사회복귀 센터로 돌아가거나 보험문제가 있기 때문에 신경과 전문의를 만나는 것이 어려워요. 혹은 지리적인 문제나 장애로 인해서 적절한 치료를 받기 위해 다시 돌아가지 못해요."

그럼 어떤 상황이 발생할까? 1차 의료기관에 있는 뇌손상에 대해서는 알지 못하는 의사를 찾게 된다. 의사 전체에 대한 판단은 아니지만, 숙련된 의사들도 TBI의 복잡성에 대해서 완전히 이해하지 못한다. 그들은 뇌 전문가가 아니며 남아있는 심각한 신경학적이고 인지적인 문제에 대해 다룰 준비가 되어있지 않다. 그래서 TBI 환자들은 자신의 건강에 대해서 더 이상 신경쓰지 않고, 사람들과의 관계를 끊고 집에만 틀어박혀 쉽게 준비할 수 있는 음식을 먹게 된다. 때로는 적절한 휠체어나 다른 보행보조기를 살 수 없다. 라자라 박사는 나에게 흥미로운 이야기를 들려주었다. 두통을 가진 TBI 환자 중에 사실상 두통은 근골격으로 인한 것이었는데, 이것은 부적합한 휠체어 때문이었다고 하였다.

문제는 TBI의 해결책이 있는 것이 아니라는 것이다. 당신은 반드시 적당한 시간과 관심을 줄 수 있는 헬스케어 전문가와 함께해야 당신의 필요가 충족되고 무시되지 않을 것이다. 또한 작은 변화가 큰 변화를 가져올 수 있다. 좋아하는 선글라스 색을 선택하여 적절한 안경을 가지는 것(어떤 사람은 회색을 좋아할 수 있고 다른 사람은 갈색이나 붉은색을 좋아한다) 적합한 휠체어나 정기적인 마사지 치료, 유사한 방법으로 치료를 받는 사람들끼리 얘기를 나눌 수 있는 모임에 참여를 해보는 것도 좋다. 다음의 내용은 뇌 손상으로 인해서 두통을 겪고 있다고 판단할 경우에 해당하는 제안이다. 기니 라자라 박사의 참여에 대해서 감사를 표한다.

- 정확한 진단을 받는다. 뇌손상에 대해서 잘 이해하고 두통에 대해서 치료하는 의료인을 찾는다.
- 자신의 통증에 대해서 정확하게 설명할 수 있어야 한다. 필요하다면 도와줄 사람을 찾고 두통에 관한 본질과 특징을 기록한다.
- 자신이 복용하는 약과 보조식품들을 항상 기록한다. 그러면 두통 일기를 작성할 수 있어서 어떤 식품이 두통을 완화시키는데 좋은 지 알 수 있다. 만약에 어떤 것이 도움이 되는지 모르겠더라도 일단 적어둔다. 의료인에게 정확한 정보를 줄 수 있기 때문이다.

치료방법

자신이 갖고 있는 상처, 에너지 수치, 지속 정도에 따라 치료와 보조제가 긴장감, 불안감, 근골격의 고통을 줄이는데 도움을 줄 수 있을 것이다.

의료인에게 어떤 치료가 자신에게 맞을지에 대해서 상담한다. 어떤 것들은 완벽하게 도움이 될 수 있지만, 갖고 있는 상처와 현재 건강상태에 따라 금기 시 되는 것도 있을 것이다. 그리고 시신경 전문의, 통증 전문의와 다음의 내용에 대해 상담하는 것이 좋다.

- 물리 치료
- 전기 자극치료(biofeedback)
- 운동
- 약물
- 요가(no Crow, or other inversions, 머리를 보호해라!)
- 얼음찜질
- 전기담요

또 다른 선택

건강식품 매장에서 팔리고 있는 징코(Ginkgo)나 빈포세틴(Vinpocetine)은 인지능력과 기억력 향상을 위해 사용될 수 있으나 혈액을 묽어지게 할 수 있어 모든 사람에게 적절하지는 않다. 또한 이것들은 와파린, 플라빅스(Plavix), 아스피린과 같은 항응고제의 효과를 강화시킨다.

아토목세틴(atomoxetine)으로 알려진 처방약 스트라테라(Strattera)는 주의력 결핍 장애(ADD)에 주로 사용되지만 뇌진탕과 TBI 증상을 완화하는데도 사용한다.(FAD 허가는 받지 않음)

두통의 미스터리 : 아이스크림

어떤 사람들은 찬 음식을 먹으면 일시적으로 머리가 짜르르 아픈 현상을 "아이스크림 두통"이나 "브레인 프리즈(brain freeze)"라고 부르지만 과학적인 용어로는 "스페노파라틴 강글리오네우랄기아(sphenopalatine ganglioneuralgia)"라고 한다. 이러한 종류의 두통은 아이스 티나 아이스크림과 같은 차가운 것을 마시거나 먹은 직후에 나타난다. 우리가 차가운 것을 섭취할 때 그것은 입천장에 닿아 혈관을 과도하게 수축하게 하고 신경이 그것을 감지하여 3차신경 군집에 통각 신호를 전달한다. 그래서 이마, 관자놀이, 눈 주위에 통증을 일으킨다. 이것은 관련통으로 실제로는 입 천장에서 감각이 일어났지만 머리까지 올라가서 적절하게 반응을 하거나 두통이 있을 경우에는 과민하게 삼차신경이 반응한다. 하지만 다양한 연구를 보다 보면 혈액흐름에 의한 영향이 있을 수도 있다는 것을 알게 될 것이다.

연구자들은 13명의 건강한 참가자들에게 차가운 얼음물을 마시게 하여 브레인 프리즈를 일으키게 했다. 도플러 테스트로 뇌 혈류 변화를 관찰해서 전대뇌동맥의 혈류량이 갑자기 증가하여 두통이 발생한다는 것을 알아내었다. 따뜻한 물을 마셨더니 전대뇌동맥이 수축된 후의 통증이 빠르게 사라졌다. 음료의 온도가 두통에 영향을 준다. 다행히도 이것은 20~30초 정도만 띵한 느낌을 준다. 어떤 사람들은 몇 분간 지속될 수도 있지만, 그게 끝이다. 만약에 이러한 두통의 증상이 있다면 스무디, 샤베트, 아이스크림과 같은 차가운 것들을 피해라. 만약 두통을 겪고 있다면 혀로 입천장을 따뜻하게 하거나 미지근한 음료를 마시면 빠르게 좋아질 수 있다. 손을 모아서 코와 입을 가지고 따뜻한 숨을 들이마시면 빠르게 없앨 수 있다. 시도해보았던 것 중에 제일 빠른 방법은 엄지손가락을 빠는 것이다.

어떤 두통도 간단하지 않다. 독자들은 다양한 종류의 두통을 가지고 있을 수 있다. 아이스크림 두통과 편두통이 관련이 있을까? 아이스크림 두통과 긴장성 두통은? 좋은 질문이다.

연구자들은 76명의 편두통 환자들과 38명의 긴장성 두통 환자들을 관찰하였다. 연구자들은 아이스크림 두통 동안 두통 지속시간, 위치, 통증의 정도(throbbing)에 관해서 어떻게 느꼈는지 조사하였다. 74%의 편두통 환자들과 32%의 긴장성 두통 환자들은 관자놀이 부근에 통증을 느꼈다. 10명중에 7명의 편두통 환자들 대다수는 통증을 느꼈으나 긴장성 두통 환자의 8%에게서만 일어났다. 따라서 아이스크림 두통은 편두통과 더 연관성이 있다. 연구 발표 삼 년 후, '두통(Cephalalgia)'저널에 "아이스크림 두통, 8359명의 청소년으로 대대적인 조사를 하다"라는 제목의 기사가 게재되었다. 이 기사는 타이완에 있는 10대들을 대상으로 한 설문조사를 통해서 얻어진 데이터였다. 40%가 약간 넘는 아이들이 아이스크림 두통이 있다고 고백했다. 여자아이들보다 남자아이들에게서 더 자주 일어났다. 연구자들은 편두통을 앓고 있는 학생들이 편두통이 없는 학생들보다 더 자주 아이스크림 두통을 겪는다는 것도 밝혀냈다. 만약 편두통이 있고 브레인 프리즈를 자주 느낀다면 차가운 음료나 아이스크림을 줄이거나 피해야한다.

두통의 비밀: 빛

광민감증(photophobia)이 편두통을 겪고 있는 환자들에게서는 흔하고 두통을 악화시킨다는 것이 밝혀졌다. 이들은 쇼핑몰, 병원 상담실과 같은 실내에서 선글라스를 쓰고 있기 때문에 금방 알아낼 수 있다. 또한 사진찍기를 꺼려하므로 플래쉬가 없을 때에나 사진을 찍을 정도이다. 사실은 나도 약간 광민감증이지만 그렇게 심하지는 않아 옅은 붉은색 선글라스를 항상 쓰고다닐 뿐이다. 차에 반사되는 밝은 햇빛, 밝은 헤드라이트, 눈이나 해변에서 반사되는 햇빛은 남편 샘에게도 일시적인 편두통을 일으킨다. 이렇게 하지 않으면 시신경염(optic neuritis) 경우처럼 일시적으로 시력을 잃는다.

이러한 두통 환자들은 일시적으로 찾아오는 두통을 해결하는 것이 아니라 일상생활에서 해결 해야 할 것이 많다. 두통이 생활의 일부가 된 것이 안타깝지만, 밝혀지지 않는 원인을 찾고 진정한 해결책을 찾아보는 것은 중요하다.

어떤 사람은 조그마한 빛의 변화에도 편두통이 나타날 수 있다.

2010년 네이처 뉴로사이언스(Nature Neuroscience) 연구에 따르면 시각 장애인 환자들도 번쩍이는 밝은 빛 때문에 고통스럽다고 한다. 연구자들은 편두통이 뇌 중에 시력을 주관하는 부분이 아니라 빛을 빛이라고 인지하는 부분과 연관이 되어있다고 생각한다. 그래서 아직 빛이 있다는 것을 인지할 수 있는 시각 장애인들은 빛에 반응하지만, 빛을 감지할 수 없을 정도로 완전한 시각 장애인들은 번쩍거리는 빛에 영향 받지 않는다. 연구자들은 이러한 차이가 멜라놉신(melanopsin) 수용체가 기능을 하고 있는 지 여부와 관계가 있다고 주장한다.

아는 사람 중에 사진만 찍으면 눈을 감고 있는 사람이 있다면 이것은 광민감증의 또 다른 증상일 수 있다. 저널 두통(Headache, 2008)의 연구는, 편두통 환자들은 카메라 플래쉬가 터지면 쉽게 눈을 감는 경향이 있고 평상시에도 선글라스를 끼는 경향이 있다고 밝혔다. 26%의 환자들만 "빛이 불편한가요?"라는 질문에 "네"라고 대답을 하였는데, 어두운 방을 더 좋아하느냐의 질문에는 91%나 "예"라고 대답하였다.

또 다른 해결 방법

해를 직접 쳐다보지 마라

선글라스에 투자해라. 편광렌즈는 필수적이다. 갈색이나 붉은 계열의 렌즈나 혹은 회색나 초록색 계열 렌즈를 선택한다.

- 특수 색을 입힌 컴퓨터용 안경이 있다.

- 집에 있는 전등을 형광등에서 백열등으로 바꿔라

- 깜빡거리는 빛, 스트로보 섬광, 카메라 플래쉬를 피해라

- "Flux" 라는 프로그램을 설치해라. Flux는 무료로 다운받을 수 있는 소프트웨어로, 당신이 있는 그 방의 조도와 같게 스크린의 밝기를 조절해주고 자동으로 지속이 된다. 나는 하루에 18시간 정도 컴퓨터를 사용하는데, 내 스크린을 거의 '세피아색(암갈색)' 으로 만들지만 거의 탐지하기 어렵다. 아침에는 햇빛과 비슷하게 맞추지만 그렇게 밝지는 않다. 나는 강력하게 Flux를 추천한다. 눈의 피로를 줄이는데 큰 역할을 했던 이 소프트웨어는 justgetflux.co에서 다운로드할 수 있다.

- 건강보조제인 바이오 어스틴 아스타크산틴(BioAstin Astaxathin)을 6~12mg을 하루에 한번 섭취해라.(www.Nutrex-hawaii.com) 많은 연구들은 그것이 눈의 필요를 줄여준다는 것을 증명했고, 나는 그것이 유일하게 눈의 피로를 줄여주는 건강보조제라고 생각한다.

- 눈에 라벤더 팩을 한다.

- 약초의 일종인 허브 아이브라이트(eyebright)는 비타민 C가 풍부하고 도움이 되는 천연 눈 영양제이다. 액체 추출물이나 캡슐 형태로 건강기능식품을 파는 곳이라면 어디에서든지 살 수 있다. 다양한 차 형태로 팔리고 있다. 만약 차 매니아라면 건조된 허브형태로 사서 우려먹어도 좋다.

- 점안제인 Rich의 "MSM Water Drops" 가 일반적인 눈 건강에 좋다.
- 툴시(Tulsi) 차나 보조제는 눈 건강과 몸의 모세혈관의 건강에 도움을 준다.
- "핀홀 안경*(pinhole glasses)"을 구입한다. 편두통을 막아주지는 않지만 내 생각에는 눈의 피로를 줄여준다. 내가 시도해보지 않았다면 믿지 않았을 현상이다. 시력이 흐리다면 교정렌즈 없이 깔끔하게 볼 수 있게 해준다.

아스타잔틴, 황반변성

우리는 다 루테인, 제아잔틴, 베타 카로틴에 대해서 알고 있다. 그리고 아스타잔틴(astaxanthin)은 "카로티노이드" 계열의 새로운 물질이다. 알고 있는 것 처럼, 눈 건강에 도움을 준다. 나는 좀더 주장에 공신력을 높이기 위하여 친구인 Richer 박사에게 자문을 구했다. 리처 박사는 안과 전문 치료와 항산화제 연구에 참여한 적이 있기 때문에 자문을 구하기에 적합한 사람이라고 생각한다. 그의 논문은 화제거리다. 리처 박사는 어떤 영양소로 노화성 시력감퇴(age related

* 핀홀 안경(pinhole glasses) 영어 그대로 해석하면, 바늘구멍 안경. 안경의 렌즈에 해당하는 부분에 촘촘히 구멍을 뚫어놓은 것. 그 제작업체 및 판매자들의 주장에 의하면 시력교정용 안경이라고 한다. 그 안경을 쓰면 보이는 시야는 좁아지지만, 보이는 부분들에 대해서는 선명하게 보이는 효과는 분명히 있고, 눈의 피로가 덜해지며 선글라스의 효과가 있기 때문에, 나는 가끔 핀홀 안경을 쓰고 다니곤 했다.

macular degeneration, ARMD)를 막을 수 있을지, 약한 녹내장, 당뇨성 황반 부종, 백내장과 안구 건조를 예방하는 것에대한 연구를 진행해 왔으며 다음과 같은 주장을 했다.

"연구자들은 아스타잔틴(Astaxanthin)이 빛 순응과 초점 조절을 담당하는 모양체의 기능을 증진시킨다는 것을 증명했다. 노인 환자들에게 아스타잔틴은 노화성 시력감퇴(AMD) 증상에 처방될 수 있는데. 카로티노이드가 자외선와 블루라이트에 의해 손상되는 것을 완화시키기 때문이다. 항염증 활성도 있고, 다른 큰 분자들과는 달리 혈액-망막장벽을 투과할 수 있다. 최근에 나온 연구는 아스타잔틴이 일차적으로 눈 뒤쪽의 혈액 운반의 95%를 담당하는 맥락막의 혈액순환을 증진시켜준다고 한다." 즉, 이 연구는 아스타잔틴이 연약한 안구 조직에 많은 혈액을 보냄으로써 그 덕분에 영양소가 풍부해지면서 시력을 보호한다는 것을 증명했다.

두통의 비밀: 가짜 설탕

모든 인공 감미료를 피해야 한다는 것을 알고 있을 것이다. 두통이 있다면 절대 먹지 말아야 한다. 그런데 소르비톨과 같은 당 알코올의 경우는 어떤가? 소르비톨은 자두, 복숭아, 배, 푸른, 사과와 같은 과일들에 자연적으로 들어있지만 음식에 첨가되는 것들은 이 맛

있는 과일로부터 만들어지는 것이 아니라 콘 시럽을 통해 상업적으로 생산된다. 소르비톨이 포함되어 있는 음식의 성분명 표시에 보면 "무설탕", "저칼로리" 등과 같은 문구를 볼 수 있을 것이다. 예를 들어 잼, 케이크, 스낵바, 사탕, 휘핑크림과 같은 것들이나 껌, 치약, 가글에도 많이 첨가되어있다. 대부분의 사람들에게는 완화제로 작용하여 설사, 더부룩함, 복통을 일으킬 수 있다. 심지어 소르비톨은 "애드빌(Advil Migraine)"과 같은 많은 편두통 약에도 있는데 다른 인공감미료와 마찬가지로 소르비톨도 편두통을 일으킬 수 있다고 말한다. 아무도 이 연관관계에 대해서 확신하진 못하지만 소르비톨이 미약한 과민성 대장 문제를 일으킬 수 있고 그게 바로 두통 유발 인자라는것이다. 만약 먹게 되면 편두통을 가진 사람들은 음식을 먹은 지 얼마 안되어 설사나 편두통 둘 중에 하나를 겪는다고 말한다. 만약에 소르비톨이 편두통의 범인이라고 생각한다면 식단에서 수크랄로스, 사카린, 아스파탐과 같은 모든 인공 감미료를 빼야 한다.

아스파탐은 대중적인 인공감미료로 "Equal"이라는 브랜드명으로 판매되고 있다. 수천 수백가지의 음식에 들어가는데, 성분명 표시에 항상 확실하게 써있는 것이 아니기 때문에 성분표를 반드시 읽어야 한다. 아스파탐은 유아와 청소년기의 편두통과 관련되어있다. 아스파탐이 들어있는 음료나 음식을 먹을 경우 아스파탐은 화학과정을 통해 분해되고 변화되고 산화되어 포름알데이드를 생성한다. 알다시피 포름알데히드는 시체를 방부처리할 때 사용한다. 이 독성물질은 온몸에 퍼져서 뇌를 포함한 다양한 세포로 들어가게 된다. 아스파탐 및 다른 인공감미료를 포함한 모든 식음료를 제외해라.

가끔, 특히 격렬하게 운동을 할 때, 뒤통수에서 두통이 생긴다. 이것은 "키아리증후군(Chiari Malformation)"이라고 불리는 대표적인 특징 중 하나이다. 그리고 때로는 그 통증이 목 통증과 연관이 있다. 뇌간이나 소뇌가 관련되어 있고, 이러한 통증이 발생하면 몸 전체에 모든 종류의 고통이나 특이한 증상들이 나타난다.

키아리 두통을 두통의 "미스터리"장에 포함시킨 이유는 많은 사람들이 키아리를 가지고 있는데 인지 못할 수 있기 때문이다. 키아리는 일반적으로 많은 주목을 받지 못하고 정보도 적고 연구도 잘 되어있지 않다. 정보는 힘이다. 내가 키아리라고 말을 하지만, 공식적으로 "아놀드 키아리(Arnold-Chiari)"이고, 실제로 로마 숫자 Ⅰ부터 Ⅳ까지 이름 붙여진 4가지 종류가 있다. 키아리는 거의 대부분 뒤통수에서부터 고통을 유발해서 머리 앞부분이나 눈 뒤까지 뻗칠 수도 있다. 운동을 하면 두통이 나타나거나 심해질 것이다.

아내를 위해서 무거운 쓰레기 봉투를 들고 나가다가 갑자기 머리가 아프다든지, 친구들과 농구를 하면서 뛰어다니다가 잠시 후에 두통을 느낄 수도 있다. 격렬한 운동외에도 코를 풀거나 기침을 하거나 바닥에 떨어진 것을 줍기 위해 허리를 굽히는 순간 통증이 시작되기도 한다.

이 부분에서 남편 샘의 이야기를 하려고 한다. 그는 문자 그대로 여기에 있는 모든 종류의 두통을 겪은 사람이다! 그의 뇌 이미지 스캔 판독 결과 키아리가 아니라고 판단했지만, 우리는 그가 키아리를 앓고 있다고 생각했다. 그의 몇몇 증상은 키아리와 관련이 있었기 때문에 그를 도와줄 수 있다고 확신을 한 뉴욕에 있는 전문가에게 그의 MRI 스캔 이미지를 보냈다. 의사는 샘의 MRI를 1분동안 보고 기본적인 2가지 질문을 했다. 그리고 나서 하는 말이 "왜 여기 오셨어요? 키아리가 아니네요. 제가 당신을 위해서 해줄 수 있는게 없습니다."

돌이켜 보면 샘은 뇌신경과 관련된 증상은 매우 적었다. 불면증과 시야 변화 뿐 이었다. 다행히도 그는 지금 두통 없이 살고 있으며 몇 년째 무증상으로 살 고 있다. 앞으로도 그럴지는 미지수이지만 말이다.

이러한 이야기를 하는 이유는 진단이 확실하게 내려지지 않아 심적인 고통을 겪는 경우를 알고 있기 때문이다. 진단받지 못하고 몇 주 동안 지속되다가 갑자기 아무 일도 없다는 듯이 사라지기도 하는데, 많은 사람들은 왜 그런지 단서조차 찾지 못하고 있는 상황을 겪고 있다. 두통과 다른 뇌 통증 증상들은 오진단이 잦다. 소위 전문가라고 하는 사람들도 키아리를 편두통으로 오인한다. 전혀 다른 것인데도 말이다. 그들은 키아리 환자들에게 도움이 되지도 않을 많은 트립탄(triptan)을 주고 쓸데없이 뇌의 신경전달물질을 건드려 손상시킨다.

다른 '전문가들'은 도울 수 있다고 하면서 처음 증상으로 돌아오면 계속 약물을 추가한다. 이는 증상을 낫게 하지도 않으면서 심지어 약물 부작용을 얻게 된다. 명백히 키아리라고 판명되거나 검사결과가 그렇게 확정되기 전에는 절대로 키아리 수술을 받지 말아라. 언제든지 키아리로 진단될 수 있다. 특히 차 사고를 당하거나 낙상, 운동을 하다가 머리나 목 쪽에 부상을 당한다면 분명하다. 그때나 지금이나 경막외, 척추천자나 수술 후에 키아리나 그와 유사한 증상을 겪는 사람들을 볼 수 있다.

키아리의 임상적 증상이라고 볼 수 있는 증상들은 다음과 같다. 목이 쉬고 삼키기가 어렵고 수면무호흡증, 균형잡기에 문제가 생길 수 있다. 또한 운동할 때 둔해지거나 약해질 수 잇고, 쉽게 피로하거나 갑자기 서툴러질 수 있다. 유아기 때에는 이 증상들이 당연하며 다른 증상들과 비슷해보일 수 있다. 그렇지만 부모들은 키아리에 대해서 항상 정보를 알고 염두에 두어야 한다. 아이는 아직 말을 할 수 없기 때문에 신호와 증상들을 해석하는 것이 중요하다. 먹는 것과 삼키는 것에 어려움을 보이며 침을 많이 흘리기도 하고 거친 숨을 내쉬곤 하는데 특히 울 때 심하다. 또한 무호흡이나 머리를 이리저리 흔들리거나 목을 꼿꼿하게 들거나 짜증을 내고 밤 중에 자주 깨곤(두통의 증상일 수 있다) 할 것이다. 이러한 아이들은 팔 힘이 약하기 때문에 기는 것을 힘들어 한다. 키아리는 다른 증상이 더 나타나거나 현재의 증상이 꽤나 지속되었을 때 발견된다.

증상들은 뇌척수액(CSF)의 흐름이 중단되고 뇌간 조직이 눌려서 생긴다. 이러한 이유 때문에 진짜로 수백가지의 증상이 나타난다. 다음과 같은 증상이 나타날 때 키아리의 가능성이 있음을 기억하자.

- 어깨뼈 주위의 목 통증
- 흉통

- 관절 운동 과다증(Ehler-Danlos syndrome)
- 어지러움
- 이명이나 청력 손실
- 흐릿하거나 이중 시야
- 광민감증
- 안구진탕증(Floaters and jerking eye movements)
- 피로
- 코골이
- 불면증
- 얼굴 통증, 무감각, 따끔거림
- 목소리 변화
- 만성적인 기침
- 팔과 다리가 약해지거나 둔감해짐
- 단어 선정의 어려움
- 기억력 장애
- 우울
- 불규칙적인 심장박동
- 비뇨기 문제
- 방광염

알아두어야 할 것은 키아리 증후군이 두통의 유발원인이 될 수 있고 그게 바로 자신의 경우일 수 있다는 것이다. 키아리가 아니더라도 정확한 진단은 중요하다. 왜냐하면 척수, 뇌간, 혈관, 뇌신경 등을 누르면서 다양한 증상이 발생할 수 있기 때문이다. 거기에 감염도 추가해서 들어간다! 척수의 성장이 척추골의 성장을 따라가지 못해서 생기는 질환인 척수견인증후군(Tethered cord syndrome)은 키아리와는 다르기 때문에 정확한 진단이 중요하다. 정확한 진단을 하면 수술을 통해 나을 수 있다. 키아리를 치료하는 허브나 비타민은 없는데 대부분의 키아리 환자들은 도움이 되지 않을 것들 것에 막대한 돈을 쓰고 있다. 편두통 치료약, 항우울제, 근육이완제, TENS units, 침술, 척추 교정 지압 요법이나 다른 물리 요법들중에 수술을 하지 않는다면 가장 좋은 선택은 키아리 환자들을 돌본 적이 있는 물리 치료사에게 부드럽게 마사지를 받는 것이다. 편두통이나 군발성 두통도 경감시켜주는 요법이나 차를 시도해도 된다. 하지만 신경학적 치료를 필요로 하는 이러한 구조적인 문제를 도와줄 빠른 해결책이나 보조제는 없다. 많은 정보를 원한다면 www.ConquerChiari.org나 www.cfsingo.org를 참고하면 좋겠다.

두통의 비밀 : 부비통

코가 막히거나 콧물이 흐르거나 눈이 따갑고 눈물이 흐르는데 두통이 있으면 부비통이라고 생각할 것이다. 반드시 그런 것은 아니지만 이러한 증상들이 편두통을 동반할 수 있다. 이마 쪽에 통증이 있고 편두통처럼 움직임과 연관이 있기도 하다. 편두통인지 부비통인지 구별하기 위해서는 다음의 질문에 대답하면 된다.

오심이나 구토가 있나요?

빛, 소음, 냄새, 접촉에 과도하게 민감한가요?

통증이 한쪽에만 있나요?

시력에 영향이 있나요?

이 질문들 중 하나라도 맞다고 대답을 했다면 부비통이 아니라 편두통이 맞을 것이다. 만약에 진짜로 부비통을 가지고 있다면 감기의 신호와 증상이 나타나고 나서 두통이 시작된다.

부비통은 감염이나 만성적인 알러지를 가지고 있기 때문에 발생한다. 부비강과 코를 이어주는 관이 자극을 받고 염증이 생기면 부비강은 물을 적절히 뺄 수 없어서 물이 차서 압력이 증가하게 된다. 부비강은 과도한 액체와 점액으로 인해 부풀고 염증이 일어난다. 축농증이라고 불리는 이것은 부비통을 일으킨다. 부비통은 편두통과 같이 어떠한 신경학적인 문제를 가지고 있는 것도 아니고 군발성 두통처럼 3차 신경의 손상과 연관되어있는 것도 아니라는 것을 명심하라. 긴장성 두통처럼 연관성 통증도 없다.

따라서 이 두통은 매우 색다른 두통으로 반드시 나쁜 것은 아니다. 좌절스럽고, 당연히 아프지만 위험하지는 않다. 때때로는 만성적이다. 부비통을 완전히 없애기 위해서는 알러젠(침구, 음식, 곰팡이, 꽃가루)를 없애는 것이나 허브나 규정된 항생제로 감염을 치료하는 것부터 시작해라. 페루가 원산지이며 고양이 발톱처럼 생겨서 이름붙은 "캣츠 크루"로 만들어진 항생제인 Samento는 광범위한 천연물 항생제이다. 이것은 내가 훌쩍거리거나 비행기를 타야 할 때 항상 찾는 것이다. 또한 프로바이오틱스는 면역력을 증가시키고 병원체를 감소시켜서 매우 좋은 역할을 한다.

나는 항상 Dr. Ohhira의 프로바이오틱스를 이용한다. 내 고유한 미생물 군집을 저장해두고 매일 먹는다. 이제는 언제 감기에 걸렸고 축농증이 있었는지 기억도 나지 않는다. 20대에는 한 달에 한두 번 정도는 부비통이 있어서 유제품을 6달동안 섭취하지 않는 요법을 실행해보았다. 지금은 아무 문제 없이 한 달에 한두 번 정도 치즈나 아이스크림과 같은 특정 유제품류를 먹는다. 나도 독시사이클린(doxycycline)과 아프린(Afrin)을 달고 산 적이 있지만 20여년 전부터는 아니다.

플로네이즈(Flonase)와 같은 비강 내에 뿌리는 스테로이드는 과거에 일시적으로 부푼 것을 줄이기 위해 사용되었다. 편두통과 긴장성 두통과는 달리 부비통은 짧게 지속된다. 만약에 만성적이라면, 중요한 무엇인가를 놓치고 있는 것이다. 아마도 유제품류에 알러지가 있을 수 있다. 이것은 부비통 환자들에게 매우 흔하다. 내가 유제품을 섭취하지 말라고 권고했던 모든 사람들은 나에게 부비통이 완전히 사라졌다고 전해왔다.

가끔은 침구류의 문제일 수도 있다. 혹시 솜털에 알러지가 있는 것은 아닌가? 집먼지 진드기는 아닌가? 만일 집먼지 진드기로부터 보호하려면 베개나 메트리스 커버를 사서 씌워라. 본인의 부비통을 일으키는 원인이 무엇인지 찾아야 한다. 트립탄과 에르고타민(ergotamine) 약은 만성적인 부비통 환자들에게 다 도움이 되는 것이 아니다. 아세트아미노펜이나 이부프로펜과 같은 항염증제도 단기간에는 도움이 될 수 있지만 진짜 원인을 찾아야 한다.

약사로써 나는 아프린(Afrin) 비강 스프레이를 한번에 세네 통씩 사가는 사람들을 보곤 한다. 이것은 해결책이 될 수 없다. 그건 단지 약에 중독되었다는 것을 의미하고 그 스프레이가 없으면 다시 두통을 겪게 될 것이라는 것을 의미한다.

이러한 증상은 약물성 비염(rhinitis medicamentosa, RM)이라고 하고 만성적으로 코가 막히게 된다. 과도한 비강 확장제를 사용한 경우에 나타난다. 순수한 식염수가 아니라 활성 성분이 포함되어 있는 것들 말이다. 과도한 아프린이나 네오시네프린(oxymetazone이나 phenylephrine을 포함하는 것)의 사용은 RM을 발생시킬 수 있다. 안도할 수도 있지만 삼사일 이상 정량을 사용한다면 RM에 걸릴 확률이 있고 이미 습관화가 되어 쓰지않기 힘들다. 당신의 증상이 왜 발생했는지에 대한 정확한 이해 없이 계속해서 스프레이를 사용한다면 스프레이가 없으면 살 수 없다. 효과가 없어지면 당신은 다시 스프레이를 뿌릴 것이고 당신이 미처 알기 전에 중독이 된다. 이 습관에서 벗어나는 것은 카페인을 끊는 것처럼 매우 힘들다.

비강 스프레이는 천천히 중단해야 한다. 콧구멍을 바꾸어서 뿌리거나 두 번 뿌릴 것을 한번 뿌리는 식으로 해서 말이다. 식염수나 멘톨 비강 스프레이와 다르다는 것을 느낄 수 있을 것이다. 수증기 발생기나 가습기를 틀 수도 있고 물에 유칼립스 정유를 한두 방울 첨가하는 것도 도움이 된다. 만약에 이러한 비강 스프레이를 끊는 것이 어렵지않다면 의사에게 말해서 nasonex, Flonase, nasalide와 같은 비강 코르티코스테로이드를 처방 받아서 한두 주만 사용하는 것이 좋다. 최선의 방법은 자신이 어떤 음식에 음식 알러지인지, 구조적인 문제인지, 감염인지를 알아내는 것이다. 이러한 부분을 알아내고 고쳐야만 부비통이 평생 없어질 것이다.

두통의 비밀 : 테스토스테론

로완 대학교의 쿠퍼 의과대학에서 Check와 Cohen은 "디하이드로 테스토스테론(Di-hydrotestosterone, DHT)이 편두통에 영향을 준다"는 것을 발견했다. 그래서 몸의 DHT 수치를 낮추는 피나스테리드(finasteride, Proscar)을 만성 편두통을 앓고 있는 젊은 여성에게 투여하고 관찰하였다. 피나스테리드는 프로페시아(Propecia)라는 이름으로 남성 탈모를 치료하는데 사용되고 프로스카(Proscar)라는 이름으로 전립선 비대증에 사용된다. 내가 결정을 내리는 사람은 아니지만 전립선이 없는 여성을 남성 대신 이용하여 분석한 것은 흥미로웠다. 내 생각에는 피나스테리드는 매우 강력한 DHT 억제제이고 DHT 가 여성에게도 나타난다는 것에 착안한 것 같다. 이 부분은 이해가 된다. "만성 편두통은 치료 후 짧은 시간동안 거의 완벽하게 사라졌다. 이것은 2013년도에 산부인과학회지(Clinical and Experimental Obstetrics & Gynecology)에서 나온 연구에도 나오지만[10] 그녀는 부작용인 안구 건조증으로 피나스테리드의 복용을 중단했고 두통이 다시 재발했다.

위의 연구는 한 사람으로 진행한 연구이므로 더 많은 연구가 필요하다. 입증되지 않은 연구들에서 탈모를 위해 프로페시아를 복용한 사람이 두통을 얻었다는 결과가 있다. 우리가 기대했던 결과와는 정반대이다. 그럼에도 불구하고 연구자들은 DHT가 편두통의 발생에 역할을 한다고 말한다. 아니면 피나스테리드로 인해 증가되는 테스토스테론 때문일 수 있다. 그들이 확신하지 못하기 때문에 나도 이 약을 추천할 수 없다. 의사와 상담해라. 40년 이상 산부인과에 있었던 기능의학(Functional medicine) 분야의 전문가인 더글라스 홀 박사는 "이 연구에서 고려되지 않은 가능성은 DHT가 강한 혈관수축제인 트롬복산(Thromboxane) A-2를 어떻게 감소시키는 것 인가이다. 편두통의 가설 중 하나는 편두통이 뇌 혈류의 변화로 인해 두개골 내의 압력을 증가되어 발생한다는 것이다. 피나스테리드(Finasteride)는 DHT를 감소시켜서 트롬복산 A-2를 감소시키기 때문에 적절한 설명이다. 호르몬에 의해 발생하는 혈관수축을 조절함으로써 간접적으로 뇌에 영향을 주는 것이다."라고 지적하였다.

이 모든 것은 천연 DHT 억제제에 대해서 생각해보게 했다. 논쟁이 있는 부분은 DHT 억제제에 반응한 것이 단지 여자이기 때문이다. 약은 유효성이 있으면서 동시에 부작용도 가지고 있으니 약하지만

> **DHT, 테스토스테론, 에스트로겐**
>
> 테스토스테론은 DHT로 바뀌고 에스트라디올(E2)로 바뀐다. 시소를 생각해보라. 이 두 호르몬에 의해서 당신의 몸에서 시소처럼 변화한다. DHT 억제제는 에스트라디올을 증가시킨다. 이것은 생식기에 호르몬 유발 암을 일으킬 수 있다. 남성에게 너무 많은 에스트로겐은 여성형 유방, 성욕감퇴, 발기부전을 유발할 수도 있다.

DHT를 억제하는 약초나 음식에 눈을 돌리는 것은 어떤가? 호박을 몇 개 더 먹는다고 해서 나쁠 것은 없지 않은가? 굴도 녹차도 천연 DHT 억제제이다. 그러나 만약 당신의 두통의 유발 원인이 카페인이라면 녹차가 카페인을 일부 포함하고 있다는 사실을 잊어서는 안 된다.

자연적으로 DHT를 억제하는 보조제인 톱야자, 엘레우테로 뿌리(eleuthero roots, 가시오가피 종류), 피줌 추출물(pygeum extract), 베타시토스테롤(beta-sitosterol)을 먹어도 되는지 반드시 의사와 상담하길 바란다. 아연도 그중 하나이다. 천연물제제는 식물로 만든 약이다. 따라서 적은 용량을 사용하고 천천히 시작해야 한다. 의사의 도움과 함께 가까운 건강기능식품점에서 구입하고 한 달, 한 주 동안 일주일에 세 번 정도 복용하면서 몸의 변화를 관찰하라. 효과를 얻기 위해 매일매일 복용을 할 필요는 없다. 한가지 우려되는 것은 자신도 모르는 사이에 호르몬을 변화시킬 수 있다는 것이다. 테스토스테론, DHT, 에스트로겐 등의 농도에 변화를 일으키면 이것은 전체 호르몬 시스템에 영향을 주고 몸 전체에 영향을 주게 된다.

두통의 비밀 : 치통

흔한 두통의 원인은 치아의 균열이 생겨서 감염이 일어나서 치아 농양이 생긴 것이다. 치아 때문에 두통이 일어나고 있다는 사실을 모를 수 있으므로 정기적인 치과 진료를 추천한다. 치과 관련 두통

(Dental headache) 환자는 꽤 많다. 3차 신경에는 혀신경(설신경)이라는 가지가 있는데 이것은 주된 신경 통로로 입 안에 있고 덕분에 혀에 감각이 있다. 3차 신경은 삼차 신경병증이나 군발성 두통을 일으키는 충격을 전달한다. 따라서 금이 가거나 손상된 이빨 때문에 혀신경이 따끔거리거나 염증이 있거나 감염이 있을 경우, 이 신경은 욱씬거리면서 찌르는 듯한 신호를 3차 신경에다가 보내고 이것은 다시 머리로 들어가게 된다. 특히 당신 머리 위와 옆쪽에 말이다. 그래서 두통을 유발한다. 어떤 사람은 본인의 증상을 다음과 같이 묘사하기도 한다.

> 나는 사랑니가 있었다. 지금은 발치를 했지만 발치 전에는 왼쪽 머리에 정말 최고로 심한 편두통이 있었다. 베이스 드럼보다 크게 치는 것 같은 느낌이었다. 집중할 수도 없을 뿐더러 왼쪽이 마비된 듯 했다.

이러한 두통을 없애기 위해서는 감염을 치료해야 한다. 그게 불가능하다면 나는 발치를 추천한다. 나는 근관*을 믿지 않지만 혈류로 세균들을 이동시키는 역할을 하는 것을 걱정한다. 근관을 둘러싸고 다양한 논쟁이 있는데 현재로서는 어떤 것이 옳다고 말하기 어렵다. 치과의사에게 장점과 단점에 대해서 듣는 것을 추천한다. 치과에서 사진을 찍어 구강염증 부위를 찾으면 쉽게 치료할 수 있다. 생물학적 치료를 하는 치과의사들은 독성 물질의 영향에 대해서 잘 알고 있고

---

* 근관(Root canal) : 치수를 담고 있는 공간, 통로

구강 건강과 신체 건강이 관련되어있다는 것을 알고 있다. 그들은 수은을 사용하지도 않는다.

치과 분야에 30년 이상 경력의 히긴스 박사를 인터뷰했다. 그는 좋은 성격의 소유자로 그와 그의 직원은 나와 내 남편이 도움을 필요로 할 때 빠르게 도움을 주었고 디지털 현미경, 디지털 엑스레이, 레이저 기술 같은 최신의 기술을 사용했다. 히긴스 박사는 치과 분야의 모든 세라믹, 베니어 등을 고통없이 편안하게 진행하는 의사로서 다음과 같은 이야기를 했다.

> 치아와 관련된 두통 사례들을 많이 보았습니다. 환자들 중 일부는 감염된 치아를 제거하고 나서 두통이 경감되었다고 말했습니다. 분명히 일부의 환자들에게서는 감염된 치아가 두통의 원인인 것이죠. 만약 어떤 환자가 신경치료를 실패하고 저에게 오면 재치료보다는 발치를 추천합니다. 개인에 따라 다르긴 하지만 임플란트가 어떤 환자들에게서는 더 나은 결과를 주기도 합니다. 치아 건강이 전체적인 건강과 행복에 중요한 역할을 합니다. 따라서 좋은 영양소를 섭취하는 것과 정제되고 가공된 식품, 인공 감미료, GMO 식품, 설탕을 피해야 합니다.

두통의 비밀 : 카페인 금단현상

많은 분들이 커피를 좋아한다는 사실을 잘 알고 있다. 아마도 머리를 열어보면 커피가 가득 있을 것이다. 나 또한 이 책을 쓰면서 100잔이 넘는 커피를 마셨다. 남편은 유기농 코나(Kona) 커피와 우유로 나에게 최고의 커피를 타준다. 자연 메이플 설탕과 카카오를 위에 갈아서 말이다. 아침에 한잔의 커피로 시작하는 것에 익숙해서 모닝커피를 거르게 되면 얼마 뒤에 두통이 발생한다. 커피는 양날의 검이다. 내 경우 두통이 많지는 않지만 하루나 이틀 정도 커피를 마시지 않으면 두통이 생긴다.

이 경우 두통은 강하지 않고 한쪽에만 있으며 커피를 마시지 않는 이상 없어지지 않는다. 가끔 두통이 거슬릴 때가 있는데 그땐 200mg의 이부프로펜을 복용한다. 이 종류의 두통이 위험하지는 않는 것은 시력 감퇴나 오심, 구토도 없으며 신경학적인 문제가 있는 것이 아니기 때문이다.

카페인 금단증상 두통을 가지고 있는데 벗어나고 싶다면 천천히 커피를 끊어야 한다. 그리고 맛은 똑같이 좋지만 카페인이나 다른 두통유발 성분이 없는 티치노 커피와 같은 대체품으로 바꿀 것을 추천한다. 만약 거기에 있는 성분에 알러지가 있다면 그냥 허브차를 마셔라.

이에 반해, 그 따스한 한잔의 커피를 마시는 것이 생활의 일부이고 충분한 채소로 구성된 유기농 식단으로 산성화를 막는다면 계속 그 일상을 즐기는 것이 좋다. 이 두통은 편두통과 군발두통, 삼차신경통과 같은 심한 것과 비교해서 큰 문제가 아니기 때문이다.

그러나 심장병, 당뇨, 고혈압, 불안, 불면증이 있다면 카페인을 피하는 것이 좋기 때문에 그런 분들께는 카페인을 줄이라고 권한다. 커

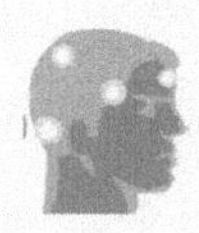

티치노 커피 : 카페인 없는 커피

독자들 중 일부는 카페인이 두통을 유발하는 원인을 가지고 있을 것이다. 디카페인 커피도 카페인이 있고 카페인 뿐만 아니라 커피에 있는 다른 성분도 신경계를 건드려서 민감성과 편두통을 일으키기 때문이다. 음식을 먹는데 고통이 있다면, 먹는 즐거움은 없다. 그래서 나는 티치노 커피(Teeccino)를 추천한다. 이건 진짜 커피와 유사한 맛이 나면서 카페인과 기타 두통을 유발하는 유제품과 글루텐 등의 성분들을 제거한 herbal 커피이다. 다른 장점으로는 신경과민, 불안, 발한 손바닥, 불면증, 역류 등을 일으키지 않는다는 것이다. 다음은 제이미의 생생한 후기이다.

> 나는 항상 커피의 향을 좋아했지만 카페인이 내 두통의 원인이라는 것을 안 이후로 커피와 디카페인 커피를 대신한 것을 찾아 다녔다. 그리고 커피만큼 산성이 아닌 것을 찾고 있었다. 티치노 커리를 만난 것은 정말 행운이다! 내가 좋아하는 향이 초콜렛과 헤이즐넛이다. 분명히 나는 평생동안 티치노 애호가가 될 것이다.

피를 하루에 4~8잔을 마시는 심각한 중독자들의 경우에는 부신을 망가뜨리고 있기 때문에 고쳐야 한다. 하루에 2잔 정도 마시는 분들에게 위의 것을 추천한 것이다.

두통의 비밀 : 성관계

"오늘은 안되요. 머리 아파요." 이런 우스개소리를 들어보았을 것이다. 이 경우 성관계는 두통을 유발하는 원인이 된다. 이 부분의 제목은 기침이나 과도한 운동으로 유발되는 두통으로 바꿀 수도 있다. 이것들은 모두 같은 이유에서 발생한다. 성관계 유발 두통은 자주 언급되는 것이 아니기 때문에 솔직하게 이야기 하고자 한다. 자주 언급되지 않는 이유가 환자들이 의사를 보기 부끄럽다고 생각해서인지 아니면 의사가 비웃고 갑상선이나 혈당 수치를 보기 때문인지는 모른다. 그럼에도 불구하고 성관계 두통 혹은 "극치감 두통(orgasmic headache)"은 흔하다. 100명 중 1명은 일생동안 성관계 두통으로 고통받는다고 추산한다. 보고되는 것이 적기 때문에 더 많이 일어날 것이라고 생각된다. 일반적으로 20~25살과 35~45살의 남자에게서 발병한다. 편두통 환자나 군발성 두통 환자들이 더 발병확률이 높다고 확신한다.

즐거워야할 성관계가 괴로운 두통으로 가려지는 것은 안타까운 일이다. "성교 두통(coital cephalalgia)", "악성 성교 두통(benign orgasmic headache)"이라고 불려지는 이 두통은 치료방법에 없는 악성 두통은 아니다. 이것은 성관계로 인해 발생한다. 몇몇은 성관계 중에 약하지만 아픈 두통이 쾌감이 증가함에 따라 심해지는 것을 느낄 것이다. 이러한 두통으로 혹시 동맥류로 인해 죽는 게 아닌가 걱정할 수도 있다.

성교 두통은 쾌감이 지속됨에 따라 혈압과 맥박이 증가하여 발생한다. 두통은 뇌의 기저부에서 주로 발생하지만 항상 그런 것은 아니며 두통은 이마 쪽으로까지 번질 수 있다. 몇 분이 지나면 사라지거나 몇 시간 동안 지속될 수 있다. 대부분의 사람들은 오르가즘에 도달하기 전까지는 두통을 겪지 않는다. 이 시점에서는 고통은 급작스럽게 발생하고 심각하기까지 하다. 그래서 그들은 천둥이나 날씨에 전혀 관련이 없는데도 "천둥소리 두통"이라고 부른다. 갑자기 발생하고 강도가 세기 때문이다. 아우라도 없고 경고 신호도 없고 꽤 나 아프다. 고통은 몇 분 후에 없어지지만 만약 "자세"에 관련된 것이라면 침대에서 나와서 일어나면 다시 발생한다. 대부분의 환자들은 성관계를 끊었을 것이다.

러시아에서 진행된 연구는 19명의 성관계 두통 환자들을 대상으로 진행하였다. 15명이 남자였고 4명이 여자였다. 58%는 오르가즘 전의 전희 중에 두통이 발생했고 26%는 오르가슴 도중에 발생했으며 16%는 오르가슴 후에 발생했다. 두통의 지속시간은 모든 참가자마다 달랐지만, 대부분의 두통은 몇 분 동안만 지속되었다. 한 참가자는 24시간 동안이나 지속되었다! 연구자들은 성관계 두통은 "정맥 유출의 방해와 항침해 수용 시스템의 장애"로 인해 발생한다고 의심했다. 즉, 뇌 혈관과 통각 수용체가 무엇인가 잘못되었다는 것이다. 전문가들은 큰 일에 대한 긴장감과 더해져 동맥 혈압 증가로 인해 발생하는 것일 수도 있다고 생각한다.

이 결과는 40년 동안 산부인과의 기능적 의학 의사로 지내온 나의 친구 더글라스 홀 박사의 말에 더 힘을 더해준다. 그는 "내피세포의 장애가 산화 질소(nitric oxide)를 적게 분비함으로써 혈관 수축으로 인한 두통을 만들어낸다. 뇨 테스트 스트립으로 혈중 농도를 체크할 수 있다. 산화 질소는 에스트로겐과 갑상선 호르몬에 의해서 촉진된다. 따라서 두통을 박기 위해서 이 호르몬을 증가시켜 수치를 정상화 시켜야 할 수도 있다."라고 한다.

이해를 쉽게 하기 위해 다시 말하자면, 이 경우에는 에스트로겐이나 갑상선 호르몬을 증가시켜야 산화 질소를 증가시킬 수 있다는 이야기이다. 하지만 모든 사람에게 통하는 것은 아니다. 내피세포에 손상이 있는 환자의 경우에는 반응하지 않고 산화 질소를 생성할 수 없기 때문이다. 결과적으로 이는 당뇨, 고혈압, 말초 동맥 장애, 혈전증, 높은 호모시스데인, 동맥경화증과 같은 모든 종류의 위험을 증가시킨다.

의료기관을 방문하면 일련의 검사들을 하고 비용을 지불한 후 흔히 듣는 말이 "머리가 아프다면 성관계를 하지 마세요."이다.

다행히도 많은 의사들이 상황을 심각하게 받아들이고 프로프라놀과 같은 혈압 강하제나 진통제를 처방해주지만 병원 방문 전에 다음의 것들을 시도해보고 도움이 되는지 확인하자.

- 성관계를 피하고 있다면 파트너에게 솔직하게 털어놓고 왜 성관계를 할 수 없는지에 대한 설명한다.
- 500mg 아세트아미노펜이나 400mg의 이부프로펜 같은 항염증제를 1시간 전에 복용하라. 이미 두통이 발생한 후에 먹으면 아무 효과가 없다.
- 성관계 중에 너무 "active" 하게 하지 않는다.

- 결승점에 조금 더 빨리 가길 추천한다. 달리고 멈추고, 달리고 멈추고 해서 도달하지 않으면 혈압을 오랫동안 높게 유지하게 되어 두통을 지속시킬 수 있다.
- 프로프라놀과 같은 "베타 차단제" 약이 때로 사용되긴 하지만 그렇게 큰 효과는 없다. 자연적으로 베타 차단제 활성을 가진 음식을 먹어도 되는데 이러한 음식은 바나나, 감자, 건포도, 흰 콩, 샐러리, 오렌지 주스, 시금치, 캐모마일 등이 있다.
- 프로게스테론. 이것은 건강기능식품점이나 온라인에 크림형태의 일반의약품이나 프로메트리움(Prometrium)과 같이 처방을 받을 수도 있다. 프로게스테론은 임신 중에 자연적으로 나오는 호르몬이다. 27년동안 심각한 성관계 두통으로 고통받았던 남성을 구제한 사례도 있다. 그의 아내는 임신했고 그의 상태는 아내의 첫 삼 분기 동안 자연스럽게 완화되었다. 이 완화는 남은 임신기간 동안 계속되었으며, 출산 후에 돌아왔다. 그의 증상이 완화된 시기와 두통이 분만 후에 돌아왔다는 것을 살펴보면 분명 프로게스테론이 그에게 도움을 주었다는 것을 알 수 있다. 그의 의사는 이 이론을 시험해보기 위해 합성 프로게스테론을 가지고 있는 "노르에치스테론 5mg"을 처방했다. 이 약의 제품명은 마이크로놀(MMicronor)이다. 땅콩으로부터 추출한 약은 프로메트리움으로 노르에치스테론 보다 더 자연발생적이나 아직까지 뒷받침 해줄 만한 증거가 없다. 하지만 이것도 분명히 프로게스테론의 일종이므로 선택사항으로 생각해두길 바란다.

먼저 항생제는 과다하게 사용되고 있는 항생제에 대해서 이야기 하고자 한다. 나는 모든 가려움과 상처에 항생제를 바로 처방하지 않는다. 처방을 하는 것에 대해 큰 제약회사가 강요하는 것은 꽤나 짜증이 난다. 하지만 분명히 약사로서 나는 Borellia, Bartonella, Babesia, 클로스티디움의 특정 종, 대장균, 다재내성균, West Nile, Legionella, 탄저병, Strep pyogens 등등과 같은 위험한 병원체를 치료하고 있을 경우에는 약을 계속해서 복용하는 것이 중요하다고 생각한다.

라임병 환자들은 항상 항생제를 복용한다. 심지어 한번에 3~4개를 먹기도 한다. 항생제는 다른 위장관으로 가는 약들과 마찬가지로 위장관에 상처를 입힐 수 있고 유익균총을 몰살시킬 수 있다. 처방약이든 일반의약품이든 유익균총을 손상시킬 수 있고 그 때문에 두통이 발생할 수 있다.

장, 특히 대장은 감염에 맞서 싸우는 면역세포의 주요한 창고이다. 우리 몸 안에는 10,000 종이 넘은 미생물이 살고 있고 이 '세균'들은 2~3 파운드 가량이 된다. 또한 체세포 수를 훌쩍 뛰어넘는 100조개의 작은 생물들이 살고 있다. 이 부분이 이상하게 들리겠지만, 유전 물질은 주로 소장에 있는 (피부, 질, 코, 입에도) 이 유익균들에 의해 일차적으로 만들어졌다. 장균총을 "비료"와 "잡초제거제"로 가꿔야 하는 정원으로 생각해보라. 그래서 고품질의 프로바이오틱이 필요하다.

모든 사람들은 자기 고유의 미생물상을 가지고 있다. 이는 "flora 지문"이라고 부르며 지문과 같이 개개인에 따라 다르며 70~80%의 면역체계가 있다. 몸 속의 장균총이 천연 항생물질이다. 유익균총은 항생제를 먹을 때 제일 먼저 고려해야 할 것이다. 이것은 항생제뿐만 아니라 다른 약을 먹을 때도 마찬가지이다. 새로운 연구들은 프로바이오틱들은 면역체계를 조절할 수 있고 강한 항염증 역할을 할 수 있게 한다. 어떤 종류의 두통과 라임병은 전염증성 사이토카인을 만들어내는 경로를 상향조절 해야 할 필요가 있다는 사실을 기억해라. 프로바이오틱은 염증을 줄이고 면역체계를 강화하고 약이 없애버린 것을 돌려놓을 수 있는 가장 값싼 방법이다. 약은 모든 프로바이오틱을 제거한다. 프로바이오틱은 유해 박테리아를 조절할 수 있다는 것 말고도 다음과 같은 가능을 가지고 있다.

- 에너지와 대사를 개선 – 적절한 미생물상은 T4 호르몬을 활성화된 갑상선 호르몬 형태인 T3로 바꾸는데에 도움을 준다. 갑상선 호르몬은 에너지를 제공해주고 체중감소에 도움을 주고 아름다운 머리와 손톱을 자라게 해준다. 프로바이오틱은 T3 호르몬의 농도를 증가시켜서 에너지대사를 개선한다.
- 비만에 도움 – 미생물상은 음식에서 영양소를 뽑아내고 흡수하는데에 도움을 준다. 그래서 우리 몸의 세포에게 '먹인다.' 갑상선 호르몬을 증가시켜 비만에 도움을 준다.
- 알러지 완화 – 프로바이오틱은 면역세포에게 그들이 노출될 수 있는 것 중에 유해한 것과 유익한 것의 차이를 다시 알려

준다. 천식환자에게도 도움이 된다.

- 자가면역 완화 – 프로바이오틱은 면역체계에 "자기"와 "비자기" 분자들의 차이를 인지하는데에 도움을 준다. 그에 따라 갑상선을 과도하게 활성화 시킨다던지 하는 일등은 하지않게 된다.
- 비타민과 미네랄 흡수 – 프로바이오틱은 장균총을 활성화시킨다. 건강해진 미생물들은 건강한 비타민과 미네랄을 몸이 잘 흡수할 수 있도록 도와준다.
- 디톡스 - 건강한 미생물상은 건강한 배설을 돕는다. 많은 사람들은 설사를 멈춘다고 이야기한다. 만약 적절하고 정기적으로 배설할 수 있으면 독소를 포함하는 찌꺼기들을 버릴 수 있다.
- 기분 개선 – 장균총은 신경전달물질의 생성과 분해에 일부 연관이 있다. 스트레스를 받거나 초조하거나 슬프거나 압도되거나 쉽게 운다면 프로바이오틱을 추천한다. 세로토닌과 다른 뇌의 신경전달물질을 조절하는데에 도움을 준다.
- 유전자 발현 – 만약 출생과 태아 시기에 적절할 미생물총을 갖지 못하면, 여러분의 유전자는 평생 영향을 받는다. 연구자들은 나쁜 프로바이오틱 상태는 인지, 기억, 운동에 도움을 주는 유전자와 신호전달체계가 변형한다는 것을 발견했다. 프로바이오틱은 감염에 대한 방어체계를 하고 혈압을 정상적으로 유지하는 수백개의 유전자에 영향을 준다. 프로바이오틱이 설사에만 좋다고 생각한 사람과는 다르게 말이다!

항생제를 복용하고 있을 때에도 항생제 투여시간과 4~6시간 차이가 나게 프로바이오틱을 섭취해야한다. 항생제 섭취 시 프로바이오틱을 섭취하지 않으면 당신의 장에 가서 의도된 대로 병원체를 죽이지만 옆에 있던 유익균도 함께 죽인다. 그러면 항생제가 놓친 다른 안 좋은 이스트, 기생충, 벌레, 미생물들이 기회를 노리고 증식하기 시작한다. 이스트 감염, 백태 등 세균과 관련된 수백가지 중 하나의 증상을 보이게 된다. 이스트는 대사산물로 아세틸알데하이드를 만드는데 이는 취한 것 같은 기분을 들게 하고 두통을 유발하는 신경독성물질이다. 이러한 음식 즉, 탄수화물, 가공되거나 정제된 식품, 식초, 고과당 콘 시럽, 정제 설탕 공급을 차단해서 굶겨 죽일 수도 있고 프로바이오틱이 이스트 등의 병원체를 밀어내기도 한다. 이것은 라임 관련 두통뿐만 아니라 어떠한 종류의 두통이나 편두통을 가지고 있어도 중요한 문제이다.

프로바이오틱과 간 보호 약초와 영양소는 항생제 치료 중의 헤륵스하이머반응을 최소화 하는데 오움을 준다. 헤륵스하이머반응은 항생제 치료 중에 겪는 고통스러운 느낌이다. 이것은 미생물이 당신의 몸에서 죽으면 간에게 벌레들의 죽은 사체들을 치우라고 요구하면서 독성들이 사체로 분비되기 때문이다.

내가 추천하는 프로바이오틱은 Ohhira 의사의 것으로서 "flora 지문"을 자라게 하는 12개의 미생물을 이용하여 발효되었다. Ohhria 의사의 프로바이오틱 보충제는 다음 12 계통의 Lactic Acid Bacteria (LAB)을 이용하여 발효한 것으로 참고하기 바란다.

- Bifidobacterium breve ss. breve – 설사를 막고 자연 항체를 생산하고 촉진하는데 도움을 준다.

- Bifidobacterium infantis ss. infantis – 장과 위에서 염증을 막는다 ; 대장균과 싸운다.
- Bifidobacterium longum – 무엇보다도 음식에 있는 좋지 않은 영양소를 제거하는데 도움을 준다.
- Lactobacillus acidophilus – 이스트, campylobacter, 다양한 감기 바이러스를 중화시킨다. 또한 콜레스테롤 수치를 낮춘다.
- Lactobacillus brevis – 자연 항체를 생성을 돕고 세포 면역을 촉진시킨다.
- Lactobacillus bulgaricus – 단기적인 박테리아는 소화 불량과 위산 역류 경감시킨다.
- Lactobacillus fermentum – 면역체계를 강화하고 질소 활성화를 돕는다.
- Lactobacillus caseii ss. casei – 죽음을 초래할 수 있는 Listeria 박테리아로부터 막아준다; 종양 세포의 활동을 막는다.
- Lactobacillus helveticus ss. jagurti – 항 종양 활동을 촉진시킨다.
- Lactobacillus plantarum – 그램 음성 박테리아의 수용체를 막고 자연 항체를 생성한다.
- Streptococcus thermophiles – 항종양 활동을 개시하고 과산화물제거효소(SOD)을 만든다.
- Enterococcus faecalis 나 TH-10 – 지방 흡수를 돕고, 알러지 반응을 줄이고, 전염증 화학물질을 분해하는 단백질 가수분해 능력을 가졌다.

편두통은 다양한 원인에 의해서 발생하기 때문에 어떤 것이 자신의 유발원인인지 찾는 것이 중요하다. 편두통과 관련해서 볼더市에 있는 헬리오스 통합의학(Helios Integrated Medicine)의 병원장인 Brunschwing 박사와 이야기를 나누었다. 그는 20년동안 실무에 있었고 의료계에서 끊임없이 연구를 한다. 그는 편두통에 대해 다음과 같이 설명했다.

"방문한 많은 편두통 환자들은 천연 편두통 억제제로 많은 도움을 받았다. 중요한 몇 가지만 열거하자면 마그네슘(경구와 정맥투여), 엽산, 비타민 B2, 화란 국화(데이지의 일종)이 있다. 다른 편두통 환자들은 자신의 편두통을 치료하기 위해서 어떻게 호르몬을 조절하고 음식 알러지를 제거할 수 있는 방법을 찾아냈다. 그 방법을 통해 때때로는 편두통 약을 쓰지 않고 부작용을 줄일 수 있다는 것을 알게 되었다."

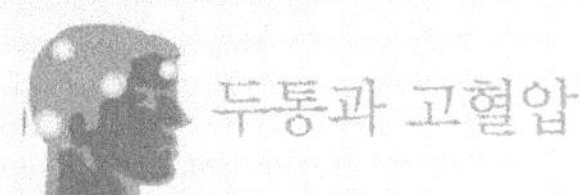

두통과 고혈압

때로는 고혈압의 첫 신호가 두통일 수 있다. 그것은 약하지만 가끔 아침에 심해진다. 뒤통수에 생길 수도 잇지만 어느 곳에서든지 발생할 수 있다. 두통의 비밀이 고혈압일 수도 있다. 자신의 혈압을 체크해라.

HEADACHE FREE

Relieve Migraine, Tension, Cluster, Menstrual and Lyme Headaches

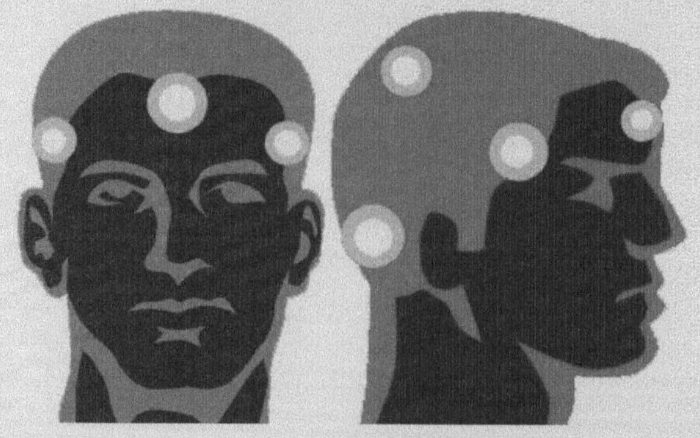

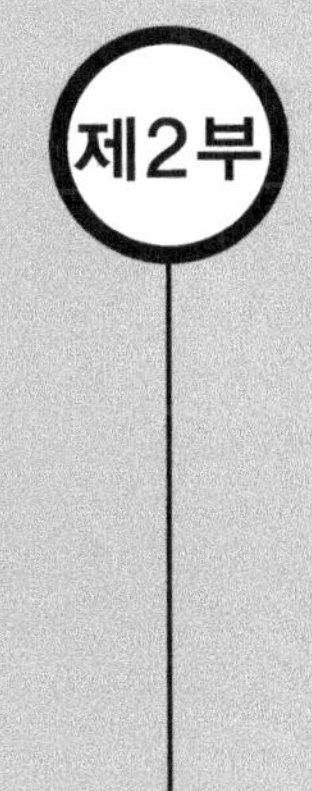

두통 문제 해결

Solving the Pain Puzzle

7장

해독이 중요하다

제니는 32년 만에 처음 겪는 두통으로 나에게 도움을 청하는 글을 보내왔다. 그녀는 2010년, 가족과 함께 오하이오를 떠나 캘리포니아의 한 주택으로 이사를 했다. 2주쯤 지났을 무렵 박동성 두통을 겪기 시작했다. 많은 사람들과 마찬가지로, 그녀는 두통에 대해 대수롭지 않게 생각했다. 그녀는 처방전 없이도 구입할 수 있는 진통제를 복용하고 두통은 쉽게 사라졌다. 그러나 두통은 매일 계속되더니 열흘이 지난 후 무서울 정도로 심각해서 두통 때문에 아이들을 돌볼 수가 없는 지경에 이르렀다. 두통은 점점 더 심해졌고 진통제도 효과가 없었다.

진통제, MRI, 정맥 내 비타민 주입, 고압 산소요법 등 헤아릴 수 없이 많은 진료에 7천 달러에 육박하는 돈을 쓴 후에야 비로소 그녀는 두통의 원인을 알게 되었다. 집에 있는 곰팡이 때문이었다. 곰팡이는 진균이자 생물 독소로 편두통을 포함하여 수많은 증상들을 유발하는 것으로 알려져 있다. 곰팡이를 흡입하면 폐에만 머물러 있지 않고 빠른 속도로 전신에 퍼져 나간다.

제니와 환자들은 많다. 항진균제를 처방 받아 복용하고 카펫을 천연 나무 바닥으로 바꾼 후에 그녀의 증상은 호전되었다. 불행하게도 두통이 완전히 사라지지는 않기에 나는 이 해결책을 즉효약이라고 보지 않지만 적어도 이를 통해 그녀는 정상적인 생활을 이어갈 수는 있었다. 곰팡이 관해서는 제9장에서 더 이야기 하겠다.

독소 배출하기

만약 규칙적으로 두통을 경험한다면, 당연히 통증을 없애는 일에 몰두하기 쉽다. 그러나 나는 조금 더 큰 그림을 봤으면 한다. 일시적으로 통증을 없애면 두통은 계속해서 다시 찾아오기 마련이다. 이것은 올바른 해법이 아니다. 장기적으로 옳은 방법은 몸에서 독을 배출해 없애는 것, 즉 해독이다. 내가 이번 장을 여러 개의 소단원으로 나눈 것도 해독, "큰 그림"을 이해시키기 위해서이다. 뇌간에 구조적인 문제가 있지 않은 이상, 대부분의 두통은 독소에 의해 발생한다.

독소는 몸에서 일어나는 화학 작용의 찌꺼기 혹은 어쩌다가 몸으로 들어 온 독성물질로 이해하면 된다. 이 독성물질을 밖으로 걸러 내야 한다. 수용성 독소를 제거하는 가장 간단한 방법은 깨끗한 물을 마시는 것이다. 물을 마시면 독소가 전부 제거되지는 않겠지만 일부는 제거될 수 있다. 물을 충분히 마시지 않으면 수분이 부족해진 몸의 체액 속 독소 농도는 상승한다. 독소의 증가는 곧 두통의 증가를 뜻한다.

이 장에서 나의 목표는 당신에게 다음과 같은 사실을 알려주는 것이다. 혈액 중 독소 농도가 증가하면 머리 속 독소 농도도 증가한다. 독소를 많이 배출할수록 당신의 두통 증상은 호전될 것이다.

나는 "메틸화"로 알려진 대사 작용에 대한 정보도 공유하고자 한다. 메틸화에 결함이 생기면 몸 속의 배출되어야 할 쓰레기들이 제대로 배출되지 않고 계속해서 쌓이기만 한다.

당신이 문 밖에 쓰레기를 쌓아두는데 쓰레기통은 꽉 차 있는 상황에서 쓰레기 수거 차량이 늘 당신이 쌓아 둔 쓰레기의 반만 회수해 간다고 상상해보자. 한 달쯤 지나면 당신은 수거 차량이 회수해 가는 양보다 훨씬 많은 양의 쓰레기를 배출했을 것이고, 문 밖에 있는 쓰레기는 계속 쌓이고 쌓여 악취를 풍기며 썩기 시작할 것이다. 이제 이해가 될 것이다.

메틸화를 방해하는 바리케이트를 열어 젖혀서 쓰레기 수거 차량이 일부만 가져가는 것이 아니라 당신 쓰레기를 다 가져가기를 원한다. 이제 당신이 메틸화를 잘 하고 있는지 알아내는 방법을 설명하고 만약 메틸화가 제대로 이루어지지 않고 있다면 어떻게 해야 하는지도 알려줄 것이다.

눈에 보이지 않는 오염물질

많은 사람들이 숨을 쉬며 들이마시는 공기 속 화학물질로 인해 두통을 경험한다. 이러한 문제는 대기오염이나 곰팡이에 국한된 문제라고 생각하기 쉽지만 사실 그렇지 않다. 두통은 드라이 클리닝을 할 때 사용하는 물질, 날씨, 살충제, 식품 첨가물, 합성 향료에 의해서도 유발된다. 그러나 이러한 모든 것들로부터 접촉을 피하는 것은 사실상 불가능하기 때문에 가장 좋은 방법은 지금부터 내가 각 소단원 별로 제시하는 응급조치 방법에 따르는 것이다. 또한 내가 제시할 간 건강을 위한 유제품 섭취, 피마자유 주머니 적용, 대장 하이드로테라피, 사우나 등 해독을 위한 방법들을 따라 하는 것이다.

머리에 영향을 주는 화학물질과 오염물질은 어느 곳에나 있다. 잡지를 구입하면 별첨으로 붙어있어 비닐을 열고 향을 맡아볼 수 있는 향수 시향 종이만 해도 그렇다. 당신이 천식환자라면 유명인사가 향기롭다고 선전하는 그 향을 들이마시는 순간 병원에 실려갈 수도 있다.

연구진은 연구를 통해 정상적으로 들이마시고 내쉬면서 호흡하는 사람들과 비교했을 때 천식환자들은 내쉬는 공기의 양이 현저하게 떨어진다는 것을 알아냈다. 연구에 참여한 사람들 중 20%가 넘는 사람들은 가슴 답답함과 천명음(숨을 내쉴 때 쌕쌕거리는 소리) 증상을 보였다. 천식 환자들의 자극에 대한 민감성은 기도 기도경련으로 나타나는 반면, 천식이 없는 사람의 경우 두통으로 증상이 발현되는 것이다.

앞에서 얘기한 것처럼 혈액 중 독소 농도가 증가하면 머리 속 독소 농도도 증가한다! 확신할 수는 없지만 제니는 메틸화에 결함이 있는 것 같다. 내가 메틸화 결함을 의심하는 이유는 제니 말고도 많은 사람들이 곰팡이 포자를 흡입하고 있기 때문이다. 사실 우리 모두 다 곰팡이를 흡입하고 있다. 그녀의 남편과 십대인 아들도 곰팡이를 흡입했지만 그녀만 두통을 경험했다. 나는 그녀가 곰팡이에서 만들어진 독소를 몸 밖으로 배출하지 못했을 것이라 의심하고 있다. 메틸화에 관한 이야기는 뒤에 계속해서 나올 것이다. 우선, 매일 직면하고 있는 보이지 않는 오염물질들에 대하여 살펴보기로 하자.

주거지역의 대기오염

POPs(Persistent Organic Pollutants)라고 불리는 지속적 유기 오염물질은 전세계를 옮겨 다닌다. 이것들은 사라지거나 소멸하지 않고 "개구리 점프식 뜀뛰기"를 한다. 예를 들면, 서아프리카 지역에 메뚜기 떼가 창궐해서 뿌린 살충제는 5일이 지나면 플로리다에 도착하고 멕시코만류를 따라 대서양을 건너 영국까지 간다. 민감한 사람들(특히나 PON1 유전자 변이를 가진 사람들)은 이로 인해 심각한 병에 걸릴 수도 있고 살충제 때문에 두통을 얻게 될 수도 있다.

미국 남부에 있는 목화밭에 뿌려진 톡사펜(살충제의 일종)은 3일 안에 미국 북부와 캐나다에서 감지할 수 있다. 그렇다고 해서 그리스에 위치한 스코펠로스섬으로 가는 편도 티켓을 살 필요는 없다(내가 같이 갈 수 있는 것이 아니라면). POPs는 어디에나 있다. 내가 장담하는데 스코펠로스섬에도 있다! 혹시 궁금해하는 독자들을 위해 알려주자면, 스코펠로스섬은 그리스에 위치한 청정지역으로, 맘마미아의 촬영지이다. POPs는 모든 사람들의 몸 속에 축적된다. 그러나 메틸화나 해독작용에 문제가 있는 사람들은 해독이 잘 되는 운이 좋은 사람들과 비교했을 때 이러한 독소의 영향을 훨씬 더 심각하게 받게 된다.

지금 우리는 미쳐가고 있는 게 아니다. 만약 내가 개구리 점프식 뜀을 뛰는 POPs에 대한 해결책을 알아낸다면 백만장자가 될 수 있을 것이다. 화학물질로 가득한 세상의 입주자로서 우리가 가진 최선책은 언제나 어디서나 가능하다면 공기청정기와 HEPA 필터를 사용하는 것이다. 거주지와 관계없이 대기 오염으로부터 자유로워질 수 없다. 적도 근처에 살면 휘발 현상과 바람의 패턴에 의해 대기 오염이 적은 것은 사실이다.

흡연: 담배가 두통을 악화시킬까?

흡연이 폐암에 걸릴 확률을 드라마틱하게 상승시킨다는 것은 모두가 아는 사실이다. 그렇지만 두통도 해당될까? 그렇다. 두통과 통증에 관한 저널에 발표된 연구에 따르면 하루에 담배를 5개비보다 많이 피우면 두통이 유발된다고 한다. 편두통의 경우 담배에 의한 영향이 더욱 큰 것으로 나타났는데 이는 간접흡연의 경우 역시 해당

되었다. 361명의 의대생들을 대상으로 설문조사를 했는데 참가자의 16%는 편두통이 있었고 이 중 20%가 흡연자였다. 편두통 비율이 가장 높은 그룹(거의 30%)은 흡연자 중 편두통을 겪었던 경험이 있는 그룹이었다. 편두통이 있는 이들은 흡연이 편두통을 심화시켰다고 했으며 반수가 넘는 이들이 흡연이 편두통을 촉발시킨다고 추정했다. 물론 의존성을 극복하기란 힘든 일이고 금단현상이 일어날 것이며 그 자체로도 머리가 아파지지만 담배의 개수를 줄이는 것만으로도 상당한 도움이 된다. 흡연은 HIV 감염, 술, 교통사고, 불법적 약물 사용, 자살과 타살을 모두 합친 것보다도 더 많은 사망자를 내고 있다. 흡연자들은 비흡연자들보다 14년이나 먼저 사망한다. 소중한 아이들이 당신의 죽음을 슬퍼하는 것을 상상해보라. 금연도 선택의 문제이므로 첫 단계는 담배를 끊겠다는 마음을 먹는 것이다. 우선 결심하라. 그리고 그 다음은 계획을 세우고 금연에 대한 정신적 자세를 갖추어야 한다. 그러다 보면 어느 날 준비가 되었다고 느낄 것이다.

카펫이 문제일 수 있다

카펫은 화학물질로 가득하다. 고무를 덧댄 카펫은 가스로 배출되는데 15년이나 걸리는 포름알데히드2를 다량 함유하고 있을 수 있다. 결국 우리가 새 카펫을 사면 그로부터 15년 동안(그 시간이 카펫을 교환할 때가 되는 시기) 거기서 가스로 배출되어 나오는 독소를 흡입하게 되는 것이다. 포름알데히드는 껌을 씹어도 섭취하게 되는데 이는 다음 소단원에서 다룰 내용이다.

카펫에서 나오는 물질들 중에 우리 몸이 처리해야 할 것은 시체를 보존하기 위해 사용하는 포름알데히드만 있는 것이 아니다. 카펫에 덧댄 고무에는 스티렌 부타디인이라는 화학물질도 있다. 개인에 따라서 이 중 한가지 물질 혹은 두 가지 물질 모두 흡입했을 때 두통을 일으키기가 쉽다. 이 상황에서의 해결책은 카펫을 타일이나 나무로 바꾸는 것이다. 타일이나 나무는 알러지를 일으킬 확률이 적다.

카펫을 바꾸는 것은 너무 비싸다고 생각할 수 있다. 그러나 내 생각에 15년 동안 해독을 위해서 값비싼 보조제, 약물과 치료에 돈을 쓰고 그 엄청난 두통을 견디고 사는 것보다는 바닥을 바꾸는 쪽이 쉽고 덜 고통스러운 방법이다.

껌과 무설탕 음료를 끊어라

껌과 무설탕 음료를 끊으라고 말한 나를 미워할 지 모른다. 그러다가 실제로 두통이 사라졌을 때야 비로소 이것이 우리 몸에 얼마나 해로운 것인지 알게 될 것이다. 얼마나 많은 사람들이 인공감미료를 멀리하라는 내 말을 듣고 만성적인 편두통을 고쳤는지 모른다. 모든 인공감미료들은 입증되지는 않았을지라도 편두통과 관련이 있다. 아스파탐의 경우, 그 자체로는 문제가 되지 않지만 소화과정 중에 수많은 조직에서 부서지고 변화되고 포름알데히드로 산화된다. 살아 있는 사람들에게 문제가 되는 것은 바로 이 포름알데히드이다. 또한 아스파탐과 다른 종류의 인공감미료인 수크랄로스가 편두통의 원인이었던 사례 보고서도 찾았다.

인공감미료는 뇌 속에서 글루타메이트를 과량 생산하게 하고, 이는 섬세한 글루타메이트 수용체와 수용체에 연결된 뉴런들을 죽여서 문제가 된다. 이러한 과정은 당신의 기억력과 관련해 장기적인 영향을 준다. 글루타메이트 과량 생산과 파킨슨병, 알츠하이머 치매와의 관련성을 밝힌 연구도 있다. MSG(monosodium glutamate, 결국은 글루타메이트)도 마찬가지로 뇌세포를 파괴할 수 있는 잠재력을 가진 물질이다. 글루타메이트는 소량의 티닌이나 GABA 보충제로 상쇄가 가능하다. 의사들은 GABA를 증가시키기 위해 벤조디아제핀계 약물을 처방하곤 하는데 벤조디아제핀계 약물은 중독성이 매우 높고 끊기도 매우 힘든 약물이다.

의복 : 드라이클리닝 화학물질

그냥 단순히 아니라고 말할 수 있을까? 9개의 가정을 대상으로 하고 2개 가정을 통제집단으로 하여 진행한 TEAM(Total Exposure Assessment Methodology)이라는 연구가 있다. 연구자들은 각 가정에서 옷을 모아 드라이 크리닝을 했다. 드라이 크리닝을 마친 옷은 다시 가정으로 보냈고 그 뒤 3~5일 동안 고도로 섬세한 측정기구를 이용하여 각 가정의 공기를 측정하여 분석했다.

연구자들은 9개의 가정 중 7개의 사정에서 드라이 클리닝 화학물질인 테트라클로로에틸렌이 증가하는 것은 발견하였는데 그 농도가 세제곱 미터 당 300mg까지 치솟았다. 어마어마한 양이다. 최악은 이렇게 올라간 수치가 이틀 동안이나 지속되었다는 것이다. 그리고 거주자들의 호흡을 분석해보니 테트라클로로에틸렌의 양의 2~6배까지 증가해 있었다!

이 상황에서의 해결책은 무엇일까? 드라이 클리닝을 하지 말아야 한다. 더 이상 못 입겠거든 그냥 기부해라. 당신이 바지를 입었을 때 어떻게 보일지 보다는 두통을 줄이는 일이 더 중요하다. 만약 어떤 드레스, 코트나 다른 옷들은 반드시 드라이 클리닝 해야겠다면 옷을 3~4일 정도 환기시켜라. 포장지를 벗기고 신선한 공기 중에 환기시키면 더욱 좋다. 그렇게 하고 난 후에 옷을 집으로 가져와 장롱 안에 넣어두어라. 이렇게 한다고 화학물질이 완벽하게 제거되는 것은 아니지만 조금이나마 덜 독성으로 만들 수는 있다. 기억하자. 혈액 중 독소 농도가 증가하면 머리 속 독소 농도도 증가한다.

자연 요법의사인 Walter Crinnion은 오염물질, 중금속, 독소 등과 두통 관계를 연구한 세계적으로 인정받는 저명한 전문가 중 한 명이다. 그는 우리 몸을 "깨끗하고, 친환경적이고, 군살 없이 탄탄하게" 만들기 위해 평생을 바친 사람이다. "깨끗하고, 친환경적이고, 군살 없이 탄탄하게(Clean, Green and Lean)" 는 그가 쓴 책의 제목이다. (Wiley 2010).

Crinnion 박사의 책을 강력하게 추천하고 싶다. 또한 그의 웹사이트에 무료로 공개되어 있는 정보들이 있으니 www.drcrinnion.

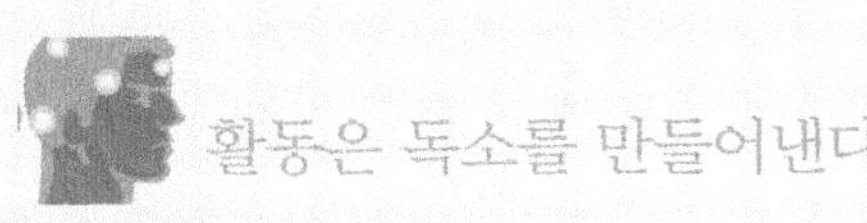

활동은 독소를 만들어낸다

평범하고 일상적인 활동과 물질들 중 수많은 것들이 우리 생활 환경으로 독소를 배출한다. 다음은 그 중 일부이다.

흡연	벤젠, 자일렌, 스틸렌, 에틸벤젠
운전	벤젠
주유소	벤젠
드라이 클리닝	테트라트로로에틸렌, 스틸렌
뜨거운 샤워	클로로폼
그림 그리기	에틸벤젠, 스틸렌, 자일렌
식물성 기름	브로민(섭취)
흰 밀가루	알록산(섭취)
수영장	염소
좀약	다이클로로벤젠
데오드란트	다이클로로벤젠
가솔린	클로로폼, 브로모다이클로로폼
절연	테트라클로로에틸렌
플라스틱	스틸렌
거품 고무(foam rubber)	스틸렌

com을 방문해 보기를 권한다. 환경 오염물질에 관심이 있거나 환자의 해독을 돕기 위한 방법에 관심이 있는 건강 관리 전문가들은 박사의 "건강관리 전문가들을 위한 환경 의학" 강의 동영상을 구입하면 된다. 나도 이 강의를 직접 들어보았는데 깨우친 바가 많았다. 그의 강의를 듣기 전과 후에 화장품, 개인 위생 용품, 세척제와 일상 생활용품들에 대한 나의 생각은 달라졌다.

이제부터는 우리 몸을 해독시키는 자세한 방법에 대해서 설명하고자 한다.

방법 1: 림프에서 독소 제거하기

림프계는 순환계보다 2배 정도 크다. 순환계는 몸에 있는 모든 세포에 혈액을 공급한다. 그리고 림프계는 배수관처럼 몸 속의 독소를 빼낸다. 우리는 혈액 속에 무엇이 있는가에 집착하는 경향이 있는데 사실 림프계에 무엇이 있는가에도 관심을 가져야 할 필요가 있다. 사실 우리가 다루어야 할 문제는 막힌 배수관의 문제와 같다. 내 생각에는 이 문제가 가장 우선 순위인 것이, 림프계가 잘 작용할수록 우리의 혈액은 깨끗해진다.

림프절과 림프관으로 이루어진 림프계의 주된 기능은 독소, 병균, 과량의 체액, 지방과 체 내의 찌꺼기들을 빨아들이는 것이다. 림프에 과부담이 걸리면 순환이 정체된다. 이는 빈번한 감염, 관절통, 만성 피로, 유방 압통, 복부 부종, 연조직염, 자궁 근종, 난소 낭종 그리고 두통을 유발할 수 있다. 만약 주치의가 림프절 감염을 의심하고 있다면 의사는 림프절 배양검사를 권할 것이다. 이 검사는 감염이 어떤 박테리아, 진균, 혹은 바이러스 때문인지를 밝혀준다. 림프절은 알러지로 인해 면역기능이 망가져있거나 부실한 식단으로 인해서도 부어 오를 수 있다.

림프에 독소가 쌓인다고 해서 곧바로 두통으로 이어지는 것은 아니다. 림프가 정체되어 있음을 보여주는 초기 증상 중 하나는 손과 발의 부종이다. 몸은 수분을 보유하고 있으려 하고, 이는 체중 증가로 이어진다. 반지가 꽉 끼는 느낌이 들 것이다. 다리, 손, 발에 발진이 생길 수도 있고 관절통, 특히나 손과 발의 관절에서 통증을 느낄 수 있다. 이 모든 증상들은 림프가 정체되어 독소가 배출되지 않아 일어나는 것이다.

림프계는 산성환경에서 제대로 작용하지 않는다. 따라서 탄산음료, 탄산수, 크림 치즈, 페이스트리, 식초, 정제된 음식, 에너지 드링크 등 몸을 산성화하는 음식을 삼가하라. 또한 과량의 코티졸 호르몬을 생산하는 산성 감정과 스트레스를 피해야 한다.

림프계를 해독하지 않고는 절대로 몸을 해독할 수가 없다. 당신의 목표는 림프가 다시 잘 흐르게 하는 것이다.

다음과 같은 방법으로 하루 완성 림프 청소를 시도해 보기를 바란다. 뜨거운 물에 레몬을 짜서 15분에서 30분마다 한 모금씩 마시는 것을 적어도 10시간 이상 지속적으로 시행하라. 목을 축일 정도만 마시면 된다. 이 음료는 림프가 흐르게 만들어 줄 것이다. 또한 수분을 공급하고 림프를 확장시키며 해독시켜 줄 것이다. 탈수 상태에 있다면 이 방법은 싸고 간단하게 수분을 보충해주는 아주 좋은 방법이다. 이 방법을 시행하는 날이면 나는 조금 더 힘이 나는 것을 느낀다. 다음은 림프를 움직이는 또 다른 방법들이다.

- 수분을 보충하라. 신선하고 정수된 물을 충분히 마셔야 한다.
- 긴장을 완화하라. 조화롭게 살기 위해 노력하라. 잠은 최대한 많이 자라.
- 움직여라. 미니 트렘폴린 위에서처럼 깡총깡총 뛰는 것은 아주 좋은 방법이다. 이렇게 뛸 수 없다면 줄넘기를 사면 된다. 하루에 5분만 뛰어도 달라진다. 트렘폴린이나 줄넘기가 없다고? 그냥 좋아하는 운동을 하면서 즐기면 된다. 림프 배액을 돕는 데는 요가가 정말 좋은 운동이다. 요가를 하면서 짜고 비트는 모든 동작들은 축적되어 있는 독소를 배출시킨다.
- 제철음식을 먹어라. 여름에는 베리류나 체리처럼 색이 선명한 음식을 많이 먹어라. 겨울에는 유기농 사탕무우를 먹도록 하라. 몸을 알칼리화하기 위해서 녹색 잎 채소들은 반드시 필요하다. 이 모든 음식들은 림프를 움직이고 막힌 배수관을 뚫는 일에 도움이 된다.
- 열을 올려라. 림프가 빨아들여야하는 독소가 적을수록 좋은 것이다. 열기를 참을 수 있다면 사우나나 스팀 목욕이 도움이 된다.
- 마사지를 하라. 마사지는 전신을 이완하고 림프 정체를 방지한다. 전문가들이 림프 마사지만을 전문적으로 하는 마사지센터도 있다.
- 식단을 정비하라. 보존제, 인공 식품 첨가물, 정제된 음식을 삼

가하라. 케일, 근대, 시금치 같은 유기농 녹색 채소 섭취를 늘려라. 이런 음식들은 당신의 몸을 알칼리화한다. 스피눌리나는 조류 식물로 알약으로 섭취하거나 파우더로 스무디에 넣어 섭취하면 좋다.

- 피부를 문질러라. 피부가 마른 상태에서 문질러라. 림프가 흐를 수 있도록 심장 쪽으로 피부를 문질러라. 손가락 끝에서 어깨 방향으로, 발가락에서 엉덩이 방향으로 문지르면 된다. 부드럽게 문지른다. 죽기 직전까지 스스로를 긁어대지 않아도 된다는 말이다! 문지르면서 편안하고 기분이 좋아지는 정도가 적당하다.

방법 2 : 간에서 독소 제거하기

간 기능에 이상이 있지 않은 한, 특별히 간에 대해서는 전혀 관심을 갖지 않고 생활하고 있을 것이다. 간은 그저 묵묵하게 주어진 많은 일들을 하고 있는데 그 중 가장 중요한 일 중에 하나가 해독이다. 간은 몸 속의 독소를 제거하는 가장 주된 장기인데 이 임무를 수행하도록 돕는 일이 많다 .

- 피마자유 주머니를 적용하라. 피마자유 주머니는 가정에서 만들 수 있다. 피마자유 주머니는 복부에 적용하는데 간의 해독에 효과가 있다고 생각되어 주로 간이 있는 부분에 적용한다. 내 생각에 이 방법은 통증을 완화하는 안전하고 자연적인 대체요법이다. 이 방법은 생

리통이나 자궁 근종으로 인한 통증을 완화하고 독소가 축적되어 문제가 되는 모든 상황에 적용하기에 좋은 방법이라고 생각한다. 몸속에 있는 독소를 많이 배출할수록 두통의 위험은 줄어든다.

나는 피마자유 주머니를 자주 권하는데, 이는 피마자유가 약물이 아니기 때문에 부작용이 없고 피마자유 주머니를 적용하면 배에 축축한 열기가 닿는 즉시 기분이 좋아지기 때문이다. 피마자유에는 올레산과 리놀레산이 풍부하다. 올레산과 리놀레산은 항진균, 항균 작용을 하는 복합물을 포함하고 있어 각화증이나 백선증 같은 특정 피부질환에 효과가 있다. 인대를 다쳐 염좌가 있거나 근육통, 두통, 요통이 있는 사람들은 피마자유를 통해 효과를 볼 수도 있다. 피마자유는 변비, 감염성 장질환, 담낭 질환, 췌장염, 비장이나 간 질환으로 인한 복부 불편감을 경험하는 사람들이 많이 사용한다.

피마자유 주머니를 적용하기에 가장 이상적인 부위는 오른쪽 복부의 간과 담낭 윗부분이다. 여기에 적용하면 담즙을 흐름을 촉진시켜 소화불량으로 인한 통증을 감소시키고 배란통과 췌장염의 발작적 통증을 완화시킬 수 있다.

피마자유 주머니를 만들기 위해서는 피마자유 한 병과 가로, 세로 12인치의 양모로 된 천이 필요하다. 이것들은 건강 음식점이나 자연 식료품점에서 살 수 있다. 비닐 랩이나 비닐봉지도 필요하다. 피마자유를 양모 천에 뿌린다. 천을 충분히 적시되, 물이 뚝뚝 떨어지지는 않을 정도로 적신다. 전자레인지에 30초 정도 돌려 피마자유를 적신 천을 데운다. 이 때, 매우 빠른 속도로 뜨거워지므로 조심해야 한다. 이제 통증이 있는 곳에 데운 천을 적용한다. 비닐 랩으로 천을 덮고 그 위에 작은 행주를 올려 놓는다. 그리고 그 위에 뜨거운 물병을 올려 누워서 쉬고 있는 동안 피마자유 주머니가 식지 않도록 한다. 30분에서 1시간 정도 유지하는데 이를 일주일에 수 회 반복한다. 출혈이 있는 개방성 상처에는 금기이다. 피부에 남아있는 기름기를 제거할 때는 물과 베이킹 소다를 섞은 혼합물을 이용하면 편리하다.

흡연, 음주, 환경오염물질에의 노출, 식품 첨가물, 인공감미료, 드라이 클리닝 화학물질, 살충제, 화장품, 가정용 세척제, 정서적 스트레스, 약물, 건축자재와 같은 이 모든 것들이 간세포를 죽일 수 있다. 다음은 소화기계와 간 건강에 유익한 것으로 알려져 있는 식물들이다.

- 큰 엉겅퀴 – 독소의 흡수를 막고 중화시키는 실리마린(간질환 치료제 중 하나)을 포함
- 아티초크 추출물 – 담즙 흐름을 촉진하고 독소가 영향을 발휘하기 전에 제거
- 민들레 뿌리 – 담즙의 흐름을 촉진하고 독소를 제거
- 자운영 – 간의 화학적 파괴를 막는 사포닌 함유
- CoQ10 – 간에 영양을 공급하고 해독을 돕는 항산화 효소가 발견됨
- 트리팔라 – 전반적인 소화제이자 간을 청결하게 함

방법 3 : 피부에서 독소 제거하기

이 내용은 어렵지 않으니 짧게 다루고 넘어가겠다. 피부에서 독소를 제거하는 가장 좋은 방법을 땀을 흘리는 것이다. 아무거나 당신이 할 수 있는 운동을 하면 된다. 조깅을 해도 되고 요가, 필라테스, 수영 등 원하는 것으로 아무거나 하면 된다. 여기서 중요한 것은 땀을 흘려 몸에 있는 독소를 제거하고 전체적인 독소 부담을 줄이는 것이다. 스팀 방, 사우나, 원적외선 이나 원적외선 사우나, 전영역 사우나 등을 이용할 수도 있다.

한 가지만 기억하자. 땀을 흘리면 전해질도 같이 빠져나간다. 따라서 이를 보충하기 위해서는 캡슐이나 음료의 형태로 전해질을 섭취해야한다. BodyBio사의 E-lyte Balanced Electrolyte Conccentrate나 Redmond사의 Re-lyte Electrolyte 캡슐로 전해질을 재충전하라. 첨가물과 당, 식용 색소가 있는 것은 삼가한다.

방법 4 : 내장에서 독소 떼어내기

위세척을 권하는 것은 아니니 안심해도 된다. 내가 권하는 것은 간단한 방법들이다. 이를 테면, 물을 많이 마시고, 식이섬유를 많이 먹고, 프로바이오틱 생균제를 섭취하고, 관장이나 장세척을 통해 장 청소를 하는 것들이다. 내가 권하는 모든 방법들은 내장에서 독소를 직접적으로 제거하기 위한 것들로써, 의사들도 추천할 방법들이고 처방전 없이도 시행이 가능하다. 이것들은 내장의 독소를 흡수하여 담즙산과 결합하며 불용성 화합물을 형성하여 대변으로 배설시킨다. 매일 사용하는 방법은 아니고 긴박한 상황에서의 구조 작전 정도로 생각하면 된다. 아래 제시된 것들 중 차전자 껍질을 제외하고는 변비를 일으킬 수도 있다.

- 벤토나이트 점토
- 활성탄
- 차전자 껍질

대장은 머리와 연결되어 있다

위장관이 두통과 아무 상관이 없다는 생각은 잘못이다. 사실, 위장관을 "제2의 뇌"라고 부르기도 한다. 우리는 건강한 장을 위해 다음의 세 가지 일들을 해내야 한다.

- 좋지 않은 음식 제거하기
- 내장 청소하기
- 프로바이오틱 생균과 효소 회복하기

해독을 돕는 장세척

장세척에 겁을 내는 것은 많은 대장 전문가들이 보기만 해도 위협적인 대장 검경을 사용하기 때문이다. 하지만 최근 대장 검사용으로 새로 나온 얇은 노즐은 훨씬 더 편안해졌다.

앞에서 혈액 중 독소 농도가 증가하면 머리 속 독소 농도도 증가한다고 말했던 것을 기억하는가? 바꿔서 이렇게 말할 수도있다. 독소가 장에 쌓이면 머리에도 쌓인다. 가끔씩 장 속에서 음식이 부패하고 있다는 사실을 알고 있을 것이다. 그런 것들은 밖으로 빼내야 한다. 체내의 독소를 가능한 한 많이 배출해내면 전반적인 건강상태가 크게 달라질 수 있다. 두통을 겪고 있다면 언제 겪느냐 하는 문제에서도 큰 변화를 가져올 수 있다. 사실 장세척 그리고 관장은 다음과 같은 여러가지 면에서 건강을 향상시킨다.

- 위장관계에서의 독소 배출에 기여
- 위장관계에서 고기 같은 썩은 물질을 제거함으로써 소화기계의 균형을 바로잡음
- 변비 완화
- 복부 팽창 완화
- 자연적인 장내 정상 세균총을 회복(슬레이트가 청소되고 나면 좋은 박테리아가 다시 군락을 형성)
- 항균제, 불량한 위생 상태, 불규칙한 생활습관 등 개선
- 면역기능 강화
- 수분 공급

나는 국제 장세척학회(I-ACT, International Association of Colon Therapists)의 핵심임원이자 Fluid Water Therapy in New York (www.fluidwatertherapy.com.)의 설립자인 곤잘레스 박사를 만나 인터뷰를 했다.

곤잘레스 박사에 따르면, 많은 경우 장세척은 교육받지 않은 비전문적 인력에 의해 시행되며 주먹구구식의 방법으로 시행된다. 안전하고 효과적이면서 위생적인 장세척을 위해서 나는 환자들에게 결장 전문가를 선택함에 있어 엄격한 기준을 고수할 것을 권장한다. 곤잘레스 박사는 다음과 같은 기준들을 제시했다.

- I-ACT(International Association of Colon Therapists) 또는 NBCHT(National Board for Colon Hydrotherapy)의 인증과 훈련을 수료한 전문가
- 치료를 시행할 때는 FDA에서 인증한 Class 2 의료 장비만을 사용할 것. Class 2 의료 장비는 방사선 진단이나 내시경 검사 시행 전 등 의학적 적용에 대한 FDA의 승인을 얻은 것을 의미한다. 당신은 몇몇 장세척 시술자들이 Colenz enema system과 Colema board와 같은 Class 1 의료 장비 사용을 광고하는 경우도 있음을 알고 있어야 한다. 이러한 장비들이 FDA의 승인을 받은 건 사실이지만 이들은 가정용(처방전 없이 사용 가능)으로서 절대로 클리닉에서 사용되거나 상업적 목적으로 이용되어서는 안 되는 장비들이다.
- 반드시 멸균된 일회용 직장 노즐만을 사용할 것
- 환자의 위장관을 세척하기 위해 사용되는 물은 반드시 물에서 서식할 수 있는 유기체들을 제거할 수 있도록 적절한 방법으로 정수되었음을 확인할 수 있어야 함

- 반드시 역류 방지 밸브가 있는 결장 수치료 장비를 사용하여 환자의 분변이 다른 환자의 장을 오염시키는 일이 발생하지 않도록 해야 함

나는 특정한 음식물을 섭취하고 난 뒤에는 장세척이 하부 위장관계의 환경을 개선하는 데 도움이 될 수 있다고 생각한다. 위장관계의 환경을 망치는 주범들로 유제품, 동물성 단백질(육류), 흰 밀가루, 가공, 정제된 음식들, 밀크 초콜릿, 커피, 술 등이 있다. 어떤 이유에서인지, 이런 음식들을 섭취하고 나서 일정 시간이 지나면 이들은 끈적한 점액과 분변, 그리고 주변에 끼어있던 부스러기들로 이루어진 곤죽을 형성하여 장관의 표면에 막을 형성한다. 여기까지만 해도 충분히 나쁘다고 생각할 수 있지만 이 곤죽은 이미 난장판이 된 위장관 안에 병균의 증식을 촉진하기도 한다. 그러니 두통이 있는 사람이라면 환경 오염 뿐만 아니라 내부 오염까지도 신경 써야 한다! 구조를 위해 소화효소와 프로바이오틱 생균이 필요하다! 그 전에, 장세척이나 관장을 고려해 볼 수 있다. 야채 주스의 선구자인 Norman Walker 박사는 다음과 같은 말을 했다. "한 번의 결장 관류세척은 30번의 관장과 같은 효과가 있다."

안전하고 위생적인 결장 관류 세척법

The Angel of Water Surround® Colon Hydrotherapy System 이

것은 결장을 관류 세척하는 매우 간단하고 안전하며 편안하고 위생적인 방법이다. 이 장비의 탱크에는 화씨 99도에서 103도 사이의 정제수가 채워져 있는데 온도계를 통해 지속적으로 온도 감시가 가능하다. 사용을 위해 대야에 앉아(허리를 지지하기 위한 베개와 쿠션이 있음) 노즐을 직장에 삽입하면 물이 나오기 시작한다. 보통 결장수치료는 30~40분 정도 소요되며 대략 10갤런 정도의 물이 사용된다. 치료가 끝난 뒤에는 노즐이 자연스럽게 몸에서 멀어지도록 떼어내면 된다. 그런 뒤에 인체공학적으로 설계된 대야에 편안하게 배설하면 된다. 똑바로 앉거나 뒤로 기대어 장을 완전하게 비운다. 그 다음 샤워기를 이용해 헹구어 내고 수건으로 물기를 말린다. 그 다음에는 결장 관류 세척실을 나와 일상생활로 복귀할 수 있다.

이번 장을 집필할 수 있도록 도와준 곤잘레스 박사에게 감사의 말을 전한다. 약학을 전공한 약사로서, 장세척에 관해 많은 것을 알지는 못하지만 어떤 치료가 환자에게 유익하고 적절한지에 대하여 알고 있다. 내가 항상 가장 먼저 하는 질문들 중 하나는 장세척의 주의사항과 금기증이 무엇인가 하는 것이다. 언제나 그렇듯이 안전을 제일 중요한 문제이다. 따라서 장세척의 적절성과 안전성에 관련해서 걸리는 부분이 있으면 전문가에게 문의해야 한다. 다음에 제시한 내용이 있다면 더 주의할 필요가 있다.

장세척의 금기증과 주의사항

최근 결장, 직장 혹은 복부 수술

울혈성 심부전

장 천공

직장 상피세포종양

균열 혹은 누공

심각한 치질

복부 탈장

신부전

궤양성 대장염

크론씨병

경장암

게실염

혈변

임신

간경화

핵심은 내장을 해독하는 것이 두통의 빈도에 영향을 줄 수 있다는 사실을 깨닫는 것이다. 다음과 같이 요약해 볼 수 있다. 장을 청소해서 배출하고, 건강한 장내 박테리아와 프로바이오틱 생균을 회복시켜라. 소장과 대장에 프로바이오틱 생균이 없으면 결장에 곤죽이 형성되는 것이 심화될 수 있다. 그리고 빈약한 프로바이오틱 생균으로 인해 소화가 방해를 받고 하부 장관에서의 이동 속도가 느려진다. 끈적한 음식물 덩어리가 당신의 결장을 통과하는 시간이 길어질수록 찐득한 오물이 결장 벽에 달라붙을 확률이 커진다. 나쁜 박테리아와 진균이 서식하기 좋은 환경이 되면서 더 심한 두통을 겪는다. 이럴 때의 해결책은 장을 청소해서 배출하고, 건강한 장내 박테리아와 프로바이오틱 생균을 회복하는 것이다.

- 장세척
- 관장
- 식이섬유
- 스틸 컷 오트밀

장내 세균을 최적화하는 프로바이오틱 생균

양질의 프로바이오틱 생균은 메틸화에 문제가 있는 사람들과 장을 청소해서 비운 뒤의 사람들, 예를 들면 장세척을 한 사람들에게 매우 중요하다. 그 다음으로 중요한 것이 건강한 장내 정상 세균총이 다시 생길 수 있도록 하는 것이다. 우리의 장에는 실로 엄청나게 많은 박테리아가 있다. 프로바이오틱 생균제는, 좋은 박테리아는 자라나게 하고 나쁜 박테리아는 제거될 수 있도록 한다. 예를 들어, 내장에 칸디다 곰팡이균이 지나치게 많아지게 되면 칸디다가 생산하는 독소인 아세트알데히드가 쌓이게 된다. 아세트알데히드는 알코올의 분해산물이기도 하다. 소화기관을 회복시키는 다른 방법으로 금주도 분명한 효과가 있음을 알 수 있다.

장내 칸디다균이 적을수록 몸 속에 쌓이는 아세트알데히드의 양도 적어진다. 당신도 모르는 사이에 장 속에 효모균이 지나치게 성장하게 되면 취한 듯한 느낌이 들 수도 있고 두통을 겪게 될 수도 있다. 효모균이 과다하게 성장했을 때의 증상은 술 마신 다음 날 느끼는 숙취와 별반 다르지 않다고 해도 과언이 아니다. 이를 테면, 두통, 머리가 멍한 느낌, 불안, 무기력, 화남이나 우울감 같은 증상들 말이다. 흥미롭게도, 이런 증상들은 메틸화가 잘 안 되는 사람들에서도 나타난다.

항생제를 일주일 이상 복용하면 자연히 프로바이오틱 생균이 줄어들게 된다. 당신이 충수돌기를 절제하고 나면 프로바이오틱 생균이 부족하게 되고 이런 상황에서는 칸디다균이 과증식할 확률이 증가하는 것이다. 커피를 지나치게 많이 마시거나, 최근에 질균 감염력이 있거나, 복부팽만이 심하거나, 평소보다 당분 섭취가 심하게 당기거나, 혀에 설태가 낀다면, 이는 프로바이오틱 생균 결핍을 드러내는 증상일 수 있다. 종류에 상관없이 프로바이오틱 생균 보충제를 섭취하면 된다.

장내 정상 세균총 회복하기

- 양질의 프로바이오틱 생균 보충제 섭취하기
- 사우어크라우트(독일식 김치)같은 발효음식 먹기
- 인스턴트 음식 삼가하기
- 요거트는 멀리한다. 균이 살아있을 수도 있고 살아있지 않을 수도 있음
- 조지프 메르콜라(Joseph Mercola)박사가 추천하는 좋은 샐러드먹기 (www.mercola.com)

필요한 재료:

해바라기씨 5~6 온스
유기농 생버터 1~4 티스푼
슬라이스 아보카도 1/2~1개
직접 재배한 작물*
홍고추 1/2개
다진 적색 양파 1/4개
선택 가능** : 단백질 공급원으로 취향에 따라 선택,
연어 사시미 3온스 추천.

* 직접 작물을 재배하기 위해 필요한 정보는 www.mercola.com 참조

** 생선회를 좋아하지 않는다면, 목초지에서 자연 방목으로 자란 유기농 소고기 또는 자연산 알레스카 훈제 연어로 내체가 가능함

만드는 방법

신선한 해바라기씨를 그릇 위에 뿌리고, 그 위에 차례대로 아보카도와 적색양파, 홍고추를 올린다. 직접 재배한 채소를 올리고 버터를 올려 마무리한다.

조지프 메르콜라(Joseph Mercola) 박사와 점심을 함께 했는데 박사가 직접 샐러드를 만들어 주었다. 맛도 좋고 건강에도 좋아서 더 먹고 싶었다. 쉽고 재미있으니, 집에서 직접 식용 작물을 재배해보자. 샐러드에 상큼함을 더하고 싶다면 유기농 레몬즙이나 라임즙을 뿌려먹어도 좋다.

플로리다의 전문의 자격을 가진 내 친구이자 동료인 스미스 박사는 공개적으로 결장 요법을 지지하고 나섰다. 그는 수십년간 소화기외과 의사로 일하면서 결장암, 결장 게실염, 충수돌기염, 치질을 비

롯해 내부 장기와 관련된 각종 질병을 진료했다. 그리고 그는 이렇게 말한다.

"나는 건강한 사람들도 두어 달에 한 번씩 결장 수치료를 해서 장이 완전히 비어있을 때의 편안함을 느껴봤으면 좋겠다고 생각한다. 사실, 대부분의 사람들은 평소에 장을 완전히 비울 수는 없는데 사람들은 때때로 그 사실을 잊고 있다. 예방적 차원에서 결장 수치료를 하는 사람들은 치료 과정 중에 제거되는 내용물의 많은 양에 꽤나 놀란다."

장세척을 하면 변비가 완화된다는 사실 하나만으로도 장세척은 좋은 것이다. 몸 속에 독소가 쌓이면 온갖 종류의 두통을 경험하게 된다. 회복을 위해서는 독소를 밖으로 빼내는 것이 매우 중요하다. 어떤 방법을 선택하느냐는 크게 중요하지 않다. 중요한 것은 독소를 배출하기 위한 방법들을 시작해서 규칙적으로 해 나가는 것이다.

콘프레이크와 장세척

J. H. Kellogg는 미시간주 전문의로 1943년 사망했다. 그는 콘프레이크를 발명한 사람으로 유명하지만 Journal of the American Medical Association에 대장기능에 문제가 있는 사람들을 구원하기 위한 방법으로 결장 수치료를 입증하는 논문을 발표하며 결장 수치료를 대중화한 사람이기도 하다.

#5 : 혈류에서 독소 제거하기

"메틸화"라는 어려운 단어는 나와는 상관 없는 말이라고 생각할 수도 있다. 그러나 이 글을 계속 읽다 보면 메틸화에 대해 알고 있는 것이 우리 삶의 질을 향상시키고 심지어 구원할 수도 있다는 사실을 알게 될 것이다. 많은 사람들이 유전적 문제로 인해 메틸화에 결함이 있음에도 불구하고 이를 알지 못하다면 당신은 지금 독소를 끌어안고 살고 있는 것이다. 집에서 나오는 쓰레기를 가져가지 못하는 쓰레기 수거 차량을 떠올려 보라!

내가 걱정되는 부분은 우리가 통증을 완화하기 위해서 아무 소용도 없이 많은 양의 약만 복용하고 있지는 않은가 하는 점이다. 진짜 문제는 메틸화에 있는데도 말이다. 메틸화에 대해서 잘 알고 있는 의사는 약물이 아닌 식품 보조제를 사용한다. 메틸화의 문제를 치료하는 것은 약이 아니라 필수 영양소와 미네랄, 조효소, 효소 같은 것들이다. 심지어 메틸화의 문제를 악화시키는 약들도 있다.

메틸화는 엽산(folate)을 글루타티온이라는 물질로 변환시키는 복잡한 대사과정이다. 엽산(folic acid)은 시중에 판매되는 비타민B 보충제로 자연 상태의 식품에 포함되어 있는 엽산(folate)와 같은 역할을 한다. 글루타티온은 독소를 중화하기 때문에, 엽산을 글루타티온으로 변환하는데 문제가 있으면 곤란한 상황에 처한다. 앞에서 했던 이야기를 기억하고 있는가? 혈액 중 독소 농도가 증가하면 머리 속 독소 농도도 증가한다!

메틸화가 잘 안 되는 사람들은 호르몬 불균형을 경험하게 된다.

여성호르몬인 에스트로겐을 예로 들어 보자. 정상적으로 우리 몸은 에스트로겐을 만들어낸다. 남자도 조금은 만들어낸다. 그리고 외인성 화합물인 샴푸, 살충제 같은 온갖 종류의 화학물질로부터 역시 에스트로겐을 흡수한다. 그런데 메틸화가 잘 안 되어서 에스트로겐을 분해하지 못하면 에스트로겐을 몸 밖으로 배출하지 못해 호르몬 불균형이 생기는 것이다. 이렇게 되면 생리 중 두통, 자궁 근종, 자궁내막증 같은 수많은 문제들이 생기고 남자에서는 전립선에 문제가 생길 수 있다. 또한 치과에서 사용하는 약물이나 질소 가스에 매우 민감하다면 메틸화에 문제가 있는 것일 수도 있다.

메틸화는 에너지를 생산하는 에피네프린이나 수면 호르몬으로 알려진 멜라토닌 같은 신경전달물질을 만들고 분해하는 과정도 연관되어 있다. 신경전달물질이 잘 분해되지 않으면 그것들은 과량인 상태로 계속 남아있으면서 불면, 불안(누가 봐도 불안해 보일 정도로), 경련 발작, 조울, 정신분열적 행동 등을 유발할 수 있다. 이제 메틸화를 정상적으로 유지하는 것이 얼마나 중요한지 알았으리라고 생각한다.

신경전달물질의 양이 과도하거나 신경전달물질의 균형이 깨지면 심각한 편두통을 겪게 된다. 예를 들어, 열정의 호르몬으로 불리는 도파민이 과다하게 되면 편두통이 온다. 어떤 사람들은 세로토닌이 부족하면 편두통을 겪는다. 편두통에 쓰이는 트립탄 약물이 효과적인 것은 이 약물이 관련 세로토닌의 농도를 높이기 때문이다. 뇌 속에서 일어나는 화학작용에 균형이 깨지면 머리가 아파오는 것이다!

메틸화 과정의 최종 산물인 글루타티온은 몸에 있는 모든 세포에서 만들어진다. 그 중에서도 특히 간에서 가장 활발하게 만들어지는데, 글루타티온은 화학물질을 해독하는 작용을 한다. 복잡한 메틸화 과정을 거쳐 만들어지는 최종산물이 바로 글루타티온이다. 이 과정의 핵심을 쉽게 이해해 보자. 대사과정의 맨 처음에는 음식물을 통해 흡수한 엽산이 있다. MTHFR(methyltetrahydrofolate reuctase)라는 효소가 엽산을 메틸엽산(methylfolate 혹은 "5-MTHF"로 줄여쓰기도 함)으로 변환되는 것을 돕는다.

그럼 그냥 메틸엽산의 형태로 된 보충제를 복용하면 되지 않느냐고 생각할 수 있다. 운이 좋은 몇몇 사람들에게는 완벽한 해법일 수 있으나 모두에게 해당하는 이야기는 아니다. 약국에서는 주로 그냥 엽산의 형태로 된 보충제를 판매하는데 이것보다는 "5-MTHF"같은 메틸엽산의 형태로 된 보충제를 권한다. 5-MTHF는 이미 활성화된 상태이기 때문에 이를 복용했을 경우 적정량을 초과하게 되고 과메틸화 현상이 일어날 수 있다. 이렇게 되면 시소의 균형이 완전히 깨어져 지금까지 이야기해왔던 현상과 정반대의 형태로 문제가 일어난다. 기분이 이상하고 불안하고 초조하면서 정신이 없고 잠이 안오고 짜증이 나는 증상들을 경험하게 될 수 있다.

5-MTHF 보충제 말고도, 메틸화가 잘 안 되는 많은 사람들이 글루타티온을 복용한다. 간질환, 크론씨병, 과민성 대장 증후군, 칸디다 감염, 만성소화장애 등의 질병은 글루타티온을 감소시킨다. 평소에 글루타티온 섭취량을 유지하기 위해 노력한다면 보충제를 복용해야 할 필요성은 줄어든다.

글루타티온을 보충제의 형태로 복용하게 되면 자칫 적정량을 초과하기가 쉽다. 우리의 몸은 균형을 맞추는 것이 중요하다. 너무 많은 글루타티온을 섭취하게 되면 우리의 몸이 스스로 메틸화하는 능력이 억제되어 결과적으로 우리의 몸은 메틸화가 잘 안 되는 상태가 될 수도 있다. 글루타티온을 섭취할 것인가 말 것인가 하는 문제는 내가 결정해 줄 수 있는 사안이 아니다. 나도 결과를 알 길이 없기 때문이다. 과연 자신에게 글루타티온이 필요한가에 관한 힌트를 얻을 수는 있다. 혹시 글루타티온 정맥주사를 맞고 난 직후에 4시간에서 8시간 정도 잠들어 버렸던 기억이 있는가? 이런 경험이 있다면 자신에게는 글루타티온 주사나 보충제가 필요 없다는 뜻이다. 피드백 저해는 엽산, 5-MTHF, 디메틸글리신이나 SAMe를 과량 복용했을 때도 나타날 수 있다.

빼앗긴 글루타티온

몸 속 글루타티온이 고갈되지 않게 하려면 어떻게 해야 할까? 다음은 우리의 소중한 글루타티온을 소모하는 요인들이다.

- 음주, 많이 마실수록 많이 소모
- 스타틴, 아세트아미노펜, 항생제 같은 약물
- 당이 높은 식단
- 효모균의 과잉성장
- 흡연
- 프로바이오틱 생균 결핍

메틸화 : 막힌 배수관 뚫기

메틸화와 관련하여 가장 유명한 전문가는 벤 린치(Ben Lynch) 박사이다. 그는 Bastyr 대학의 자연의학계열 내과의이자 워싱턴 대학의 생물학(Molecular and Cell Biology) 관련 학위를 가지고 있다. 그는 수년간 메틸화의 복잡한 과정을 연구해왔다. 그의 웹사이트(www.MTHFR.net)를 방문하여 그의 연구에 관해 더 알아보기를 바란다.

상담하는 의사가 메틸화라는 개념을 생소하게 생각하면서 이에 관한 궁금증을 보인다면, 린치 박사의 연구를 소개해주면 된다. 그의 웹사이트에는 실로 방대한 양의 정보가 있다. 그는 나의 메틸화 구루라고 할 수 있다. 이 분야의 또 다른 선구자로 아미 야스코(Amy Yasko) 박사가 있다. 그녀는 자폐아와 관련된 일을 하고 있는데, 자폐아들은 해독에 영향을 미치는 다양한 유전적 문제와 함께 메틸화에 장애가 있는 경우가 많다. 흥미롭게도, 자폐증이 있는 아이들은 호모시스틴이 부족한 경우가 많다.

내가 아는 능력 있는 의사들 중 많은 이들이 메틸화 결함은 엽산 복용량을 늘리면 간단히 해결될 수 있는 문제라고 생각한다. 린치 박사는 이에 대해 그렇지 않다고 말한다. 사실, 그는 엽산 복용 자체를 권장하지 않고 있다. 복용하지 말라고 한다.

나도 그의 연구를 구독하고 있는 사람으로서, 같은 입장이다. 그냥 엽산만 복용해서 될 일이 아니니 엽산을 복용하지 말아라! 다시 한 번 말하지만, 나도 환자에게 엽산 보충제를 권하는 의사들을 많이 알고 있지만, 내 생각은 다르다. 엽산 보충제는 대부분의 경우에서, 적어도 장기적으로 본다면, 효과가 없다. 게다가 더 많은 문제들을 유발시킬 수도 있다. 메틸화의 문제를 해결해야 한다. 결과적으로 이 핵심을 이해하는 데 수년 혹은 수십년이 걸렸다.

오랜 시간에 걸쳐 쌓아 온 독소를 배출되지 못하도록 막고 있던 바리케이트를 갑자기 걷어내는 것은 당신의 몸에 무리를 줄 수 있다. 매우 천천히 바리케이트를 조금씩 열어야 한다.

메틸화 문제

아래 제시된 질환을 가진 이들 중 다수가 검사를 시행하면 자신이 메틸화에 문제가 있다는 사실을 발견하게 된다.

- 자가면역질환
- 당뇨
- 섬유근육통
- 만성피로증후군
- 알코올 중독
- 불면증
- 신경병증
- 자폐 혹은 다운증후군
- 반복 유산
- 알러지
- 죽상동맥경화증
- 하시모토병
- 주의력 결핍 혹은 ADHD
- 치매/알츠하이머
- 정신분열증/조울증
- 불안장애, 우울증

보조하고 수리하라

포스파티딜콜린과 CoQ10 같은 보조제는 미토콘드리아를 보조하고 세포벽을 수리한다. 미토콘드리아는 각각의 세포에서 에너지 생산을 담당하는 동력원의 역할을 한다.

황(sulfur)에 주목한다

황에 대한 민감성을 제거하기 위해서 몰리브데넘 글리시네이트 같은 보충제를 복용하고 황이 적은 식단을 따르면 도움이 된다. 양배추, 컬리플라워, 브뤼셀 싹, 브로콜리 같이 황 함유량이 높은 음식들은 황을 견딜 수 있는 사람들에게는 매우 좋은 음식들임에도 불구하고 많은 사람들이 황을 견디지 못한다. 이처럼 황을 견디지 못하는 사람들에게 몰리브데넘이 도움이 된다. 어디선가 정신이 멍하고 취한 것 같이 느끼는 사람들에게 몰리브데넘을 장기 복용시킨 결과 증상이 호전되었다는 보고가 있다.

먹는 것에 주의한다

MSG 같은 흥분 독소를 포함하고 있는 음식은 피하라. 그리고 트립토판이나 트립신 함유량이 높은 음식(닭, 양, 연어, 정어리, 대두, 견과류, 씨앗류, 우유, 요거트, 초콜릿, 와인)은 최대한 줄이거나 피하라.

메틸화에 기여하는 보충제를 섭취한다

메틸화에 기여하는 보충제에는 메틸엽산, 메틸코발아민, MSM, S-아데노실메치오닌, 시스틴, 타우린 등이 포함된다. 이것들은 알맞은 양이 중요하므로 이상한 기분, 불안, 불면, 취한듯한 느낌과 같은 과메틸화의 경향이 보이면 복용을 중단하고 균형을 맞추기 위해 낮은 용량의 나이아신 복용을 고려해 보아야 한다. 엽산과 나이아신은 서로 반대 작용을 한다. 알맞은 균형 상태에 도달할 때까지 이리저리 기울이며 저울질을 해야 한다.

지금까지 해독을 증진하고 메틸화를 촉진하기 위한 몇 가지 방법을 알려주었다. 가장 먼저, 대부분의 사람들에게 효과가 있는 메틸엽산 보충제 복용이 있었다. 또 무엇을 할 수 있을까?

먹는 것을 개선하려고 노력할 수 있다. 각종 약품으로 인해 손실된 중요한 영양소들을 보충하기 위한 보조 식품이 도움이 된다. 또한 스트레스를 줄이려고 노력해야 한다. 또 다른 방법은 정밀검사를 통해 정말로 메틸화에 문제가 있는지 알아 보는 것이다. 타액(침)을 가지고 1분이면 할 수 있는 The 23andMe라는 유전자 검사 도구 등이 있다.

그런데 결과를 받았는데 당신의 유전자에 변이가 있어서 남들보다 알츠하이머나 유방암에 걸릴 확률이 높게 나왔다고 해도 당황할 필요는 없다. 유전자 변이는 누구에게나 있다.

유전자에 변이가 있다고 해서 반드시 그 병에 걸리게 될 것이라는 뜻은 아니다. 그냥 그럴 가능성이 있다는 말일 뿐이다. 내 생각에 자신의 약점을 알고 보완하는 쪽이 아무것도 모르고 있다가 막을 수도 있었을 병에 걸리는 쪽보다는 나은 것 같다.

약물요법

유전자 검사를 하면서, 의사뿐만 아니라 자신도 복용하고 있는 약물을 자세하게 검토해 봐야 한다. 특히 약사는 많은 약물들이 메틸화 결함을 유발하거나 악화시킬 수 있다는 사실을 알려주어야 한다. 메틸화 결함을 유발하거나 악화시키는 약물의 예로 다음과 같은 것들이 포함된다.

산 억제제와 항산화제

처방전 없이 약국에서 구입할 수 있는 약물들조차 프로바이오틱 생균을 소모시키고 체 내에서 메틸코발아민을 합성하는 능력을 저해할 수 있다. 이런 약물들은 메틸화 과정을 진행하기 위해 인체가 필요로 하는 영양소를 흡수하는 능력을 떨어뜨린다.

나이아신

몸에서 과메틸화가 진행되어 독소가 너무 빨리 배출되고 있다면 나이아신을 기억하자. 높은 용량은 SAMe를 소모시키고 비타민 B6를 감소시킨다. 그러나 메틸화가 잘 안 되어서 문제인 사람들은 나이아신을 저 멀리 보내버려야 한다.

에스트로겐 약물

피임약과 폐경기약은 엽산 흡수를 방해한다. 따라서 메틸엽산 보충제와 함께 복용하면 좋다.

항경련제

항경련제가 메틸화를 방해한다고 해서 복용을 중단해서는 안 된다. 어떻게 하면 좋을지 담당의사와 상의하라. 카바마제핀, 옥스카바제핀, 페니토인, 발포릭산은 "엽산 억제제"로, 엽산의 흡수를 방해하여 엽산을 소모한다. 보충제를 복용하면 약물의 효과가 떨어지기 때문에 엽산 보충제도 복용해서는 안 되며 약을 끊어서도 안 되며 항경련제에 대해 잘 알고 있어야 한다.

콜레스레롤 결합 약물

Cholestyramine이나 Colestipol은 비타민 D나 A 뿐만 아니라 엽산과 코발아민의 흡수도 방해하는 약물이다. 이런 약물은 메틸화 결함 문제를 악화시키고 체내 독소 축적을 심화시킨다.

아산화질소. 아산화질소는 치과치료에 사용된다. 아산화질소는 효소를 불활성화시켜 많은 문제를 야기한다. 치과의사에게 다른 진정제 사용을 요구하라.

황함유약품

셉트라, 박트림, 설파살라신, 트리암테린은 DHFR효소를 억제한다. 이런 작용은 메틸화 문제를 악화시킨다. DHFR(dihydrofolate reductase)은 디하이드로엽산을 테트라하이드로엽산으로 바꾸어 결과적으로 5-MTHF 생산을 가능하게 하는 효소이다.

메토트렉세이트

이 약물도 엽산의 흡수를 방해한다. 엽산 보충제와 함께 복용하면 약효가 없어지므로 동시에 복용하지 않는다.

메트포민

〈24시 약사 당뇨관리(Diabetes Without Drugs)〉에서 설명한 것처럼 메트포민은 메틸코발아민의 흡수를 방해하는 약물이다. 또한 신경병증을 악화시키고 인체의 메틸화 능력을 억제한다.

유전적으로 최대 45%의 사람들이 MTHFR 결함으로 메틸화에 문제가 있다. 이것과 관련하여 메틸화의 결함은 유전적 문제보다는 다음에 제시된 원인들에 의해 유발되는 경우가 더 많다.

아연 결핍
비타민 B2(리보플라빈) 결핍
마그네슘 결핍
비타민 B6 결핍
비타민 B12 결핍
부실한 식단
프로바이오틱 생균 결핍
제노바이오틱(합성 에스트로겐양 독소)
알코올
녹색 커피콩 보충제 속 카테콜
커피나 차 속 카테콜
고용량의 나이아신(콜레스테롤 치료를 위한 처방약의 경우처럼)

중금속

흡연(카드뮴 때문임)

감자와 고구마 속 카테콜

8장

부신 호르몬 연결체계

마음의 안정차원에서 무언가를 즐기기 위해 하던 일을 멈추거나 또는 모든 사람을 배려하기 위해 스스로 가장 맨 마지막 자리로 양보한 적이 있는가? 부신 호르몬이 행복에 어떤 영향을 주는지, 특히 두통에 연결된 호르몬 연결체계에 대해 알아보고자 한다.

비록 이번 장의 주제는 부신 호르몬이지만, 호르몬은 상호 의존적이라 부신 호르몬이 부족하면서 다른 호르몬의 상태가 완벽한 사람은 드물다. 하나의 호르몬이 부족하여 발생하는 불균형은 모든 것을 기울어지게 만든다. 하지만 이는 문제가 있는 호르몬 하나만 고친다면 다른 호르몬들 역시 스스로 변화하면서 훌륭히 제 역할을 수행하는 기적같은 일을 의미하기도 한다.

자신이 겪고 있는 두통이 무엇이든 그 시발점은 부신 호르몬이다. 부신 호르몬이 부족한 상태에서는 다른 호르몬 체계에 어떤 조치를 취해도 두통에는 영향을 줄 수 없다는 것이 나와 임상실험자들 간의 공통된 견해이다.

부신 스트레스를 받고 있는 상황을 가정해 보자. 난 이를 부신 피로라고 부르는데, 다른 곳에서는 부신고갈(adrenal bu rnout), 부신부전(adrenal jnsufficiency)이라고도 한다. 무엇이라 부르든 그로 인한 에너지 변화 패턴은 동일하다. 잠시 다음 질문에 대답해보자.

- 아침에 일어나는 것이 힘들거나, 오전 10시까지 침대에서 꾸물대는가?
- 점심식사 이후에 활기가 도는 느낌을 받는가?
- 오후 3~5시에 기운이 떨어지는 느낌(afternoon low)을 경험하는가?
- 저녁 6~7시에 기분이 몹시 좋아지는가?
- 밤 9~10시에 피곤하지만 잠자리에 들기 어려운가?
- 밤11시에 기력을 회복하고 새벽1시까지 잠자리에 들지 않고 있는가?

만약 위 질문의 대부분, 혹은 모두에 대해 '그렇다' 고 응답했다면, 그 증상이 바로 부신피로이다. 부신샘은 코티솔을 분비하여 스트레스를 극복하도록 돕는다. 그런데 만약 우울증과 같이 엄청나게 큰 스트레스를 겪고 있거나 비교적 작은 스트레스 요인이지만 지속적으로 노출되어 있으면 부신샘은 약해지고 결국 스트레스를 극복할 수 있을만큼 충분한 양의 호르몬을 생성하지 못한다.

코티솔 분비는 주기적으로 일어난다. 즉, 코티솔 호르몬의 농도는 아침에 가장 높았다가 시간이 지날수록 점차 떨어져서 잠이 들 시간에는 가장 낮아진다. 코티솔은 침샘에 모여있기 때문에, 타액 검사를 통하여 그 농도를 측정할 수 있다.

매일 무엇이 잘못되었는지도 알지 못한 채 스스로를 이리저리 끌고 다니고 있을 것이다. 부신피로를 진단하지 못한 의사는 당신에게 우울증을 앓고 있다고 오진하여 항우울제나 흥분제 등을 처방할 수 있다. 진단 미확정의 부신피로를 앓는 많은 사람들은 폭음, 폭식, 그리고 약물 중독에 의존하여 호르몬 불균형을 완화시키려고 한다. 하지만 부신 호르몬 부족에 대한 적절한 처방이 내려졌을 때에야 비로소 건강을 회복할 수 있다.

부신피로의 징후 및 증상

부신피로의 단계에 따라, 다음과 같은 증상을 겪을 수 있다.

- 만성피로
- 짜고 기름진 음식을 원함
- 폐경이나 월경전 증후군의 심화
- 알러지나 음식에 대해 극도로 예민함
- 가벼운 두통
- 무관심
- 줄어든 성욕
- 불면증
- 어지러움증
- 집중력 저하
- 우울증 혹은 짜증을 잘 내게 됨

우리 몸은 극도의 경계상태나 스트레스에 머물러 있도록 설계되어 있지 않다. 우리는 끝없는 스트레스 요인에 대처하기 위해 노력해왔고, 만약 우리가 스스로를 위해 주기적으로 휴식을 취할 수 있다면 이는 스트레스를 극복하는데 큰 도움이 될 것이다.

부신피로의 징후는 감정적으로 힘든 시기를 보낸 이후 드러눕고 싶어지는 것, 근육 손실, 경미한 우울증 등을 포함한다. 자세한 내용은 '부신피로의 징후 및 증상' 을 참고하기 바란다.

부신피로의 증상은 신체 전반에 걸친 호르몬 불균형이라는 더 큰 문제를 의미한다. 부신은 다른 호르몬에도 영향을 미치는데, 특히 갑상선에 큰 영향을 준다. 갑상선기능저하증(hypothyroidism)은 항상 부신피로와 함께 진행된다. 갑상선기능저하증은 당신이 부신샘에 자양강장 약초등으로 관리하기 전까지, 다른 불편한 증상들을 추가로 야기시키고 갑상선 약으로 결코 갑상선기능저하증을 치료할 수도 없을 것이다. 부신피로에는 3가지 단계가 있고 타액 및 혈액 실험을 통하여 그 단계를 알 수 있다.

스트레스 반응, 당신은 어디에 있는가?

부신피로에는 3가지 주요 단계가 있다. '경고' 단계는 우리가 무언가에 대해 화가 나거나 걱정을 할 때로, 몇분에서 몇시간 동안 지속되기도 하는데, 우리 몸이 이 단계에서 완전히 극복하려면 대략 2일 정도의 시간이 소요된다. 만약 계속 경고단계에 머물러 있다면 당신은 '저항' 단계로 넘어간다. 그리고 이 상황이 지속되면 스트레스 해소의 점화용 불씨인 부신 호르몬은 고갈되고 마는데, 이 단계가 바로 '고갈' 단계이다. 당신은 어느 단계에 있는가? 자신이 해당 단계에 들어온 이후로 두통의 빈도는 증가하였는가, 감소하였는가?

코티솔은 '스트레스' 호르몬이다. 만성적으로 상승하는 코티솔은 두통의 위험요소일 수 있다. 장기간 스트레스를 주면 분명 부신 고갈 단계에 머무를 것이고 이는 두통의 빈도를 증가시킨다. 이런 현상이 발생하는 이유는 아드레날린이 분비되어 시상하부 뇌하수체 축을 자극하여 코티솔이 분비되는 것이다. 이와 같은 현상은 당신의 스포츠팀이 경기에서 이겼을 경우처럼 좋은 스트레스를 받는 상황 뿐만 아니라, 해고와 같이 나쁜 스트레스를 받는 상황에서도 발생한다.

부신 호르몬 불균형 상태에서 두통은 언제든지 심화될 수 있다. 호르몬이 균형을 찾아갈수록 두통은 완화된다. 대부분의 사람들은 부신과 갑상선이라는 두 개의 샘이 직접적으로 자신의 감정, 에너지, 그리고 두통의 빈도에 영향을 준다는 사실을 알지 못한다.

부신피로에 대한 해부학적 관점

부신은 두 개의 작은 삼각형 모양의 내분비 기관으로 신장의 위에 위치해 있어 마치 두 개의 작은 모자처럼 보인다. 부신의 무게는 각각 3~6그램 정도이지만 스트레스를 받거나 임신 중일 경우 그 크기는 거의 두 배가 된다. 부신의 외부는 '피질' 로 혈압을 제어하는 알도스테론, 코티솔, DHEA를 분비한다. 부신피질호르몬은 더 많은 에너지를 내게 해주고 면역력을 향상시켜준다. 극도로 많은 스트레스는 해로우며, 복부비만, 당뇨, 그리고 심장마비를 야기시킨다. 프로게스테론, 에스트로겐 전구체, 테스토스테론과 같은 성 호르몬은 부신피질에서 분비된 DHEA로부터 나온 것이다.

부신 내부에 '모수질' 에서는 아드레날린이라고 알려져 있는 에피네프린을 분비한다. 그리고 카테콜아민, '싸움 혹은 도주(fight or flight)' 호르몬으로 알려진 노르에프네프린도 모수질에서 분비된다.

부신에서 분비되는 호르몬은 혈압과 혈당을 통제하므로 이런 분비선에 피로가 누적될 경우 혈압이나 혈당이 떨어지는 것에 예민해진다. 이런 현상은 주로 한낮에 발생하는데, 이 때 부신 호르몬의 농도가 낮기 때문이다. 이는 또한 두통이 시작되는 가장 보편적인 시기이기도 하다. 한낮에 혈당량이 떨어지고 피로감을 느끼면서 하품을 하기 시작하고 책상에 머리를 올리고 두통을 느끼기 시작한다면 부신 고갈이 발생한 경우이다.

나의 절친한 친구이자 의학박사인 카나한 박사를 인터뷰했다. 그는 합병증 치료의 권위자이고 질병의 근본적인 원인을 찾아내는 탐정이기도 하다. 그는 수천명의 환자를 치료했고 곰팡이 관련 질병, 자가면역질환, 만성 감염, 장누수증후군, 호르몬 불균형과 같은 장기성 질환을 치료한 경험이 있다. 의학포럼의 대표 발언자이기도 하다. 우리는 두개의 작은 부신이 어떻게 고통의 발달단계에서 그렇게 큰 역할을 하는지에 대해 이야기를 나누었다. 카나한 박사는 다음과 같이 말했다.

부신의 주요 역할은 우리 신체가 스트레스를 받는 모든 상황에 대처할 수 있게 한다. 이를 위해 부신은 내부, 외부 상황에 따라 아드레날린과 코티솔을 분비한다. 오염, 스트레스, 질병은 부신의 분비샘을 자극하고 분비샘은 호르몬 분비량을 조절하면서 다른 조직, 장기, 그리고 내분비선을 감독한다. 부신의 감독활동은 뇌하수체 및 시상하부와의 상호작용을 통하여 이루어진다. 사실 부신은 내분비선 오케스트라의 교향곡을 이끄는 역할을 한다. 우리의 신체는 극심한 스트레스를 견뎌낼 수 있도록 설계되어 있지만, 끊임없이 지속되는 스트레스에 대해서는 견디지 못한다. 스트레스를 많이 받을수록 오케스트라 내의 불균형이 심해져서 더 큰 고통과 많은 염증을 가져온다. 몇몇 사람에게 이것이 두통으로 나타나는 것이다.

그렇다. 두통을 앓고 있는 이유는 작고 사소한 스트레스 조각들 때문이지만, 그것들은 큰 스트레스 하나보다 내게 더 큰 충격을 주기도 한다.

이와 비슷한 경험을 한 적이 있었는데 새벽 4시에 우리는 호텔에서 즉시 대피해야 했다. 나는 노트북, 아이폰, 지갑 그리고 부츠를 챙겼다. 호텔 내 모든 투숙객은 계단을 통해 호텔 뜰로 나와서 어둠 속에서 상황이 진정되기를 기다려야 했다. 운좋게도 현지 아침 프로 녹화장에는 프로 메이크업 아티스트가 있었기 때문에 내 다크서클을 마법처럼 지울 수 있었지만 정오까지 진정되지 않은 내 코티솔은 지

우지 못했다.

운전 중인 당신앞에 누군가가 갑자기 나타나는 경우가 또다른 예가 될 수 있다. 당신이 갑작스러운 쇼크, 공포, 크락션 소리 등을 듣게 될 경우 엄청난 양의 전류를 느낄 것이다. 실제로 이때 아드레날린이 부신에서 분출된다. 만약 담배냄새 때문에 잠에서 깼다면 우리의 심장은 쿵쾅거리며 뛰기 시작하고 뇌는 경고 상태가 되어 최대로 활동을 하며 가장 중요한 소지품과 소중한 푸들을 재빠르게 붙잡고는 당신의 집에서 나와서 안전한 곳을 찾아 길거리로 나설 것이다. 혹은 잠옷 차림으로 호텔방문을 나설 것이다.

일단 그것이 잘못된 크락션 소리였고 안전하다는 사실을 알게되면 심장박동이 점점 느려지고 신체는 정상적으로 될 것이며 몹시 피곤해진 채로 집으로 들어오게 된다. 그리고 이웃들은 그늘에 숨어서 당신에게 무슨 일이 있었는지 지켜볼 것이다. 아, 하고 안도의 한숨을 내쉬는 것이 우리에게 필요한 것이다. 하지만 염증을 유발하는 화학물질과 경고 호르몬은 더 오랫동안 체내에 머물면서 내부적으로는 사라지지 않는다. 카나한 박사는 다음과 같이 설명했다.

> 이런 스트레스에 대한 우리의 반응은 정상이고 이는 우리 스스로를 위험으로부터 보호하기 위하여 빠르고 효율적으로 반응하는 것에 우선순위를 둔다. 하지만 재정적 문제, 곧 닥쳐올 이혼, 사랑하는 이의 죽음, 과로, 어렴풋이 보이기 시작하는 마감기한, 수면부족, 마라톤 훈련 등으로 우리 신체가 경고를 감지하면 부신은 균형상태로 돌아가 평온해지

> 는 데 어려움을 겪는다. 그리고 우리가 극한의 경계 상태에 남아 있게 될 경우 코티솔과 아드레날린이 스트레스를 극복하기 위하여 분출되기 시작한다. 연속적으로 스트레스를 받는 상황에서 부신 샘은 제 기능을 발휘하지 못하기 시작하고 조립선상의 지친 노동자처럼 그들이 만들도록 요구되는 물량을 맞추지 못한다."

그리고 이러한 스트레스를 가진 상황이라면 염증을 유발하는 화학물질이 머리부터 발끝까지 날뛰기 시작한다. 상승한 코티솔 농도는 편두통을 유발한다. 스트레스 수위를 조절하는 것은 두통과 다른 증상들을 줄이는데 도움을 줄 수 있다. 카나한 박사에 대해 더 알고 싶다면 www.drcarnahan.com에 방문하기 바란다.

부신 고갈 두통의 치료

부신피로로 인해 발생하는 두통에 빠른 치료법은 없다. 왜냐하면 완전히 해결하려면 몇 달이 걸리기 때문이다. 의약품처럼 간단한 해결책을 주고 싶지만, 부신은 약물에 쉽게 반응하지 않는다. 그들은 영양 보충제에 좀 더 쉽게 반응하므로 이어지는 내용을 참고하기 바란다. 또한 두통완화에 도움을 주는 비타민과 약초에 대해 언급하더라도, 두통에서 완전히 해방되려면 스트레스를 줄이고 오락을 즐기면서 수면시간을 늘려야 한다. 또한 감정 조절을 하고 카페인을 피하고 영양소가 풍부한 음식을 먹을 것을 결심하자. 어쩌면 단기 복용 약물이 필요할 수도 있다. 이제 가장 중요한 항목인 인생에서 스트레스 줄이기로부터 이 모든 것에 대해 설명한다.

스트레스 줄이기

이는 가장 힘든 것인데 왜냐하면 스트레스를 줄인다는 것은 인생과 그 안에 있는 모든 사람을 시험한다는 것을 의미하기 때문이다. 자신을 희생자로 몰아가는 사람들, 그리고 자신을 기분 나쁘게 만드는 사람들과 지내는 시간의 한도를 정해두어야 한다. 이는 일하는 시간을 줄이든지, 아니면 전혀 다른 직업을 선택하는 어려운 의사결정이 될 수도 있다. 또한 당신 집의 초인종을 누르고 당신이 두려움, 짜증, 스트레스를 유발하는 사람들과 지내는 시간에 제한을 두는 것을 의미하기도 한다. 그리고 이는 사랑한다고 이야기하지만 행동으로는 실천하지 않는 이들과 관계를 정리하며 결별을 의미하기도 한다. 당신에게 이것이 어떤 의미일지 모르지만 만약 스트레스를 줄일 수 있다면, 코티솔을 줄일 수 있을 것이고 이는 몸 안에 있는 불덩어리인 스트레스를 밖으로 내보내는 것이다. 이는 스트레스를 유발하는 화학물질을 줄이는 직접적인 방법이라는 데에 큰 의미가 있다.

재미 추가하기

부신을 치료하는 것은 재미있게 사는 것이다. 정해진 기준은 무한하다. 여러분 중 몇몇에게 이는 매우 어려운 일일 것이다. 당신을 위한 시간과 같이 단순한 것부터 시작할 수 있고 아마도 따뜻한 카모마일 차와 함께 하는 황산 마그네슘 거품목욕이 될 수도 있다. 쿠킹 클래스에 가거나 필라테스, 요가에 참여할 수도 있다. 영화관에서 영화를 보며 초코칩 쿠키를 먹는 데이트가 될 수도 있는데 그것은 코미디영화, 유혈폭력물이 아니라는 것은 확실하다. '다람쥐 쳇바퀴 인생' 에서 벗어나기 위해서는 무엇이든 시도하라.

감정 조절

화와 공포는 신체 건강에 가장 해로운 감정이라는 과학적 연구결과가 있다. 부신은 감정에 반응하고 만약 계속해서 화나 공포심에 대해 생각한다면 치명적인 위험을 지닌 아드레날린이나 코티솔과 같은 호르몬을 지속적으로 분비하도록 방아쇠를 당긴 것과 마찬가지라고 할 수 있다.

카나한 박사에 따르면, "부신샘을 가장 튼튼하게 만들어 줄 수 있는 감정은 사랑과 감사하는 마음이다. 아마 아침마다 절대자에게 감사하는 명상이나 기도와 같은 의식을 추가해야할 수도 있다. 나는 부모님께 침대 곁에 노트 한 권을 두고 특별한 날 감사하게 생각했던 것들에 대해 쓰도록 했다. 이는 긍정적인 삶을 위하여 어디에 위치해야 하는지를 알려주고, 잠들기 직전 곰곰이 생각한 것들은 잠들기 위한 좋은 분위기를 만들어줄 것이다. 잠들기 바로 직전, 뇌에 훌륭한 연료를 공급해주는 것이 어떤가?"

또한 중간에 깨지 않고 에너지를 충전할 수 있는 수면을 6~8시간 하는 것이 부신의 기능을 정상화시키는 데에 가장 좋은 방법이다.

할 수 있는 가장 단순한 방법 중 하나는 가능한 잊어버리는 것이다. 내가 말한 잊어버려야 할 것들은 당신을 먹어치워버릴 수 있는 것이라면 무엇이든 해당되며, 그저 그냥 지나도록 내버려 두어야 한다. 만약 어떤 사람이 비열하고 불공평한 행동을 한다면, 희생양이 될 필요도 없고 또한 주위 친구 모두에게 이 이야기를 전하려 하지 마라. 이는 당신의 에너지를 빼앗고, 주변의 친구들마저도 빼앗을 것이다. 만약 큰 일이 발생해서 가장 친한 친구와 그것에 대해 논의하는 것은 좋지만, 당신의 친구 명단을 차례대로 훑어보며 모든 친구에게 같은 이야기를 반복하는 것은 좋은 선택이 아니다. 이와 같은 행동은 코티솔 농도를 높게 유지하도록 만들면, 몸은 실제 사건과 이야기할 때의 차이를 구분할 수도 없다. 영혼이 쉴 수 있는 틈을 주고, 긍정적인 일들을 상상하면서 나쁜 사건들을 생각하는 매 순간 순간마다 방향을 다시 잡을 수 있도록 하라. 무언가를 잊기 위해 시간적 여유를 가지고 스스로 재교육을 받을 수도 있다.

카페인 피하기 & 잘 먹기

앞서 말했듯이 부신수질의 분비선이 약할 때는 단 것과 카페인을 찾게 된다. 그러나 카라멜 모카 프라프치노를 원하는 것이 얼마나 나쁜지 알고 있다. 이것은 의사의 진료를 꾸준히 받게 하며 부신을 계속해서 스트레스 상태에 있게 만든다.

또한 이 과도한 자극의 악순환으로 인해 혈당량 증가와 피로도 가중의 함정에 빠지게 된다. 커피를 조금만 마시는 것에 대하여 전적으로 반대하는 것은 아니지만, 만약 부신고갈 관련 질병을 앓고 있다면 가급적 카페인을 피하라고 말하고 싶다. 카페인을 완벽하게 포기하지 않는다면 그저 선택사항을 통해 카페인 섭취를 줄이라고 권하고 싶다. 카페인은 아드레날린의 전구체인 노르에피네프린을 생성하도록 하는 자극제이기 때문에 부신 분비선에 대한 문제는 해결할 수 없다.

당류, 피해야 하는가?

단 것과 당류가 많은 음식은 인슐린 농도를 상승시키고 코티솔 분비량도 증가시킨다. 이에 따라 신체는 경계모드가 되고 에너지를 찾기 위한 신호를 지속적으로 보낸다. 전문가들이 아침식사를 중요시하는 이유이다. 부신과 관련된 질환을 앓고 있다면 아침식사가 더더욱 필요한 이유가 바로 여기에 있는 것이다. 부신의 분비선은 혈당을 정상범위에 위치하도록 돕는 역할을 하므로, 아침에는 단당류와 과일을 피하는 것이 부신을 돕는 일이다. 시럽을 바른 프렌치토스트와 사과 주스보다는 유기농 달걀과 훈제 연어 또는 시금치가 들어 있는 쌀 단백질 스무디, 냉동 블루베리 등이 훨씬 낫다고 할 수 있다. 단백질 함유량이 높고 당분이 낮은 음식들은 안정적인 혈당을 유지할 수 있도록 도와주기 때문에 프렌치토스트를 먹었을 때처럼 두 시간 뒤 또다시 당분을 탐하게 되는 상황을 막아준다. 이렇게 함으로써 더 많은 에너지, 더 나은 집중력, 그리고 단 것에 대한 유혹이 줄어든 것을 알 수 있을 것이다.

하루동안 기름기 없는 건강한 단백질이 함유되고 당분이 없는 음식과 간식을 찾도록 해야 한다. 예를들어 칠면조 랩과 함께 신선한 과카몰리, 허머스를 찍어 먹는 야채, 잘게 부순 코코넛과 각종 땅콩, 씨앗이 섞여 있는 트레일믹스, 그리고 야생포획어류나 닭으로 요리된 음식을 선택하는 것이다. 풍부한 양의 샐러드와 찐 야채는 매일 먹도록 한다. 지방에 대해서는 걱정하지 않아도 된다. 아보카도, 코코넛 오일, 땅콩 버터 등에 함유된 건강한 지방산은 신진대사를 활발하게 하고 식사와 식사 간의 에너지를 유지하게 하여 포만감을 느끼게 해주고 식후 간식을 멀리하게 한다.

가까운 친구이자 영양학자인 안드레아 던스키에게 음식이 두통에 미치는 영향에 대하여 질문했다. 그녀는 이렇게 말했다.

> 사람들이 식품 라벨을 제대로 읽도록 교육하는 것이 내 목표인데, 요즘 식품 공급과 관련하여 내가 생각하는 가장 큰 이슈는 화학물질이다. 더 좋게 보이려고, 더 맛을 내기 위해, 혹은 더 오래 지속시키기 위하여 투입되는 다양한 화학물질 말이다. 화학물질 중독은 언제 어디서든 일어날 수 있고 두통, 짜증, 심계항진, 알러지, 활동항진과 같은 부작용은 모두 해당 물질을 섭취한 사람의 책임이다. 특히 두통은 인공 조미료나 MSG와 같은 식품 첨가물을 통해 시작되기도 하는데, 이들은 우리 뇌의 뉴런을 과도하게 자극하기 때문이

다. 따라서 구입하는 제품의 라벨을 제대로 읽고, 그 제품에 화학물질이 없다는 것을 확인하는 것은 중요한 일이다.

여기에 앉아서 집 냉장고에 들어 있는 것들이 우리 몸에 얼마나 해로울지를 듣고 있는 것이 얼마나 힘든 일인지 알고 있다. 그러나 건강한 생활을 위해 과거보다 더 자주 더 나은 선택이 필요하다. 가끔씩 하고싶은 대로, 먹고싶은대로 먹는 것은 괜찮지만, 만약 수레에서 떨어졌다면 얼른 다시 올라타야 한다. 스스로 옳은 방향으로 전진하고 있다는 사실에 자랑스러워 하자. 먹고 싶은 대로 먹는 유혹에 빠져드는 횟수가 줄어든다면, 두통을 앓게 될 가능성은 점점 낮아질 수 있다. 우리가 먹고 싶은대로 먹고 싶을 때는 〈Unjunk your junk food〉라는 책을 읽을 것을 권한다. 안드레아 던스키와 랜디 보이어가 쓴 이 책은 아마존에서 판매중이며, 더 나은 선택을 하기 위한 지침서가 될 것이다. 안드레아가 〈Unjunk your junk food〉를 쓰기 위한 연구를 했는데, 그녀는 다음과 같이 설명한다.

> 연구를 통해서, 우리는 신체에 해로운 7개의 화학물질군을 발견하였고 이를 "7가지 두려운 것들(The Scary Seven)"이라고 명명하였다. 이것은 고과당시럽, 트랜스 지방, MSG, 인공 색소, 인공 감미료 , 화학 조미료, 보존료이다.
>
> 만약 식료품점에서 제품을 집어 들었는데 성분명 표기 라벨에 7개 중 하나라도 들어 있다면 선반에 도로 올려놓기를 권한다.

부신피로 극복을 위한 에너지

다음에 열거하는 보충제를 섭취하기 전에 반드시 주치의에게 해당 제품이 자신과 맞는지 상의해야 한다. 여러 가능성과 선택가능한 옵션에 대해 알려주기 위함이다. 부디 내 생각을 의학적 조언을 오해하지 말기 바란다. 이 글을 읽는 모든 사람들에게 올바른 것인지에 대해서는 나도 확신할 수 없기 때문에, 다음에 열거한 목록을 반드시 의사와 상의하여 병력과 비교하여 해당 제품이 자신과 맞는지 확인하기 바란다.

판테친(Pantethine)
비타민 C
포스파티딜세린(Phosphatidylserine)
인삼(Panax ginseng)
동충하초(Cordyceps)
감초(Licorice root)
홍경천(Rhodiola)
전해질 보충제

어떻게 두통을 없애는가

판테친(Pantethine)

비타민 B5로 알려진 판테친(Pantethine) 은 판토텐산(pantothe

nic acid)는 신체 내에서 코엔자임 A로 바뀐다. 이 영양분은 부신이 원활하게 활동하는데 필수적이며, 치아를 가는 사람에게도 유용하다. 종종 TMJ나 삼차신경통을 겪는 사람들이 판테친을 복용하고 괜찮아지기도 한다. 나무를 씹는 흰개미처럼 고무로 된 치아 보호기구를 사용하고 있다면 판테친은 분명 희망이 될 수 있을 것이다. 난 지치고 피곤한 사람들에게 판테친을 추천하는데 이것이 코티솔을 만들도록 돕기 때문이다. 부신 소진의 상태이고 코티솔 농도가 낮은 상황이라면, 스트레스를 처리하는 분비샘은 스트레스를 더 잘 다룰 수 있다. "경고 단계 "인 사람들의 경우 이미 코티솔 분비량이 많을 것이므로 이를 추천하지는 않는다. 비타민 B5가 부족할 경우 고혈압, 빠른 심장박동, 탈진, 감염, 상처 회복 지연 등이 발생할 수 있다. 또한 비타민 B5가 중성지방(triglyceride)을 낮추는 강력한 영양분이라는 것도 알고 있다. 비타민 B5는 심장 기능을 강화하고, 에너지와 신진대사를 돕는다.

비타민 C

비타민 c 는 부신수질과 피질 모두에 필요하기 때문에 부신피로 증후군인 사람들에게 가장 중요한 영양소이다. 게다가 스트레스 상태에서는 소변으로 비타민c가 더 많이 배출된다. 이것이 고갈되면 부신은 피로와 우울, 대처능력 저하와 정신적 불안정과 같은 증상이 나타난다. 비타민 c 가 많은 시트러스 과일, 새싹, 토마토, 초록색 채소 등을 먹어도 되나, 부신피로증상이 있는 사람이면 보충제가 필요하다. 바이오플라보노이드와 비타민 c 또는 리포조말 c 등의 보충제를 섭취하라. 큰용량으로 한번에 섭취하는 것 보다 하루 전반에 걸쳐 섭취하는 것이 더 좋다.

포스파티딜세린

포스파티딜세린은 피곤한 부신과 뇌의 관계를 최적화하여 코티솔 수치를 낮추는 항산화제이다. 건강한 사람이 포스파티딜세린을 하루 600mg 의 고용량으로 10일 섭취시, 높아진 코티솔 수치가 감소했다. 이것 뿐만 아니라 코티솔에 대한 테스토스테론의 비율을 증가시킨다. 이것은 뇌기능과 기억을 향상시키고 걱정과 우울증상에 도움이 되며 기분을 좋게하고 대사를 빠르게 한다. 포스파티딜세린 생산에는 많은 보조인자가 필요해서 우리몸은 이를 생산하기 어렵다. 부신의 기능을 최적화하기 위해서는 보충제 섭취가 필수적이다.

동충하초(cordyceps sinensis)

동충하초는 강장제로 중국 버섯으로 알려져있다. 최고의 약용버섯인데 부신과 관련된 피로, 무기력, 스트레스, 면역기능, 리비도와 폐기능 등 넓은 범위에 도움을 준다. 이는 산소활용저하와 스트레스 해소에도 도움이 된다. 마그네슘과 결합시 중간체로 더 많이 존재한다. 간혹 일어나는 알러지를 제외하면 실제 큰위험은 없으나 용량을 천천히 올려야한다. 인삼처럼 동충하초도 성욕을 증가시키고 정력을 올린다. 대부분의 보충제는 하루당 2~4g을 나누어 섭취할 것을 권한다.

인삼(Panaxginseng)

이 생약은 신체적 정신적 지침을 완화해준다. 면역력을 강화해 특히 두통과 관련된 라임병 환자에게 도움이 된다. 몸을 활성화 시키기 때문에 너무 늦은 시간에 먹으면 불면증을 일으킬수도 있다. 인삼은 여성보다 남성에게 더 좋은 강장제인데, 여성에겐 얼굴의 털이 자라게 하고 여드름이 날 수도 있기 때문이다. 이런 증상이 남성에게도 일어났다는 것을 들은 적은 없으나 과용량시 짜증이나 공격성, 불면증 증상이 더 나타나기도 한다.

감초(Licorice)

감초추출물(glycyrrhiza glabra)로 알려진 감초는 위궤양, 목아픔, 천식, 우울, 폐경, 관절염, 가슴앓이 소화기 관련 다양한 바이러스성 감염 (간염, 독감 등) 치료제로 쓰인다. 감초는 치유성의 플라보노이드, 파이토에스트로겐(phytoestrogens), 글리시리진(glycyrrhizin)을 함유한다. 이러한 성분들은 우리몸에서 코티솔의 분해를 막아 스트레스에 대처할 때 유용하다. 감초는 코티솔의 반감기를 늘려 정상보다 코티솔의 작용을 늘려서 경계상태 처럼 고농도의 코티솔 상태에 있게 하거나 또다른 스트레스성 호르몬인 DHEA를 낮추게 한다. 즉, 코티솔의 양이 줄어들지 않은 경우라면 감초는 적절하지 않고 오히려 더 나빠지게 만들수도 있다. 고농도의 코티솔 상태라면 감초섭취를 중단해야 한다는 것이다. 감초는 자연적인 인터페론 수치를 올려서 감염예방에 도움을 주고 기침과 감기로 인해 생기는 점액으로 인한 짜증을 완화시키기도 한다.

주의- 감초뿌리의 과도한 섭취는 우리 몸이 강하게 유지하고 있는 염과 수분의 균형을 흔들어 고혈압과 다른 심장질환을 악화시킬 수도 있다. 감초가 자신에게 맞는지 전문가와의 상담이 필요하다.

몇몇 회사는 'DGL' 이라는 감초뿌리에서 글리시리진을 제거한 형태로 제품을 출시했다. 이 제품은 부신에 도움이 되지 않으나 위염, 역류, 속쓰림에는 효과적이다.

홍경천(Rhodiola)

러시아와 동유럽, 스칸디나비아 지역에서 스트레스 완화와 기력 쇠약을 회복시키는 용도로 수세기동안 안전하게 사용되고 있다. 이것은 스트레스를 완화하고 우울상태를 끌어올리며 정신상태 향상 용도로 잘 알려져 있다. 이것은 코티솔 수치를 내리고 건강한 혈당 상태를 유지에 도움을 준다. 섭취시기는 완만하게 에너지를 올리기 때문에 아침이나 오후에 쳐짐이 느껴질 때이다. 이것은 세로토닌의 분해를 억제함으로써 세토토닌 수치를 올린다.

홍경천은 시베리아에 널리 분포되어 있고 지구의 혹독한 기후조건에 견딜수 있는 식물이다. 시베리아 원주민과 북극근처에 사는 사람들은 전통적으로 신체적 정신적 스트레스 상태가 되면 홍경천을 섭취했다.

2007년 북유럽정신의학지(Nordic journal of psychiatry) 실린 연구에서 연구자들은 홍경천 추출물을 의료적 관리와 꾸준한 관찰이 필요한 임상 우울증 환자를 대상으로 임상실험을 했다. 연구 참가자

89명 중에서 홍경천 보충제를 각각 두 개의 다른 용량을 받은 그룹은 6주 기간동안 효과없는 약을 받은 그룹에 비하여 상당한 항우울 효과를 경험했다. 불면증과 같은 우울증과 관련된 신체적 증상이 향상되었고 정신안정과 자신감이 생겼다.

한 그룹도 부작용이 나타나지 않았다는 것은 놀라운 일이다. 현재 처방되고 있는 모든 항우울제는 전체적으로 잠재적으로 성기능 손상부터 브레인 포그(brain fog) 현상까지 엄청난 부작용을 가지고 있다. 홍경천은 노르에페네프린 세로토닌 도파민과 같은 핵심적인 뇌 화학물질의 수치를 향상시킨다. 이 유익한 효과는 너무 많은 세로토닌 생성으로 불안한 상태의 환사에게는 해로울 수 있다. 또 이것의 심장에 대한 효과, 특히 부정맥에 대한 효과를 지지하는 연구가 있다. 그리고 모스코바 연구에서 과학자들은 홍경천을 신체적, 정신적으로 힘든 일에 직면해 있는 군대의 간부후보생들 24명 중 7명에게 주었다.[5] 홍경천을 받은 이들은 가짜약을 받은 이들보다 일을 더 잘 수행했고 육체적 정신적 스트레스를 덜 받았다.

뇌에서 홍경천은 세로토닌 효과를 보였고 코르티코스테로이드 양을 감소시켰다.[6] 같은 효과가 있는 약과 함께 먹어선 안되므로 홍분증세나 조울증이 있다면 홍경천을 먹어서는 안된다.

홍경천 사용과 스트레스 반응을 측정하는 최근 연구에서 모든 참가자들은 매일 두 번씩 홍경천 200 mg을 복용한 뒤 상당히 낮은 스트레스 반응을 경험했다.[7]

전해질 보충

일어섰을 때 저혈압이나 어지러움을 느끼면 이것은 몸 속 부신이 염을 소비하고 있고 혈액은 불균형 상태에 있다는 것을 의미한다. 두통을 동반한 어지러움을 느끼다면 나의 조언은 간단하다. 매일 아침을 당이 없는 전해질액을 시작해보라. 또 다른 제안은 간단히 티스푼으로 반스푼에서 한스푼 정도의 바다 소금을 물겁에 넣고 아침에 일어나 제일 먼저 마셔라. 화학적 소금인 NaCl은 필수 미네랄이 부족하여 같은 효과를 내지 못하기 때문에 미네랄이 풍부한 바다소금을 섭취해야 한다. 일상에서 스트레스를 줄이고 사랑과 감사의 마음을 지니고 건강한 음식을 먹도록 노력하자. 그러면 두통에서 자유로운 생활을 할 수 있을 것이다.

> 황기(astragalus)는 피로를 완화하고 혈당을 올리며 혈압과 혈행을 좋게한다.

부신 검사

부신 검사는 간단하다. 나는 DHEA 등의 다른 호르몬측정과 함께 이뤄지는 4 point를 추천한다. 아래의 실험실에선 4 point 검사를 실시하고 있는데 아침, 정오, 저녁, 한밤중에 채취한 4개의 침 샘플을 제출한다. 이 회사들중 몇 곳은 DHEA 또는 다른 호르몬이 포함되는 더 포괄적인 검사를 제공한다.

호르몬 균형을 위해 해야할 일을 정확히 말할 수 없다. 왜냐하면 이것은 개인적 기준으로 실험실 테스트결과, 혈액, 소변, 침에 기반하여 숙련된 의사에 의해 실행되기 때문이다. DHEA는 호르몬인 디히드로에피안드로스테론(dehydroepiandrosterone)이 부족할때 보충제로도 사용된다. DHEA 수치는 25살 때 최고치를 나타내며 그 뒤 나이가 들면서 점점 감소한다. DHEA 는 코티솔에 반비례하여 하나가 올라가면 다른 하나는 내려가는 시소 모양이 된다. DHEA 는 동화작용으로 사람이 성장하고 근육이 만들어지는 것을 돕는 반면 코티솔은 이화작용으로 근육을 줄인다. 코티솔은 테스토스테론을 낮추고 DHEA는 테스토스테론을 올린다. DHEA는 부작용으로 두통을 유발한다. DHEA는 우리 몸에 더 많은 에스트로겐을 생성하므로 DHEA를 너무 많이 섭취하지 않도록 주의해야 한다. 만약 호르몬에 의한 암이면 DHEA 는 그것을 더 악화시킬수 있다. 그래서 나는 의사가 DHEA가 부족하다고 판명하여 의사가 DHEA를 복용하라고 했을 때만 섭취하길 권한다. 이유는 DHEA는 OTC 약이지만 호르몬으로 머리부터 발끝까지 넓게 영향을 끼칠수 있기 때문이다.

이밖에 할수 있는 것들

1. 정신적 스트레스에서 벗어나라! 스트레스 상황이나 스트레스를 주는 사람을 만나면 의식적으로 그 순간에서 벗어나라. 육체적으로 멀어질수 없을지라도 정신적으로 멀어질수 있다. 시도해볼 만한 일이다. 나는 크고 깊은 숨을 쉰다. 예의바르게 듣고 있으

면서 조심스럽게 당신과 관련된 사람들과 더 깊어지거나 악화되지 않도록 자신을 시각화하고 가능하면 빨리 그 자리를 떠나라.

2. 휴식이 되는 운동을 하라. 누워서 무릎을 턱 쪽으로 강하게 당기고 나서 무릎을 쭉 뻗어라. 무릎을 다시 한번 접고 머리를 무릎까지 가져가서 공처럼 둥글게 말아라. 동작을 하면서 호흡을 한다.

3. 손수건을 얼음물에 적셔 짜라. 그것을 이마나 목에 대라.

4. 생체피드백 장치를 이용해서 초과 근무를 조절하라. 그것들 중 최고는 하트메스에서 만든 것들이다. www.heatmath.com

5. Bach에 의한 구조약. 이것은 스트레스 완화를 위해 사용되는 5배 희석된 꽃에센스의 작은 방울들이다.

6. 자이플라멘드(Zyflamend) 이것은 건강식품가게에서 파는 것으로 자연적으로 치솟는 사이토카인을 낮춘다. 나는 당신에게 이것이 매일 필요하다고 생각하지는 않지만 당신이 더 좋음을 경험했다면 이것은 관절통증에도 도움을 줄 것이다.

7. 녹차한잔. 이것은 싸고 간단하며 부작용이 없다. 녹차에서(그리고 Matcha) 찾을수 있는 L-테아닌(L-Theanine)의 휴식 효과는 말 그대로 몇 분 내로 스트레스를 완화시켜준다.

8. 침은 몸의 에너지 시스템을 돕는다. 한번 이상의 치료로 당신은 장기간의 도움을 받을 거이다.

9. 홍경천이나 감초 같은 강장제

10. 운동. 체육관에서 푸는 것, 또는 한 블록을 조깅하는 것 만큼 좋은 것은 없다. 펀치백을 치기, 아무도 보고있지 않은 것처럼 춤추기. 요가를 하며 매듭처럼 접어올리기 등 그냥 무엇이든 당신의 스트레스를 내놓을 수 있는 어떤 것이든 즐기면 한다.

요가는 두통을 줄인다

요가는 두통에 도움을 준다. 요가는 목과 등의 통증, 두통, 편두통, 걱정, 고혈압,과 골다공증에 효과가 있다고 연구자들이 증명했다. 니코틴 중독,항염증제, 스테로이드, 수천달러가 드는 외과수술, 계속되는 통증에 부작용이 없으며 기분전환이 된다.

2012년 독일의 연구자들은 9주간 요가 프로그램이 만성 목통증이 있는 참가자들에게 어떻게 도움이 되었는지를 보여주었다.[8]

요가는 만성긴장 두통이 있는 사람에게 도움이 되는데 목에 있는 포인트를 자극하여 두통에 효과가 있다. 유연성 또한 좋은 자세를 유지하기 위해 중요한데 요가는 뼈와 근육을 세워서 만성통증 장애 와 관절염으로부터 통증을 완화한다는 충분한 증거를 가지고 있다.

피쉬만(Loren Fishman) 박사는 뉴욕에서 물리요법과 재활운동을 운영하는데 그는 요가요법이 그의 치료에 도움이 되었다고 강조한다. 편두통이나 두통을 겪고 있는 사람들을 위해 그는 반전 자세를 제안한다. 이것은 심장이 머리 위에 있는 어떤 자세라도 좋다. 예를 들어 앞으로 접기, 또는 물구나무 서기 등이 있는데 두통의 원인이 대부분 목 뒤의 근육 긴장과 연관된 것이라 요가에서 강조하는 것처럼 이 근육들을 재편성하여 두통을 완화할 수 있다. 반전자세가 당신에게 맞지 않다면 척추를 쭉 펴고 어깨를 뒤쪽 아래로 약간 젖힘으로써 가슴을 여는 것, 그리고 머리의 왕관을 천장이 잡아 당기듯한 자세를 해볼 수 있다. 이렇게 함으로써 하루종일 머리를 받치고 있던 근육을 쭉 펴고 근육에게 숨쉴 순간을 주는 것이다.

우리는 부신 호르몬의 불균형에 대해 이야기해왔다. 내 행동 계획은 치료보다는 그것들을 인식하는 쪽에 더 가깝다.

1. 의사를 찾아라. 증상에 대한 처방전을 주는 것보다 당신의 특정 호르몬 불균형을 알아낼 사람이 필요하다. 코티솔이나 DHEA 불균형 상태인가? 코티솔 분비가 일정한가? 주기가 바뀌었는가? 수면상태와 멜라토닌 상태는 어떤가? 적절한 실험을 통하여 이것을 알 수 있다.
2. 약물을 바꿔라. 이미 코티솔 분균형 상태이고 프레드니손(prednisone)과 같은 합성의약품을 복용중이라면 코티솔과 더욱 잘 매치가 되는 히드로코르티손(hydrocortisone)을 고려해보는 것도 좋다. 의약품이지만 체내에서 생성되는 코티솔과 잘 맞아 떨어질 것이다.
3. 스트레스를 줄여라. 이는 코티솔과 아드레날린 농도를 완화시킬 것이고, 체내 염증유발물질을 줄임으로써 신체에 진정 효과를 줄 것이다.
4. 식단을 변경하라. 카페인과 정제 당류가 포함된 식단을 제거하라.
5. 소금을 바꿔라. 흰 소금을 버리고, 진짜 소금으로 대체하라. 대신 특정 색깔을 띄고 있는 Redmond의 Real Salt나 핑크빛을 띄는 Himalayan salt로 바꾸어라. 흰 소금은 화학물질에 지나지 않으며 미네랄이 거의 없는 반면 색깔을 띄는 진짜 소금들은 자연발생적인 미네랄을 함유하고 있으며 세포는 이 미네랄로부터 영양

분을 얻는다. 소금이 중요한 이유는 신체는 진짜 소금 속의 미네랄로 움직이는 것이지, 흰 소금 속의 염분으로 움직이는 것이 아니기 때문이다.

6. 콜레스테롤을 조금 섭취하라. 자신의 콜레스테롤 수치를 너무 낮추지 마라. 콜레스테롤을 줄이는 약품을 먹지 말라는 이야기는 아니지만, 콜레스테롤을 정상범위에서 유지할 필요는 있다. 왜냐하면 거기에서 코티솔이 합성되기 때문이다. 만약 자신이 코티솔 고갈 단계에 있다면, 더 많은 코티솔이 필요할 것이다.

7. 체중을 감량하라. 연구에서, 적정 체중을 유지하는 사람의 경우 점심식사 후 코티솔 분비가 5% 증가한 반면, 과체중 혹은 비만인 사람의 코티솔은 51% 증가하였다. 체내에 과도한 지방이 축적되어 있을 경우, 더 많은 코티솔이 분비되며 당신은 스트레스와 관련된 질병을 앓게 될 가능성이 높아진다.

8. 잠을 자라. 수면부족이 생체시계, 뇌의 신경전달체의 능력, 코티솔, 그리고 멜라토닌에도 영향을 미치는 것을 아는가? 수면은 아드레날린과 코티솔 분비를 줄여준다. 10시쯤 잠들어서 8시에 일어나도록 노력하라.

9. 릴렉스. 일상적인 마사지나 명상은 약물 의존도를 낮춘다. 마사지와 명상 모두 코티솔과 스트레스 관련 화학물질의 분비를 줄여준다. 그럼으로써 자연스럽게 고통도 줄어든다.

10. 운동하라. 땀을 흘리려면 샌드백을 치거나 킥복싱을 하는 것이 가장 좋을 것이다. 하지만 부신고갈 단계라면 충분한 에너지가 없을 것이므로 고강도의 에어로빅은 당신에게 적합하지 않다. 운동은 코티솔과 아드레날린을 적정선에서 분비되도록 돕지만, 만

약 탈진한 상태라면 요가와 같이 유연성을 향상시켜주는 정적인 운동을 하는 것도 좋다.

11. 우선순위를 정하라. 진짜로 해야하는 일, 의무감 느끼지 않는 일 등 중요한 활동에 대한 리스트를 만들고 그 밖의 일에 대해서는 잊어라. 우선순위로 정한 일들을 마치기 전까지 새로운 일에 대해서는 거절하라. 이것이 당신의 생체 배터리를 충전시켜 줄 것이고 스스로 세운 것을 해냈다는 데에서 자신감이 생길 것이다.

12. 감사하다는 말을 하라. 스스로 타인을 돕는 사람이 되도록 하고, 사랑, 칭찬, 애정을 수용하도록 하라. 성장하면서 이와 같은 것을 배우지 못했다면, 지금부터라도 습득해야 한다. 매일 아침 일어날 때마다 진정으로 사랑하고 사랑하는 사람을 떠올려라. 일과 문제와 같은 것들을 생각하지 말고, 달콤하고 사랑스러운 것만 떠올리도록 노력하라.

9장

에스트로겐, 프로게스테론 그리고 그 이상

에스트로겐과 프로게스테론은 주된 여성 성호르몬으로, 월경기 편두통(menstrual migraines)과 안면통(facial pain)에 중요한 역할을 한다. 테스토스테론은 주된 남성 호르몬이지만 여성에서도 일부 작용함으로, 따라서 이 세 가지 호르몬이 적절한 비율로 작용할 때 건강을 유지할 수 있다.

건강한 여성은 일생에 에스트로겐, 프로게스테론, 테스토스테론의 적절한 비율을 유지할 수 있다. 각각의 호르몬이 어느 시점에 얼마만큼 분비되어야 하는가를 결정하는 생화학적 피드백 회로는 매우 복잡한 시스템이다. 뇌는 난소(ovary)와 부신(adrenal gland)에게 말해서, 몸의 장기들을 도와주는 호르몬들을 생산하라고 명령할 수 있다.

여성에게는 편두통을 유발하는 위험한 요소가 있다는 것은 잘 알려진 사실이다. 남성에 비해 여성에게서 편두통이 발생할 확률이 2~3배 높다. 월경을 시작한 청소년기의 여자아이들에게 이러한 두드러진 변화가 나타나기 시작한다. 여자아이들이 월경을 시작하기 전에는 성별에 상관없이 거의 같은 빈도로 편두통을 경험한다. 많은 연구에서 여성에서의 에스트로겐과 프로게스트론의 변화가 편두통과 관련이 있음을 보여주고 있다.

여성들이 편두통에 더 잘 시달리기 쉽다는 것은 에스트로겐과 관련이 있다고 생각할 수 있는데, 실제로도 사실이다. 여성에게서 에스트로겐 농도가 급격히 떨어지는 것이 편두통을 유발하는 원인이 된다. 1,2 폐경 전 여성의 월경주기가 시작될 때에는 에스트로겐의 급격한 하락이 일어난다. 이러한 자연적인 호르몬 주기를 벗어날 길은 없다. 이것이 월경기 편두통의 원인이 되는 것이다.

정상적인 여성의 호르몬 주기에서 에스트로겐과 프로게스테론 수치는 월경 중에 가장 낮다. 월경주기의 중간인(mid-cycle) 배란기에 에스트로겐 수치는 최대로 올라가는데, 이는 여성의 호르몬 주기의 대략 10 ~ 14번째 일에 해당한다; 월경을 시작하는 첫날을 Day 1으로 계산했을 때, 그 때로부터 10~14일을 계산하면 배란기가 되며, 이것이 일반적인 계산법이다.

황체기(luteal phase)의 끝으로 갈수록, 월경기(menstruation phase)의 시작과 중간단계로 갈수록 에스트로겐과 프로게스테론이 급격히 떨어지고, 종종 이것이 원인이 되어 월경기 편두통에 시달리게 된다.[3]

일정한 에스트로겐 수치는 두통을 개선하는 반면에, 요동치는 에스트로겐 수치는 편두통을 증가시킨다. 따라서, 어느 특정한 날에 얼마 만큼의 에스트로겐의 양을 가지고 있느냐의 문제가 아니라, 에스트로겐의 수치가 지나치게 불규칙하거나 만성적으로 상승되지 못하게 하는 것이 더 중요하다. 브로콜리에 들어있는 인돌-3-카비놀(Indole 3 carbonol)은 에스트로겐의 농도를 조절할 수 있는 매우 훌륭한 천연 물질이다.

월경기 편두통의 증상은 좀 다르다

2,600명의 여성을 대상으로 실시한 어느 인구 기반 조사에서 재미있는 점을 발견했다. 이 논문은 '두통(Journal of Headache Pain) 저널' 최신호에 의 2012년 10월호에 실려있다. 연구진들은 편두통 증상과 관련해서 호르몬 변화가 어떠한 영향을 주는지 평가하기 위해서, 18세에서 65세의 여성 2,600명을 조사에 참여시켰다. 여성들은 그들의 호르몬 변화와 월경 시 편두통 빈도에 대해 질문을 받았다. 총 989명의 여성이 월경기 편두통으로 진단받았고, 이들 중의 73%가 월경 중에 편두통 증상을 나타내었다. 연구진들이 데이터를 더 면밀히 분석해봤을 때, 편두통 환자들은 월경 시에 두통이 발생할 가능성이 훨씬 더 높았다.

뿐만 아니라, 편두통 환자들이 월경 시에 느끼는 두통의 종류는 그들이 평소에 느끼는 편두통과는 매우 달랐다. 연구진들은 월경기간 중에 일어나는 정상적인 변화가 편두통이 없는 여성들보다 편두통을 앓는 여성들에게 더 많은 영향을 준다는 것을 발견했다. 연구진들이 발견한 또 다른 사실은 폐경 후 여성들은 편두통을 덜 앓게 된다는 것이다. 아직 월경이 멈추지 않은 여성들에게는 호르몬의 변동이 계속되는 반면에, 폐경 후 여성에게는 에스트로겐 수치가 낮아지거나, 에스트로겐과 프로게스테론 수치의 균형이 이루어지기 때문일 것이다.[5]

높은 에스트로겐 낮은 프로게스테론

"에스트로겐 우세" 또는
"프로게스테론 결핍"의 증상:

- 신경질 & brain fog
- 유방 압통
- 부종이나 더부룩한 증상
- 원하지 않는 발모
- 편두통과 두통
- 생리불순 또는 월경과다
- 유섬유종 & 심각한 월경 전 증후군
- 암

약을 복용하고 있는가?

한달 주기의 경구 피임약을 복용하는 여성들은 편두통에 시달릴 가능성을 높이고 또한 에스트로겐 수치의 급격한 하락을 경험하게 된다. 월경주기를 시작하기 위해서 마지막 주에 약을 끊는 것은 에스트로겐을 섭취하는 장치를 떼어낸 것과 마찬가지이다. 이것이 누군가에게 편두통을 유발하는 발화장치가 될 수 있다. 한 사람이라도 이 사실을 말해준 적이 있는가? 없다. 내가 의미하는 바를 안다면 그것은 상상이 아니다.

증상을 완화시키는 한 가지 방법은 약물을 바꾸는 것이다. 경구용 피임약 '시즈널(Seasonale)'을 복용할 수도 있다. 사실 그것이 유명한 이유는 일년에 겨우 4번의 월경주기만 겪으면 되기 때문이다. 다른 방법은 다른 피임법을 찾아서 스스로 호르몬 수치에 급격한 하락이 오지 않도록 하는 것이다. 나는 지금 장기간 작용하는 합성 약물을 사용하라고 말하고 있는 것이 아니다. 나는 그저 잘 알고 선택할 수 있도록 몇 가지 방법들을 알려줄 뿐이다.

천연 프로게스테론을 처방하는 의사를 찾아가는 것이 도움이 될 수 있다. 천연 프로게스테론은 프로베라(provera, 성분명 메드록시프로게스테론(medroxyprogesterone))와 같은 프로게스틴 약물이 아니다. 부작용 때문에 이 약물들을 추천하는 것은 아니고, 나는 만약 당신이 필요하다면 생체적으로 동일한 천연 프로게스테론을 생각하고 있는 것이다. 만약 에스트로겐 수치가 너무 낮아진다면, 무슨 일이 일어날지 알 것이다. 내가 방금 전에 말한 신경과민을 겪게 될 것이다. 어림잡아 대충 문제를 해결하려고 하지말고, 당신의 정확한 수치를 검사해보는 것이 좋을 것이다. 소변으로 호르몬을 검사하는 것을 추천한다. 만약 이미 호르몬 크림을 사용하고 있는 것이 아니라면, 그 경우에는 타액 검사가 더 좋다.

에스트로겐과 프로게스테론은 우리 몸 전반에 걸쳐 널리 작용하는 두 개의 성호르몬이다. 뇌는 프로게스테론에 크게 반응한다. 실제로, 혈액에서보다 뇌에서의 프로게스테론 농도가 20배까지 높을 때도 있다. 프로게스테론이 부족하면, 뇌는 심각한 불면증, 불안, 편두통 등의 증상으로 반응을 보인다. 프로게스테론은 뇌와 몸의 다른 곳에서 에스트로겐의 작용과 균형을 이룬다. 시소를 생각해보라. 에스트로겐이 흥분 작용(excitatoty effect)를 나타내는 반면에, 프로게스테론은 진정작용을 나타낸다. 임상적 또는 일화적 경험에서 보면, 에스트로겐이 지배적인 여성들은 몸을 뒤치락거리며 잔다. 반대로 생체적으로 동일한 호르몬으로 프로게스테론을 보충해주면 아기처럼 자고 있을 것이다.

프로게스테론이 GABA(gamma aminobutyric acid)를 향상시켜서 천연의 항 불안제로 작용한다는 연구들이 있다. GABA는 억제성의 신경전달물질로서, 당신이 쉬거나 두통 없이 지내려고 한다면 더 많은 GABA가 필요하다. GABA는 글루타메이트(glutamate)와 균형을 이룬다. 다시 한번 시소를 생각해보라. 프로게스테론이 GABA를 향상시켜서 월경기 편두통에 시달리지 않도록 돕는 것이다.

나는 산타 바바라의 통합의학 창립자인 라이트슨 박사(Kristi Wrightson, Founder of Nest Integrative Medicine Spa in Santa Barbara)를 인터뷰했다. 라이트슨 박사는 대단한 성공을 한 환자들에게 배려 깊은 의사이다. 그녀는 말한다.

> "사람들은 자신들이 만성 두통이라는 진단을 받아들이고, 무기한으로 약물을 복용하지만, 결코 편안해지지 않는다. 나는 메틸화(methylation) 문제를 가진 많은 환자들을 보며, 이것이 퍼즐의 중요한 부분이라고 생각하게 되었다. 메틸화는 복잡한 해

독 과정으로, 이것이 수정되면 엄청난 도움이 된다. 이 해독과정 이 열리면, 호르몬 불균형(특히 프로게스테론 결핍)이 언급될 필요가 있다."

프로게스테론 결핍은 "에스트로겐 우세(estrogen dominance)' 로도 설명될 수 있다. 프로게스테론은 매우 중요하다. 단지 그것이 임신 호르몬이기 때문에 묵살하지 말아라. 20대처럼 젊을 수도 있고, 프로게스테론 결핍을 겪기 시작할 수도 있다. 단서 중에 하나는 뱃살(belly fat)이다. 성욕감퇴, 불규칙한 월경이나 월경과다, 불면증, 짜증, 더부룩함, 변덕, 갈망, 통증(바로, 두통!), 유방 압통, 가슴의 양정 종양 등의 증상을 경험할 수 도 있다. 임신이 유지되는네 문제가 있는 여성은 프로게스테론 결핍일지도 모른다. 또한 아이가 있는 여성은 출산직후 프로게스테론이 갑자기 떨어지게 된다. 이것은 자연스런 현상으로 우리 몸은 "항상성(homeostasis)" 이라 불리는 평형상태로 돌아가려고 한다. 그러나 우리 몸이 이런 일을 하게 되면, 이제 방금 엄마가 된 당신은 갑작스런 프로게스테론의 저하로 인해 우울감을 느낄 수 있다. 아니면 더 심각한 상태의 버전인 "산후우울증(Postpartum Depression)"을 경험하게 될 것이다. 이 이야기는 나의 친한 친구이자 대학 동기는 로렌을 떠올리게 된다. 그녀는 플로리다의 멋진 약사이다. 로렌과 나는 20세 때부터 친구로 지낸 긴 역사를 가지고 있다. 우리의 역사는 거의 30년이다. 그녀는 출산 후 호르몬과 신경전달물질의 감소로 인해 편두통에 시달리는 사람들을 도와 주려고 우리와 마음을 나누었다.

"첫 번째 아이인 딸이 태어난 후에, 나는 편두통을 동반한 산후 우울증에 시달리게 되었다. 그래서 나는 보충제들과 몇 가지 다른 약물을 복용했다. 항우울제 중의 하나인 졸로푸트(Zoloft)를 복용하자, 편두통은 거의 사라졌다! 그 약은 나에게 잘 맞았기 때문에 나는 11년 동안 그 약을 계속해서 복용했다. 나는 약사로서 약물이 가진 이점과 위험을 저울질해봤을 때, 졸로푸트의 작용은 이해가 되었다. 졸로푸트는 우리 몸에서 자연적으로 만들어 질 수 있는 물질인 세로토닌을 증가시킨다. 편두통과 우울증을 겪는 사람은 세로토닌이 감소되어 있다. 요즘에 나는 매우 감사하다. 왜냐하면 요즘에는 6개월에 한번 정도밖에 편두통이 앓지 않는다. 순수하게 세로토닌으로만 만들어진 알약을 가졌으면 좋겠다. 만약 그렇다면 그것은 영원히 매진될 것이다!"

프로게스테론이 부족하면 피곤함, 통증, 우울증 등의 증상이 나타난다. 피곤과 관련된 문제는 풀기 어려운 숙제이다. 왜냐하면 부신과 갑상선이 참여하면, 갑자기 모든 종류의 호르몬 불균형이 찾아오기 때문이다. 프로게스테론이 결핍되어서 발생한 "피곤, 통증, 우울"에 사용할 수 있는 통상적인 약물은 신지로이드(Synthroid), 바이코딘(Vicodin,) 졸로푸트(Zoloft)이다! 만약 친구의 의사가 그녀가 출산한 후에 생체적으로 동일한 프로게스테론을 처방했다면 어떠했을까. 확실한 것은 이러한 약물 효과를 보는 사람이 있다는 것은 축복이다. 로렌과 내가 80년대에 처음 졸업했을 때는 맥각(ergot) 관련 약물 밖에 없었고, 이러한 약물은 아주 나쁜 부작용을 가지고 있었다. 트립탄류(Triptans)은 부작용이 있지만 기존의 편두통 약보다는 다행히 안전하다.

호르몬 불균형이 편두통을 일으킨다

일발적으로 호르몬 불균형이 편두통과 두통의 흔한 원인이라고 진지하게 말할 수 있다. 라이트슨 박사에게 찾아온 두통 환자들을 보면 이 사실이 잘 드러난다. 이것은 과학적인 관점에서 이해가 된다. 왜냐하면, 프로게스테론 결핍은 통증 수용기(pain receptor)가 과잉으로 작용하는 것과 관련되어 있고 뿐만 아니라, 우리 몸에서 자연적으로 생산되는 진통제인 엔도르핀이 비정상적으로 낮은 상태와도 관련되어 있기 때문이다. 낮은 프로게스테론 수치는 세로토닌의 생산을 감소시켜서 우울감, 불안, 산후 우울증 등을 야기한다. 이제 자신이 프로게스테론 결핍이라면 무엇을 하겠는가?

몸속의 프로게스테론의 수치를 정확히 알아보기 위해 테스트를 해야 한다. 그리고 그것을 보충할 필요가 있다면, 이것에 대한 많은 논쟁이 있기 때문에 의사를 찾아가서 보충할 수 있는 가장 좋은 방법을 요구할 것이다. 라이트슨 박사에 따르면 "일부 프로게스테론 결핍 환자는 경피로 투여되는 프로게스테론을 사용할 수 있는데, 약국에서 만들어진다. 농도는 다양한데, 내 환자의 경우, 50mg/ml이 시작 농도로 좋고, 월경 주기의 14~28일째 되는 날에 하루에 두 번 사용한다. 각 사람의 결핍 정도에 따라 용량은 달라질 수 있고, 대부

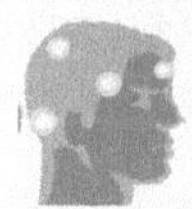

프로게스틴 약물은 천연 프로게스테론이 아니다

만약 천연 프로게스테론 크림이나 약물을 사용해서 부정적인 반응을 경험했다면, 다음의 몇 가지를 기억하자. 먼저, 메드록시프로게스테론아세테이트(medroxyprogesterone)와 같은 약물은 천연 프로게스테론이 아니므로, 생체적으로 동일한 형태의 약물로 바꿔야 할 것이다. 또한 프로게스테론은 갑상선이 심하게 일하게 만들어 면역 체계에 변화를 가져오게 할 수 있다는 점을 알아야 한다. 그리고 그것은 우리 몸의 병원체(pathogen)를 공격한다. 또한 프로게스테론이 약간 어지럽거나 졸리게 만든다면, 용량이 너무 높다는 것이다. 해결방법은 용량을 줄이고, 몇 일간 사용하지 않거나, 다른타입으로바꿀 수 있다. 예를 들면,프로메트리움(Pro metrium)이나 프로베라(Provera)에서 생체적으로 동일한 크림으로 바꿔라. 이것들은 다 처방약이다. OTC 프로게스테론 크림은 사용하지 않기 바란다. 의사와 상의해서 신체 화학에 맞는 정확한 용량을 처방받아 사용하길 원한다.

분의 약물이 그렇듯 이것도 모두에게 적용되는 용량은 아니다.

자궁 절제술을 받은 여성 역시 프로게스테론이 필요하다

많은 폐경 여성들은 에스트로겐만 단독으로 사용하는 약물치료를 받고 있다. 이것은 천연 프로게스테론은 사용하지 않은 에스트로겐 치료를 의미한다.

과도한 에스트로겐은 유방암이나 편두통같이 호르몬으로 유발되는 여러 장애와 관련되어 있다. 천연 프로게스테론이 에스트로겐과 균형을 이루고 있다면, 어떤 여성도 에스트로겐이 단독으로 사용되는 약물을 사용하지 말아야 한다. 자궁이 제거된 여성일지라도 말이다. 물론 이것을 읽고 있는 모든 사람들은 프로게스트론을 사용할 때 의사의 허락을 받아야 한다. 왜냐하면, 나는 교육을 목적으로 이것을 쓰고 있는 것이지, 진료를 하고 있는 것이 아니다.

안타깝게도 어떤 의사들은 자궁이 없는 여성들은 더 이상 프로게스테론이 필요없다고 말한다. 이것은 근시안적 생각이다. 왜냐하면 프로게스테론 수용체는 생식기관에만 존재하는 것이 아니라, 몸의 전반에 걸쳐 존재하기 때문이다. 프로게스테론은 유방을 보호하고, 섬유 낭포성 유통(fibrocystic breast pain)을 경감시키고, 유방암의 위험을 낮춘다. 거기에 남녀모두에게서 뼈, 심장, 간, 뇌 조직의 건강을 유지해준다. 프로게스테론을 경구로 복용했을 때는 진정작용이 있으므로 수면과 불안에 도움을 준다. 더 놀라운 사실은, 최신의 연구에서는 뇌졸중 후 처음 몇 시간 동안 프로게스테론이 뇌에게 먹이를 준다고 알려지고 있다.

비록 자궁이 외과적으로 제거됐을지라도, 몸 속 다른 기관들은 프로게스테론을 필요로 한다. 단지 하나의 특정한 기관이 외과적으로 제거되었다는 이유만으로 우리 몸에서 프로게스테론이 주는 이점들을 제거한다는 것이 이해가 가는가? 다시한번 강조한다. 프로게스테론은 생명의 우리 몸의 모든 면에 있어서 중요한 갑상선 호르몬의 생산을 자극한다. 자궁이 있던 말던 말이다!

천연 프로게스테론은 처방약인 프로베라(Provera, methoxy-progesterone)와 같은 프로게스틴 약물(progestin drugs)과 같지 않다. 이 약물들은 몸에서 만들어지는 것과 생체적으로 동일한 약물이 아니다. 그러므로 세포에는 이 약물들과 정확히 맞아 떨어지는 수용체가 존재하지 않는다. 합성 약물은 생체적으로 동일하지 않기 때문에 더 높은 부작용의 위험이 있다. 프로게스틴 약물에 대해서 당신이 알고 있는 사실들을 절대 생체적으로 동일한, 천연 프로게스테론 호르몬에 적용하지 말아라.

에스트로겐만 단독으로 사용한다면, 스스로를 기울어지게 하고 있는 것이다. 호르몬으로 말해서, 프로게스테론 부족이나 "에스트로겐 우세(estrogen dominance)" 쪽으로 기울어지고, 결국 이것이 만성피로나 우울, 불안, 브레인 포그, 불면, 일과성 열감, 체중감량 실패, 건조한 피부, 숱이 적어지는 머리, 골소실, 월경 전 증후군(PMS), 유섬유종, 편두통 등의 증상으로 나타난다. 자궁이 있던 없는지에 상관없이 프로게스테론이 이러한 문제를 경감시킨다고 알려져 있다. 이것은 남성에게도 적용되는 것이다.

폐경 전 여성에게 있어서는, 월경 전 증후군, 유방압통, 편두통, 유섬유종, 기분의 두드러진 변화, 더부룩함, 월경 과다 등이 있을 수 있다. 폐경 후 여성에게서 프로게스테론의 농도가 낮을 때 나타날 수 있는 증상은 불안, 우울, 짜증, 일과성 열감, 식은 땀, 체중 증가, 불면, 골소실, 성욕감퇴 등이다.

천연 프로게스테론은 뇌 건강을 위해서도 매우 필요하다. 진보적인 의사들은 병원에 입원한 뇌졸중 환자에게 호르몬을 정맥으로 투여한다. 남자에게 있어서 프로게스테론은 5알파환원효소(5AR, 5-alpha-reductase)를 억제시켜서 전립선 비대증(BPH, benign prostatic hyperplasis)에 도움을 줄 수 있다.

비록 아직은 에스트로겐을 단독으로 투여하는 것이 표준적으로 실행되고 있는 의학적 조치로 대부분의 의사들이 이 방법을 고수하고 있지만, 나와 다른 건강 전문가들은 완전히 반대한다. 큰 규모로 실행된 유럽의 2개의 연구에 따르면, 자궁 절제술을 받은 여성과 받지 않은 여성 모두 생체적으로 동일한 호르몬을 가지고 있다면, 어떤 질병의 위험도 증가하지 않았다. 분명히 말해서, 만약 사람들이 표준적으로 실행되고 있는 의학적 조치에 반대하지 않는다면, 우리는 아직도 스트레스 때문에 궤양이 발생한다고 말하고, 피를 뽑기 위해서 거머리를 사용하고 있어야 한다. 우리는 많은 호르몬과 함께 태어났고, 그것들은 잘 균형 잡혀 있다. 대자연을 엉망으로 만드는 것은 위험한 일이다.

프로게스테론 크림을 사용하라

크림은 건강기능식품 가게에서 살 수 있다. 나는 보통은 그것을 추천하지는 않는다. 왜냐하면 당신 개개인의 생화학적 상태에 맞게 용량이 조절되어야 하고 그러기 위해서는 의사에게 가는 것이 맞다. 그렇긴 하지만, 때때로 의사들은 당신에게 그냥 건강기능식품 가게에 가서 크림을 사라고 말할 수도 있다. 이런 이유 때문에 크림을 어떻게 사용해야 되는지에 대한 일반적인 아웃라인도 함께 말해줄 것이다. 용량과 적용법에 있어서 항상 의사의 지시에 따르라. 한번 펌프 할 때 보통 25mg의 양이 나온다고 되어있지만, 항상 그런 것은 아니므로, 당신이 구매한 상품의 라벨을 읽어보아야 한다. 일부에게만 적용되는 일반적인 가이드라인이지, 모두에게 적용되는 것은 아니다. 비 생리기 자궁 출혈이나 다른 부작용이 있다면 의사에게 가서 자신에게 맞는 용량과 적용법을 문의해야 한다.

폐경 전 여성

월경 주기의 14~21일째 기간 동안 사용하라. 22~28일째 기간에는 용량을 하루 두 번으로 증량할 수 있다. 출혈이 있으면 중단하고 이것이 다음 주기의 첫 번째 날이다.

폐경 전후의 여성

월경 주기의 8-21일째 기간 동안 사용하라. 출혈이 있는 날을 주기의 첫 번째 날로 계산하라. 22~28일째 기간에 필요에 의해 또는 지시에 의해 용량을 하루 두 번으로 증량할 수 있다.

폐경 후 여성이나, 자궁이나 난소가 제거된 여성

매달 첫 번째 날을 Day 1으로 계산한다. 매달 14~30일째 기간에 약물을 사용한다. 하루 한 번으로 용량을 시작한다. 만약 증상이 경감되지 않는다면, 하루에 두 번(매회 1pump) 사용할 수 도 있다. 에스트로겐이 부족한 여성이라면 프로게스테론이 작용하지 않을 것이다. 많은 폐경 후 여성들은 프로게스테론과 에스트로겐 모두가 필요하다. 이런 경우에 의사가 생체적으로 동일한 호르몬을 자신의 필요에 맞게 처방하면, 조제 약사가 이것을 만든다.

태어날 때부터 두통에 시달리기 쉽게 태어났는가?

나의 좋은 친구이자 영양학자인 션 빈(Shawn Bean) 박사에 따르면, "그렇다." 그는 에스트로겐 수치가 그저 높은 것보다 에스트로겐 불균형으로 발생되는 문제가 더 많다고 주장한다. 나는 호르몬과 신경전달물질 사이의 관계에 대해 토론하고 싶어서 그를 그의 연구에서 많이 귀찮게 했다.

> 아마도 그것을 잘 알지 못할 것이다. 대부분의 사람들도 그렇고... 그러나 에스트로겐, 테스토스테론, 프로게스테론의 수치는 (다른 호르몬들도) 뇌의 신경전달물질에 바로 영향을 주고, 바로 그것이 편두통의 발병에 연관되어 있다.

그것은 복잡해서 션이 우리가 그것들을 주의 깊게 볼 수 있도록 도와줄 것이다. 그는 말한다. "혈청에서 높은 에스트로겐 수치를 보이는 남성과 여성은 그들의 마그네슘 수치를 줄이고 있는 것이고, 이것이 두통의 원인이 된다. 또한 과도한 에스트로겐은 부신 기능에 영향을 미쳐서 마그네슘 수치를 고갈 시킬 수 있다. 이러한 과잉의 에스트로겐은 부신이 교감 모드로 이동하게 만드는데, 이것은 부신이 가속 페달을 힘차게 밟고 경주로 달려든 것과 같은 효과이다. 중속 구동된 부신은 심각한 마그네슘 소모를 야기한다. 대부분의 사람들은 이미 마그네슘이 부족하여, 그들의 감소된 재고품을 소모하고 있다. 선진국에서 태어난 아이들 조차도 어느 정도 부신 불균형을 가지고 있다."

우리는 부신과 타협해 낮은 마그네슘 농도인 상태로 태어났을 지도 모른다고 그는 말하고 있다. 그래서 그 날부터 우리의 인생은 두통을 일으킬 위험요소를 지니게 되었다. 그리고 당신이 아는 것처럼, 크게 해독과정 중이다. 그것이 혈액에서 보충된다면 뇌에서 보충될 것이기 때문에, 그에게 우리 몸에서 독소를 제거하는 능력에 대해서 그가 생각하는 것을 물어보았다

상기해보면, 글루타티온(glutathione)은 간의 주된 항산화제이고 우리 몸의 많은 노폐물의 배출 역할을 한다. 글루타티온이 없다면 우리 몸에는 많은 쓰레기들이 있을 것이다. 강력한 살림꾼 글루타티온과 마그네슘 사이에는 직접적인 관련이 있다. 션의 설명에 의하면 "글루타티온은 주된 항산화제로서 혈액이나 적혈구에서 적절한 마그네슘 수치를 유지시킨다. 마그네슘 결핍은 편두통의 큰 위험요소인 것은 잘 알려진 사실이다. 1970년으로 돌아가보면, 받아들여질 수 있는 혈액 내 적혈구 마그네슘의 최소 수치는 5.6mg/dL이었다. 오늘날 최소 수치는 4.0mg/dL이다. 이것이 무엇을 말하는가? 오늘날의 범위는 마그네슘 부족과 부신의 고갈에 근거한 것이다!"

재미있는 것은, 실제 정상 범위가 정말로 건강한 사람을 뜻하는 것이 아니라, 그것은 통계를 위해 조사된 사람들의 건강이 나빠지고 있음을 보여주고 있는 것이다. 대략 70%나 그 이상의 미국인들은 실제로 마그네슘이 부족한 상태이다. 건강한 마그네슘 수치를 유지하기 위해서는 글루타티온 수치를 잘 유지해야 하는 것이 핵심이다.

하우스 박사가 생각나는데, 그는 "생체적으로 개별화된 약물(Bio-Individualized Medicine)"이라 불리는 것에 대한 전문가이다. 그에 대하여 더 많은 것을 알고 싶다면 www.matrixhealthwell.com에서 확인하면 좋다.

글루타티온에 관련된 주제를 끝내기 전에, 인기 있는 진통제인 아세트아미노펜이 글루타티온의 드럭 머거(drug mugger)라는 사실을 말하고자 한다. 글루타티온이나 그 전구물질인 앤아세틸시스테인(N-acetylcysteine, NAC)을 보충하고 싶을 지 모른다. 그러나 너무 흥분하지 말아라. 그것은 균형에 관한 것이다. 만약 NAC(또는 글루타티온 보충)를 너무 많이 섭취한다면 역효과를 낼 수도 있다. 어떤 사람들은 NAC나 글루타티온에 내성이 있을 지도 모른다. 왜냐하면 그들은 황 내성(sulfur intolerance)을 가지고 있으므로 그러한 보충제는 황에 기초한다. 잠깐, 이것은 황 약물 알러지와는 다르다.

먹는 것이 머리에 영향을 준다

이 장의 초반에 신경독소가 유발하는 두통의 가능성 있는 원인으로 칸디다를 언급했었다. 그것이 의해 나오는 신경독소가 아세트알데히드(acetylaldehyde)이다. 아세트알데히드는 숙취물질로 사람들에게 취한 기분이 들게 하고 두통을 야기시킨다. 비록 술을 전혀 마시지 못하다고 해도, 칸디다의 과증식은 몸에서 더 많은 아세트알데히드를 만들게 한다. 문제가 되는 두통 유발물질은 아세트알데히드이지만, 근본적인 원인은 칸디다 과증식 또는 음주인 것이다. 그것이 프로바이오틱스를 섭취하라고 권하는 이유이다. 나는 Dr. Ohhira의 프로바이오틱스를 선호한다.

친구이자 동료인 마르티(Martie Whittiken CCN)와 관련된 이야기를 하려고 한다. 편두통과 관련된 마르티의 경험은 흥미롭다. 종래의 사용해오던 약물은 오랫동안 그녀의 편두통에 작용하지 않았다. 그녀는 결국 증상을 경감시키는 방법을 찾았는데, 이것이 그녀가 영양과 천연 건강기능식품 분야로 그녀의 여정을 시작하게 만든 계기가 되었다. 그녀는 저자일 뿐만 아니라, 라디오 방송인 "Healthy by Nature"의 진행자이다. www.radiomartie.com을 방문하면 들을 수 있다.

"대학생활을 시작하자마자 편두통이 시작되었다. 통증은 매우 심했지만 그것이 다가 아니었다. 모든 종류의 자극이 평소보다 훨씬 나를 괴롭혔기 때문에 나는 어두운 방으로 물러서서 소음이나 냄새가 없기를 바랬다. 잠자는 것은 하나의 축복이었는데 잠을 통해 혹독한 두통과 메스꺼움으로부터 일시적으로 탈출할 수 있기 때문이다. 이러한 시나리오가 한 달에 몇 번씩 발생했고 한번에 몇 일씩 지속되었다.

의사들을 찾아갈 때마다 두통에 대해 물어보았지만, 그때마다 그들은 나에게 질문했다. "어떠한 약물을 복용했었는가?"

나의 대답도 항상 같았다. "네, 그건 제게 별로 도움이 되지 않고 내 위장만 아프게 해요. 편두통의 원인이 뭐예요?" 그러면 일반적인 반응은 멍한 눈으로 나를 빤히 바라보는 것이었다. 한 의사는 내게 도움을 주려고 질문했다. "네" 스트레스를 받고 있는가? "네 항상이요. 지금까지 일하고 있고, 나는 풀타임 학생이자 엄마니까요. 그러나 가끔 두통때문에 힘듭니다."

이러한 상황은 내가 한 건강기능식품 가게에서 편두통 유발에 대한 커버 스토리를 다룬 한 잡지를 발견하기까지 몇 년 동안 계속되었다. 나는 두통이 내가 먹는 또는 먹지 않는 무언가와 연관되어있다고 생각해보지 못했다. 유발인자를 피하는 것이 크게 도움이 되지 않았는데, 지금은 적어도 무언가를 발견한 것 같다. 영양학적 감각이 있는 한 의사의 도움으로, 나는 위장 내 프로바이오틱스 불균형이 있고, 일부 중요한 미네랄 부족과 몇 가지 음식물에 민감하다는 사실을 알게 되었다. 내가 그 동안 얼마나 고통스러워 했는가와 전에 이런 변화를 얻기 위해 시도했던 모든 것을 생각했을 때, 이런 중요한 사실을 알게 된 것은 거의 기적이다.

한 달에 겨우 한번의 편두통만을 겪는 것은 나에게는 감격이었다. 그리고 나의 생리주기에 따라 그것이 언제 일지 예측할 수 있다는 것. 결국은 그것이 호르몬과 관계있다는 것을 알아낸 것이다. 프로게스테론의 결핍이 바로 문제였고, 따라서 나는 퍼즐의 마지막 조각을 맞추기 위해 프로게스테론 크림을 사용했다."

마르티는 영양상에 변화를 주는 것이 더 나아지는 중요한 요소라고 하였다. 그녀의 "마지막 퍼즐 조각"은 프로게스테론 크림이었다. 이미 언급한 것 처럼 프로게스테론 결핍(에스트로겐 우세)은 종종 두통으로 이끄는 중요한 요소이다. 프로게스테론 크림은 건강기능식품 가게에서 에메리타(Emerita)라는 한 회사에 의해 판매되고 있다. 이것은 좋은 상품이지만, 나는 프로게스테론 크림으로 자가 치료하라고 권장하지는 않는다. 그것은 호르몬이고, 용량(다시 한번 강조한다)은 자신의 상태에 따라 달라져야만 한다. 누군가는 다른 여성들보다 더 많은 용량을 필요로 할지 모른다. 나는 항상 의사에게 가서 자신에게 적절한 용량을 처방을 받고 필요에 맞은 용량으로 약을 조제하는 약국으로 가라고 추천한다.

마르티는 많은 세월을 고통 받았고, 그녀의 의사는 식품과의 연관성에 대해 말해주지도 않았다. 그녀는 건강기능식품 가게에 진열된 기사를 통해 그것을 알게 된 것이다. 가장 유명한 것이 와인이나 초코릿 그리고 치즈에 함유되어 있는 티라민(tyramine)성분이다. 티라민은 티로신이라는 아미노산에서 생성되는데 이는 뇌의 혈류를 증가시킨다. 그러나 효모는 간접적으로 관련되어 있으므로 다른 문제이다. 칸디다는 아세트알데히드(acetylaldehyde)를 생산하고, 그것이 당신의 머리를 아프게 만든다. 칸디다를 죽이는 가장 좋은 방법은 그것의 먹이가 되는 설탕이나 탄수화물을 차단해서 굶겨 죽이는 것이다. 그러기 위해서는 소화관이 건강한 미소식물(microflora)로 다시 채워져야만 한다. 소화관에 투과성이 변화하여 '누수(leak)'가 발생하고 있다면, 만성적인 효모 감염이 있거나 불충분한 식사를 하고 있다는 것이다. 많은 사람들은 아마도 이것은 큰 문제가 아닐 것이라고 생각하겠지만, 사실 진단되지 않은 진균 감염은 몸 전체에 100배의 증상을 야기할 수 있다. 나는 바로 진균에 기초한 질병에 대한 전문가인 카우프만 박사 찾아갔다. 그는 진균성 질병에 관한 8개의 베스트셀러 책의 저자이자, 'Know the Cause television'의 진행자이다.

좋은 친구이기도 한 이 놀라운 사람에 대해서, 몇 가지 이야기를 들려주겠다. 그는 다음과 같이 말했다.

"1971년에 베트남에서 고향으로 돌아왔을 때 진균에 관한 연구를 하기 시작했다. 참담함을 느꼈다. 내가 해놓은 것은 눈에 보이는 것도 없고, 그저 건강한 21세의 청년이었기 때문이었다. 마치 기생충이 나의 몸에 들어와서 나의 몸과 머리를 지배하고 있다고 느꼈다. 나는 '일반적으로 인간의 몸에 들어오는 세 발 달린 베트남 벌레'를 발견하기를 기대하며 기생충학을 공부하기 시작했다. 물론 그러한 벌레는 존재하지 않았다. 기생충은 커다란 벌레에서 작은 흡충, 그리고 더 작은 진균에 이르기까지 모든 범위에 이른다는 것을 배웠는데 내게 진균은 버섯이어서, 나는 그것들을 질병을 야기할 가능성이 있는 존재로 생각하지 못했다. 그러나 내가 읽은 책은 인간에게 기생해서 많은 건강상의 문제를 일으키는 진균에 대해 말하고 있었다. 이러한 나의 생각의 변화는 수십 년간 개인적 연구의 기초가 되어왔으며 이것이 당신에게 유용하길 바란다."

아마 존재하는 수백만의 진균 종들 가운데, 과학자들이 규명하여 명명한 종은 대략 70,000종이다. 물론, 아마도 몇 백은 "병원성(pathogenic)"이거나 사람에게 질병을 야기한다고 알려졌다. 카우프만 박사와 나, 그리고 소수의 다른 건강 전문가들은 어떤 진균 종은 사람에게서 두통을 야기한다고 확신한다. 이것은 분명 당신들 중의 일부와도 관련되어 있다. 카우프 만 박사은 덧붙였다.

> "제 정신에 있는 두통 전문가들이라면 편두통을 극복하려고 '진균이 없는 생활' 을 권유하지 않을 것이다. 비록 진균 자체가 질병을 유발할 수 있지만, 그것은 그들이 생산하는 "진균 독(mytotoxins)"이라 불리는 이차적인 독소이다. 이 진균 독이 증상과 질병에 밀접하게 연관되어 있다. 진균은 매우 강력한 부산물을 만드는데, 이것은 염증이나 통증과 잘 연관되어 있다. 이 글을 읽고 몇 분 안에 30일간의 항균 프로그램에 참여하게 되기를 바란다."

우리는 이미 진균과 그들의 진균 독이 염증을 야기해서 "CRP(C Reactive Protein)"라 불리는 전염증성 싸이토카인(pro inflammatory cytokine)을 상승시킨다는 문헌을 가지고 있다. 간단한 혈액 검사를 통해 평가 받을 수 있고, 일부 전문가들에 따르면 그것이 높을수록, 심장병의 위험이 높아진다. 상승된 CRP는 전신의 염증과 관련되어 있다.

카우프만 박사는 여러 해 동안의 연구를 통해 진균과 그것의 유독한 진균 독이 모든 종류의 질병을 야기한다는 것을 목격했다. 가려운 피부, 손발톱 진균, 간암 그리고 분명히 두통과 편두통에 이르기까지 모든 것이 해당된다. 그는 항진균 보충제와 기생성 진균을 굶어 죽이는 식안을 편두통이 있는 사람들에게 소개하여 그들을 돕고 있다. 카우프만 박사는 계속해서 설명한다.

"진균은 많은 고통스런 증상을 야기하는데 그것은 편두통을 야기할 수 있다. 누군가에게 인간의 간암과 관련된 '아폴라톡신 B1(Afla toxin B1)'이라 불리는 진균 독이 있다면 상황은 더 나빠진다. 이 진균 독은 끔찍하다. 진균 독에 대한 모든 정보를 주는 책이나 웹사이트에 대한 정보를 찾고 진균이 얼마나 유해한지를 보여주는 이 리스트를 만드든데 몇 년이 걸렸다."

진균 독은 다음과 같을 수 있다.

1. Mutagenic -인간 유전 물질을 변화시킨다
2. Tremorgenic - 떨림과 발작을 일으킬 수 있다.
3. Carcinogenic - 암을 유발한다
4. Teratogenic - 배아 발달시 결함을 일으킨다
5. Genotoxic - DNA에 독성이 있다
6. Neurotoxic - 신경에 독성이 있다
7. Nephrotoxic - 신장에 독성이 있다
8. Hepatotoxic - 간에 독성이 있다
9. Hematoxic - 독침같이 혈류에 독성이 있다
10. Cardiotoxic - 심장과 혈광에 독성이 있다
11. Lymphotoxic - 림프 시스템에 독성이 있다
12. Dermatotoxic - 피부에 독성이 있다
13. Immunosuppressive - 인간의 면역체계를 방해한다

아직도 사탕이나 소다를 찾겠는가? 그렇지 않기 바란다. 일반적으로 맥주를 양조한다는 효모와 진균의 더 중요한 점의 하나는 "효모 자기 분해법(yeast autolysis)"이라고 알려진 과정이다. 본질적으로 이것은 효모와 진균이 스스로를 재사용하는 것을 의미한다. 당신의 소화관에서 맥주를 만들고 있는 것이다. 충격적이면서, 나는 화학자들이 편두통을 성공적으로 치료하여 끝낼 수 있는 약물들을 만들 수 없는 이유가 진균이 동족끼리 서로 잡아먹는 카니발리즘(cannibalism)으로 결국에는 설명될 수 없다는 것이 오랫동안 의아하게 여겨졌다. 소화관에서 계속해서 진균 독을 만들고 있는데 어떻게 약물이 작용할 수 있겠는가?

그 밖에 우리를 의아하게 만드는 것이 여기 있다. 편두통에 매우 일반적인 약물인 "어고타민제(ergotamine)"는 제1장 "편두통"에서 다루어졌다. 기본적으로 맥각(ergot)은 는 미국에서는 독소로 분류되는 fungus Claviceps의 진균 독이다. 이 곰팡이(진균)는 곡물에서 자라는데, 특히 호밀, 밀, 보리에서 자라며, 이들은 곡물 글루텐을 가지고 있다. 당신이 글루텐에 민감한지, 곰팡이에 민감한지는 나를 궁금하게 만든다.

2002년에 미국의학회지(JAMA)에 기재된 연구에 따르면, 대부분의 사람들은 이와 같은 일부 진균 독이 미국의 곡물 공급을 일반적으로 오염시킨다는 것을 잘 모른다. 흥미롭게도, 진균 독 약물 맥각(ergot)이 수천 명의 통증 경감에 효과가 있다.

나는 진균 독이 두통을 유발하기보다 도리어 치료할 수 있다는 것이 너무 이상해서 카우프만 박사에게 이것에 대해 질문했다. 그는 다음의 가설을 가지고 있다.

"만약 진균이나 그것의 유독한 진균 독이 그들 스스로 서로 잡아먹는 능력에 기초해서 당신에게 편두통을 야기하고 있다면, 한 가지 타당한 치료법은 ... 더 많은 진균이다! 사람에게 기생한 진균은 사람이 음식을 먹으므로 살아 남을 수 있다. 진균은 스테이크, 계란, 견과류는 싫어하고, 설탕 종류는 좋아한다. 사람과 진균의 세포 관계에서, 진균이 항상 우세한 파트너가 되며, 심지어 사람 세포에 손상이 있기도 하다. 곧 편두통으로 고통 받는 사람들은 그들 스스로 파스타, 감자칩, 빵, 알코올과 설탕을 찾고 있다는 것을 발견한다; 이것을 알지 못한다면, 진균의 음식에 대한 요구를 만족시키고 있을 것이다. 밀, 호밀, 맥주가 표준적으로 먹고 싶은 음식물이라면 편두통은 점점 더 규칙적으로 발생한다. 아무도 퍼즐조각을 맞추지 않는다."

다양한 질병과 연관되어 있는 진균에 대한 더 많은 정보를 원한다면 카우프만 박사의 책이나, 듣는 게 더 좋다면 오디오 버전을 강력히 추천한다. 그의 웹사이트(www.KnowTheCause.com)에서는 안전하고 효과적인 항진균제, 항 진균 음식과 보충제을 찾는데 도움을 줄 수 있는 많은 기사가 실려있다. 카우프만 박사와 던햄(Denni Dunham)이 쓴 "Eating Your Way to Good Health"라는 요리책은 진균을 굶겨 죽일 수 있는 많은 레시피를 다루고 있다. 놀라운 건강에 관한 팁들로 가득하다.

그러한 팁 중에 하나는 향신료를 먹는 것이다. 모든 허브와 향신료는 항 진균 작용을 가진다. 진균을 움츠리게 하는 더 많은 음식을 먹어라. 이미 아는 바와 같이, 진균은 시금치, 브로콜리, 양배추, 그레이프프루트를 싫어하는데, 이들 채소에 강력한 항 진균 성분이 들어있기 때문이다. 곡물이나 알코올 같은 탄수화물은 진균 감염을 돕는다는 것을 기억하라. 이러한 음식은 진균 독이 자라게 한다. 나는 지금 당신 머리 속에서 말하고 있는 것이 들린다. 당신은 설탕의 효모를 기꺼이 굶겨 죽일 것이고, 이제는 인공 감미료가 들어있는 음식을 먹기 시작할 거라고 말할 지도 모른다. 절대 안 된다.

인공 감미료는 호르몬에 영향을 주므로, 당연히 우리 식단에서 멀리하기 바란다. 〈24시 약사 당뇨 관리(Diabetes Without Drugs)〉에서 논의한 것처럼, 인공 감미료는 내분비 교란물질로 알려져 있는데, 그것들이 호르몬 체계에 영향을 주어 에스트로겐을 만들고 사용하는 것과 그 밖의 것들에 영향을 준다는 것을 의미하는 것이다. 또한 편두통 촉발제로 감미료로 널리 사용되고 있는 "스플렌다(Splenda)"에 대한 사례가 소개되어 있다.[14, 15]

월경기 편두통으로 고통 받는 한 여성이 인공감미료 수크랄로스(sucralose)에 의해 지속적으로 유발된 편두통으로도 고통받아 왔다는 보고가 그 한 가지 예이다. 흥미로운 것은 이 여성이 한 가지의 성분의 에스트로겐 피임약에서 3가지 성분의 복합제로 바꾼 후 여러 달 동안 편두통이 잘 관리되고 있다는 것이다.[16] 수크랄로스가 두통을 유발한다는 것은 규명되었다. 저널 〈두통(Headache) 2006〉의 기사에 따르면, "수크랄로스에 의해 유발된 어떤 공격은 기분의 변화로 감지되는데, 그녀는 전에 이러한 기분의 변화가 있는 편두통을 경험한 적이 없다. 수크랄로스를 먹지 않는 것은 편두통으로 공격받는 것에 대한 완전한 해결책이었다."라고 설명한다.

초코릿 아이스크림의 유혹

By Erin Elizabeth, www.RawFoodRetreat.com

사랑하는 친구 에린과 그녀의 남자친구 머콜라 박사는 나른한 토요일 오후에, 달콤하지만 몸에 좋은 무언가를 먹고 싶어서 생각하다가 찾아낸 음식의 레시피를 나에게 주었다. 코코넛은 천연의 항균작용을 가지고 있는데, 만약 지금 몸 상태가 않좋다면 깨끗한 천연의 재료를 사용한 요리를 추천한다.

코코넛 우유 2컵(나는 바닐라 향을 사용한다)
유기농 코코넛 설탕 1컵
코코아 분말 1/2컵 (유기농)
소금 1/8 티스푼
유제품이 함유되지 않은 초코릿 바 4온스 (잘게 썰어진 것)
바닐라 추출물 1/2 티스푼
실론 계피 1/2 티스푼
크산탄 검 1/8 티스푼

지시사항

우유, 설탕, 코코아 분말, 소금, 계피를 중불에 가열하고, 부드럽게 녹을 때까지 휘저어라. 코코아 분말은 뭉쳐는 경향이 있다. 이것을 낮은 불에서 시작해서 불을 끈 후, 여기에 초코릿을 넣으면 천천히 녹는다. 완전히 녹을 때까지 저어준다. 바닐라 추출물과 크산탄검을 넣고 연합시킨다. 그리고 얼린다.

노트

"아이스크림"이 두통을 유발해서 그것을 먹고 싶지 않다면, 에린의 레시피는 오후 스무디로 활용한다.

호르몬 균형을 위한 제안

생체적으로 동일한 호르몬을 처방할 수 있는 의사의 도움으로 호르몬 균형을 맞추는 방법은 매우 간단하다. 이것은 당신의 수치에 따라 다르다. 만약 내가 당신에게 Premarin, Porvera나 FemHRT, 에스트라디올 패취나 크림, 또는 그 밖의 이와 같은 것들을 사용하라고 추천한다면, 실망할 것이 분명하다. 나는 천연 호르몬을 보충하는 방법의 하나로 널리 적용되도록 만든 약물을 추천하지는 않는다. 여기서 왜 에스트라디올에 기초한 약물(예를 들면 Vivelle 또는 Estradiol tablets)은 안 되는지 궁금할 것이다. 그러나 다시 말하지만, 아주 큰 용량의 호르몬으로 이루어진 약물은 아마도 당신에게는 맞지 않을 것이다.

호르몬 균형이라는 것을 이해하라. 우리가 필요로 하는 호르몬의 종류와 용량은 100% 생화학 환경에 따라 다르므로 내가 책에 쓸 수 있는 내용은 아무것도 없다. 그것은 개인마다 다르다. 그것을 정정할 약은 없다. 사람에 따라 에스트로겐이 높을 수도 있고 낮을 수도 있고, 테스토스테론은 높고, 프로게스테론은 낮을 수도 있으므로 모든 여성에게 작용하는 허브는 없는 것이다.

의사의 상담이 필요한 이유이다. 가급적이면 생체적으로 동일한 호르몬을 이해하는 의사를 방문하라. 생체적으로 동일한 호르몬은 크림이고 맞춤형이다. 그것에는 필요에 따라 다양한 다른 호르몬이 포함된다. 예를 들면 에스트리올과 같은 생체적으로 동일한 에스트로겐, 약간의 테스토스테론, 프로게스테론 또는 DHEA등이 포함될 수 있다. 이러한 크림은 조제 약국에서 여성들을 위해 매일 만들어지고, 다시 말하지만, 정확한 성분과 용량은 실험실에서의 의사의 평가에 의해 당신에게 맞춰진다. 실험실 정보를 보려면 부록 I을 보라. 만약 당신이 여러 달 또는 여러 해 동안 사용해야 한다면 공식은 수정될 필요가 있다.

그래서 다음에 간결하게 당신이 가질 수 있는 옵션을 리스트했다. 유방암뿐만 아니라 에스트로겐과 호르몬 균형에 관한 주제는 웹사이트에서 볼 수 있는 나의 eBook, Breast Cancer Protection에 더 완전히 논의되어 있다. 처방전 없이 살 수 있는 것들이라도 반드시 의사에게 가서 이것을 사용하는 것에 대해 논의하라. 그것들이 우리의 호르몬에 영향을 준다는 것을 기억하자.

I3C or DIM

체이스트베리(Chasteberry)

승마(Black Cohosh)

세이지(Sage)

요오드(Iodine)

칼슘 D-글루카레이트(Calcium D Glucarate)

크리신(Chrysin)

어떻게 두통에 도움이 되는가

I3C 또는 DIM

에스트로겐 수치를 건강하게 조절하는 것을 도와주는 방법들이 있다. 많은 여성들은 브로콜리나 "I3C"로 불리는 브로콜리 추출물의 공급형태를 섭취함으로 유익을 얻을 수 있다. "I3C"는 인돌-3-카비놀(Indole 3 carbonol)의 약자이다. 디인돌리메탄(diindolylmethane DIM)은 I3C의 한 요소이며, 또한 건강기능식품 가게에서 구입할 수 있다. I3C나 DIM에 관해서 의사에게 물어볼 수 있고, 이 두 개의 식이 보충제는 건강기능식품 가게에서 살 수 있다.

IC3에서 DIM으로 변화기 위해서는 적절한 위산이 있어야 한다. 40세 이상의 사람들은 위산을 매우 적게 생산한다. 40세 이상이라면 DIM가 더 나은 선택이 된다. 저산증은 우리 사회에서 매우 흔한 상태이며, 그것은 또한 놀랍게도 산의 역류가 증가하는 원인이 된다. 만약 40세 이상이고 암을 방지하기 위해 브로콜리와 방울 양배추를 많이 먹고 있다면(십자화과 식물은 암을 예방한다고 알려졌다) 당신은 그저 당신 자신을 놀리고 있을 뿐이다. DIM를 보충해주는 것이 더 좋을 것이다. DIM과 I3C는 에스트로겐 비율에 영향을 미치고 이것은 호르몬 판으로 측정될 수 있다. 이는 하룻밤 동안 수집한 소변으로 행해진다.

DIM은 10년 이상 전에 발견되었고, 천연에서 발생하는 파이토뉴트리언트(phytonutrient)로 십자화과의 야채인 브로콜리, 방울 양배추, 양배추, 그리고 케일에서 발견되었다. DIM은 완전한 천연의 것이고, 좋은 에스트로겐 대사가 진행되도록 돕는다. 반면에 편두통과 관련된다고 여겨지는 소위 나쁜 에스트로겐은 감소시킨다. 이 화합물들은 에스트로겐을 정상화 시키는 작용을 갖는다고 생각된다. 고용량에서는 갑상선을 저하할지도 모른다. I3C와 DIM은 고통스런 월경 주기를 적절히 진정시키는 데 도움이 될 뿐만 아니라, 전립선 건강에도 도움을 준다.[12, 13]

바이텍스 추출물 또는 체이스트베리

이 식이 보충제는 특정 호르몬에 불균형이 있는 여성들, 특히 프로게스테론이 낮은 여성들을 도울 수 있다. 이 허브는 프로게스테론의 생산을 도와준다. 두통, 여드름, 유방 압통, 우울 그리고 월경전 문제 등에 도움이 될 수 있다. 배란을 개선하여 불규칙적인 주기를 정상화 시킬 수 있다. 폐경 여성에게 있어서는 일과성 열감을 줄여준다.

승마(Black Cohosh)

한방 치료제인 승마는 곤충들이 싫어한다. 이것은 폐경 여성들의 일과성 열감을 조절하는데 사용된다. 어떤 사람들은 그들의 두통의 횟수를 줄여준다고 말한다. 이것은 식이 보충제로서 다양한 브랜드로 건강기능식품 가게에서 판매되고, 약국에 있는 여성호르몬제 레미페민(remifemin)정도 이것이다. 몇 년 전, 무작위 이중맹검 위약 조절 시험이 있었는데[18], 이 시험에서 승마가 처방되는 복합 에스트로겐(예 : Premarin)보다 더 효과적이라는 것이 발견되었다. 80명의 폐경 여성들이 승마 추출물인 Remifemin을 하루 2번 복용한 경우와 위약, 그리고 복합 에스트로겐(0.625mg/day)을 복용한 경우와 비교되었다. 불안과 매일의 일과성 열감이 승마를 복용한 군에서 감소되었지만, 위약군이나 복합 에스트로겐 약물을 복용한 군에서는 많지 않았다. 수치는 승마를 섭취한 군에서는 하루당 4.9에서 0.7로, 에스트로겐 군에서는 겨우 5.2에서 3.2로, 위약군에서는 5.1에서 3.1로 감소하였다. 복합 에스트로겐 군에서의 변화가 위약과 같지 않은가! 승마 만이 긍정적 영향을 보였다.

세이지(Sage)

세이지(sage)는 두통, 특히 신경으로 인한 두통을 줄여줄 수 있는 사포닌을 함유하고 있다. 거기에다가 허브는 에스트로겐성이기도 해서, 모든 사람에게 좋은 것은 아니다. 아마도 에스트로겐이 일정치 않은 폐경 후 여성이나 폐경 전후의 여성에게만 좋을 것이다. 에스트로겐이 일정치 않다는 것은 일과성 열감을 폭발시키는 것이다. 의사가 이것이 자신에게 맞는 지 결정할 것이다. 세이지는 닭이나 오리 등을 요리할 때 향신료로 사용되는데, 그래서 이것을 두통의 치료나 호르몬 균형을 맞춰주는 물질로 상상하기는 힘들겠지만, 나를 지지를 연구가 있다. 세이지는 승마와 같은 식물 에스트로겐으로 알려져 있다. 이것은 또한 어느 정도까지는 혈관을 유연하게 만든다.

요오드(Iodine)

이 미네랄은 갑상선을 도와주는 것으로 잘 알려진 식이 보충제이다. 요오드가 다 떨어지면 유방에 있는 에스트로겐 수용기의 민감성이 증가되고, 이것이 유방의 건강에 영향을 미친다. 요오드는 항에스트로겐 효과를 가지고 있어서 편두통의 일반적인 유발인자가 될 수 있는 "에스트로겐 우세" 또는 프로게스테론 결핍에 대해서 사용될 수 있다. 요오드는 에스트로겐 호르몬이 균형을 이루는 것을 돕는데, 관련된 3개의 호르몬은 에스트론, 에스트라디올, 그리고 에스트리올이다. 요오드는 좋은 것으로 여겨지는 에스트리올을 증가시키고, 에스트론과 에스트라디올을 감소시켜서 건강한 균형을 이룬다. 다시마는 천연의 요오드를 함유하고 있으므로 그것으로 보충할 수 있다.

칼슘 D-글루카레이트*

이 식이 보충제는 평범한 "칼슘"과 같지 않다. 여기서 말하고 있

* 자몽, 사과, 오렌지, 브로콜리에서 발견되는 식물추출물로 독소와 다른 유해물질을 제거하고 해독하는 효소인 베타-글루쿠로니다아제를 차단하는 과정인 글루쿠론산 포함을 촉진하는 천연성분이다. 체내에 과도하게 분비되는 에스트로겐을 제거하는 데 도움을 준다.

는 보충제는 우리가 실제로 만드는 화합물인 D-gulcaric acid의 칼슘염을 말하고 있는 것이다. 이것은 오렌지, 사과, 포도나 십자화과의 채소 등 과일과 야채에 가장 많이 함유되어 있다. 이것을 공급해주면 베타 글루쿠로니다제(beta-glucuronidase)를 억제하여 좋은 효과를 나타내는 데, 그 이유는 간에서(Phase II 해독과정) 상승된 베타 글루쿠로니다제 활동은 실제로 호르몬 의존적인 암들, 예를 들면 유방, 전립선, 그리고 대장암 등의 위험을 높이기 때문이다.[17] 칼슘 D-글루카레이트(Calcium D glucarate)를 공급함으로써 독소들과 결합하여 쓰레기로 빠져나감으로 이러한 위험들을 줄여줄 것이다.

소화관에 미생물의 불균형 문제가 있거나 소화에 문제가 있는 사람들은 이것이 에스트로겐을 줄여줌으로 도움을 받을 수 있다. 특정 박테리아에서 발견되는 효소인 베타 글루쿠로니다제의 작용은 주위를 서성거리고 있는 그람 양성 박테리아로 인해 위장관 안에서 매우 단호하다. 만약 소화에 문제가 있다면, 즉 의학적 용어로 "장내 세균 불균형(Dysbiosis)상태라면, 칼슘 D-글루카레이트를 사용해서 크게 도움을 받을 수 있다. 이것이 독소들과 결합하여 신체에서 독소를 제거하기 때문이다.

원시시대 식단으로 돌아가자는 "팔레오 다이어트(Paleo diet)"를 하는 사람들은 역시 도움을 받을 수 있는데, 이는 이러한 식이가 때로는 LDL 콜레스테롤을 높이기 때문에 칼슘 D-글루카레이트가 그것을 낮추데 도움이 될 수도 있을 것이다.

크리신(Chrysin)*

천연의 "아로마타제 억제제(aromatase inhibitor)"로 작용하는 허브 식이 보충제이다. 강력한 유방암 치료 약물인 타목시펜이나 랄록시펜에 작용한다. 크리신(chrysin)은 아로마타제 억제제를 가지고 타목시펜이나 다른 유방암 약물의 부작용을 막을 수 있다.

크리신은 에스트로겐의 과도한 생산을 진정시킨다. 종종 에스트라디올이 함유된 동일한 제형으로 바로 합성되는데, 약국에 가면 구입할 수 있다. 먹는 보충제를 살 수도 있다. 요약하면, 크리신은 처방에 의해 살수 있는 합성 호르몬 크림일 뿐만 아니라 식이보충제이기도 하다.

크리신은 에스트로겐을 조절하는 작용을 한다. 의사에게 가서 자신에게 적합한지 물어보아라. 부작용이 있기 때문에 주의를 기울여야 한다. 크리신은 효소 MAO-A(mono amine oxidase A)의 강력한 저해제이므로 세로토닌 수치와 다른 신경전달물질을 상승시킨다. DNA염기순서에는 돌연변이(genetic snp)가 있고, 이것은 MAO-A와 동형접합체(homozygous)이다, 이것은 세로토닌과 불안, 공황, 홍분, 짜증, 화남 등의 감정을 불러일으키는 다른 뇌의 화학물질을 이미 너무 많이 만들어지고 있음을 의미한다. 자신에게 이러한 유전적 소인이 있다면, 나는 결코 크리신을 추천하지 않을 것이다. 23andMe.com을 통해 이것을 테스트할 수 있다. 그들은 타액 테스트를 해

* 식물에서 추출한 플라본 성분으로 테스토스테론이 에스트로겐으로 전환되는 것을 막는 역할을 한다. 유방암 예방에 대한 잠재력이 있을 것으로 보이지미 적절한 효과를 위해 다량 섭취해야 한다는 보고가 있다.

주고 의사에게 문의한다.

강조하고 싶은 요점

만약 크리신 허브와 같은 역할을 하는 약물을 복용하고 있다면, 그것으로 세로토닌이 증가하는 것을 원하지 않을 것이다. 세로토닌을 증가시키는 약물은 이미트렉스(Imitrex) 같은 트립탄계 두통약과 Zoloft, Prozac, Celexa, Lexapro, Cymbalta 등의 항우울제이다. "5-HTP"라 불리는 보충제는 다른 것이다. 세인트존스워트는 다른 것이다. 요약하지만, 만약 크리신을 복용한다면, 그것이 세로토닌을 증가시켜 이러한 모든 종류의 약과 상호작용을 가질 수 있다는 것을 알아야 한다. 이러한 약물이나 세로토닌을 증가시키는 다른 약물을 복용는 것을 피해야 한다. 크리신을 복용하기 전에 약사와 상담하자.

HaloScript™

이 식이 보충제는 책에서 언급한 성분을 가지고 있다. 그것들은 신경계를 건강하게 하고 머리로 가는 혈류에 도움이 된다. 이 제형들은 내가 만든 천연 허브와 비타민의 브랜드라고 자랑하고 싶다. 모든 성분이 이로운 효과를 나타낸다는 과학적 조사가 이루어 진 것이다. www.ScriptEssentials.com

통증을 최소화시키는 행동 계획

우리는 에스트로겐과 프로게스테론 호르몬 불균형에 대해 이야기해 왔다. 나의 행동 계획은 구조약에 대한 부분은 적고, 불균형을 찾을 수 있는 방법에 대한 것이 많다.

1. 현명한 의사를 찾아가라. 증상에 대한 처방을 주는 사람보다는 생체적으로 동일한 호르몬에 대해서 잘 아는 전문가에게 가서 자신의 호르몬 불균형에 대해 알아보아야 한다. 다시 말해서, 프로게스테론 결핍(이것은 세로토닌 결핍과 다르다)인지 알아낼 수 있는 의사를 찾아가라. 이유는 처방전인데, 졸로푸트(Zoloft)는 프로게스트론 결핍에 대해 하는 일이 없다. 이것 역시 결정해주는 실험실이 있다. 실험실에 관한 부록 I을 참고하라.

2. 생체적으로 동일한 것으로 가라. 이미 여성 호르몬 불균형을 가졌다는 것을 안다면, 합성 약물에서 생체적으로 동일한 것으로 바꿔줄 수 있는 누군가를 찾아라. 생체적으로 동일한 호르몬은 자신이 가지고 있는, 하나님이 주신 호르몬에 더 잘 어울린다.

3. 영양학적 안전 시스템을 구축하라. 만약 피임을 하고 있다면, 그것이 패치, 알약, 아니면 주사 이든 아니든, 이러한 약물에 의해 강도 만난 중요한 영양소를 회복시켜야 한다. 예를 들면,

> 에스트로겐은 지방세포에 산다. 체중 감량을 통해 자연적으로 에스트로겐을 줄이고, 편두통 유발인자를 제거할 수 있다.

프로바이오틱스, 비타민 B6, 엽산, 아연, 셀레늄, 그리고 마그네슘은 이러한 약물을 복용했을 때 감소할 수도 있는 영양소들이다. 만약 이러한 것이 낮으면, 당신에게 없는 병이 진단될 수도 있다.

4. 즐겨라. 스트레스를 줄이는 것은 전염증성 사이토카인을 줄이는 것이다. 자신의 인생에서 어떻게 스트레스를 줄일 수 있는가? '생각' 모드에서 탈출하여, 예술, 댄스, 즐거운 영화, 즐거운 운동, 원예, 아니면 당신이 늘 하고 싶어했던 새로운 취미와 같은 '감성' 모드로 갈 수 있는 활동들을 더함으로써 가능할 것이다.

5. 가짜 에스트로겐은 부정하라. 플라스틱 랩이나 용기에 담은 음식을 줄이거나 없애라. 이러한 것들은 "xenoestrogens" 이라 불리는 가짜 에스트로겐을 제공하는 데, 이것이 당신의 에스트로겐 작업에 관여한다. 우리 몸은 이러한 것들을 쉽게 제거하지 못한다. 과도한 에스트로겐은 내분비 기능을 방해한다.

6. 적당한 콜레스테롤을 유지하라. 에스트로겐, 프로게스테론, 테스토스테론, 그리고 기억 분자와 같은 호르몬을 만드는데 필요하므로 콜레스테롤을 정상으로, 건강한 양으로 유지하라. 건강하지 못한 수치로 콜레스테롤을 떨어뜨리면, 정신과 기억을 놓아 버리고, 근육의 편안함

스피어민트 차는 에스트로겐을 높이고 테스토스테론을 줄인다. 이것은 에스트로겐이 과다한 여성에게는 맞지 않을 것이다. 에스트라디올 수치를 높여서 당신이 에스트로겐과 관련된 두통이 있다면 원하지 않는 것들을 증가시킨다.

을 잃어버린다.

7. 체중을 감량하라. 몸에 과도란 지방이 있으면, 그것은 두통의 위험을 증가시키는 에스트로겐과 다른 호르몬이 자동적으로 과도하게 증가됨을 의미한다. 비만과 편두통 사이에는 직접적인 관계가 있다. 편두통의 임상적 특징은 BMI 지수(Body mass index)가 증가하는 것이다.[19, 20]

8. 가짜 감미료는 안 된다. 인공 감미료를 사용하지 마라. 호르몬 생산을 방해하기 때문이다.

9. GMO를 피하라. 이런 음식은 소화기관에 손상을 주고 염증을 일으킨다.

10. 유기농을 먹어라. 농약은 에스트로겐과 다른 내분비 호르몬을 방해한다.

11. 진균을 피하라. 일부 시판 중인 구워서 파는 맛있는 것처럼 효모가 들어있는 음식은 피하라. 진균이 들어 있기 때문이다.

12. 항 진균 허브를 고려하라. 효모와 진균 독을 죽여서 독소를 줄인다.

10장

갑상선과의 연관

대략 천2백만명의 미국인들이 편두통, 불임, 당뇨병 등의 수백 가지의 증상과 관련이 있는 갑상선기능저하증을 갖고 있다. 갑상선은 나비모양의 분비샘으로, 작지만 큰 역할을 한다. 갑상선은 기관에 위치하고 있는데 지방의 연소와 같은 대사를 조절하고 심장의 박동과 체온을 조절하는 호르몬을 만든다. 그래서 당신은 새처럼 먹는데 살이 찌고, 당신의 남편은 돼지처럼 먹는데 날씬한 것이다. 그런 사람들은 건강한 갑상선을 가지고 있고 대사활동이 좋거나 장내에 기생충이 있는 것이다!

대부분 갑상선기능저하증이 피로, 추위, 체중증가에 영향을 준다고 생각한다. 새로운 사실은, 저하증은 머리부터 발 끝까지 고통을 준다는 것이다. 갑상선의 작은 문제가 무시무시한 결과를 만든다. 뇌병증[2]부터 불규칙한 심장박동, "myxedema madness"라고도 하는 정신분열병, 가역성 치매와 두통까지 다양한 영향을 준다.

갑상선기능저하증은 갑상선 호르몬이 적은 것을 말한다. 이는 때로 두통과 편두통의 발생의 원인일 수 있다.[3] 자가면역질환으로 인해 발생한 갑상선기능저하증은 하시모토병이라고 부른다. 갑상선 호르몬이 적으면 대사활동과 생각이 느려진다. 그리고 혈액순환이 원활하게 되지 않아 두통이 생기기 전에 손과 발에 약간의 부종이 생길 것이다. 그리고 머리에 안개가 낀 것 같은 증상이 생긴다. 갑상선기능저하증은 독소를 제거하는 경로가 느려져서 쓰레기가 축적되게 된다. 그리고 뇌 주위에 있는 혈관이 부풀면 두통이나 편두통, 군발성 두통이 나타나게 된다.

친구이자 갑상선 호르몬 예찬론자인 메리 쇼만(Mary Shomon)은 〈Beautiful Inside and Out: Conquering Thyroid Disease with a Healthy, Happy Thyroid Sexy Life〉의 공동저자이다. 그에게 자문을 구했다. 그녀는 다음과 같이 말했다.

> "갑상선기능 저하증 환자들에게서 일부 나타나는 염증, 부종, 체액 저류가 나타난다. 그렇기 때문에 두통이 갑상선 호르몬 기능 저하에 의한 증상이라고 할 수 있다. 어떤 환자들은 갑상선이 제대로 치료가 되었을 때 만성적인 편두통의 재발이 줄어들었다고 이야기했다."

어떠한 트립탄 약물도 갑성선 호르몬을 조절하지는 않는다. 두통이 제대로 치료되지 않는다는 것은 아직 원인을 정확하게 파악하지 못했다는 것이다. 나와 메리는 두통의 원인이 밝혀지지 않은 갑상선 기능저하증일 수 있다고 제안한다.

갑상선 호르몬 부족에 대한 치료는 갑상선 호르몬을 추가해주는 것이다. 의사는 갑상선 호르몬을 함유한 약을 처방해줄 것이다. 가장 유명한 것이 Armour Thyroid®, Nature-Throid®, Synthroid®, Levothyroxine, Cytomel, 합성 T3가 있다. 아머 사이로이드(Armour Thyroid)와 천연 트로이드(Throid)는 "천연 갑상선호르몬의 건조물이다. 이것은 T4와 T3을 한 알약에 포함하고 있다. 갑상선호르몬 관련 두통은 누워서 쉬는 것이 도움이 된다. 그러면 과도한 체액이 몸에서 배출될 수 있고 그래서 통증과 부종을 줄이는데 도움을 줄 것이다.

약사로 일하면서 나는 의사들이 Synthroid(레보시록신)을 처방하는 것을 수도 없이 보았다. 이 약은 T4를 공급해준다. T4는 활성형태인 T3(thyroxin)의 전구체이다. 즉, 신지로이드(Synthroid)는 활성상태의 약이 아니고 몸이 Synthroid(T4)를 T3로 전환해야 한다. T3는 힘이 나게 하고 더 나은 대사활동을 하게하고 따뜻해지게 한다.

너무 많은 갑상선 호르몬은 또한 두통을 유발한다. 이 경우 갑상선 약(용량이 너무 높다)을 많이 복용하고 있거나 갑상선 호르몬을 많이 분비하는 증상인 갑상선호르몬항진증일 수도 있다.

갑상선기능항진증과 그레이브스 병에 대해서 잠깐 이야기 하겠다. 두통은 이들의 유일한 증상이 아니다. 많은 사람들이 갑상선 호르몬 약을 복용하면서 제품을 바꾸거나 약의 종류를 바꾸거나 용량을 바꾸기 때문에 이것에 대해서 설명을 하려고 한다. 갑상선기능항진증이 저하증보다는 적다. 하지만 많은 사람들이 용량이 자신에게 너무 높다는 것을 인지하지 못할 수도 있기 때문에 이에 대해서 이야기하려고 한다.

두통은 갑상선기능항진증의 특징이다. 아마 만성적으로 올라간 혈압 때문일 것이다. 이러한 증상에 사용되는 것은 프로필치오우라실(Propylthiouracil (RTU))나 메티마졸(methimazole(MMI))이라는 약이다. 부작용으로는 골수변화, 간손상, 재생불량성 빈혈이 있다.

갑상선기능항진증에 동반되는 두통은 군발성 두통과 편두통에 비해서 무디고 뇌의 한쪽에서 발생할 수 도 있고 양쪽에서 발생할 수도 있다. 아우라는 없고 고통이 날카롭지 않다. 하루 중 아무 때나 나타날 수 있다. 장이 더 활발하게 움직이고 느슨해서 평소보다 화장실을 더 자주 갈 것이다. 심장은 빨리 뛰고 잠자기가 힘들다. 정신도 없다. 떨림이 발생할 수도 있고 몸이 흔들리거나 떨리고 윙윙거리는 것 같은 느낌을 받을 수 있다. 다른 사람들이 적당하거나 시원하다고 느낄 때 덥거나 땀이 난다고 느낄 것이다. 홍조가 일어날 수도 있고 뜨거운 불꽃이 아닌데도 불이 붙었다고 느낄 것이다. 피부에 따끔거리거나 이상한 느낌이 들 것이다. 이것은 자가면역으로 생긴 것이든, 약에 의해 생긴 항진증이든 상관 없이 이러한 증상들이 나타난다. 흔한 두통의 원인이기 때문에 이 증상에 대해서 잘 숙지하기 바란다.

자가면역 갑상선 질병은 갑상선을 자기의 면역체계가 공격한다는 것을 의미한다. 과도한 갑상선 호르몬이 생성되어 체중감소, 심박수 증가, 발한, 열과민증, 불안, 변덕스러움, 무기력, 손떨림 등을 일으킨다.

갑상선호르몬 수치의 변화와 함께 뇌의 크기도 변한다. 뇌의 크기의 감소와 T4 호르몬의 감소는 큰 상관관계가 있다. TSH 호르몬의 감소는 갑상선 호르몬이 정상이라는 것을 의미하며 또한 뇌의 크기를 증가시킨다. 갑상선호르몬 수치가 낮으면 뇌의 크기가 조금 감소한다는 연구결과가 있다.[5]

테스트 수치

적절하지 않은 검사 때문에 본인이 갑상선기능저하증인 것을 모르고 만성피로에 과체중인 사람들이 있다. 아직도 나이든 의사들은 갑상선기능을 보기 위해서 TSH 수치만을 본다. TSH(thyroid stimulating hormone)는 세포 안에서 어떤 일이 일어나고 있는지에 대한 충분한 설명을 해줄 수 없다. 부가적인 지표로 판단을 하는 것은 괜찮지만, 그걸로만 판단을 내릴 수 없다. 사람들은 그들이 "정상적인" TSH 수치를 보인다고 해서 "정상적인" 갑상선 호르몬 수치를 보인다고 이야기를 듣는다. TSH는 뇌의 호르몬이고 세포내의 활성형 갑상선 호르몬인 T3

커피와 같이 섭취하지 마라

모든 갑상선 호르몬 제제들은 따로 지시받지 않는 이상 빈속에 먹어야 한다. 아침에 일어나서 먹는 제일 첫번째 것이어야 한다.

수치에 대해서 이야기해주는 것은 없다.

여기가 중요한 부분이다. T3호르몬이 현저히 낮더라도 TSH의 수치가 정상일 수 있다. 제대로 치료하지 않으면 체중증가, 편두통이나 다른 종류의 두통, 건조한 피부, 탈모, 피로, 근육통, 부정맥, 우울, 건망증, 불안, 성욕감퇴를 계속 가지고 있을 것이다. 이러한 고통에도 불구하고 TSH 수치가 정상이기 때문에 정상이라는 진단을 받을 수 있다. 큰 실수다! 엄청난! 해결책은 갑성선 호르몬을 공급해주는 것이다.

역T3가 동면하게 만든다

역 T3(Reverse T3)는 "Reverse thyronine"의 약자로 "rT3"이다. 역T3의 수치는 매우 중요하다. 역T3는 활성 T3의 거울상이다. rT3의 농도가 높으면 앞서 말한 저하증의 증상들이 나타난다. 나는 전 세계를 돌아다니면서 강의를 하는데 아직도 많은 의사들은 rT3를 생각하지 않는다. 갑상선기능저하증이 당뇨병의 주요한 유발인자라는 것을 알고 있는가? rT3의 수치가 24이상이면 '진짜' T3 대신에 세포막에 있는 수용체에 붙어 T3가 세포 안으로 들어가지 못하게 한다. 시체가 된 것같이 느낄 것이다. 다시 한번 말하지만 TSH수치가 정상이거나 rT3 수치를 측정하지 않은 경우에 정상으로 오진단 될 수 있다. 만약 rT3 수치가 높다면 레보시록신(Levothyroxine)을 복용해서는 안 된다. 레보시록신을 복용하면 T3대신 rT3로 전환하게 되어 rT3 수치가 더 증가한다. 의사에게 rT3 수치가 정상으로 돌아올 때까지 당신의 상황에서 합성 T3가 당신에게 적합한지 물어보라.

갑상선 수치에 대해서 더 알고 싶으면 부록 1을 참고하기 바란다. 또한 새로 출판한 〈24시 약사 갑상선 관리〉에도 설명되어 있다. 어떤 음식이 당신을 치료하고 해를 입히는지 뿐만 아니라 더 중요한 것을 알게 될 것이다. 어떻게 당신의 갑상선에 있는 염증을 줄일 수 있는가! 이게 치료방법이다. 또한 추가적으로 아래의 내용에 대해 알 수 있다.

- 어떻게 치약이 갑상선을 공격하는가
- 왜 어떤 사람에게 신지로이드(Synthroid)가 갑상선기능저하증을 악화시키는가
- 당신이 매일 먹고있을지도 모르는 음식 중 어떤 것이 갑상선 암의 위험성을 증가시키는가
- 한 음식물 첨가제를 피함으로써 TPO 항체와 전신의 염증을 줄일 수 있는가
- 어떤 보조제가 가장 좋고 과학적으로 갑상선호르몬의 생산, 흡수, 사용을 증가시키는가
- 어떤 약이 갑상선호르몬 생산을 억제하는가
- 얼마나 많은 갑상선호르몬을 생산하거나 섭취하는 것은 중요하지 않다! 당신의 세포 안으로 들어가지 않으면 소용없다!
- 어떻게 장균총(probiotics)이 30% 이상의 갑상선 호르몬을 보상

해주는가

- 왜 고용량의 요오드가 항상 좋지 않은가
- 어떻게 역 T3를 줄일 수 있는가

특별한 미네랄: 셀레늄

셀레늄(Selenium)은 갑상선이 기능하는데 중요한 역할을 한다. 셀레늄은 기본적인 갑상선 건강에 도움을 준다. 더군다나 하시모토나 그레이브스 병과 같은 자가면역질환에도 도움을 준다. 셀리악병은 가끔 자가면역 갑상선 질환과 함께 나타나기 때문에 자가면역 갑상선 질환이 있다면 항상 셀레악 검사를 해야 한다.[6,7]

유발인자는 보통 음식에 대한 민감성, 특히 곡물에 대한 민감성이다. 여성이 남성보다 갑상선 질병에 걸리기 쉽다. 목에 있는 갑상선이 커지는 고히터가 발생할 수 있다. 셀레늄은 갑상선기능저하증이든 항진증이든 도움을 주는 미량 미네랄이다. 갑상선 호르몬을 잘 조절하면 두통에서 벗어날

하시모토병을 위한 음식

하시모토병이 있다면 글루텐을 먹지마라. TPO 항체를 가지고 있었던 내 친구는 엄격한 무글루텐 식단을 2달동안 시행한 결과 항체를 75%까리 줄였다. 세계적인 내분비학회지 JCEM (Journal of Clinical Endocrinology and Metabolism)에따르면 "T4의 부적절한 흡수가 T4 치료 시에 간과되었었던 셀리악 병을 일으킬 수 있다." 고 보고했다.

수 있다. 심장이 두근거린다는 것이 느껴진다면 셀레늄을 너무 많이 복용하고 있는 것이다. 수많은 약이 우리 몸에서 셀레늄을 훔쳐 가버린다. "셀레늄을 훔쳐가는 드럭머거" 를 조심하라.

요오드 전환

갑상선은 음식, 천일염, 미역에 있는 요오드를 흡수할 수 있는 유일한 조직이다. 하지만 보통 충분하지 않다. 미국 갑상선 협회(American Thyroid Association) 발표 자료에 따르면, 놀랍게도 세계인구의 40%가 요오드 부족의 위험에 있다. 미네랄과 영양소가 부족한 토양에서 식물이 자라는 것이 한가지의 원인으로 생각된다. 알아두어야 할 것이 플루오르, 염소, 브롬과 같은 할로겐이다. 할로겐은 짜증나는 녀석들이고 요오드가 가는 세포로 경쟁해서 가는데 안타깝게도 할로겐이 이긴다. 갑상선 호르몬을 생산하기 위해서는 요오드가 필요하다.

이 녀석들은 무엇인가? 인지도가 높은 스포츠 음료는 브롬(bro-mine), 수영장과 거품목욕장은 염소, 그리고 대부분의 치약은 플루오르를 가지고 있다. 한번에 영향을 미치는 것이 아니라 축적되어 영향을 미친다. 새 자동차 냄새를 좋아하나요? 이 향 중 일부는 브롬의 가스형태이고 따라서 이걸 들이마시게 된다. 그러면 갑상선이 화내기 시작한다.

이 할로이드 녀석들은 요오드를 훔쳐서 요오드 결핍증을 일으키는 녀석들이다. 그래서 갑상선기능저하증의 위험성을 증가시킨다: 탈모, 우울, 추위, 체중 증가, 잘 부서지는 손톱, 설사, 창백해지고 건조한 피부. 피로까지. 만성 피로도 샷 세 개를 넣은 라떼를 먹은 다음에야 정신을 차릴 수 있다.

갑상선 건강에 세계적인 권위자인 데이비드 브라운스타인(Da-vid Browstein) 박사에게 자문을 구했다. 그는 오랜 임상적인 경력을 가지고 있다. 두통을 갑상선 질환의 전형적인 증상으로 생각하는 사람들이 없었기 때문에 그에게 갑상선과 두통의 연관성에 대해서 물어보았다. 저하증 환자를 볼 때 일반적으로는 두통이나 편두통 말고 다른 증상들을 생각한다. 그는 다음과 같이 말했다.

"경험으로 비추어 보았을 때 군발성 두통, 긴장성두통, 편두통 등 모든 종류의 만성두통을 가지고 있는 환자들의 80%이상은 모두 호르몬 불균형을 가지고 있다. 호르몬 불균형을 치료하면 두통이 없어지는 경우를 볼 수 있다."

과연 어떤 호르몬 불균형에 의한 것인가! 에스트로겐, 프로게스테론, 테스토스테론인가? 브라운스타인 박사는 다음과 같이 설명한다.

"호르몬 불균형 환자들 중에 대사를 조절하고 다른 호르몬들을 조절하는 갑상선호르몬 불균형 환자들이 많았다. 많은 사람들이 자신이 갑상선 문제가 있다고 의심하면 혈액검사와 신체검사를 통해 확인할 수 있다. 체중증가, 탈모, 브레인 포그, 추위에 민감함 여부 그리고 기초 체온의 변화를 보면서 확인하게 된다. 개인적으로 마지막 방법을 선호한다. 이 방법을 사용하면 환자들이 자신의 건강에 대해서 계속해서 볼 수 있고 건강에 책임지게 되기 때문이다. 환자들이 저하증의 가장 주요한 증상이 두통이라는 것을 알았으면 좋겠다."

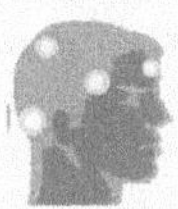

기초체온 측정하기

이것은 갑상선 기능을 집에서 측정할 수 있는 쉽고 편한 방법이다. 잘 작동하는 체온계가 필요하다. 주로 임신여부를 판단하기 위해 여성들이 사용하는 기초 체온계를 사라. 아래의 방법을 따라 하면 된다.

- 아침에 일어나라
- 깨어나고 5분 내에 침대에 누워있을 때 기초체온측정체온계를 겨드랑이쪽에 넣어라
- 보통 일 분 정도 지나면 체온 측정이 끝나고 소리가 울린다
- 체온은 섭씨 36.5~36.7도 사이어야 한다.
- 만약 섭씨 36.5도 이하라면 갑상선이 적절하게 기능을 하지 못하는 것이다.

부가사항 : 만약 가임기 여성이라면 주기 중에 측정해라. 폐경기여성이나 남성은 아무 때나 측정해도 된다.

어떤 사람들은 겨드랑이 외에 혀를 이용하여 체온을 측정한다. 그렇게 하면 적정체온은 섭씨 37.1~ 37.3도이다. 37.6도 이하라면 저하증이라는 확실한 증거이다.

이 연관관계에 대해서 더 자세히 알고싶으면 그의 저서 〈Overcoming Thyroid Disorders〉에 자세히 설명되어 있으니 참고하라. 그리고 그의 홈페이지에 들어가서 무료 뉴스레터를 구독하거나 자세한 정보를 얻을 수 있다. 또한 그의 책은 www.drbrownstein.com 에서 구입할 수 있다.

렙틴 신호가 갑상선 건강에 영향을 준다

렙틴 호르몬은 갑상선에서 얼마나 갑상선 호르몬을 생성할지에 대해 결정하는 중요한 역할을 한다. 렙텐은 지방세포에서 만들어지는 호르몬이다. 렙틴은 먹는 것에 대한 "정지 신호"이다. 렙틴이 분비되면 포만감을 느끼게 된다. 물론 먹는 것을 중단시키지는 않는다. 언제든지 디저트를 위한 배는 따로 있는 것처럼 말이다. 하지만 렙틴은 당신에게 많이 먹었다고 그만 먹으라는 신호를 주기 때문에 그 신호를 잘 들어야 한다. 렙틴에 의해서 포만감을 느끼면 숟가락에서 손을 놔라.

일부는 과식을 한다. 그럴 수 있다. 나 역시도 그런 경우가 많다. 솔직히 말하자면 렙틴이 분비되든 말든 뷔페 식당에서는 이성을 잃게되는 경우가 많다. 어쨌든 가끔 일어나는 일이다. 가끔은 전투적인 식사를 하게 된다.

> 정제 소금을 천일염으로 바꾸세요. 천일염은 모든 미네랄을 포함하는 염화나트륨이다. 갑상선이 행복해한다.

만약 이런 폭식

이 지속된다면 "렙틴 저항성"이 되고 스키니진을 입으면 살이 튀어 나오게 된다.

렙틴에 집중하자. 그렇지 않으면 렙틴저항성이 생기게 된다. 그러면 렙틴이 아무리 많이 분비되어도 뇌는 포만감을 느끼지 못해서 그만 먹으라는 신호를 보내지 못한다. 뇌는 기근이 지속되고 있다고 생각하게 된다. 렙틴에 익숙해져서 무시하고 계속해서 먹는다.

렙틴저항성(leptin resistance)은 우리가 지금 굶고 있다고 생각하게 한다. 말도 안되게 들리겠지만, 전염병 수준으로 흔하게 있는 일이다. 그러면 곧 갑상선에 영향을 준다. 이렇게 갑상선이 영향 받게 되면 두통 발생의 확률이 증가하게 된다.

렙틴 저항성은 갑상선에게 대사를 느리게 칼로리를 얻기 위해 음식을 연소하는 것을 그만하라고 한다. 다르게 말하면, 몸은 당신이 아사 중에 있다고 생각해서 음식을 지방으로 축적하려고 한다. 렙틴 저항성은 곧 지방 축적인 것이다. 렙틴 저항성이 있다고 의심되면 내분비학에 정통한 전문의에게 상담을 받아야 한다.

샤워가 호르몬을 감소시키나?

안타깝지만 맞다. 하지만 샤워를 하지 않는데 대한 변명은 되지 않는다. 플루오르, 브롬, 과염소산염과 같은 특정 화학물질들이 갑상선에 붙어서 요오드 흡수를 방해한다는 사실을 알고 있는가. 염소는 샤워하고 먹는 수돗물과 수영장, 거품목욕탕에 있다. 염소는 피부를 통과해서 들어간다.

치약, 가글에 있는 플루오르는 잠자는데 도움을 주는 멜라토닌을 만드는 송과선을 공격한다. 플루오르는 피부와 점액층에서 흡수된다. 무(無)플루오르의 특별한 관리가 잠을 잘 잘 수 있게 한다는 것을 들어보았나? 송과선과 플루오르의 연관성에 대해서 조사하라. 정말 놀랄 것이다. 브롬은 감귤 주스와 대부분의 빵에 있는 수소첨가 식물유에 있다.

큰 문제가 될까? 일단 이 모든 화학물질들은 환경오염 물질이고 몸에 들어가면 잘 배출되지 않는다. 끈질긴 녀석들이고 염소, 플루오르, 브롬 같은 할로겐들은 항상 요오드와 경쟁한다. 불쌍한 요오드! 그리고 갑상선 호르몬 생성도 어렵게 한다.

요오드가 없으면 T4를 만들 수가 없다. 방법이 없다. T는 티로신(tyrosine)을 의미하고 4은 요오드가 4개가 있다는 것을 의미한다. 그래서 4개 요오드 더하기 1개의 티로신이 T4, 즉 thyroxine이 된다.

어떤 것도 4개의 요오드를 대신할 수 없고 T4를 만들 수 없다. 하지만 그 3개의 할로겐들은 가능하다. 그래서 완벽한 TSH 농도라고 해도 임상학적으로 갑상선기능저하증일 수 있다. 혈중 단백질에 결합되지 않은 자유 T4와 자유T3의 농도를 체크하는 것은 중요하다. 의료계에선 어떤 것이 적절한 범위인지 합의를 보지 못했지만, 나는 T3가 3.5 ~ 4.2 사이라면 좋을 것이라고 생각한다.

T4는 T3의 전구체 호르몬이다. T3가 진짜 갑상선 호르몬이다. T4는 인체에서 T3로 전환되어 정상 체온을 유지하게 한다. 갑상선기능

저하증 환자들은 거의 항상 낮은 체온을 유지한다. 이 전환은 인체에 있는 효소복합체를 통해 이루어진다. T3는 T4랑 거의 비슷한데, 요오드가 4개대신 3개라는 점만 다르다. 인체는 T3를 원하고 그것 때문에 생존한다. 자연 건조갑상선호르몬(NTD, natural dessicated thyroid)이나 레보시록신(levothyroxine) 대신에 T3를 복용하길 원한다면 어느 약국에서나 구입이 가능하다.

합성 T3는 모든 사람에게 맞지는 않는다. 많은 사람들이 이것을 알지 못하기 때문에 처방을 받아 오는 것을 추천한다. 몇몇은, 특히 T4(levothyroxine)을 몇 년 동안 복용했던 환자라면 합성 T3 5~10 mcg이라면 충분할 것이다. 나는 당신이 어떤 상태인지 모르기 때문에 적절한 테스트 후 의료진 상담을 추천한다. 내가 말하고 싶은 것은 복용하고 있는 T4는 활성형태가 아니기 때문에 아무 역할도 하지 못한다는 것이다. 효과를 보기 위해서는 T4를 T3로 전환해야 한다. 그래서 캡슐형태로 T3를 바로 복용하는 것은 큰 차이를 낼 수 있다.

빵, 치약, 수영장에서 볼 수 있는 독성물질들은 소중한 갑상선에 대한 항체를 생산함으로써 갑상선호르몬 수치와 T3 수치를 각각 낮춘다. TPO 항체와 다른 수치들은 측정할 수 있다. 만약 독성물질이 지용성이라면, 혈관-뇌장벽을 통과하여 시상하부에 영향을 준다. 이것은 시상하부가 더 이상 갑상선 호르몬이나 렙틴 신호를 제대로 인지할 수 없다는 것을 의미한다. 그러면 갑상선 문제는 심각해지고 편두통과 다른 종류의 '뇌 통증'의 발생확률을 높인다. 실제로 뇌는 통증을 느낄 수는 없는데도 말이다.

프로바이오틱이 갑상선 수치에 영향을 준다

프로바이오틱(probiotics)은 장에서 비활성 상태인 T4의 20~30%를 활성형 T3로 전환시켜서 큰 도움을 준다. 따라서 항상 고품질의 프로바이오틱을 섭취해야 한다. 모든 약은 장균총을 죽인다는 사실을 알고 있는가. 오히라 박사(Ohhira)의 프로바이오틱을 추천한다. 선천적으로 지닌 자신만의 장균총을 잘 자라게 하며 더 활기차고 생생하게 만든다. 프로마이오틱에 대한 자세한 내용은 6장에 있다. 다음은 유익균을 가장 많이 죽이는 약과 상태들이다:

항생제
코르티코스테로이드
제산제
위산분비억제제
에스트로겐을 함유하는 호르몬
혈압제
술
카페인
설탕과 가공된 음식
맹장수술 후
셀리악병, 크론병, 과민성 대장 증후군

간은 일차적으로 독성을 제거하는 기관이다. 일부 T4는 간세포의 세포막에서 T3로 전환된다. 따라서 만약에 지용성 독소나 만성감염이 있는 경우에는 간에서 전환되는 갑상선 호르몬의 수치를 변화킨다. 그래서 간 건강을 위한 보조제 선택은 중요하다. 간 보조제가 많은데, 엉겅퀴가 그 중의 하나이다. 하지만 약하게 에스트로겐에 영향을 주기에 주의해야 한다.

만약 간이 적절히 기능을 하고 있지 못하고 갑상선 호르몬을 활성화시키는 것 말고 지용성 독성과 다투느라 바쁘다면 피곤해지고 갑상선기능저하증으로 발전할 것이다. 또한 백색 지방에 독소를 쌓아놓기까지 한다면 좋지 않은 일이다. 그래서 살을 빼는 것이 중요하다.

지방을 빼면 축적된 독소는 지방과 함께 빠져나가서 생물독소 양이 줄어든다. 하지만 살을 빼는 것에 대한 이익을 다 누리기도 전에 실패할 것이다. 생각해보자. 지방 조직을 부수면 모든 지방세포는 혈액으로 독소를 버릴 것이다. 그러면 콩팥과 간은 그 많은 독소들을 해결하느라 지치게 된다. 갑상선도 망가질 것이고 뇌도 모든 그 전염증성 사이토카인 때문에 염증이 생길 것이다. 따갑고 아프고 피곤하고 이상하고 설사도 할 것이다. 즉, 물을 먹고 운동을 하고, 땀을 빼고(원적외선 사우나도 괜찮다), 독소를 제거하고, 건강 주스를 마시고, 건강하게 식사하고 등을 통해 어느 순간 기분이 좋아질 것이다.

이 상황에서 섬유소를 먹는 것은 중요하다. 섬유소는 지용성 독소들과 결합하여 제거한다. 만약 이런 '재앙 같은' 상황이라면 의사나 체중조절 전문가에게 갈 것이다. 활성형의 차콜이나 벤토나이트 점토를 저용량 복용하는 것이 도움이 된다. 하지만 장기간 복용해서는 안되고 하루 이틀 정도만 복용해야 한다. 추가로 '칼슘 D 글루카레이트' 보조제를 복용해도 되는데 이는 호르몬 조절에 도움을 준다.

Nutrex-Hawaii의 Hawaiian Spirulina는 독성 배설물에 결합을 하고 지사제 역할을 하지 않는다. 건강유지와 독소 제거에 도움을 준다. 스피루리나 보조제는 천연 유래 보조제로 정제된 조류(algae)에서 추출한 것이다. 갑상선이 필요한 만큼 많은 요오드와 미량 미네랄들을 풍부하게 가지고 있다. 한 동물 실험은 임산부가 Spirulina platensis(Hawaiian Spirulina의 한 종류)를 섭취하면 출산 시 태아의 플루오르 독성을 줄일 수 있다는 것을 밝혀냈다. 30마리의 임신한 쥐를 대상으로 신경 발생과 산화 스트레스를 측정했다. 스피루리나를 투여한 쥐들에서는 이에 대한 더 좋은 결과가 나타났다. 이것은 스피루리나가 플루오르를 제거하여 갑상선을 보호했기 때문이다. 플루오르가 얼마나 갑상선에 안 좋은지 알고 있지 않은가. 천연에서 갑상선의 플루오르 손상을 막을 수 있는 보조제를 찾은 것은 정말 멋진 일이다!

갑상선 약을 복용하는데도 체중이 감소하지 않는 사람들이 있다. 그것은 말이 되지 않는다. 요오드 결핍증을 먼저 해결하지 않았기 때문일 수 있다. 아마도 "왜 갑상선 약을 복용하는 어떤 사람들은 요오드 결핍증이나 체중 증가가 지속되는 것일까?" 라는 의문을 가져보았을 것이다. 좋은 질문이다! 브라운스타인 박사는 이에 대해 다음과 같이 설명한다.

"문제는 우리가 충분한 정보를 가지고 있지 못하다는 것이다.

이러한 사람들은 자신의 요오드 수치에 대해서 처음에 알지 못한다. 요오드 결핍증 환자에게 갑상선 호르몬 약을 주게 되면 요오드 결핍증이 더 나타나게 될 것이고 좋은 효과를 보지 못한다. 이 이야기는 치료를 받고 있음에도 불구하고 임상적으로 계속 갑상선 기능 저하증이라는 것이다. 이것이 갑상선 호르몬을 복용하고 있는데도 체중이 증가하는 이유이다. 레보시록신은 TSH가 증가하도록 하지만 근본적인 문제인 요오드 결핍증을 치료하지는 못한다. 오히려 악화될 뿐인 것이다."

"세상에는 요오드를 싫어하는 사람들이 많다. 그들은 요오드의 생리학과 생화학을 모르는 것이다. 나와 연구진 파트너는 6000명의 사람들을 대상으로 실험을 했다. 그리고 95%의 사람들이 요오드 결핍증이었고, 그래서 유방암, 갑상선기능저하증, 자가면역 갑상선 질병, 갑상선암, 난소암, 자궁암, 전립선암이 오늘날에 만연하는 이유를 설명할 수 있었다. 또한 환자들에게 수년동안 요오드 보충제를 사용했고 매우 좋은 결과를 나타냈다. 특히 부신의 기능을 보조해주는 강장제와 함께 사용하였을 때 더 좋은 결과를 이끌어냈던 것이다."

최적의 갑상선 수치

아래 제시한 상태가 제일 건강하다고 느끼는 수치이다. 단지 좋다는 '느낌' 일뿐이지 현재 치료 상태를 반영하지는 않는다.

수치	적정수치
TSH	0.1–1.0mIU/L
Free T3	3.5–4.2 pg/mL나 350–420ng/dL
rT3	이상적으로는 〈16ng/dL나 160pg/mL

갑상선 호르몬 약 복용을 시작하기 전에 요오드 수치를 정상으로 만드는 것이 중요하다. 매일 6 ~ 50mg의 요오드를 먹어야 한다. 24시간 뇨검사를 하면 더 좋다. 브라운스타인 박사는 Hakala Labs에서 제안하는 요오드 부하 시험을 추천한다. www.HakalaLabs.com

알파 지방산 보충제는 신경통을 경감시킨다. 인체가 생산하는 활성형 T3의 양에 영향을 미칠 수 있다. 낮은 용량을 유지해라. 하루에 600mg과 같은 고용량의 알파 지방산이 필요할 때는 용량을 증가시켜야 한다. Synthroid와 같은 T4 약을 더 증량하는 것은 소용이 없다.

Migrenades™을 없애라!

인공 감미료

플루오라이드가 있는 가글, 치약 등

드라이클리닝을 해야 하는 옷

MSG

글루텐과 가능하면 모든 곡물들

흰 소금(Celtic, pink Himalayan or Real™ 사용)

브롬이 들어있는 식물유

섬유유연제

가짜 에스트로겐을 피해라

대중적으로 유명한 섬유유연제와 세탁용 세제는 제노에스트로겐(xenoestrogen)이나 가짜 에스트로젠을 가지고 있다. 이것들은 빨고 말릴 때 옷에 스며든다. 그러면 옷이나 수건은 피부와 접촉하게 되고 갑상선 문제를 일으키는 내분비 기능을 망가뜨릴 수 있다. 건강기능식품점에서 천연 세제를 찾아보자. 아니면 섬유유연제를 직접 만들어 사용할 수도 있다. 솜에 좋아하는 에센셜 오일을 몇방울 떨어뜨린 후에 옷과 함께 건조기에 넣으면 된다. 나는 오렌지나 바닐라 향을 좋아하지만 내 딸은 라벤더나 레몬향을 좋아한다. 할 수 있는 방법은 다양하다. 이것은 갑상선이나 에스드로겐 호르몬을 손상시키지 않고도 가능한 것이다.

임파배수와 혈액 흐름을 증진시키기 위해 운동을 주기적으로 해야 한다. 지방을 분해하는 동안 신선한 영양소와 산소를 제공한다. 에어로빅과 같은 유연성을 증가시키는 운동이 좋다.

갑상선 호르몬 균형을 위한 제안

갑상선 호르몬 균형의 "표준"은 100% 몸의 화학 작용에 따라 달라진다는 것을 알아야 한다. 치료가 필요할 수도 있고 필요하지 않을 수도 있다. 이것은 검사결과에 따라 정해진다. 천연 건조 갑상선 호르몬(NDT), 합성 T3나 Cytomel은 선택사항이다. Synthroid(레보시록신)은 잘 쓰이는 약물이지만 나는 잘 쓰지 않는다.

갑상선의 건강에 도움을 주는 몇 가지 보충제에 대해서 설명하려고 한다. 미역과 같은 해조류를 많이 먹는 것은 갑상선에게 충분한 미네랄을 제공한다는 것을 기억하자. 아래의 보충제를 섭취하기 전에 자신에게 적합한 것인지 의사와 반드시 상담해라. 내가 여기에 쓰는 목적은 가능성과 선택할 수 있는 것들을 알려주는 것일 뿐이다. 이것을 의학적인 충고라고 받아들이면 안 된다. 나는 이 책을 읽고 있는 모든 사람들에게 어떤 것이 적합한지 모른다. 의사에게 이 목록을 들고 가서 당신의 병력과 맞는 것이 있는지 상담하라. 도움을 받을 수 있는 보충제의 목록은 다음과 같다.

요오드
셀레늄
아쉬와간다(Ashwagandha)
티로신
뮬레인(Mullein)
호장근

이러한 것들이 어떻게 두통에 도움을 주는가

요오드

요오드는 갑상선 호르몬을 구성하는 성분이다. T4라고 불리는

thyroxine으로부터 시작된다. T는 티로신(tyrosine)을 의미하고 4은 요오드가 4개가 티로신에 붙어있는 것을 의미한다. 갑상선 호르몬은 요오드와 티로신이 결합한 형태이다. 요오드가 하나 떨어지면 T3가 되고 몸의 연료가 된다. T3는 당신을 각성시키고 지방을 연소시켜서 당신을 아름답게 만든다.

셀레늄

셀레늄은 예방용으로 50 ~ 100mcg 으로 하루에 한번 셀레늄 시트르산염이나 셀레늄 피콜리네이트 형태로 복용하면 된다. 만약 수치가 너무 낮을 때 의사의 소견이 있다면 100에서 200mcg으로 증량하는 것도 좋다. 드물게 과량의 셀레늄은 손톱에 반점, 오심, 구토, 신경 손상, 두근거림 등을 일으킬 수 있다. 따라서 항상 새로운 보충제를 복용하기 전에 의사와 상담하고 가능한 가장 낮은 용량으로 시작하는 것이 좋다.

셀레늄을 많이 포함하고 있는 음식은 호두, 연어(수은 때문에 너무 많이는 아니다!), 새우, 계란, 치즈, 칠면조, 소고기, 오트밀 등이 있다. 개인적으로는 브라질 땅콩을 좋아한다. 하루에 4개를 복용으로 약 200mcg의 셀레늄을 얻을 수 있다.

아쉬와간다(Ashwagandha)

갑상선 호르몬을 만드는데 도움을 주고 항산화 효과로 갑상선을 보호해 준다. 내가 갑상선과 부신의 건강을 위해 먹는 보충제는 꽈리(winter cherry)나 아쉬와간다(학명 Withania somnifera)이다. 재미있는 이름이다. 이런 특이한 과학용어는 익숙해지지 않는 이상 발음하기 어렵다.

이것은 갑상선과 부신을 도와준다. 분명 집에 하나 놓고 싶을 것이다. 나는 레보시록신(Synthroid)과 같은 T4약을 먹기 힘들어하는 사람들에게 대안으로 제안한다. 아쉬와간다는 저하증과 항진증의 갑상선을 모두 개선시킨다. 저하증 환자들에게는 더 많은 갑상선 호르몬을 만들 수 있도록 도와준다. 이건 강장제의 일종으로 부신에게 영양을 공급한다. 이것은 갑상선의 건강을 증진시키고 DNA 손상을 막아서 암으로 발전하는 것을 막는다.

티로신

식이 보충제로도 팔리는 이것은 아미노산이다. 이것은 갑상선 호르몬의 생성에 필요해서 갑상선기능저하증인 환자에게만 도움이 된다. 갑상선기능항진증이나 그레이브스 병이라면 피하는 것이 좋다. 인체는 페닐알라닌이라는 다른 아미노산을 사용해서 티로신을 만들지만 그것으로는 적정 수치의 갑상선 호르몬을 만들 수 없다. 용량은 사람에 따라 다르다. 하루에 500~1000mg을 세번이나 복용하는 사람도 보았다. 이건 좀 너무 고용량이라고 생각된다. 나는 50~200mg 정도를 하루에 복용하는 것을 추천한다. 비타민 B6나 엽산, 소량의 구리도 티로신을 갑상선 호르몬으로 전환할 수 있도록 도와주는 다른 영양소이다.

주의 : 고혈압, 심계항진(두근거림)이 있다면 섭취하지 않는다.

뮬레인(Mullein)

학명은 Verbascum thapsus라고도 알려져 있다. 뮬레인은 일반 건강과 갑상선 건강에 매우 탁월한 효과를 보인다. 개인적으로 이 약초를 정말 좋아한다. 편두통을 없애줄 뿐만 아니라 영양분을 갑상선에게 주고 호르몬을 많이 만들게 한다. 뮬레인 약초는 항박테리아제이고 결핵치료에 도움을 준다. 그래서 폐건강을 위해서 다양한 제제로 판매되고 있다. 연구실 실험 결과 뮬레인은 항종양, 항바이러스, 항균, 항바이러스 효과를 보이는 것으로 증명했다. 귓병과 귀통증에도 도움을 준다는 연구결과도 있다. 뮬레인은 다양한 약초 중에 하나일 뿐이다. ThyroScript™(www.ScriptEssentials.com)에서 액체 추출물이나 차형태 아니면 다른 영양소와 결합된 뮬레인 약초를 찾을 수 있다.

호장근

호장근(Polygonum cuspidatum)은 잘 번식하는 꽃 식물이다. 다른말로는 잡초이다. 이 약초는 "레스베라트롤(resveratrol)"이라는 유명한 보충제를 만드는데에 쓰인다. 항산화, 항염증, 항바이러스 효과를 가지고 있다. 심지어 항진균 효과도 있다. 호장근은 갑상선 건강에 도움을 준다. 순수 레스베라트롤 보다는 호장근을 추천한다. 레스베라트롤은 너무 강력해서 혈관 확장을 일으켜서 어떤 사람한테는 편두통을 일으킬수 있다고 한다. 하지만 호장근에서는 그런 의견을 들어본 적이 없다.

아연

T4를 활성형 T3로 전환하기 위해서는 아연이 필수적이다. 그 말은 아연이 부족한 사람들은 전환 시킬 수 없으므로 임상적으로 갑상선기능저하증이라는 것이다. 아연은 위산분비억제제, 에스트로겐이 있는 호르몬, 코르티코이드 등 수백가지의 약에 의해서 제거 된다. 아연은 세포의 수용체 자리에 필요하다. 이는 갑상선 호르몬이 세포 안에 들어가기 위해서는 아연이 필요하다는 것이다. 아연은 감기를 완화시키는 것으로 잘 알려져 있지만 갑상선 건강에 큰 역할을 하고 있다는 것은 잘 알려지지 않았다. 아연은 냄새를 맡거나 사물을 보는 것에도 중요한 역할을 한다. 혈액 응고와 면역 기능에도 중요한 역할을 한다. 손톱의 흰 반점은 아연이 부족하다는 신호일 수 있다. 아연의 섭취가 늘어나면 대사 속도도 증가한다. 이는 지방을 빨리 태울 수 있다는 것이다. 한 연구는 26mg의 글루콘산아연이 T3 수치를 증가시키고 안정시대사율을 증가, 즉 갑상선 기능을 향상시킨다는 것을 발견했다.

통증을 줄이는 행동 계획

지금까지 갑상선 호르몬 불균형에 대해서 이야기 했다. 몇 가지 해결방법을 다음과 같다.

1. 갑상선 불균형 형태에 대해 정확하게 파악을 할 수 있는 의사인가

확인한다. 만약 T3 수치가 낮다면 갑상선 호르몬 저항성인지 영양소 부족인지를 구분할 수 있어야 한다. 의사가 T4가 필요한지 알아내지 않고서 레보시록신(levothyroxine)을 처방했다면 물어 봐야 할 중요한 질문이다. 갑상선에 어떤 문제가 있고 수치로 어떤 약이 적절한지 정확하게 파악하는 의사를 원할 것이다.

2. 글루틴을 제거한다. 곡물 글루틴 알러지와 갑상선 질병 특히 하시모토와 그레이브스 병에 대한 관련성이 밝혀졌다. 글루틴이 없는 생활을 하면 항체는 몇 달안에 수치가 내려간다. 글루틴 흡수를 일부 낮추는 "DPPIV"를 포함하는 보충제를 복용해도 된다. DPPIV 효소는 "디펩티딜 펩티데이즈 4(dipeptidyl peptidase four)" 를 의미하고 글루틴을 먹을 경우 갑상선을 보호하는 역할을 한다. 나는 곡류를 모두 섭취하지 않을 것을 추천한다. "ThyroScript™" 이라는 식이 보충제는 갑상선 건강을 도와주는 다른 영양소와 이 효소를 포함한다. www.ScriptEssentials.com 에서 구입할 수 있다.

3. 유제품을 멀리한다. 갑상선 호르몬 약을 복용하고 있는 경우, 우유를 마시거나 유제품을 섭취하는 것, 칼슘과 다른 미네랄을 포함하고 있는 보충제를 복용하면 안된다. 약에 결합하여 효과를 떨어지게 만든다. 2시간 이상의 간격을 두고 섭취해야 한다.

4. 브롬을 피한다. 흰 빵과 모든 빵 종류는 브롬을 포함하는 경우가 많다. 브롬은 할로겐으로 섭취해서는 절대 안 되는 것들이

다. 요오드를 대체함으로써 충분한 갑상선 호르몬을 만드는 것을 방해한다.

5. 유기농 음식을 섭취한다. 살충제와 제초제는 브롬을 포함하고 있어서 인체에서 요오드의 사용을 억제한다. 게다가 "PON1 유전자 snp(단일염기 다형성)" 을 가지고 있을 경우에는 몸에서 배출할 수 없기 때문에 살충제의 섭취가 더 위험하다.

6. 콩을 줄인다. 갑상선의 활동을 줄인다. 따라서 콩의 섭취를 대폭 줄이거나 완전히 제거해라. 또한 가끔 GMO(유전자 변형) 식품이기도 하다.

7. 용량 설정에 유의해야 한다. TSH 호르몬 수치로 용량을 설정해서는 안 된다. 그것은 뇌 호르몬일 뿐이고 갑상선 호르몬을 세포가 사용하는 것에 대한 정보는 제공하지 않는다. 자유 T3 수치와 다른 임상적 수치와 다른 표시를 이용하여 용량을 결정해야 한다. 좋은 의사들은 이것을 이해할 것이다.

8. 운전할 때 조심한다. 진짜로 "새 차 냄새" 는 갑상선에 악영향을 준다. 그 멋진 냄새를 나도 좋아하지만 브롬의 가스 형태로 갑상선 호르몬의 생성을 막는다.

9. 염소 필터를 산다. 그리고 샤워기에 장착한다. 염소는 갑상선 호르몬의 생성을 막는 브롬과 비슷한 할로겐 종류이다. 집 자재를 파는 곳이면 어디서든지 살 수 있다. 만약 수영을 하는 사

람이라면 요오드를 보충적으로 섭취해야 한다. 수영장 물에는 염소가 있는데 바로 피부를 투과해 들어가기 때문이다.

10. 치과 치료를 받는다. 주기적인 치과 검진은 감염을 진단하는데 중요한 역할을 한다. 턱 쪽에 충치가 있어서 발치가 필요한 사람도 있다. 병원체는 갑상선과 부신의 병을 일으키는 원인이지만 쉽게 간과된다. 발치 후에 얼마나 빠르게 갑상선과 부신의 기능이 좋아졌다는 이야기를 많이 들었는지 모른다.

11. 메틸화를 시작한다. 많은 갑상선 기능 이상환자들은 몸의 중요한 독성 제거 경로인 메틸화가 약하다. 메틸화 문제는 독소를 제거하는데 문세가 있나는 것을 의미한다. 1장 "편두통"과 7장 "해독이 중요하다"를 보면 왜 엽산의 일종인 메틸엽산이 필요한지 알 수 있다. 메틸화 경로가 활성화 되면 갑상선 약의 용량을 줄여도 같은 효과를 볼 것이기 때문에 의사와 용량에 대해서 상의해야 한다.

12. 프로바이오틱을 복용한다. 비활성형 T4을 활성형 T3로 자연적으로 바꿔준다.

주스에 대한 권위자이자 나의 친한 친구인 드류 카놀(Drew Canole)은 천연 우유, 스무디, 주스의 레시피로 건강한 생활습관을 소개하고 있다. 건강은 우리 손에 달려있다. 드류가 두통을 줄여줄 수 있는 주스 레시피를 소개하였다.

드류 카놀이 추천하는 두통 완화 주스

파인애플 반통

샐러리 2대

배추상추 한통

고수 잎 6개

엄지 손가락 크기의 생강

| 11장 |

사이토카인을 줄여라

이번 장을 통해 오랜 시간 고통으로 지새운 어두운 방에 불이 켜지길 바란다. 이틀이 됐든 20년 이상 통증을 견디어 왔는지는 상관없다. 나는 하루에 열 번 필요했을 마약성밴드와 NSAID소염진통제 그 이상의 것을 알려 주고자 한다.

통증은 15억 인구와 미국인 1억명에게서 나타난다. 그 원인이 무엇이든 간에 통증의 한가지 결과는 염증이다. 통증은 신체의 정상적인 자기 보호의 한 부분으로 일어난다. 하나 혹은 그 이상의 계기에 응하는 염증이 문제가 아니다. 그것은 치료의 유용한 부분이며 많은 생화학적 경로가 신체에서 캐스케이드를 생산하는데 관련되어 있다. 염증 그 자체가 문제가 되는 것이 아니다. 그것은 우리 몸을 치료하는 것이다.

염증이 문제가 아니라 만성염증이 문제다!

나는 엄마, 부인, 딸, 약사 등 1인 4역에다 14년 넘게 기능 의학(Functional Medicine)을 공부한 학생이었다. 기능의학연구소(The Institute of Functional Medicine)에 대해 설명하면 다음과 같다.

> "기능의학은 시스템에 기원한 접근과 환자와 치료자 사이에 치료적 파트너쉽에 참여시킴으로써, 근본적인 원인을 제시한다. 21세기에 필요로 하는 의료행위의 진화 과정인 것이다. 전통적인 질환 중심적 치료에서 좀더 환자 중심의 의료를 지향한다. 기능의학은 고립된 일련의 증상이 아닌 온전한 인간을 추구한다."

기능의학은 신체를 하나의 전체로 보게끔 가르쳐줬다. 보통 우리가 느끼고 있는 통증은 몸 전체에서 주야로 활활 타오르는 불에 의한 것이라고 한다. 가지를 절단, 병든 나무를 치료할 수 없기 때문에 뿌리부터 건강하게 만들어야하는 것이다.

통증을 야기하는 화학물질들

다음은 이미 언급했던 통증을 일으키는 물질을 빠르게 설명하겠다. 세포들이 하루종일 분비하는 것("아야" 라고 말하게끔 하는 것)을 아는 것은 통증을 줄이는 것을 이해하는데 많은 도움이 될 것이다. 통증을 줄이는 것은 통증이 더 이상 존재하지 않게끔 속이는 것이 아니라 통증을 제거하는 것이다.

계속해서 듣게될 단어는 사이토카인이다. 많은 종류의 사이토카인이 있고, 종종 염증 혹은 "전-염증"과 관련이 있다. 사이토카인은 당단백질이며 몸 전체에 주로 면역계 세포들에 분비되어 감염, 상처와 알러지에 어떻게 반응하냐에 직접적인 영향을 미친다.

호르몬처럼, 사이토카인은 적은 농도로 매우 열심히 작용하므로 조금만 있어도 충분하다. 그러나 호르몬과는 달리, 하나의 선이라기보다는 몸 전체에서 만들어진다. 예를 들어, 갑상선 호르몬은 신체 한 지점인 목에 위치한 갑상선에서 만들어진다.

사이토카인은 그룹으로 이동하므로, 더 많은 통증을 일으킨다. 사이토카인이 전-염증물질이 될때, 하나의 사이토카인이 표적세포를 자극하여 또 다른 사이토카인을 만들어내는 도미노 효과를 일으키기 때문이다.

문제는 몇몇 사이토카인이 조용히 있지 않고 당신을 향해 소리치기 시작할때이다. 그것이 만성 통증이 시작되는 때이다. 통증을 멈추는 유일한 방법은 이 물질들을 물러서게 하는 것이다. 약제들이나, 식물, 향료, 차 같은 천연 진통제들에 의존할 수 있다. 이 책을 통해 그러한 선택사항들을 설명하려 한다.

사이토카인은 확실히 점점 위험해지고, 파킨슨병, 알츠하이머, 암, 자가면역질환, 감염성질환, 다발성 경화증에 심지어 자폐증 같은 뇌손상을 일으킬 수도 있다. 뇌와 신체 모두 전-염증 사이토카인을 가까이 할 수 없는 것이다.

신경계에 대한 이해

신경계는 두개의 주요한 부분으로 구성되어 있다. 뇌와 척수로 구성된 중추신경계(CNS)와 감각 및 운동신경들인 말초신경계(PNS)이다.

용어 자체가 그것들에 대해 생각하기 쉽게 만드는데, 중추신경계는 "중심"이다. 감각 및 운동신경들은 중심부에서 머리부터 발끝까지 온몸으로 뻗어나가기에, "말초"라고 부른다.

통증은 신경에서 비롯된다. 팔꿈치를 책상모서리에 부딪혔다고 해보자. 어떻게 말초신경계의 감각신경이 보송보송한 담요에 부딪힌게 아니라는 것을 알 수 있을까? 부드러운 접촉이나 압력 같은 다른 감각들에 대응할 수 있는 다양한 감각신경 섬유들이 있다. 특정한 통증 수용체들은 노시셉터(nociceptors, 통각수용체)라고 부른다. 참견하기 좋아하는 세포들이라고 할 수 있으며, 항상 무슨 일이 일어나는지 알아야 한다. 통각수용체 없는 삶은 감각이 없는 삶이다. 어떤 조직들은 통증을 일으키지 않는 통각수용체를 가지고 있다. 예를 들어, 폐에는 기침을 하게 하지만 통증이 없는 "통증 수용체" 들이 있다.

척추는 모든 신경충동을 조직화하여 우리가 커피를 마시고, 책을 읽고, 강아지를 키우고 페이스북 업데이트를 하게 해준다. 만약 10대 자녀나 상사로 인해 스트레스 받고 있다면, 통증에 대한 반응은 더 강해질 것이다. 때때로 통증은 작은 불편에서부터 엄청난 통증에 이르기까지 오는 경우도 있다. 변연계(lmbic system)는 땀이나 심장고동 같은 다른 반응을 일으킬 수도 있다.

즉, 급성 통증을 일으켰던 부상이 치료되면 통증은 멈춘다. 한번 치료가 끝난 후 통증이 느껴지던가 통각수용체가 더 이상 조직의 상해나 부상을 발견하지 않기 때문이다.

반대쪽 손의 만성통증은 지속적인 상처 때문에 고통스럽게 한다. 끊임없는 통증신호가 뇌로 이동하기 때문이다. 통증을 야기시키는 물질인 특정 사이토카인을 줄이는 것은 어느 정도 통증을 무디게 한다. 두통을 진정시키기 위해서 통증상태가 지속되는 동안 고농도인 사이토카인에 대해 이해하는 것이 도움이 된다.

NFκβ, 세포안에서 잠자는 거인

서론에서 신체에서 편두통을 유발시키는 물질로 표현하는 마이그레네이드에 대해 설명했다. 두통에 관련된 통증과 염증에 원인이 되는 통증을 유발시키는 모든 사이토카인은 마이그레네이드로 고려될 수 있다. 거의 모든 마이그레네이드는 NF Kappa B, 약어로 NFκβ라고 불리우는 미사일에서부터 시작된다.

만성통증은 지속적인 NFκβ의 활성 때문이다. NFκβ는 신체 내에서의 생화학적 통로이다. 당신이 이 잠자는 거인을 깨우면, 조직 상해를 일으키는 마이그레네이드를 시작하는 수백개의 유전자와, 유리기와 체내에서 전-염증물질인 AGEs를 활성화시키는 것이다. 높은 온도에서 음식을 태우면 당화물질이 형성된다. 인간 신체의 정상적인 노화는 느린 요리방법으로 생각될 수 있는데 동맥, 눈, 연골, 관절, 피부 등등에서 같은 AGEs가 생성되기 때문이다.

NFκβ는 사이토카인을 방출시키고 관절염, 췌장염, 활액낭염, 건염, 긴경염 등의 염증을 의미하는 "-염"으로 끝나는 통증을 만들어낸다.

지속되는 NFκβ 활성화가 천천히 당신을 죽여간다는 내 이야기를 믿기 바란다. 이 끔찍한 전-염증 사이토카인들은 무자비한 NFκβ의 통제불능의 결과이다. 냉동음식, 패스트푸드, 캔 수프 등에서 많이 발견되는 트랜스지방을 섭취하거나, 헤비메탈, 합성독소, 제초제, 흡연 음주 같은 산화적인 스트레스에 노출시키는 것은 잠자는 거인을 괴롭히는 일이다. 감염 또한 이 과정을 유도한다.

또한 지속적인 NFκβ활성은 두통과 안면통증을 포함하는 많은 통증을 일으킨다. 또한 자가면역질환, 우울증, 불안증, 주의력결핍, 당뇨, 만성감염, 암, 복부비만, 그리고 나이먹고 있다는 단순한 사실 등을 포함한다. 다행히, 이 과정을 늦추고 NFκβ의 횃불을 감소시키는 천연물질들이 있다. 그 중 최고는 프로바이오틱스, 아스타크산틴, 녹차, 오메가-3 지방산, 알파 리포익산과 커큐민 등이다. 당뇨병에 유명한 치료법인 "메트폴민" 또한 이 과정을 늦춘다.

통증을 일으키는 화학물질

소개할 것들은 많지만, 내가 보기에 가장 두통과 관련된 몇가지 흔한 통증 유발물질에 집중하여 설명하고자 한다.

인터루킨은 통증을 야기하는 단백질그룹에 주어진 이름이다. 혈류 안에서 측정 가능하지만, 그 농도는 변한다. "인터"는 "~사이에" 또는 "~중에"를 의미하고, 루킨은 "백혈구로부터"라는 의미이다. 백혈구에서 처음 발견되었기 때문에 이름 지어졌는데 인터루킨은 백혈구 세포들간에 메신저 역할을 하는것으로 생각되었다.

오늘날, 통증전문가들은 인터루킨이라는 단어를 유물처럼 여기고 있다. 모든 다양한 종류의 세포들로부터 온몸에서 이러한 단백질 메신저가 생성되고 있기 때문이다. 인터루킨의 대부분은 헬퍼T세포 특히, 면역기능을 촉진시키는 단핵구, 대식세포, 내피세포 뿐만 아니라 CD4 림프구에서 만들어진다. 이제 개인적인 통증상태를 적용하기 위해 가장 중요한 인터루킨들만 살펴보겠다. 인터루킨 1부터 시작하겠다.

Interleukin 1 Beta 즉 IL-1β

IL-1β는 인터루킨 1에 속한다. 실제로 IL-1β은 10개의 형제자매를 가지고 있지만, 실제로 IL-1β를 의미하는 것은 아니다. 일반적으로 말해서 인터루킨 1은 최고사령관이고 인체 내에서 가장 강력한 물질 중 하나로 거의 모든 조직을 조절할 수 있다. 인터루킨은 면역계에서 가장 주요한 사령관인 것이다.

이 사이토카인은 편두통과 군집성두통을 포함하는 다양한 통증상태에 수치가 올라간다. IL-1β를 감소시키는 것은 관절염을 앓고 있는 사람들의 뼈와 연골을 보호한다. 두통으로부터 자유롭기 위해, IL-1β 사이토카인을 줄이는 것이 도움이 된다. 이 해로운 물질은 COX 효소를 더욱 맹렬히 일하게 해서 MMP 뿐만 아니라 프로스타글란딘 E2(PGE2)같은 더 많은 통증물질을 만들어낸다. 통증은 체내 사이토카인과 물질들의 케스케이드라는 것을 기억해야 한다. 단지 하나가 아닌 도미노효과이다. 사이토카인은 함께 다니는 것을 좋아한다.

무엇이 IL-1β를 감소시킬까? 아스타크산틴, 알파 리포익산, 퀘세틴, 커큐민과 DHA이다.

Interleukin 2 즉 IL-2

IL-2는 면역계의 신호물질로, 면역을 책임지는 백혈구의 활성을 조절하는 단백질이다. 이것은 또한 자연살해세포의 활성을 증강시키고 B림프구의 항체생성을 돕는다. 극단적으로 통증 특히 만성신경통증을 일으킬 수 있다. 이 사이토카인은 골전이 병소를 가진 사람들에게서 높게 나타나는데 신경병증을 가진 사람에게서 높은 농도를 발견할 수도 있고, 더 예를 들자면 좌골신경통, 대상포진후신경통, 당뇨병성신경증이나 다발성경화증 등이 있다. 신경통에서 사이토카인에 대한 문헌은 매우 명확하다. 편두통, 군집성 두통과 긴장성 두통에 관한 한, 과학사료는 그렇게 명확하지 않지만 그것은 한

두단계의 레벨을 낮추는데 도움을 주거나, 군집의 두통들의 다른 단계 동안 아마도 달라질 것이라 생각된다. 또한 카테콜아민류(노르에피네프린, 에피네프린)나 세로토닌 같은 어떤 신경전달물질의 감소 같은 여러가지 이유로 일어나기도 한다.

IL-2는 또한 우울증과도 연결되어 있고, 높은 농도의 IL-2는 정신적인 상태의 변화 예를 들어 환각, 망상, 시간과 공간의 착각, 방향감각 상실 같은 정신분열증의 증상들을 야기하기도 한다.

무엇이 IL-2를 증가시킬까? 아스타크산틴과 아연이다. 무엇이 IL-2를 감소시킬까? 구리결핍과, 비타민 D와 CoQ10이다.

Interleukin 6 즉 IL-6

체내에서 가장 중요한 사이토카인 중 한가지인 IL-6은 항염증물질이다. 체내에서 종종 열을 발생하는데 IL-6의 상승은 당뇨, 동맥경화, 우울증, 루프스, 전립선암과 류마티스성관절염 같은 많은 질환에 관련되어 있다.

IL-6은 편두통중에 상승되있는것으로 알려졌다. 30명의 아이들을 대상으로 한 연구에서 밝혀진 바로, 편두통이 시작된 초기 한시간동안의 IL-6의 "유의한 상승"이 편두통 기저의 염증과정의 일부라는 것을 제시한다. 즉, 성가신 IL-6이 머리속에서 성냥을 켜고, 염증의 불을 지피는 것이다.

통증에서 실제 작용하는 분자를 찾는 또 다른 연구(Molecular

Pain Journal)도 편두통에 참여하는 IL-6를 가리킨다. 세번째 연구는 편두통 환자들의 혈류에 IL-1과 IL-6가 편두통이 없는 사람들에 비해 높은 농도를 가지고 있다고 한다.

IL-6를 낮추는 것은 커큐민, DHA, 레스베라트롤, 스타틴계 콜레스테롤약물, 요가 등이다.

Interleukin 10 즉 IL-10

IL-10는 전 염증물질이 아니라 그 반대이기 때문에 개인적으로 좋아한다. IL-10은 나쁜 인터루킨인 IL-1, TNF 그리고 인터페론 감마와 GM-CSF같은 다른 통증유발물질들을 쉬게 한다.

이러한 세부사항에 걱정하지 말고 IL-10만 생각하자. 목표는 IL-10 수치를 올리는 방법을 찾고 실행하는 것이다. 즉, IL-10(과 IL-13)는 사이토카인 생성을 감소시킨다. 그리고 IL-10이 "professional MHC II 항체 세포"라고 불리는 어떤 세포들의 양을 낮춘다. 그것들은 진짜 능숙해서 세균이 체내에서 평화롭게 공존하게 할 것인지 공격하게 할 것인지를 결정하는 면역계의 전문가세포이다.

예를 들어, 이러한 MHC 세포들이 당신의 안에서 프로바이오틱스나 요구르트로부터 온 *L.acidophilus*를 발견한다면, 좋은 세균이라는 것을 알아차릴 수 있을 정도로 충분히 전문적이다. 반면에 Salmonella를 본다면, 면역계는 총공격을 감행할 것이다. 우리는 이러한 점에서 IL-10에 감사해야 한다.

항-염증 IL-10의 양이 줄어들면 우울증, 무기력감, 수면장애는 물론 통증지각까지 나타날 수 있다. IL-10의 농도가 낮아지면 또한 전자간증세를 보이기도 하고 이는 임산부에게 잠재적으로 목숨을 위협할 만한 상황이 되기도 한다. 보통은 편두통 증상이 나타나는 동안에 IL-10의 감소를 볼 수 있다.

IL-10을 올리는 것은 아스타크산틴, 레스베라트롤, 비타민D이다. 그 밖에 운동이 있다. 무릎 골관절염을 앓고 있는 31명의 여성을 대상으로 한 연구에서, 연구자들은 운동을 하는 여성들의 관절주변에서 더 높은 농도의 IL-10을 발견했다. 이것은 운동이 무릎 골관절염 환자에게서 어떤 보호기전을 부여한다는 것과 다양한 통증 증상에 유익한 효과를 준다는 것을 입증한다.

Interleukin 17 즉 IL-17

비록 최신연구에서 드물게 논의되기는 하지만, IL-17은 내가 생각할 수 있는 한 가장 위협적인 염증 통증 물질 중에 하나이다. 고전적인 생각은 면역계에 Th1과 Th2(헬퍼 T세포)라는 두개의 무기가 존재한다는 것이었다. 그러나 지금 우리는 T17세포가 있다는 것을 알고 있다. 인터루킨 17을 만들어내는 T17세포가 체내에서 거대한 조직반응을 일으키는데 당신은 IL-17이 배회하는 것을 원하지 않을 것이다. 그것은 뇌를 손상시킨다. IL-17은 종종 신경학적 문제와 다발성 골수증 같은 심각한 질환과 관련되어 있다. 두통이나 전신에 통증 같은 신경학적 증상을 일으키는 라임병, 길랭-바레증후군(Guillain -Barre Syndrome), 하시모토 갑상선염과 자폐증도 마찬가지이다. 류마티스성관절염과 천식, 건선, 면역성 장 질환 에서도 IL-17은 상승해있다.

커큐민, 녹차(EGCG), 락토바실러스 플란타룸(Ohhira' s 박사 같은 좋은 품질의 프로바이오틱스 일부), 덱사메타손(스테로이드 처방의약품)은 IL-17을 떨어뜨린다.

Tumor Necrosis Factor Alpha 즉 TNFα

이름만 보고 걱정부터 할 필요가 없다. 암을 일으키는 것이 아니라 실제로 해를 끼칠만한 감염성 세균으로부터 보호하기 위해 노력하는 물질이기 때문이다. 건강하고 정상적인 양의 TNFα는 감염과 암을 도움을 주는 좋은 것이다.

TNFα의 양이 상승했다는 것은 우리가 과활성화된 면역계 상태라는 것을 의미한다. TNFα의 상승은 편두통, 2형 당뇨, 심부전, COPD, 라임병, 우울증, 기면증, 염증성 장질환, 강직성척추염, 루프스, 건선등 많은 자가면역 질환과 관련되어 있다. 과다한 TNFα 농도는 근육을 소비하는 것과 연결된다.

TNFα의 농도를 유지하는 것은 통증을 겪는 사람들의 목표다. TNFα는 강력한 통증물질인 IL-1β 의 생성을 자극하며 IL-1β과 TNFα둘다 편두통시에 상승한다. 마그네슘과 CoQ10부족이 TNFα

농도를 빠르게 올린다는 사실을 알아냈는데 이것은 미토콘드리아에 활력을 불어넣고 신체를 보호하는 영양소들이 얼마나 중요한지를 시사한다. CoQ10부족은 TNF α증가를 일으키는데, 이것은 사이토카인의 증가로부터 광범위한 통증이 시작된다는 것을 의미한다. 근육을 움직이게 하고 산소를 공급시켜주는 CoQ10의 부족 그 자체만으로도 통증이 생길 수 있다는 것을 기억하자. 그리하여 CoQ10을 고갈시키는 약을 복용하는 것은 통증의 원투펀치인 것이다. 드럭머거는 체내에서 영양소를 빼아가는 약물들이다. 예를 들어, CoQ10의 드럭머거는 스타틴계 콜레스테롤 약물, 에스트로겐 함유 호르몬제, 몇몇 당뇨약물과 위산분비 억제제이다.

프로바이오틱스, 아스타크산틴, 오메가 3지방산, 비타민 D, 마그네슘, CoQ10, 녹차(EGCG), 레스베라트롤, 실리마린, L-글루타민, 머위 그리고 알파리포익산은 TNF α를 낮춘다.

Interferon Gamma 즉 IFN γ

이번에는 사이토카인이라고 불리거나 인터페론이라고 불리우는 것을 볼 수 있을 것이다. 뭐라고 부르던 간에 그것은 "자연살해세포(Natural Killer cells 실제 학명이다)"에 의해 만들어진 것이며, 세균과 싸울 수 있도록 도와주는 선물이다. 자연살해세포들은 스트레스 받은 세포들을 알아낼 수 있는 독특한 능력을 가지고 있다는 점에서 놀라운 일이 아닐 수 없다.

IFN γ는 당신의 대식세포가 죽은 세포, 찌끄러기들, 세균들을 먹어치우는 일을 더욱 열심히 하게끔 신호를 보낸다. 그리하여 팩맨 세포들(대식세포)은 IFN γ로부터 활동명령을 받지만, 이전에 언급한 것 처럼, 과도한 생성은 반발을 일으킨다. 그 반발이란 이전에도 언급한 것처럼 세포들이 IL-1, IL-6, TNF 알파 같은 것들을 만들어내는 것으로 염증을 일으킬 수 있다. 사실은 일탈적인 발현이나 과도한양의 IFN γ는 많은 통증과 관련되어 있다. 그래서 IFN γ의 저하는 만약 만성적인 감염(Lyme이나 HIV, 폐렴 혹은 자가면역질환과 같은)과 관련된 만성 통증 속에 살고 있다면 목표가 되어야 하는 것이다. IFN γ는 종종 우울증을 갖고 있거나 기분이 엉망이고 피곤하고, 식욕이 없고 모든 것에 흥미가 없으며 더 자고 싶거나 집중하는데 문제가 있는 경우의 사람들에게서 종종 높게 나타난다.

아스피린은 1800년대 버드나무껍데기에서 만들어졌다. 적어도 기원전 400년으로 거슬러 올라간 고대의 치료법으로, 히포크라테스가 그의 환자에게 나무껍질을 씹게하자 열이 떨어지고 통증이 감소되었다. 나무 껍질은 화학물질 살리실린을 포함하고 있었는데, 이는 아스피린(아세틸살리실린)계열이다. 많은 연구에서 버드나무 껍질은 통증과 염증을 감소시킴을 나타냈으나, 피를 묽게 할 수가 있었다. 최근의 연구들은 정주 아스피린(intravenous aspirin)이 편두통의 치료법이라고 제안한다.

무엇이 IFN γ를 감소시킬까? 비타민 D3와 충분한 농도의 서양흰버들껍질이다. 하지만 민감한 사람들에게서 서양흰버들껍질은 아스피린과 유사하게 출혈 합병증을 일으킬 수도 있다.

COX 1- Cyclooxgenase 1

Cox1은 몸 전체에서 만들어지고 매일 수시로 많은 대사과정에서 등장한다. 주요한 기능 중 한가지는 위 내벽을 보호하는 것과 신장으로 가는 혈류뿐만 아니라 혈장기능을 조절하는 것이다. 비스테로이드성항염증약물(NSAIDs)는 COX 1 억제자로써, 위장을 보호하는 COX 1을 필요로하는 당신에게 상당한 대가를 치루게 한다. 이부프로펜과 나프록센은 COX 1 억제자이다. 그렇기 때문에 NSAIDs의 장기적인 복용 혹은 오용, 고함량은 고위험과 관련있다. 더욱이, 극단적으로는 16,500명 이상의 사람들이 매년 NSAIDs 관련 위장관 출혈로 사망한다고 미국 식약청은 2011년 보고한 바 있다.

COX-2 즉 Cyclooxgenase 2

이 효소는 통증과 연관있는 프로스타글란딘 형성을 촉진시킨다. COX2는 싸이클로옥시게나아제를 의미하는데 이것은 아라키도닉산을 엔도페록시드 H2 나 프로스타글란딘 G2인 "PGG2"로 변환시킨다. 아리키도닉산이 항상 나쁜 역할을 하는 것은 아니다. 어떤 경로를 따르냐에 따라 항염증이나 전-염증물질로 작용할 수 있다.

COX1 처럼 신체 모든 곳에서 작용하는 것은 아니다. 좀더 신중하게 필요로 할 때 만 행동하지만 극단적으로는 통증을 일으켜 긴장성두통, 편두통, 군발두통, 생리전 두통등의 경우에 농도가 높아져 있다. COX2는 비교적 최근(의학역사적으로)인 25년전쯤에 발견되었다. COX2의 경로를 차단할 수 있는 약물인 COX2 억제제가 있다. Vioxx라는 약물이 시장에 2004년에 출시되었고, 임상시험에 참가한 2600명의 환자에게서 심혈관계부작용이 복용 후 18개월에 나타나 허가 취소되어 셀레브렉스(Celebrex)가 유일한 약물이다. 셀레브렉스는 매우 대중적이고, 같은 계열에 있는 바이옥스(Vioxx)처럼 부작용을 일으키지 않기 때문에 안전하고 유효성 있는 것으로 여겨진다. COX 2 합성 프로스타글란딘들은 염증과 통증에 관련이 있다.

무엇이 COX2를 줄일까? 아스타크산틴, 레스베라트롤, 커큐민, 녹차, 카바뿌리와 오메가 3 지방산 그리고 감태(갈색조류), 세레콕시브이다.

MMP2 와 MMMP Matrix metalloproteases

왜 MMP라고 부를까? 이 물질들은 당뇨병성 신경증이나 바이러스 감염성 신경증인 대상포진후 신경통증 같은 신경 통증에 부분적으로 관련되어 있다. MMP 농도는 유동적이고 감소시키는게 단순하지 않다. 대개 MMP는 급성통증시에 상승되며, 통증이 만성이라면 감소시키는데 집중해야할 요소이다. MMP는 암이나 심장병을 앓고 있을 때 상승되기도 한다.

MMP가 감소되면 감각의 극대화인 가벼운 접촉이나 미세한 움직임에도 고통스러운 반응인 무해자극통증에 도움이 될 수 있다.

MMP를 떨어뜨리는 물질은 면역계에 도움이 될 가능성이 있다. 다시한번 강조하지만 이 책에서 읽는 모든 것을 주치의와 상의하길 바란다. 예를 들어 나린진(자몽)이 많은 약제들과 상호작용을 일으켜 약물농도에 영향을 준다. 지금 알게되는 모든 정보들이 자신에게 반드시 맞는 것은 아니다.

무엇이 MMP를 감소시킬까? 아스타산친, 알파리포익산, 나린진, 목련 줄기 추출물이다.

히스타민

디펜히드라민(Benadryl)이나 로라타딘(Claritin)같은 항히스타민제를 들어보았을 것이다. 이 물질들은 비만세포를 방출하는 히스타민을 감소시킴으로써 알러지 증상을 완화시키는데 쓰인다. 4가지 종류의 히스타민이 있다는 걸 알고 있는가. 히스타민 1, 히스타민 2, 히스타민3, 히스타민4 라는 단순한 이름에 놀라게 된다. 알러지약들은 히스타민 1을 줄이고 위산억제제는 히스타민2를 줄인다.

새로운 연구들에서 류마티스성 관절염 같은 통증질환에서 히스타민 농도가 매우 높다는 것을 확신하고 있다. 군집성 두통이 히스타민 혹은 세로토닌의 급작스런 상승의 결과일 것이다. 여러 개의 연구에서 증명되었다. 한 연구는 뇌에서 히스타민을 만드는 비만세포 숫자의 증가를 보았고, DAO(디아민산화효소) 활성이 감소된것으로 편두통이나 군집성두통을 가진 환자들은 히스타민 불내성이 있다는 것을 증명했다. 이것이 바로 숙성된 치즈나 와인 같은 히스타민 풍부한 음식이 두통을 일으키는 원인이다. 고농도 히스타민 가설은 또한 히스타민이 없는 식단이나 저용량의 항히스타민제가 완전히 증상을 사라지게 하는지를 설명한다. 따라서 통증완화를 위한 한 가지 전략은 체내에서 히스타민을 줄이거나 히스타민이 많이 들어 있는 음식 섭취를 줄이는 것이다.

무엇이 히스타민을 줄일까? 퀘서틴, 비타민 C, L-메치오닌, DAO(디아민산화효소)이다.

Substance P

Substance P는 통증지각과 관련된 화학물질 메신저이다. Substance P가 많아질수록 통증을 많이 느끼게 된다.

Substance P가 방출될 때, 글루탐산 같은 다른 아미노산이 동시에 방출된다. 글루탐산은 신경전달물질로, 매우 적은 양으로 뇌가 학습하는데 도움을 준다. 그러나 과도하게 분비되면, 글루탐산은 주변세포를 자극하고 죽게 만든다. 글루탐산 농도를 줄이는 것은 신경 통증을 줄이는데 중요해서 Substance P를 줄여주는 어떤 것도 무시무시한 글루탐산을 조절할 수 있게한다(MSG는 글루탐산을 포함한다다).

섬유근육통 환자의 뇌주사사진에서 정상인의 3배까지 올라간 Substance 를 관찰할 수 있었다. Babesia감염과 관련된 호흡기질환에서도 글루탐산은 높은 농도로 나타난다. Substance P는 또한 불안, 습진, 오심과 구토에도 관련이 있다.

류코트리엔

류코트리엔은 "아이-코스-어노이드"라고 발음되는 "eicosanoids"의 한 종류로 크게 발음할 때 마지막 발음이 "귀찮게하는"으로 들리고 실제로도 몸안에서 매우 성가신 존재이다.

류코트리엔은 면역계 세포에서 생성되고, 인터루킨, 인터페론과 알러지, 음식 예민성, 자가면역 질환, 과민성 반응들에 관련된 다른 물질들을 만들어 낸다.

류코트리엔은 음식염료인 황색5호, 타르타르진이나 다른 물질등에 알러지가 있을때 농도가 올라간다. 1차 진료의사는 이부프로펜("Advil"이나 "Motrin" 같은 상품명)이나 나프록센(Aleve나 Naproxyn) 같은 비스테로이드항염증약물(NSAIDs)과 셀레콕시브(Celebrex)를 처방한다.

연구자들은 보스웰리아와 퀘세틴 같은 천연물질이 에이코사노이드를 감소시킨다는 것을 알아냈다. 2001년 이후 다크초콜렛이 에이코사노이드를 줄여준다는 의학논문들이 나오고 있으니 멋지고 다행한 일이다.

류코트리엔을 감소시키는 것은 무엇일까? 오메가3, 아마씨유, 들기름, 커큐민, 보스웰리아, 감초, 퀘세틴 그리고 의약품인 아콜레이트정과 싱귤레어정이 있다.

프로스타글란딘

프로스타글란딘은 통증에 관련된 더 큰 단위인 "eicosanoid"의 하부 그룹이다. 우리가 다치거나 감염되는 경우에 프로스타글란딘이 생성되어 발적, 부종, 통증과 열을 일으킨다. 어떤 종류의 관절염, 대량월경출혈, 월경전증후군, 다발성경화증, 만성 라임병 뿐만 아니라 대장과 유방암을 앓고 있을 경우 프로스타글란딘의 농도가 상승한다.

만성 두통의 경우, 프로스타글란딘의 생성이 과다할 수 있다. 통증의 근본적인 원인이 존재하는 한 프로스타글란딘의 공격은 다른 종류의 통증 야기물질들(사이토카인과 무리지어 다니는 전-염증 물질들)의 생성을 촉진하게 된다. 통증을 조절하는 목표는 프로스타글란딘을 정상적인 건강한 수준으로 낮추는 것이다.

어떤 물질이 프로스타글란딘을 감소시킬까? 어유, 서양 흰버들껍질(백버들), 감태(갈색조류), 강황, 스컬캡, 인삼뿌리, 시계풀, 셀레콕시브, 아스피린, 이부프로펜과 나프록센 같은 NSAIDs계 약물들이 있다.

요약

이번 글을 모두 읽었다면, 통증을 일으키는 사이토카인에 대해 더 깊게 이해할 수 있게 되었을 것이다.

사이토카인은 화학적인 메신저로 작용하는 작은 단백질로, 전신에서 활동한다. 어떤 사이토카인은 염증을 일으킬 수 있지만, 그것은 문제가 되지 않으며 자연스러운 과정일 뿐이다. 만성 염증이 조직파괴, 염증, 통증을 일으키는 문제가 된다. 몇몇 사이토카인은 통증수용체를 활성화 시켜 통증에 더 민감하게 한다.

전-염증 사이토카인을 줄이고 항-염증 사이토카인을 늘리는 방법이 있을 수 있다. 그러나 훨씬 복잡하기 때문에, 오늘부터 바로 시작할 수 있는 방법 다음과 같다.

- 흡연, 음주, 과식을 하지 않는 건강한 라이프스타일을 한다
- 인공첨가물과 알러지 일으킬 수 있는 음식을 줄인다
- 가벼운 스트레칭을 한다
- 식품보충물이나 약제를 복용한다

| 결론 |

두통에서 해방되어 살기

두통에서 해방(FREE)되어 살기

두통 치료에 있어서 중요한 것은 원인을 규명하는 것이다. 따라서 결론 부분에서, 두통을 극복하기 위해 필요한 간단한 가이드라인을 제공하고자 한다.

회복을 위한 이 "공식"은 의사에 따라 다르다.

두통 없이 살기 위해 다음의 간단한 계획을 추천한다. 그것을 어떻게 해야할지에 대해 정해 놓았다. 또한 말하려고 한 모든 것이 이 책의 앞에 소개되어 있다. 이것은 당신의 생각을 정리하고 완벽한 회복을 위한 치료 계획을 돕고자 요약해 놓은 것이다. 여기에 제안하는 두통 없이 살기 위해 해야 할 일들은 다음과 같다.

Find the cause 원인을 찾아라

Reduce toxins 독소를 줄여라

Eliminate triggers 유발물질을 제거하라

Energize mitochondria 미토콘드리아에 활기를 주어라

Find the Cause 원인을 찾아라

이를 위해 당신은 당신의 역사를 추적해야 한다. 그 역사라는 것은 두통의 유발 물질, 두통이 시작된 나이, 강도, 두통의 유형 등에 관한 것을 포함한다. 그것은 근본적인 병리학을 강조할 수도 있다. 역사를 살펴본 후에, 모든 불균형한 요인들을 찾아내야 한다. 우리 몸 안에서 모든 생화학적 과정은 균형을 이루어야 한다. 세로토닌, 도파민, 노르에피네프린이 균형이 무너지면 두통이 일어난다. 에스트로겐과 프로게스테론의 균형이 깨졌을 때도, 두통이 일어난다. 갑상선과 생균의 지위가 변했을 때도, 두통이 일어난다. 감염이 면역계에 급속히 퍼졌을 때도, 두통이 일어난다. 지금 내가 무슨 이야기를 하는지 알겠는가? 나는 지금 불균형을 강조하고 있다. 불균형은 신경학적으로, 호르몬과 신경 전달 물질에서, 삶의 방식에서, 구조적으로, 환경에서, 유전적으로 발생할 수 있다. 의사를 방문하여 진료를 받으려면 검진을 받아야 한다. 불균형을 알아내기 위해 필요한 모든 검사를 하는 것은 돈이 많이 든다. 그래서 한번에 1개에서 2개 정도만 해라, 조금씩 첫 걸음을 내딛는 것이다.

Reduce toxins 독소를 줄여라

독소들은 다음과 같다. 가정에서 화학물질, 드라이 크리닝 화학물질, 음식에 있는 감미료와 같은 인공 재료, "FD & C"가 주목하는 인공적인 색, 불필요한 비타민, 보충제(시판중인 제품들 대부분이 화학물질로 가득하다), 불량 식품, 트랜스지방, 벽이나 카펫에 있는 곰팡이와 같은 집에 있는 균, 제어할 수 있는 환경 오염 물질. 중금속은 금연(담배에는 카드뮴이 많이 들어 있다)을 하거나 간접 흡연을 피함으로써 줄일 수 있는 또 다른 독소이다. 수은은 또 다른 중금속이다. 수은은 치과 진료를 받을 때나 시배스(Sea bass)와 참치와 같은 해산물에서도 나올 수 있다. 앞에서 말한 것과 같이 중요한, 농약이 묻어 있는 화학비료를 사용한 음식은 몸에 유독성의 위험이 크다. 그밖에 제7장 "해독이 중요하다"에서 다루었던 다른 많은 것들이 있다.

Eliminate triggers 유발 물질을 제거하라

당신에게 두통을 유발하는 것이 다른 사람에게도 두통을 유발하는 것은 아니다. 예를 들어, 향수 냄새를 맡을 때 나는 두통이 일어나지 않는다, 그러나 내가 컴퓨터로 작업하면 많은 전자기방사선에 노출을 받게되어 두통을 느낀다. 다른 흔한 유발 물질로는 스트레스 받는 상황이나 좋아하지 않는 사람과의 만남이 있다. 통증을 일으키는 유발 물질에 대해서는 스트레스 관리가 중요하다. 앞에 서론에서 설명한 바와 같이 나는 이러한 유발 물질들을 "마이그레네이드™(migrenades ™)"라고 부른다. 왜냐하면 당신의 몸에 편두통 또는 다른 종류의 두통을 일으키는 수류탄처럼 몸에 들어와 폭파되기 때문이다.

많은 음식은 인공 감미료 즉, 마이그레네이드™를 포함한다. 이것들은 심지어 라벨에도 명확하게 표기되어 있지 않다. 솔직히 말하면 그것은 매우 무례한 것이나 마찬가지이다. 나는 인공 감미료, 보존제, 착색료 등 눈속임 음식들이 우리 주변의 음식 산업에 만연해 있다고 생각한다. 이 추악한 불편한 진실들은 머리를 아프게 한다.왜냐하면 우리는 알지도 못한 채 마이그레네이드™를 삼키고 있기 때문이다. 인공 감미료가 한계점에 도달할 때까지, 음식 제조업자들은 제일 앞면 설명서에 표기하지 않을 것이다. 따라서 라벨의 뒷면에 작은 글씨를 읽는 것은 자신의 몫이다. 이 책에서는 아스파탐과 수크랄로스 등 2가지 인공감미료에 대해서만 자세히 다뤘다.

또한 와인, 맥주, 초콜릿, 편육과 같이 두통을 일으키는 음식(어떤 것이든 당신에게 해당 되는 모든 것들), 찬 날씨와 같은 온도 변화, 애완 동물 비듬, 당알코올이 들어 있는 츄잉검 등도 피해야 한다. 이 목록은 끝이 없다, 그래서 펜을 들고 앉아서 자신에게 두통을 일으키는 유발 물질들을 파악하는 작업이 필요하다. 그리고 나서 이를 생활 속에서 없애야 한다.

궁극적으로 최상의 기분을 유지하고 두통 없이 살기 위해서, 미토콘드리아에 활기를 북돋아야 한다. 미토콘드리아는 몸의 모든 세포 안에 있는 발전소이다. 우리는 수십억개의 미토콘드리아를 가지고 있으며 에너지 분자인 ATP를 생산한다. 최근의 연구는 미토콘드리아의 기능 장애가 두통을 일으킨다고 한다. 따라서 미토콘드리아의 건강을 유지하는 것이 비법인 것이다.

세포는 그 안에 몇 백 개의 미토콘드리아를 가지고 있다. 흥미롭게도, 적혈구와 피부 세포는 미토콘드리아를 거의 가지고 있지 않다. 미토콘드리아가 몸무게의 10%에 해당한다! 몸무게가 80kg이라면 8kg이 미토콘드리아인 것이다. 이것들이 에너지를 만든다는 것을 기억하자. 그러나 무게가 미토콘드리아의 기능을 의미하지 않는다. 병이든 사람은 종종 죽거나, 부분적이거나 혹은 기능을 하지 않는 미토콘드리아를 지니고 있다. 그것이 문제다! 미토콘드리아를 일하게 해야 한다.

여기 미토콘드리아 건강에 대한 기본 상식이 있다. 소중한 부신을 잘 보살피자. 가능하면 충분한 수면을 해야 한다. TV를 보거나 페이스 북을 하면서 밤을 새지 말라. 소화관을 잘 돌보고 프로바이오틱스를 회복시켜라. 간, 갑상선, 부신과 호르몬 경로를 도와라. 해독 해독 해독! 메틸화 경로를 열어라. 그러나 서서히 하자. 폴산과 니아신의 균형을 유지하라. 세로토닌을 너무 높거나 너무 낮게 하지 마라. 유전학을 고려해라. 당신은 깨닫지 못하지만, “snps”라고 하는 당신의 유전적 돌연변이 질병, 성격, 통증 증후군, 자가면역 질병, 음식 민감성 등등을 포함한 일생의 증상들에 빛을 비추어 줄 수 있다.

자, 이제는 미토콘드리아 건강을 유지해주는 보충제들이다. 이 보충제 모두를 다루지는 않는다. 그러나 나는 당신이 이러한 것들도 있다는 것을 알았으면 한다, 그리고 의사에게 적절한지 물어보았으면 한다. 한 번에 하나씩 보충제를 설명하겠다.

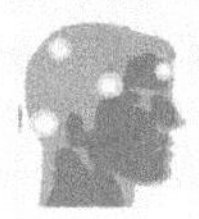

미토콘드리아 건강

미토콘드리아 기능 도움	미토콘드리아 생성(생물발생)
CoQ10*	Quercetin
Acetyl L Carnitine	Resveratrol
Lipoic acid	Lipoic acid
Magnesium	Berberine
D-ribose	Ketogenic diet
B vitamins	Caffeine**
Creatine	Pterostilbene
	§ BCAA supplements

*CoQ10은 좋다. 또한 하부 대사체인 "유비퀴놀(Ubiquinol)" 도 좋다. 보통 이렇게 두 가지 형태로 판매되고 있는 것을 볼 수 있다. 유비퀴놀이 더 몸이 사용하기에 좋다.

**Caffeine은 몇몇 사람들에게는 두통의 유발물질이다.

§ BCAA supplements 는 가지 달린 아미노산이다. 건강식품점에서 살 수 있다. 대개 피트니스에 있는 보디빌더나 사람들이 애용한다.

케일로 진정시키기

소개하는 주스 조리법은 케르세틴(quercetin), 레스베라트롤(resveratrol), 테로스틸벤(pterostilbene)의 형태로 미토콘드리아를 만드는 영양분을 준다. 에너지를 즐길 수 있고 정신이 맑아질 것이다. 화학 비료를 사용하지 않은 케일을 구입한다.

재료

신선한 파인애플 1/2컵
파파야 1컵
블루베리 1/4컵
코코넛 워터 1컵
단단히 포장된 날 것의 케일 2컵
신선한 스피아민트 2~3잎
하와이 스피룰리나 가루 1/4 티스푼

지시사항 : 함께 즙을 내라, 재료의 양을 바꾸어서 맛을 조절할 수 있다. 엄청 달콤하다. 그러나 주스에 익숙하지 않다면, 꿀, 메이플시럽, 코코넛 열매를 첨가할 수 있다. 차갑게 먹을 때 맛이 좋다.

유제품이 들어 있지 않은 딸기 실란트로 스무디

친구 에이미는 맨하탄에서 개인 요리사로 일하고 있다. 그녀는 수 백 가지 맛있는 요리법이 있는 웹사이트를 가지고 있다. 그녀의

페이스북 또한 멋지다. www.Facebook,com/TheHealthy Apple

다음에 나오는 스무디를 만드는 에이미의 요리법은 만족스럽고, 미토콘드리아 에너지와 건강에 좋다. 한 가지 덧붙이자면, 실린트로는 소화관에 있는 중금속을 제거해 준다고 알려져 있다.

재료

줄기를 제거한 신선한 딸기 1컵
껍질을 벗긴 중간 크기의 익은 바나나
1/4컵 캐슈
1/2컵의 글루텐이 들어 있지 않은 귀리
Almond Breeze 아몬드 우유 1컵
가루 스테비아 1/2 티스푼
코코넛칩 1/2 티스푼
잘게 다져진 신선한 실란트로 1/4
갈린 계피 1/4 티스푼
얼음 1/2컵

지시사항 : 블랜더에 모든 재료를 혼합한다. 부드러워질 때까지 갈아라. 1인분 유리잔으로 옮긴다. 차갑게 먹는다.

두통이 나아지지 않는 24가지 이유!

우리는 원하는 어떤 보충제나 약을 복용할 수 있지만, 다음과 같은 이유로 두통은 나아지지 않고 심해질 수도 있다.

1. 왜냐하면 종양이나 동맥류와 같은 근본적인 원인
2. 음식 민감성, 예를 들어, 계란 알러지가 있는데 그것을 모르는 경우
3. 소중한 사람의 관계로 부터 오는 감정적 스트레스, 코티솔이 높거나 바닥상태
4. 인공 감미료 또는 첨가제 소비량, 라벨을 면밀히 읽어야 한다.
5. 안경이 필요한데 깨닫지 못하는 경우
6. 환경 오염, 드라이 클리닝, 곰팡이, 축축한 기후
7. 복용하는 이부프로펜에 들어 있는 글루텐과 같은 약에 있는 알려지지 않는 알레르기 원인
8. 이완을 필요로 하는 근육 긴장 혹은 통증유발점
9. 컴퓨터로 인한 눈의 압박
10. 아직 진단 되지 않은 감염(바이러스, 세균, 기생충, 진균)
11. 해독이나 림프 마사지 부족
12. 머리를 계속 해서 구부리고 앉아 있는 자세로 인한 긴장성 두통
13. 두통 유발 계기가 되는 형광등
14. 불충분한 물 섭취로 인한 탈수
15. 두통을 일으키는 복용중인 몇 가지 약들(부록 3)
16. 카페인을 섭취 또는 카페인을 끊는 것(반동성 두통을 일으킴)
17. 부비동염과 만성 알러지
18. 날씨 혹은 고도의 변화
19. 호르몬 불균형, 프로게스테론보다 에스트로겐이 많을 때

20. 이를 악물거나 이를 가는 것

21. 갑상선 불균형

22. 영양 결핍, 가령 마그네슘 부족

23. 메틸화 경로의 작동안됨

24. 신경 전달 물질의 불균형 상태

HaloScript™

이 책에서 언급한 몇 가지 성분을 함유한 식이 보충제이다. 이 제품은 건강한 신경계를 유지하고 머리로 가는 혈류를 개선하는 데 가치가 있다는 것을 알게 될 것이다. 이것은 내가 여러 제품들 중 하나로 권장하는 것이 아니다. 나는 자신있게 이 제품이 천연 약초와 비타민의 조합이라고 말할 수 있다.

나는 HaloScript™를 나의 연구에 근거해서 만들었다. 따라서 시중에 유사품과는 질적으로 다르다고 말할 수 있다. 모든 자료들이 이점을 증명할 과학적 근거를 가지고 있다. www.ScriptEssentials.com에서 확인할 수 있다.

부록 I

실험실 테스트와 영상 연구

다음의 는 통증의 숨겨진 원인을 찾아내고 두통의 심각한 원인을 제거하는데 도움을 줄 것이다. 이것은 실험실들을 찾아보고 의사에게 가서 말할 수 있도록 실험실에 대한 전체적인 간략한 개관만 보여주는 것이라고 할 수 있다.

두통의 역사

이것은 전체적인 평가를 하기 위해 가장 중요한 부분이다. 이 내용은 두통의 원인을 밝히는데 도움을 줄 수 있다. 많은 질문 가운데 중요한 질문은 다음과 같다.

- 몇 살에 두통이 시작되었는가?
- 거주지 또는 일하고 있는 장소와 어떤 관련성이 있는가?
- 어떤 주기가 있는가?
- 특정한 환경이나 사람이 두통을 유발하는가?

- 특정한 음식을 먹으면 어떤 효과가 있는가?
- 형제나 부모도 두통에 시달리는가?
- 하루 중 언제 두통이 발생하는가?
- 두통이 발생할 때 어떤 전조나 조짐이 있는가?
- 어떤 약물이나 보충제가 두통에 도움이 되거나 악화시키는가?
- 수면상태는 어떤가? 수면부족이 원인이다.
- 음주는 얼마나 하는가? 탈수도 하나의 원인이다.
- 이미 받아 본 테스트는 무엇인가?

의사인 한 친구는 내게 이러한 병력이 얼마나 중요한 지를 강조하면서 나에게 이런 이야기를 전해주었다. 그는 중요한 질문을 던짐으로서, 문제를 밝혀내고 더 많은 고통과 비용으로부터 환자를 도울 수 있었다고 말했다.

> 50세의 여성. 그녀는 더 이상 무리한 체중감량을 할 수 없었고 편두통을 가지고 있었다. 완전한 식이보충, 갑상선, 모든 것이 정상이다. 몇 분 지나서 그녀의 일터에 대해 물어보았다. 6개월 동안에 두 사람이 암으로 사망하였다. 내가 그녀의 인구통계자료를 조사했을 때, 그녀의 일터는 오래된 매립지에 세워졌다는 것을 발견했다. 그녀는 거기서 일한 이래로 좋았던 적이 없다. 2개월 후에 그녀는 일을 그만두기로 결정했다. 몇 일만에 그녀의 건강이 좋아지기 시작했고, 시간이 흐르면서 그녀의 부신은 다시 작동하기 시작했다. 이것이 체중 감량하는데 도움이 되어 두통이 줄어들었다. 어떤 의사도 "새집증후군(Sick Building Syndrome)" 을 언급했던 적이 없었던 것이다.

대부분 의사들은 그들만의 검진표를 갖고 있다. 만약 당신이 스스로 그것을 가지고 있다면 도움이 될 것이다. 또한 많은 정보를 얻을 수 있는 앱(apps)이 있는데, 그 중에 좋은 것이 "My Pain Diary"와 iHeadahce이다. 또한 부록 II을 참고할 수도 있다.

부비강 엑스레이나 CT 스캔(Sinus X-ray or CT scans)

장소: 병원과 전문화된 영상 센터

만약 만성 긴장성 두통(chronic tension type headache, CCTH)과 잦은 부비동 감염에 시달리고 있다면, 의사는 당신의 미스터리 두통의 원인이 될지도 모르는 만성적 알러지, 점막의 비대와 충혈을 밝혀내기 위해 이 테스트를 하라고 할 것이다. 의사들이 부비동쪽을 들어다 보면 염증이 있는지 없는지 꽤 명확하게 알아볼 수 있으므로, 이 스캔이 필요 없을 수도 있다.

뇌 영상 (Brain Imaging)

장소: 병원과 전문화된 영상 센터

CT 스캔과 MRI가 있다. 이들 기구는 뇌의 단면을 잘 보여주어, 암이 너무 커지거나 수술로 치료할 수 없는 지경에 이르기 전에 진행 중인 암을 발견한다. 다른 것도 볼 수 있는데, 가벼운 뇌졸중, 동맥류, 뇌에 있는 플라크 등이다. MRI가 편두통을 진단할 수는 없지만, 두통에 관련된 다른 원인을 규명할 수 있다.

PET 스캔

장소: 병원과 전문화된 영상 센터

PET(Positiron emission tomography)는 몸에서 무슨 변화가 일어나고 있는지를 3차원의 칼라이미지로 보여주기 위해 방사선을 사용한다. 몸이 어떻게 보이는 지가 아닌, 어떻게 작용하고 있는지 보여준다. 방사성 약물이 포도당, 물 또는 암모니아 (표지 화학 약품은 방사성 트레이서 (radiotracer)로 알려진다) 같은 화학 약품 위에 표지 된다. 그러면 방사성 트레이서는 몸에 들어가서 그 화학 약품을 사용하는 몸의 부위들로 들어가 움직이게 된다. 그 이미지는 컴퓨터 분석에 의해 재구성된다.

PET 스캔은 현상이 어떻게 전개되고 있는 지를 알아낼 수 있을 뿐 아니라, 건강상태를 진단하는데 사용한다. PET 스캔은 보통 다른 테스트와 조합하여, 진행 중인 치료가 얼마나 효과적으로 작용하고 있는지를 알아보는데도 사용된다.

이 테스트는 군발성 두통(cluster headache)를 가진 사람들에게 특별히 도움이 된다. 이는 군발성 두통을 앓고 있는 사람들은 몸의 생리적인 시계를 담당하는 뇌의 시상하부 부위에 약간의 고장이 있기 때문이다. 그것은 하나의 영상 연구이다.

대뇌동맥륜(Circle of Willis)

장소: 병원과 전문화된 영상 센터

MRI로 볼 수 있는 영상이다. "대뇌동맥륜"은 다수의 동맥들이 뇌의 기부와 만나는 뇌의 특별한 부위의 영상이다. 연구조사는 "불완전한" 원은 뇌로의 혈류에 더 큰 비대칭도를 보여준다. 뇌의 특정 부분에는 산소가 잘 공급되는 반면, 다른 부위에는 그렇지 않다는 것이다. 대뇌동맥륜과 뇌의 혈류 모두의 이상은 시각령이 위치하는 뇌의 뒤쪽에 가장 중요하다. 이것은 가장 일반적인 편두통의 조짐이 시각적 증상(seeing distortion, spots, wavy lines 등)으로 구성되어 있는지를 설명하는데 도움이 될 것이다.

리튬 수치(Lithium Level)

장소: 어떤 연구실과 www.directlabs.com/suzycohen

어떤 사람들은 기분 전환을 위해 리튬을 복용한다. 그 이유가 불안, 조울증, 기억, 편두통 또는 군발성 두통이든지 말이다. 수치는 보통 혈액 테스트로 측정되고, 마지막 복용 후 12시간이 지나서 채혈을 한다. 만약 용량 조절을 한다면, 용량조절 후 5일을 기다린 후에 혈액 수치를 테스트 한다. 리튬의 부작용은 입 마름, 철 맛, 떨림이나 진동, 힘이 없거나 설사 등이다. 이러한 부작용은 보통 얼마 있으면 사라지고, 장기적으로 갑상선 기능 저하증이나 체중증가가 일어날 수 있다. 약물에는 Eskalith나 Lithobid가 있다. 오로트산 리튬이라는 훨씬 약한 보충제는 건강기능식품점에서 판매된다.

IL-6

장소: 대부분 연구실

이것은 하나의 독립형의 마커로서 혈액에서 측정되거나, 또는 한 개의 사이토카인 패널로 한번에 다수의 다른 사이토카인을 평가할 수 있다. 상승된 IL-6는 많은 통증 증후군과 염증 상태에 있어서의 공통 분모이다. 당신이 얼마나 호전되었는지 알아보고 싶다면 이 혈액 테스트를 할 수 있지만 반드시 필요하지는 않다. 사이토카인은 유익한 화합물이고, 우리가 자연적으로 생성하지만, 그것이 과도하다면 통증을 일으킬 수 있다. 만성 감염이나 라임(Lyme)과 관련된 두통, 만성 긴장성 두통, 편두통, 자가면역 이상, 특정 암, 그리고 알츠하이머 등에서는 IL-6가 상승한다.

부신 호르몬 테스트

장소: 의사 진료실이나 집에서 사용하는 테스트 키트

만성 두통은 많은 정신적 스트레스를 유발하기 때문에, 부신 기능을 평가하는 실험실 테스트를 해보는 것은 나쁜 생각이 아니다. 특히 오랫동안 통증이 있는 경우이다. 부신은 약해지지 않을 수 없다. 부신이 피곤하다는 일부 단서는 근육통, 체중 증가, 만성 피로, 서 있을 때의 현기증, 불면, 광 민감도나 혈당수치의 증가 등이다. 부신 호르몬이 균형이 이루어질 때까지는 두통을 겪을 가능성이 높다. 제8장 "부신 호르몬과 두통의 관련성"을 참고하라.

부신의 작용을 평가하는 하나의 방법은 앉아 있을 때의 혈압을 체크해보는 것이다. 일어서 있으면 혈압은 누워 있는 자세에 비하여 보통 10mm/hg까지 떨어진다. 이것은 확실한 어떤 것이 아니라, 단지 하나의 지표(barometer)이다. 따라서 의사의 지시를 따를 필요가 있다.

다른 방법은, 동공 수축은 약하기 때문에 부드러운 손전등을 가지고 눈을 들여다보는 것이다. 눈에 빛을 비추면, 홍채는 수축을 유지할 수 없어서, 빠르게 수축하지만 곧 매우 빠르게 정상으로 돌아간다. 건강한 부신은 훨씬 길게 수축한 채로 머물러있다고 본다. 이것은 혼자 하기는 어려우므로 다른 사람의 도움을 받아서 할 수 있다.

부신의 건강을 평가하는 다른 방법 중 하나는 "Sergeant's White Line"이다. 무딘 기구로 복부에 하나의 선을 그리면, 부신이 피곤하다면 거기에 하얀 선이 몇 분 동안 남아 있다. 하지만 건강한 사람은 하얀 선이 정상적으로 몇 초안에 분홍색을 띤 빨간색으로 변할 것이다. 이것은 겨우 25%의 사람들에게만 작용하고, 나머지는 그것과 상관없다. 다시 말하지만, 이것은 집에서 실시하는 것이다. 따라서 의사의 지시를 따르는 것도 잊지 않는다.

통증이 부신 부위에 있을 수 있고 없을 수도 있다. 만약 통증이 있다면 그것은 양성 "Rogoff's sign"이라 불린다. 등의 중간 부위에 있는 부신 부위를 눌러보고, 그것이 따가운지 살펴보아라. 이것이 항상 작용하는 것은 아니고 단지 한 개의 지표(barameter)를 더 하는 것이다.

다른 호르몬들, 예를 들면 DHEA와 함께, "4 point" 코티솔 테스트를 추천한다. 다음의 실험실 모두 4 point 테스트를 제공하는데, 이것은 4개의 타액 샘플을 제공해야 한다. 아침, 오후, 저녁 그리고 자정에 하나씩. 이 업체들 중 일부는 DHEA나 다른 호르몬들을 포함한 훨씬 종합적인 테스트도 제공하고, 어떤 업체는 의사들의 지시에 따라 진행하며, ZRT와 같은 업체들은 소비자인 고객의 요구에 따라 진행한다.

Diagnos-Techs	www.diagnostechs.com
ZRT Labs	www.zrtlab.com
Neuroscience	www.neurorelief.com
Genova Diagnosis	www.gdx.net

HHV-6 Testing

장소: 어떤 실험실

삼차 신경 세포를 자주 감염시키는 헤르페스 유기체(herpes

organism)인 HHV-6가 존재하는 지의 여부를 평가하는 테스트가 있다. 이것은 혈액 테스트이다. 나는 혈액을 이용하는 "질적 연구(qualitative research, 정성적 연구)"인 PCR DNA 테스트를 추천한다. 이것은 활동성의 감염을 가지고 있는지, 오래 전에 노출된 적이 있는지를 구별하는데 도움이 된다. 많은 사람들이 HHV-6를 지니고 있지만, 나쁜 증상을 가지고 발현하지는 않는다. 어떤 테스트는 IgM 항체를 평가한다. 정상적인 IgM 항체보다 높다면, 이것은 활동성의 감염을 가지고 있을 지도 모른다는 얘기이다. 대략 2~3개월 후에는 항체 수치는 정상으로 떨어지므로, 정성적인 PCR DNA 테스트만큼 신뢰할 수 있지는 않다. 그러나 만약 최근에 감염되었다고 생각된다면 하나의 선택이 될 수 있다.

건강한 사람은 보통 밀리리터 당 20 복제 (20 copies/ml) 미만이다. 만약 바이러스 량이 밀리리터 당 200 복제 이상이라면 (또는 1 mg의 DNA당 20 복제), 이것은 양성이라고 판단된다. 그것은 단지 양성인지 음성인지를 말해주므로 수치는 주어지지 않는다. "정량적인" 시험은 필요 없다. 이유는 우리 대부분은 이 바이러스에 노출되어 보유하고 있으므로, "양성"을 보이는 것이 최근에 활동성으로 당신의 신경계에 영향을 미쳤는지 아닌지를 말해주지 않는다. 나는 이 유기체에 헌신을 다하는 www.HHV-6Foundation.org라는 웹사이트를 찾았다. 더 큰 패널을 이용해 거대 세포 바이러스 (cyto megalovirus)와 엡스타인바 바이러스 (Epstein Barr), 그 밖의 더 많은 헤르페스 바이러스(herpes viruses)를 테스트할 수 있다.

갑상선 프로파일 (Thyroid Profile)

장소: 어떤 실험실

갑상선 테스트는 혈액으로 이루어진다. 아래의 모든 항목이 갑상선 테스트에 포함된다. 갑상선 기능 항진증이나 저하증을 앓고 있지 않다면, 일년에 한번 검사하면 되지만, 만약 앓고 있다면 더 자주 이 테스트를 받아야 한다. 상승된 갑상선과 갑상선 기능 저하증은 둘 다 두통의 원인이다.

TSH	갑상선 자극 호르몬 (Thyroid Stimulating Hormone)
Free T3	유리 트리요오드타이로닌 (Free Triiodothyronine)
Total T3	총 트리요오드타이로닌 (Total Triiodothyronine)
Free T4	유리티록신 (Free Thyroxine)
rT3	리버스 트리요오드타이로닌 (Reverse Triiodo thyronine or "Reverse T3")

T3 수치를 증가시키는 약물들

에스트로겐을 함유한 피임 약이나 주사

클로피브레이트 (Clofibrate) (약품명 Atromid-S)

에스트로겐을 함유한 폐경기 약물

메타돈 (methadone)

T3 수치를 낮추는 약물들

아미오다론 (amiodarone) (약품명 Cordarone)
테스토스테론 (testosterone)
동화작용 스테로이드 (anabolic steroids)
프로필치오우라실 (Propylthiouracil (PTU))
메티마졸 (Methimazole)
탄산 리튬이나 오로트산 리튬 (Lithium carbonate or orotate)
항경련제
프로프라놀롤 (propranolol)
DHEA 보충제나 약물

Neopterin/Biopterin 프로파일 (Neopterin/Biopterin profile)

장소: Metametrix.com

하룻밤 동안 수집한 소변을 가지고 neopterin과 biopterin 수치를 측정하는 테스트이다. Neopterin과 biopterin은 tetrahydro-biopterin (BH4)이 관여하는 화학적 반응의 부산물인데, 이 BH4는 모노아민(MAO) 신경전달물질들(에피네프린, 노프에피네프린, 도파민, 세로토닌)과 산화 질소를 만드는데 책임이 있는 효소에 대한 공동인자(cofactor)이다. 이 테스트는 두통, 자폐증, 파킨슨병, 알츠하이머, 우울증, 신경 질환, 심혈관 질환, 그리고 선천성 대사이상(페닐케톤뇨증)을 앓고 있는 사람들에게 매우 유용하다.

Neopterin은 감염, 자가면역 이상, 정신 질환, 그리고 수면 무호흡에서 높게 나타난다. 자폐나 자폐 범극성 장애(autism spectrum disorders)을 가진 어린이에게도 높게 나타난다.

전해질 패널 (Electrolyte Panel)

장소: 어떤 실험실

전해질을 방해하는 혈압약을 복용한다면 도움이 될 수도 있다. 이것은 혈액 테스트로, 보통 밑에 이온들(ions)을 포함하고 있는 패널을 사용하거나, 예를 들면 "혈청 칼슘"에 있는 것처럼 별도로 그것들을 주문할 수 있다. 패널이 포함하는 것은 다음과 같다.

칼슘
염소
마그네슘
인
칼륨
나트륨

메틸화 경로 패널 (Methylation Pathway Panel)

장소: http://www.seekinghealth.com/methylation-pathway-panel-vitamin-diagnostics.html

Vitamin Diagnostics

군발성 두통, 편두통과 라임 두통과 같이 복잡한 질병을 가진 사람들에게 매우 유용한 패널 중에 하나이다. 나는 이 패널을 선호하는데, 만약 당신의 머리에 있는 넌센스가 늘 정지되기를 원했다면 이것은 완전히 가치 있는 것이다. 통상적인 의사들은 수 년 동안 찾지 못했던것들을밝혀주는데도움이될수있다. 이패널은SeekingHealth.com에서 소비자들에게 직접판매가 가능하므로 혼자 이것을 주문할 수 있다. 기본 가격은 395 달러 정도이고, 나는 다음 아래의 모든 부가 테스트도 구매하기를 강력히 추천한다.

Nitric Oxide (산화 질소)
Nitrotyrosine 이나 "Peroxynitrite"
Histamine (히스타민)
Ammonia (암모니아)
Kryptopyrrole

Peroxynitrite과 nitric oxide은 때때로 편두통과 군발성에서 상승된다. 신경 라임병과 다른 건강 문제에서도 그렇다. 기초 테스트는 불필요하게 보일지도 모른다. 부가 테스트가 없는 기초 테스트는 산화된 glutathione과 환원된 gluta thione 둘 다의 수치, SAMe의 적혈구 수치, S-adenosyl-homocysteine, tetrahydrofolate, 5MTHR, folic acid와 그 밖의 수치를 보여준다. 이러한 수치가 필요 없다고 생각할지도 모르지만 이것에 대해서는 나를 신뢰해주기 바란다. 머리에 무언가가 엉망이라면, 이것은 신경전달물질의 불균형을 밝혀내는데 도움이 될 것이다. 그것은 해독 중인지 아닌지를 보여줄 것이다.

MTHFR Test Molecular Laboratory Testing

장소: www.Seekinghealth.com

http://www.seekinghealth.com/mthfr-test-seeking-health.html

혈액이 아닌, 경구 면봉 테스트이다. 의사의 필요 없이 그것을 스스로 주문할 수 있다. 결과를 받았을 때, 그것들을 의사에게로 가져가서 해석해달라고 하면 계획을 수립하는데 도움을 줄 것이다. 그러나 다시 말하지만, 그 테스트를 혼자 구매할 수 있다. 그것은 메틸화 장애를 감지해주고, 특히 메틸화를 방해하는 2개의 가장 일반적인 gene snps에 대한 테스트를 할 수 있다.

C677T

A1298

이형 접합체(heterozygous)이거나 (+/-를 의미하는데, 이는 한 부모만이 그것을 전해주었기 때문이다), 동형 접합체 (homozygous)일 수 있는데, 이 경우가 더 많은 해독 문제를 발생시킨다(+/+를 의미하는데, 두 부모 모두가 당신에게 그것을 전해주었기 때문이다). 메틸화는 제7장 "해독이 중요하다"에서 자세히 논의되었다.

MTHFR 돌연변이를 나타내는 다른 일반적인 실험실 수치

나는 이 작은 섹션을 주로 Doctor's Data, Genova Metametrix, 그리고 Vitamin Diagnostics와 같은 실험실에서 오는 전문화된 테스트

에 익숙한 의사들을 위해 포함시키고 있다. 아마도 MTHFR 결핍이 있는 환자에게서 다음 내용을 볼 수 있을 것이다.

상승된 histamine
상승된 UMFA (대사되지 않은 folic acid)
상승된 folic acid나 folinic acid
낮은 5-MTHF
높은 ammonia (아니면, brain fog같은 증상들, "이상한 냄새")
낮은 glutathione
평균이상의 상승된 homocysteine
소화 문제
낮은 5-HIAA
소변에서의 상승된 FIGLU (Formiminoglutamic acid)
감소된 Histidine
감소된 Homovanilate

US Biotek

장소: www.usbiotek.com

이 실험실은 음식 알러지를 알아내는 데 도움을 준다. 일부 사람들에게는 계란, 옥수수, 콩, 유제품과 효모에 대한 민감도가 두통을 일으키는 원인이 될 수 있다. 숨겨진 음식 알러지를 알아내는 실험실 테스트들에는 혈액 샘플이 필요하고, 다시 결과가 오기까지 보통

2~4주가 걸린다.

나는 카제인(유제품에 있는 단백질) 뿐만 아니라, 글루텐(gluten)과 소아 지방변증(Celiac disease) 검사를 선호한다. 그러나, 신중하게 말하자면, 자신을 너무 예민하게 만들 수 있으므로, 음식물 테스트를 고수하지는 않는다. 만약 한번이라도 테스트를 받을 거라면, US Biotek을 이용하기 바란다.

항체로 무슨 일이 발생하고 있는지 알기 위해서, 그들의 음식물에 대한 민감도를 몇 달마다 테스트하는 사람들이 있다는 것을 안다. 조심하지 않는다면, 결국에는 매우 제한적인 식이를 하게 될 것이다. 이것은 매일 먹는 음식물에 대한 모든 양성적인 "반응들" 을 알게 되고, 그 음식물들을 피해야만 한다는 것을 의미한다. 다른 테스트를 취하고, 상승된 항체로 인해 더 많은 양성 반응들이 보인다. 이러한 음식물들에 대해 시들해지고 그러한 음식물에 대해 민감한 반응이 있다고 추측된다면, 완전히 제 정신을 잃고 결국 물과 청경채를 먹게 되는 상황에 직면하게 될 것이다.

여기 이유가 있다. 많은 특정 음식물을 예를들어 코코넛을 먹을 때, 단백질은 새는 장으로부터 새어 나오고 있기 때문에, 그 음식에 대한 항체를 알아보는 테스트에 양성인 경향이 있다. 그것은 필연적으로 민감하다는 것을 의미하지는 않고, 이런 음식물 민감도 테스트는 당신의 몸이 "코코넛" 단백질을 본적이 있어서 그것에 대한 항체를 만들었다는 것을 단지 실제로 보여주고 있는 것이다. 왜냐하면, 코코넛은 "자신"이 아니기 때문에. 그것은 내가 아닌 코코넛이다!

만약 어떤 음식물에 대한 심각한 IgE 반응을 가지지 않는다면

(IgE 반응은 진짜 알러지를 일으킨다), 나는 하루 종일 이쑤시개를 물고 자신을 억제하지 말라고 조심스럽게 말하고 싶다. 이것은 비참하다. 상식적으로 사용하라. 두통을 야기하는 음식을 찾아내려고 하고 그것을 피하는 것이다. 만약 음식물 민감도 테스트를 한다면 주된 테스트로서가 아니라 이따금씩 그것을 하라. 다른 건강 전문가들은 내 의견에 동의하지 않을 것을 알고 있다. 그러나 이것은 내 책에 제시하는 나의 견해이다. 크게 알러지를 유발하는 음식을 피하는 것은 맞지만, 태양 아래 있는 모든 것을 피하는 것은 맞지 않다.

Cyrex Labs

장소: www.cyrexlabs.com

Cyrex Labs는 글루텐(gluten) 테스트와 글루텐을 가진 교차 민감도를 테스트하기 특히 좋지만, 일부 음식물 테스트도 한다. 나는 항상 글루텐 테스트를 선택하는데, 그들은 단순히 alpha gliadin이상의 것을 체크하기 때문이다. 그들은 omega, gamma gliadin, 탈아미노화된 gluten과 다른 것들을 본다. IgG(Immunoglobulin G)는 셀리악병에 특정적이지는 않지만, 그래도 정상적인 양의 IgA 항체를 만들 수 없는 사람들의 상태를 진단하는데 유용하다. IgA 항체에 결핍이 올 수 있는데, 그것은 IgG 테스트가 도움이 되는 이유이고, 그것은 Cyrex Labs을 통해서 제공된다. 많은 사람이 기저에 있는 글루텐 알러지와 소아 지방변증 때문에 두통에 시달린다. 이 테스트가 가치 있을 것이다.

이 테스트는 "Array 3 Wheat/Gluten Proteome Reactivity & Autoimmunity." 라고 불린다. 커피에 있는 단백질들이, 마치 글루텐처럼, 우리 몸에 기대를 걸고 있는 것을 알고 있는가? 그들은 새로운, 다소 주목할 만한 테스트를 내놓았는데, 만약 자가 면역 질환을 앓고 있다면, 특정 화합물을 평가할 수 있다. 이 테스트는 "Array 5 Multiple Autoimmune Reactivity Screen"이라고 불린다. 만약 그들이 말하는 것처럼 '태양아래 있는" 모든 것에 민감하고, 당신이 먹는 음식물로부터 화학 약품, 환경 오염물질 또는 많은 포름알데히드에 노출되어 왔다고 생각한다면, "Array 11 Chemical Immune Reactivity Screen."을 해볼 수 있다. 모든 이 "Array" 테스트는 www.CyrexLabs.com에서 이용 가능하다. 의사는 그 실험실에 전화해서, 테스트를 주문하기 위해 계좌를 개설해야 할것이다. 보통 몇 분 시간이 소요되며 면허번호를 입력하는 것을 요구한다.

Tissue Transglutaminase IgA
장소: Cyrex Labs과 다른 곳

약자로 TTG IgA라고 부른다. 이 혈액 테스트는 자가 면역 상태, 가장 주목할 만하게 소아 지방변증, 글루텐과 관련된 장애를 감지하는데 유용하다. IgA는 Immunoglobulin A의 약자로, 그것이 소장에서 만들어지기 때문에 더 많은 것을 말해주는데, 거기서 글루텐은 민감한 사람들에게 염증과 자극을 일으킨다.

H. Pylori Stool Antigen Test

장소: Genova Labs 또는 www.directlabs.com/suzycohen

만약 궤양과 편두통 모두와 관련이 있는 세균인 *H. Pylori*를 가지고 있다면 알아내야 한다. 그 결과는 이 대변 검사를 가지고 하는 것이, 대부분의 의사들이 제안하는 '호기 테스트 (breath test)' 보다 훨씬 신뢰할 만하다.

Insulin, fasting

장소: 어떤 실험실과 www.directlabs.com/suzycohen

인슐린 감수성(Insulin sensitivity)은 편두통을 가진 환자에게는 손상되어 있다. 두통을 앓고 있다면, 이 혈액 수치가 상승되기를 기대한다. 높은 인슐린 수치는 단지 편두통과 연관되어 있는 것이 아니라, 심장 마비와 뇌졸중의 위험을 높이는 것과도 연관되어 있다. 운동은 이 수치를 낮춘다. 건강에 좋은 음식을 먹는 것도 그 수치를 낮출 수 있다. 잎이 많은 녹색 채소로 시작하라. 공복 인슐린 수치가 대략 5 또는 10 근처에 있기를 바란다. 20이나 25 uU/mL 이상에서, 당뇨나 높은 전염증성 사이토카인과 관련된 질병을 가진 사람들에게 훨씬 더 성공이 확실하다.

혈압

장소: 어떤 의사의 진료실 또는 집에서 테스트 키트를 사용하라.

상승된 코티솔과 상승된 혈청 인슐린은 모두 혈압이 상승하게 만든다. 편두통을 가진 누군가에게 추적해보기에 좋다. 만약 편두통 환자라면, 약국에 가서 기계를 구매하여 집에서 검사가 가능하다. 나는 spot 혈압 테스트는 쓸모가 없다고 자신 있게 말할 수 있다. 이것은 스트레스, 호르몬, 24시간 주기 리듬, 보충제, 약물이나 음식, 그리고 누워있는지, 서 있는지 자세에 따라 매우 세심하게 변한다. 나는 24시간 동안 일정한 간격을 가지고 혈압을 측정할 것을 추천한다. 이것은 전문화된 테스트이다. 사실, 24시간 모니터링을 하기 위해 인터넷에서 구매할 수 있는 장치가 있지만, 보통은 의사로부터 추천받는 경우가 많다. 진보적인 의사들이 많이 있는데, 특히 심장병 전문의는 환자들에게 빌려주기 위해 병원에 이 장치를 가지고 있다. 나는 다음과 같은 이유로 이러한 유형의 테스트를 좋아한다.

- 혈압을 급등시키는 "백의 효과(white coat effect)"를 피한다.
- 혈압이 밤이나 수면 시에 높은 지 알 수 있다.
- 혈압 약이 작용하는 지 말할 수 있다.
- 두통을 경험하면 무엇이 일어나는지 알 수 있다.

하루 종일 장치를 장착하고 있어야 하고, 일상생활에서 그것을 지니고 있어야 한다. 단지 착용하고 수영하러 가거나 목욕하면 안된다. 만약 의사에게 빌렸다면, 24시간 후에는 그것을 벗고 다시 의사의 진료실로 가져온다. 기계는 모든 지시 측정값을 저장하므로 그것을 지켜 보려고 신경 쓸 필요는 없다.

GI Effects Stool Test

장소; www.metametrix.com

위장관 테스트는 복잡한 사례에 대한 해결책을 제공한다. 의사가 기능 의학(Functional Medicine)에 훈련되지 않았을 지라도, 자신에게 염려되는 부분을 보충하려면 어떤 영양소가 필요한지 볼 수 있을 것이다. 비록 아픈 곳은 머리이지만, 나는 여기 '소화관에' 많은 시간을 보낸 것을 안다. 그러나, MRI와 CT 스캔 같은 영상은 보통 특별할 것이 없고, 그것은 거기에는 아무것도 없다는 것을 의미한다. 그래서 내가 당신의 소화관이 두통에 대한 해결책을 가지고 있다는 것을 보여주려고 한다.

위장관 테스트는 Metametrix의 GI Effects Stool Testing을 사용하라고 추천하다. 이는 단 한번의 대변 샘플만으로 집에서 가능하다. 또한, 테스트는 DNA 분석을 사용하여 전에 추적할 수 없었던 유기체를 규명하여, 의사에게 안에 있는 세균의 스냅 사진을 제공한다. 이것 중에 일부는 두통과 연관되어 있다. 이것을 아는 것은 중요하다. 왜냐하면 대변 테스트는 단지 소화 기능에 대한 것이라고 추측하기 때문이다. GI Effect는 심지어 항생제 내성을 유발하는 유기체 안의 유전자를 찾아낼 수 있어서, 의사가 어떤 항생제는 작용하고 어떤 것은 작용하지 않을 지 파악하게 한다.

이런 형태의 테스트가 없다면, 칠흑 같은 어둠 속에서, 과녁에 명중하기를 바라며 다트를 던지는 것과 같다. 맞다! 비록 내가 이 제안하고 있는 테스트들이 의사의 지시가 있어야 하는 것이지만, 당신은 의사의 사무실에서 그 키트는 가져다가 집에서 개인적인 테스트 할 수 있다. 키트를 집으로 가져간 후에, 모든 지시사항을 따라서, 대변이나 소변 샘플을 모은 후, 그것들을 테스트 튜브에 넣고 키트를 봉합한다. 그리고 나서 페덱스가 와서 그것을 당신의 집 앞에서 가져갈 것이다. 그것을 우편으로 보내기 전에, 요청서에 의사의 서명이 필요하긴 하지만 말이다.

위장관의 상태를 알아보는 실험실 테스트는 단 하나의 대변 샘플과 소변 샘플을 필요로 한다. 내가 종종 추천하는 것이 Metametrix의 "Organix Comprehensive Profile"이라 불리는 것이다. 이러한 손쉬운 소변 테스트는 장내 세균의 과 증식이 있는지, 간의 phase II 해독과정이 잘 이루어지지 않는지, 클로스트리디아의 과 증식이 있는지, 메틸화 과정에 문제나 신경전달물질의 불균형이 있는지 등을 밝혀 줄 것이다. 이러한 것들은 모두 두통에 원인이 될 수 있다.

호르몬 문제

장소: www.Rheinlabs.com 또는 www.directlabs.com/suzycohen

대부분 업체들이 호르몬 테스트를 한다. 나는 Rhein을 좋아하는데, 이유는 빠르고, 뇨 대사체를 사용하며, 내 생각엔 정확하다. 나는 나의 에스트로겐 수치를 혈액 테스트를 통해 Rhein을 통해 비교하였다. 나는 내가 느끼기엔 정상이었지만, 나의 혈액 테스트는 낮다고 말하고 있었다.

호르몬 불균형은 보통 여성들에게 분명하게 나타나는데, 특히 만약 심각한 월경 전 증후군, 유섬유종, 월경 중 응고, 심각한 경련, 일과성 열감 또는 다른 폐경 전후와 폐경 후 문제 등을 가진다면 더욱 그렇다. 의사는 호르몬 상태를 평가하기 위해서 혈액이나 소변 테스트를 할 것이고, 타액 테스트도 있을 수 있다. 호르몬은 제9장에 철저하게 논의 되어 있다.

때때로 그것은 편두통이 없는 삶을 살기 위해서 고쳐야만 하는 모든 것이다. 나는 다른 천연의 호르몬 balancer뿐만 아니라, 식물영양소가 풍부한 식이를 추천한다. 천연의 호르몬 balancer에는 I3C, Black Cohosh, sage, Shatavari 추출물 그리고 의사가 당신을 위해 조제해야만 하는 생체적으로 동일한 호르몬 등이 있다. 중요한 점은, 만약 편두통을 앓고 있다면 테스트는 중요하다는 것이다. 호르몬은 만성 통증의 기저에 있는 매우 흔한 원인이라는 것이다. 이 책의 제9장에서 확인하기 바란다.

NutrEval with Nutrients and Toxic Elements

장소: Genova Labs (www.gdx.com) 또는 www.directlabs.com/suzycohen

이 테스트는 혈액과 소변을 필요로 하고, 실험실에서 이 테스트를 한다. Genova(또는 DirectLabs www.directlabs.com/suzycohen)는 집에서 하는 종합 테스트 키트를 당신에게 보낼 것이고, 그 지시사항을 따르면 된다. 얻게되는 프로파일과 결과를 보면 당신이 이 테스트를 하기 위해 들인 시간과 노력이 가치 있었다는 것을 알게 될 것이다. 혈액과 소변을 가지고 지시사항에 따라 확실히 따라 할 수 있는 좋은 실험실이 필요하다. 나는 NutrEval을 했었고, 그것은 종합적이며, 25페이지의 결과로 보여진다! 그것은 몸 전체를 평가하고, 대사적으로 말해서, 위장관 기능, 세포의 에너지 생산, 신경전달물질 프로세싱과, 비타민, 미네랄, 그리고 보조인자의 필요 등을 평가하기 위해서, 39개의 유기산을 측정한다.

테스트는 또한 식이 단백질 타당성, 소화, 흡수, 아미노산 수송, 대사 손상과, 필수 비타민, 미네랄, 아미노산의 포함하는 영양 결핍 등을 평가하기 위해서 38개의 아미노산을 측정한다.

그것은 또한 적혈구 막에 있는 필수 지방산과 대사 지방산을 측정하는데, 이것은 사이토카신의 염증 cascade에 영향을 준다. 중금속과 산화 스트레스 분석, 항산화제와 산화적 손상의 존재. CoQ10이 또한 평가되는데, 그것은 미토콘드리아가 힘이 나도록 돕는다. 어떤 경우에는, CoQ10 수치가 회복되면 두통을 사라질 수 있다. 비용은 비싼 편이다. 내가 쓴 비용은 천 US 달러에 가깝다. 보험이 적용되지 않으므로, 재정 계획을 잘 체크해볼 필요가 있다.

요추 천자 (Spinal Tap)

장소: 병원 시설

"요추 천자(lumbar puncture)"로도 불린다. 가는 바늘이 등 아래 부분에 있는 두 개의 척추 뼈 사이의 감각이 둔한 부위로 삽입되어, 뇌척수액 샘플을 추출한다. 이것은 일반적인 테스트는 아니지만, 의사가 수막염이나 혈류에 퍼져있는 감염을 조사하는 데 사용된다. 의사가 그것을 무조건 해야 하는 것으로 느끼지 않는다면, 나는 추천하고 싶지 않다.

라임병

다른 감염이나 질병 상태와는 대조적으로, 라임병은 의료인에게 "황금표준(Gold-Standard)" 테스트의 호사를 제공하지 않는다. 역사적으로, 의료인들은 ELISA와 Western Blot 같은 라임 테스트에 제한되어 있었다. 이 2개의 실험실 기술은 감염에 반응하는 사람의 항체를 측정하는데 사용된다. 비록 이러한 항체에 기초한 테스트가 지난 몇 십 년간에 걸쳐 꾸준히 사용되어 왔지만, 정확도 면에서 결함을 지니고 있다.

항체에 기초한 테스트(B cell-based 또는 humoral test로 알려진)는 측정하는 항체를 적절히 생산하는 환자에게 의존한다. 항체는 유기체의 "그림자"를 보는 것이지, 30년 전에 왔다 갔던 실제 유기체를 보는 것이 아니다. 항체는 예를 들면, Immunoglobulin G는 "IgG"로 표시되는데, IgG는 병원체를 본 후 몇 년 동안 생길 것이다.

현재 사용되고 있는 라임 테스트 방법론들은 많은 라임 환자들에서의 항체 반응을 감지하기에 충분히 민감하지 않다. 이러한 시험들은 실제 라임에 감염된 환자의 50~70%에 이르는, 상당수의 사람들을 잘못 진단할 수 있는 우려가 있다.

게다가, 의사는 환자가 라임병에 대한 전형으로 여겨지는 인물일 때 거짓 음성을 고려해야 할 뿐만 아니라, 거짓 양성에 대해서도 경계심을 지녀야 한다. Western Bolts 또한 실제로 라임 박테리아를 가지지 않은, 거의 30%의 환자에게서 거짓 양성(다른 병원체와의 교차 반응 때문에)을 낼 수 있다고 밝혀지고 있다! 내가 말하고 있는 것은, 라임병에 걸렸다면, 단지 한번의 테스트만으로는 정말로 알기 어렵다는 것이다.

따라서 이 문제는 항생제로 공격적으로 그리고 불필요하게 치료하여, "친화적인" 이로운 박테리아에 과도한 손상을 주어, 몸 전체에 진저리 나는 부작용을 야기할 수 있다는 것이다.

라임 박테리아는 면역 시스템을 혼돈시키는데 능숙해서, B cell이 병원체를 인지하는 것을 어렵게 할 뿐만 아니라, 그것을 청소하는 것도 어렵게 만든다. 이것은 항체반응을 일으키는데, Western Blot이나 ELISA에서 양성이라고 여겨지지 않는다. 게다가, 모든 환자들이 비슷한 비율로 항체를 생산하지는 않는다. 어떤 사람들은 Western Blot에서 "Lyme positive"라고 판정될 수 있는 양의 항체를 생산하는데 6주까지 걸린다. 이런 경우 치료가 늦어지고, 체크되지 않는 질병의 진행을 고려한다.

라임 공동체가 요구하는 것은 감염을 초기에 알아낼 수 있는, 훨씬 민감하고 명확한 테스트이다. "수축하고 있는 만성 라임병의 위험을 최소화하기 위해서는 예방과 초기 진단이 필요하다."라고 Keith Berndtson은 말한다. 그는 일리노이의 라임 핫스팟 지역에서 환자들을 치료했던 MD이다. 동의한다! 라임 진단이 어렵다는 것에는 의문이 없다. "황금표준" 테스트가 없고, 라임 병의 임상적인 징후학은 많은 다른 일반적인 질병의 상태나 감염과 비슷하다. 맨 처음 내가 자주 추천하는 iSpot 부터 소개하겠다.

iSpot LymeTM by Neuroscience

장소: www.neurorelief.com

이것은 혈액 샘플을 필요로 하는 라임 테스트이다. 다른 테스트가 실패했을 때도 이 테스트가 라임을 밝혀냈다고 말하는 여러 독자들은 나는 알고 있다. 이 테스트는 ILADS(www.ilads.org)의 구성원인 Chenggang Jin(Md, PhD)과 Pharmasan Labs의 몇몇 동료들에 의해 개발되었다. Pharmasan Labs는 진드기가 매개하는 질병을 테스트하는, 전문가로 구성되었다.

이 테스트는 결핵 감염을 평가하기 위해서 이미 FDA와 CDC에 의해 입증되고 승인된 방법론을 사용하고, 그것을 단순히 라임 박테리아 Borrelia burgdorferi에 적용한다. 다른 실험실 테스트는 B cell 항체 반응에 근거를 둔다.

T cell은 라임 박테리아와 같은 세포 내 병원체를 없애는데 있어서의, 면역 체계의 중요한 매개체다. 비록 항체는 박테리아와 반응하여 B cell에 의해 생산되지만(특히 세포 밖의 박테리아), T cell은 건강한 항체 반응을 일으키기 위해 B cell과 반응하여야 한다. 따라서, T cell을 평가하는 테스트를 디자인함으로써, Pharmasan Labs는 84%의 민감도를 가진 테스트와, 진드기에게 물린 후 일찍이 14일에 라임 감염을 감지할 수 있는 테스트를 만들었다. 일부 의사들은 라임은 벼룩, 모기와 무는 파리에 의해 전염된다고 생각한다. iSpot LymeTM 테스트는 또한 Lyme-specific 항원만을 사용하여 교차 반응이 거의 없고, 라임 환자의 94%에서 나타나는 거짓 양성을 피한다.

의사들은 때로는 양성 테스트 없이 라임을 치료한다. 그럼에도 불구하고, 실제로 당신이 양성인지 아닌지 모르기 때문에, 당신에게 평온한 마음을 줄 것이다. 신뢰할 만한 실험실을 통해서 Borrelia burgdorferi의 진단을 확정하는 것이 가능하며, 그것은 중요하다고 생각한다.

ELISA와 Western Blot 테스트는 현재 Borrelia burgdorferi(Bb) 항체의 존재여부를 확정하는데 사용되는 가장 일반적인 테스트이다. 항체는 당신이 라임 병을 가지고 있다는 것을 의미하는 것이 아니고,

단지 당신의 몸이 세균에 노출된 적이 있다는 것을 의미하고, 증상은 없을 것이다.

라임 PCR(polymerase chain reaction) 시험은 상당히 좋지만, 잘 알려진 것은 아니므로, 확실하지는 않다. 그것은 혈액을 살피는 것이다. Quest와 Labcorp을 통한 통상적인 IgG 혈액 테스트는, 내 생각에 현재 신뢰할만하지 않다. 불가능하지는 않지만, Bartonella (cat scratch disease)와 Babesiosis(식은땀, 오한, 공기 기아, 그리고 설명할 수 없는 기침을 유발하는 말라리아 유형의 질환) 같이 진드기가 매개하는 감염의 존재여부를 증명하는 것은 또한 매우 어렵다.

만약 지역 실험실을 사용하려고 한다면, 의사에게 가서 IgM과 IgG Lyme Elisa peptide을 주문할 것을 요청하라. 그러나 그러한 테스트는 아직도 50 퍼센트 또는 그 이상의 경우를 놓치고 있을지도 모른다. 그들을 완전히 신뢰하지는 말아야 한다.

iSpot LymeTM 테스트는 ELISA, Western Blot, PCR, 배양 같은 다른 라임 진단 테스트에게 대단한 경의를 표한다.

IgeneX Labs

장소: www.Igenex.com　　Email: customerservice@igenex.com

라임 테스트에 있어서 최고 중에, IgeneX은 Bartonella와 Borrelia 뿐만 아니라 Babesia 테스트를 제공한다. 이 테스트는 혈액을 필요로 하고, 실험실에 바로 요구해서 그 테스트를 주문할 수 있다. 단 의사에게 요청해서 사인을 받아야 한다. IgeneX는 진드기가 매개하는 질병에 전문화되어 있기 때문에 많은 다른 테스트도 제공한다.

많은 종의 Babesia와 Bartonella가 있다. 당신이 이 테스트를 받아서 음성으로 나왔다고 해서, 이 병원체로부터 자유하고 깨끗해졌다고 믿지 말아라. 나는 IgeneX를 통한 Bartonella와 Babesia 테스트를 항상 추천하곤 했다. 그러나 최근에 나는 너무 많은 사람들이 분명히 이 유기체의 징후와 증상을 가졌는데도 음성 테스트임을 보고, 나는 그것이 가치가 있는 지 확신하지 못하겠다.

만약 비용에 부담이 가지 않는다면, 나는 패널 6050을 추천하는데, 이는 완전히 초기 패널이다. 이 패널은 IFA, IgM, 그리고 IgG Westorn Blots 그리고 Borrelia burgdorferi에 대한 PCRs을 포함한다. IFA는 일반적인 라임 병 스크린이다. 비용이 추가된다면, 완전한 co-infection 패널이 또한 제공된다. Western Blot은 환자들이 만들고 있는 항체를 알아내는 것이다. 몇 백 달러만 가지고 있다면, 패널 188과 189가 이상적이다. 나는 IgeneX의 사이트로부터 다음의 정보를 얻었다:

> "만약 환자의 Western Blot이 IgM나 IgG 둘 중 하나에 의해서도 양성이면, band 31과 41kDa만을 가진다. 바이러스나 다른 스피로헤타에 대한 항체가 존재하기 때문에 거짓 양성의 가능성이 있다. 따라서 밴드 31kDa의 확인이 요구된다. IgM에 대한 테스트 488과 IgG에 대한 테스트 489. 이 테스트를 추가하는 것은 97%이상이 특이성을 개선하는 것이다.

IgM Western Blot

장소: 어떤 실험실

Western Blot 혈액 테스트는 Western Blot 위에 특정한 band를 체크해야 한다(outerdA, 34 kdA, 39 kdA, 41kdA 그리고 83/93 kdA bands). 위의 전형적인 여러 전신적인 증상들을 가지고 있다면, Western Blot은 위의 band들 중에 2개에 대해서 양성이다(Lymeri X 백신을 맞은 적이 없다면). 그러면 나는 라임을 의심할 것이다.

만약 IgM에 양성이라면 (만성 증상을 가지고 있는) 나는 그것이 양성 확인일 수 있다고 생각한다. 특히, 라임 양성 증상이 있다면 말이다. 그러나, 당신은 의사에게서 그것이 거짓 양성이라고 들을 지도 모른다. 병원체, 라임 그리고 공동 감염의 모든 것과 너무 많은 교차 반응이 있기 때문에 알기 힘들다. 만성 라임의 환자들은 자주 양성 IgM 항체를 가지지만, 우리는 그것이 100% 라임이라고 말할 수 없다. 따라서 라임이라고 확정하기 위해서는 다른 테스트를 할 필요가 있다. iSpot Lyome™을 해서, 그 결과들이 양성인지 아닌지를 알아볼 수 있다. 더 많은 테스트를 해보는 것이 더 좋다.

라임 병에 대한 IgG Western Blot

내가 좋아하는 것은 아니지만 항상 행해지는 이 테스트는 단지 전에 진드기 세균에 노출 된 적이 있는지 없는지를 보여주는 것이므로, 이것이 곧 완전히 진행된 라임 병을 가지고 있다는 것을 의미하지는 않는다. 그림자를 보여주고 있는 것이다. 양성 IgG는 단지 몸이 유기체를 보았고, 그것과의 싸움에 착수했다는 것을 의미한다. 라임 병에서는 더 자주 면역 체계가 장악되어 더 이상 싸울 수 없다. 그러면 IgG 항체 수치는 낮아지거나, 정상 범위로 떨어진다. 그러나 IgG 테스트를 하는 것은 전체적으로 봤을 때 중요하다. 당신의 Western blot 혈액 테스트는 Western blot의 특정한 band를 확인해야하는데, 이것은 Borrelia에 노출되었다는 것을 나타낸다. 23 kdA, 31 kdA, 34 kdA, 39 kdA, 그리고 83/93 kdA band가 그것이다.

전형적인 여러 전신적인 증상들을 가지고 있고, Western Blot이 위의 band 중의 어떤 것에 대해 양성이라면 그리고 라임 병 "LymeriX" 백신을 접종한 적이 없다면, 나는 라임을 의심하겠다. 비록 나는 공격적인 항생제 치료로 뛰어들기 전에, 개인적으로 몇 가지 테스트를 더 할 것이지만 말이다.

CD57

장소: Labcorp 또는 www.directlabs.com/suzycohen

의사가 라임 병을 의심한다면 흔하게 지시하는 혈액 테스트로서, 면역 상태를 평가하는 데 도움이 된다. 이것을 통해 박테리아의 양과 질병의 심각도를 간접적으로 평가할 수 있다.

Anything 〈 150 이면 낮다고 여겨진다.

CD는 "cluster designation"을 의미한다. CD57은 일종의 백혈구로서, 특별히 감염과 싸우는 데 도와주는 일종의 "NK (natural killer)"이다. 이것은 라임을 가지고 있는 사람들에게는 (감염된 라임 환자의 약 80%) 거의 항상 낮고, 치료기간 동안에도 낮게 유지될 것이다. 때때로 치료가 끝나가면 상승한다. 때때로 사람들은 그들은 낭창, 다발성 경화증, 또는 류머티스성 관절염이라고 듣고, 그들은 실제로 라임을 가지고 있다.

CD57 count는 그러한 다른 장애로는 감소하지 않지만, 라임에서는 종종 그렇다. 항생제 치료가 끝나면, CD57 count는 증가할 것이다. 그것은 당신에게서 라임이 재발하지 않을 것이다라는 것을 보증하지 않는다. 많은 의사들은 CD57을 무시한다. 왜냐하면 낮은 count가 필연적으로 당신이 징후가 있고 아프다는 것을 의미하지는 않고, 높은 count가 필연적으로 당신이 괜찮다는 것을 의미하지는 않기 때문이다. 나는 건강이 좋아짐에 따라 그것이 상승하는 경향이 있다고 생각한다. CD57은 날마다 다양할 수 있다. 그것은 끊임없이 빙 돌고 있다. 두 개의 다른 조사는 CD57은 특정한 날에 30포인트까지 상승이나 하락할 수 있다고 증명했다. 테스트를 원한다면, 그것은 환자와 의사에게 달려있다. 비록 이 테스트는 그것을 말하고 있지는 않지만, 나는 아직도 CD57을 라임을 알아보기 위해 하고 있는 테스트의 일부로서 추천한다. 그것은 진단적인 것이 아니라 제안적인 것이므로, 퍼즐의 한 조각 이라고 할 수 있다.

Advance Labs Borrelia

장소: www.Advance-Labs.com

이 실험실은 혈액을 사용한다(종합 키트가 바로 의사의 사무실로 보내진다). 이 테스트의 비용은 환자에 의해 지불되고, 일부 보험 등급에 따라 지급한다. 이 실험실은 혈액에 있는 라임을(Borrelia burgdorferi) 배양해서 자라게 할 것이다. 나는 이것이 좋다고 생각하지만, 만약 채혈하는 시점에 당신의 혈액에 유기체가 활동성이 아니거나 존재하지 않는다면, 아무것도 없이 돈을 쓰게 된다.

어떤 회사는 정보제공 차원에서 웹사이트를 운영하고 있다. 채혈 시점에서 활동성 질병의 증상이나 징후를 보여준다. 그들은 당신이 채혈한 낮에 그 샘플을 실어 나를 것을 추천한다. 혈액이 "신선하게" 도착해야 하기 때문에 금요일이나 토요일에 보내지 말아야 한다.

C6 Lyme Elisa peptide

장소: www.Immunetics.com

특정 테스트나 ELISA가 주문되지만, 아직도 50%나 그 이상의 경우를 놓치는 것이 두렵다. 완전히 그것들에 의존하지 마라. 이 분석은 허가된 recombinant OspA Lyme disease vaccine(Lymetrix) 을 접종한 개인을 포함하여, *B. burgdorferi* 감염과 일치하는 임상적 히스토리, 징후, 또는 증상을 가진 환자의 샘플에만 사용되어야 한다. 양성이거나 모호한 결과는 표준화된 Western Blot (second step) 방법으로 테스트하여 이중으로 체크되어야 한다. 음성적인 결과는 라임 병을 배제하는데 사용되지 말아야 한다.

Galaxy Lab

장소: www.galaxydx.com

이 실험실은 라임의 co-infection인 Bartonella를 테스트하는데 기여한다. 그들은 최신의 장비를 가지고 있고, Bartonella 종들의 감지 가능성을 유의성 있게 높이는 특허권이 있는 농화 배양을 사용한다. 대부분의 다른 실험실들은 이런 벌레를 놓칠 것이다. 만약 당신이 류머티즘성 관절염이라면, 그것은 Bartonella 감염(이것은 류머티즘처럼 보인다)일지도 모르므로 나는 이중으로 그 진단을 점검해 볼 것이다.

Galaxy의 방법은 모든 종류의 샘플과 환자에 걸쳐서, 거짓 음성의 가능성을 최소화하려고 개발됐다. 이런 이유로, 그들은 농화 배양 전후 모두에, 샘플에 viable 또는 nonviable DNA의 존재를 잡아내는 것을 확실히 하기 위해서 PCRs (polymerase chain reations)를 돌린다.

그들은 감염된 종을 찾아내기 위해 모든 positive PCR 결과를 확인하여, Bartonella에 대해 가능한, 가장 높은 특이성 수치를 확인한다. Galaxy Labs은 두 가지 종류의 테스트를 제공한다:

1. 한 개의 혈액 테스트
2. 서로 다른 3개의 날에 채혈된, 3개의 다른 혈액 샘플을 필요로 하는 trio,

예전에 테스트 키트를 본 적이 있는데, 한 친구를 테스트 하려고 그것을 실험했다. 지시사항이 매우 쉽게 되어있고, 이용자는 단지 혈액을 채혈해서 그 키트를 보내줄 지역 실험실에 있는 좋은 사혈 전문 의사만 찾으면 된다.

부록 II

두통 일지

날짜 : __________

시작된 날짜 : ____________ 종료된 날짜 : ____________

요일, 동그리미 : 월 화 수 목 금 도 일

전조? 있다 없다

시력 상실 있다 없다

통증의 종류 : 해당되는 모든 것을 선택하라

날카로운, 가슴을 아프게 하는, 고동치는, 진동하는

흐릿한, 찌르는, 압력, 단지 "이상한"

위치 : 눈, 눈 사이, 뒷머리, 관자놀이, 이마

한가지를 선택하라 : 단독 (한쪽 통증), 양쪽 (두 쪽 다)

이 두통을 있을 때 비정상적인 하품이 있는가? 있다 없다

메스꺼움 있다 없다

구토 있다 없다

'취한' 느낌 있다 없다

1에서 5까지의 등급(5가 가장 심각한 것이다) 동그라미 : 1 2 3 4 5

치료

복용하는 보충제나 약물은 무엇이며, 도움을 주었는지 동그라미

_______________ 개선되었다 악화되었다 잘 모르겠다

_______________ 개선되었다 악화되었다 잘 모르겠다

_______________ 개선되었다 악화되었다 잘 모르겠다

_______________ 개선되었다 악화되었다 잘 모르겠다

_______________ 개선되었다 악화되었다 잘 모르겠다

지난 밤에 몇 시간을 잤는가? ____ 충분했는가? 그렇다 아니다

오늘 먹은 것은?

아침 ____________________ 걸렀다

점심 ____________________ 걸렀다

저녁 ____________________ 걸렀다

스낵 __________________________

오늘 (또는 어제) 먹은 것 때문에 설사를 했는가? 그렇다 아니다

지난 2일 동안 먹은 것에 동그라미 치거나 밑줄 치라

씹는 껌, 소다수 , 다이어트 소다, 술, 커피, 계란

빵, 머핀, 파스타(gluten이 들어 있는 어떤 것)

아이스크림, 요거트, 버스 (유제품이 들어 있는 어떤 것)

합성 색소 & 염료 : 밝은 색이 나는 음식이나 음료를 먹었는가

(예 : 파란 Gatarade, 빨간 Kool-Aid) 먹었다 안 먹었다

초코릿? 먹었다 안 먹었다

기타 : 두통을 유발할지 모른다고 생각되는 음식과 음료수를 적어라

____

생리 중인가? 그렇다 아니다

생리 시작하기 까지 몇 일이 지연되는가? (대략도 괜찮다)

두통이 있기 전에 운동을 하거나 힘이 많이 드는 활동을 했는가?

그렇다 아니다

화가 나있거나, 걱정이 있거나, 평소보다 많은 스트레스를 받는가?

그렇다 아니다

상황에 대해 자세히 적어라

____

날씨에 대해 설명하라. 특히 태풍, 바람 등

____

스프레이 향수, 애프터세이브 로션 등을 가까이 있는 사람들이 이용하는가

그렇다 아니다

향을 피거나 향수 플러그 인을 사용했는가?

그렇다 아니다

입고 있는 옷이 합성 직물 시트로 건조되었는가?

그렇다 아니다

지난 주 복용한 약물이나 보충제는 무엇인가? 규칙적으로 복용하는 것과 새로 복용하기 시작한 것 모두 적어라(예를 들면, 이부프로펜, 비타민 D, 친구의 제안으로 커큐민, 나잘 스프레이 등 자신이 생각하기에 상관없다고 생각되어도 어떤 것이든 무엇이든)

____

____

오늘 겪은 두통 관련 증상에 대해 가장 잘 설명된 것은 무엇인가?

하나를 체크하라:

_______ 몇 분/시간마다 내 머리 주위를 움직이고 강도가 변한다

_______ 내 머리의 같은 부위에 머물고 일정한 강도가 있다.

_______ 한 부위에서 시작해서 심해진다.

_______ 두통은 눈 또는 눈 주위 또는 눈 뒤에서 안통(eye pain)을 동반한다.

부록 III

편두통 원인이 되는 약물들

가끔씩 비처방약이나 처방약은 두통을 유발할 수 있는데, 특히 일상적으로 사용할 경우 그러하다. 아래에 제시한 약물들은 두통 유발을 할 수 있다. 이는 장기복용이나 과도한 용량에 의한 것은 아니다. 이는 단지 개인적인 반응에 달려 있다.

- 항히스타민제 (알러지 약)
- SSRI 계열 (퍼록세틴, 플루옥세틴, 세트랄린 그리고 다른 것들)의 항우울제들
- 피임약들 (구강 피임약) 또는 주사제나 패치제
- 피를 묽게 하는 약들 (아스피린, 와파린 혹은 헤파린)
- 부프로피온
- 카페인
- 카페인 금단
- 어떤 종류의 화학요법 (그리고 방사선)

- 감기약
- 프레드니존, 히드로코르티존, 덱사메타손 같은 코르티코스테로이드류
- 플루티카손
- 은행잎
- 호르몬 대체 요법 (에스트로겐 함유 약물)
- 인터페론
- 니트로글리세린
- 장기 이식 거부 약물들
- 트립탄 계열 편두통 약물 남용 (반동성 두통)
- 에이즈 바이러스 약물
- 비타민 A
- 비타민 D
- 빈포세틴 약초

부록 IV

페이스북 친구들이 소개하는 두통 극복 치료

나는 다른 이들과 함께 개인적인 이야기들을 공유하는 것을 좋아한다. 나는 페이스북 (www.Facebook.com/SuzyCohen RPh) 친구들에게 자신의 두통 극복 사례들을 공유하자고 제안했다. 다음은 2013년 9월 6일에 그들이 공유한 최고의 치유법들이다. 괄호 안의 내용은 좀 더 명확히 해주기 위한 나의 멘트이다.

- *Valen Marie* – 마사지 치료! 그것들을 욕하면서 떨쳐내라, 규칙적으로 반복하면 두통을 막을 수 있다.
- *Stacy* – 마그네슘 스테파니. 기운이 느껴지는 즉시 사과즙 발효 식초 1/4컵과 물, 주스가 섞인 것을 마신다.
- *Joshua* – 고속의 산소. 비재호흡 마스크를 사용하여 15~25 LPM (분당 리터)의 유속. 나는 군발두통은 없지만 만성두통에 매일 시달린다.(비재호흡 마스크는 "저장 마스크" 라고도 불린다]
- *Sally* – 나는 호랑이 연고에 근육 이완을 위한 생강이 많이

든 뜨거운 물과 마그네슘을 추가하는 것에 대한 확신이 있다. 물론 많은 양의 물이 추가되어야 한다.

- *Robin* – 마리화나. 나는 이를 피기 시작한 이래로 두통이나 편두통을 겪은 적이 없다. 오일 타입은 그러기에 좀 비싸긴 하지만 먹는 것이 훨씬 더 좋다.

- *Christy* – 나는 16살 때부터 만성 편두통에 시달렸다. 우리 엄마의 다이어트 콜라 중독이 시작되었고, 나도 너무 많이 마셨다. 대략 1년 전에 나는 모든 인공 감미료들을 끊었고, 그 후로는 단지 스트레스로 인한 편두통만 가지고 있다.

- *Julia* – 나는 박하유를 쓰는 걸 좋아한다!

- *Brenda* – 얼음주머니가 이부프로펜 겔과 함께 나의 최고 요법이다.

- *Jules* – 미지근한 황산염 목욕으로 독소제거를 한 후에 찬 물을 마시고 차가운 돌로 된 타일 위에 누워 있는 것.

- *Trish* – 기 치료가 바로 최고의 요법이다. 나는 기 치료를 배울 것을 강력히 추천한다. 당신은 기 치료 전문가와 함께 일할 수도 있다. 나는 기 치료 전문가로 12년 동안 일해왔고, 이후로 두통을 겪은 적이 없다.

- *Earlene* – 관자놀이와 목의 뒷 부분에 바이오프리즈를 바르는 것이다. 오래된 베타 차단제인 상품명 Topamax나 Corgard도 있다.(바이오프리즈는 약국과 척추지압요법 영업소에서 판매한다. Topamax와 Corgard는 처방약이다)]

- Charles – 척추지압요법은 많은 종류의 두통에 도움이 된다. 어떤 이들은 두통들의 80% 이상이 목(경추)에서 원인이 비롯된다고 한다. 침술도 있는데, 이는 직접 목 뒤의 척추 주변 근육에 침을 꽂아 넣어 에너지 균형을 맞추는 타입일 필요까지는 없다. 또한 두피 침술과 측두 하악골 증후군을 위해 가능한 침술도 도움이 된다. 셀프 마사지와 통증 유발점 치료 요법을 정기적으로 하는 것은 대부분에게 매우 유용한 것이지만, 이들은 항상 핑계거리를 만들고 그것을 하지 않는다. 이것을 바로 지금 읽는 사람들은 왜 셀프 마사지와 통증 유발점 치료 요법을 배우고 행하는 것이 쓸데없는 것인지에 대한 핑계를 만들고 있다. 이것은 싸거나 공짜이고 유튜브에 수많은 무료의 도움들이 있다는 것이 슬프다. 테니스 공이나 백노버 등등이 있다. 그냥 스티로폼을 뜯어내서 두피/목 등등을 부드럽게 힘을 가해서 마사지 하도록 해라. 확실히 "족발"을 피하는 것도 엄청나게 중요하다.

- Michelle – 약물 복용 없이 발견한 최고의 두통 완화법은 냉압법 혹은 온압법이다(두통의 원인이 무엇이냐에 따라 다르다). 나는 항상 무언가를 복용하기 전에 어떤 것 혹은 또 다른 것을 시도할 것이다. 물론, 나의 딸과 나는 어떻게 식염수 비강 스프레이가 부비강 두통을 거의 즉시 완화시키는지를 발견하였다! 우리 둘 다 너무 놀랐다, 하하하, 그리고 행복했다!!! 당신의 이번 작업과 내가 본 모든 당신의 작업들을 사랑한다! 고맙다.

- Allyson – 침술사로서 나는 대부분의 두통, 편두통 환자들이 과거에 머리의 외상을 경험했음을 발견하였다. 나는 국소적으로

통증을 경험한 부위에 다른 지점들, 보통 손과 발을 지지용으로 다룬다. 혈액순환은 항상 중요한 고려 요소이기 때문에 항상 심장에 대한 작업은 수행하곤 한다. 나는 긴장을 완화시키기 위하여 부황과 과사*(gua sha)를 등과 목 위에 사용한다. 물론 그들이 여전히 다루기 힘든 상태로 있다면, 나는 그들에게 이상증(종양, 동맥류)을 의심해 보라고 말한다. (과사는 치료사들이 등을 긁거나 문지르는 동아시아의 치유 요법으로 마사지를 의미하지는 않는다. 치료 부위가 그것으로 인해 빨갛게 되므로 강렬하게 느껴진다. 한 작은 연구는 그것이 어떤 종류의 목 통증에 효과가 있었음을 보여주었다.)

- *Annette*– 나의 경우에 자외선 차단제는 구토와 설사로 진행되는 편두통을 유발하고 있었다. 그것은 20% 성분의 아연 나노입자를 가지고 있었다. 나는 그것을 결코 의심하지 않았으나, 마침내 그것은 ATV 여행 중에는 일어나지 않았으나 보트 위에서는 일어났음을 깨달았다. 그 때 나는 자외선 차단제를 바르고 있었다. 자외선 차단제의 사용을 멈춘 날에 편두통이 멈추었다.

- *Susan* – 라벤더 방향유를 입술 위에 바르는 것은 약물 치료보다 딸에게 많은 도움이 되었다. 균형잡힌 방법으로 중국 약초 추안 시옹(Chuan Xiong)으로 알려진 현호색으로 시작했다. 이것을 기반으로 하여 방법을 만들어냈다.

- *Denise* – 부교감신경 요법이다. 이 분야의 적임자를 찾고 싶

* 중의학에서의 민간 요법으로, 동전이나 숟가락 · 사발 등에 기름을 묻혀 환자의 목, 가슴, 등 따위를 긁어서 몸 안의 염증을 없애는 치료법

다면 www.ncbtmb.com, www.abmp.com, 또는 www.upledger.com을 들어가봐라.

- Mary – 나는 보통 두통을 겪지 않지만, 겪게 되면 Young Living의 박하 정향유 몇 방울을 손바닥에 떨어뜨리고, 세 번 들이 마신 후에 나의 목, 등 줄기의 뒤에 문지른다. 지금만 같아라!

- Karen – 군발두통을 치료하기는 가장 힘들다. 나는 모든 것을 시도해 보았다. 그나마 효과를 본 것은 저용량 프레드니손이다. 매번 효과가 있었다. (프레드니손은 처방이 필요한 스테로이드이다. 나는 라임병과 관련된 두통이나 다른 면역력을 떨어뜨리는 조건들에 대해서는 이를 추천하지 않는다.)

- Syed – 잠자는 것이 나의 편두통을 완화시켜 준다.

- Kathy – 피버퓨 약초는 나의 조카에게 도움이 되었다.

- Nancy – 뜨거운 물로 샤워하는 것이 정말 효과 있다. 남편은 상품명 Excedrin Migraine이라는 약이 바로 몇 분 안에 가장 효과적이라고 한다.

- Veenu – 호랑이 연고다! 그리고 내가 호주에 있었을 때, 지금은 Aspalgin이라 알려진 상품명 Veganin이라 불리는 정제약이 있는데, 325mg의 아스피린과 8mg의 코데인으로 구성되어 있다. [미국에서는, Aspalgin 코데인을 포함하고 있어서 처방전 없이 구입하지 못한다].

- Robert – EFT (정서적인 자유 요법)이다.

- *Beth* – 구연산 마그네슘, 바다 소금, 피버퓨, 글루텐 무함량 제품, 아테놀롤 저용량을 검토해 봐라. 편두통이 정말 심해질 때는 코데인이 든 상품명 *Fioricet*을 고려해라. [코데인이 든 *Fioricet*은 카피약으로도 이용가능한 처방받는 아편제제이다]

- *Brooke* – 두통을 느끼자마자 쿠마린을 녹차와 함께 복용하는 것은 완화에 좀 도움이 된다. 나는 또한 마그네슘을 하루에 두 번 복용한다.(*www.curmin.com* 참조)

- *Doryce* – *Head-A-care*라는 작은 롤타입 제품이 있다. 관자놀이 위에 돌려 바르는 라벤다와 마조람의 방향 아로마테라피이다. 또한 목의 긴장을 풀기 위한 근육위에 문지르는 둥근 머리 타입과, 축농증과 관련된 경우엔 이마 위에 축농증 완화 작은 롤타입 [바르는]이 효과가 있따. 그것은 유칼립투스, 라벤더, 차나무를 함유하고 있다. 그리고 물을 마셔라! 탄산수나 다른 음료가 아닌, 청정수를 마시고 심호흡을 해라! 적은 양의 빛과 고요함이 필요하다.

- *Charles* – 베개가 중요하다. 자는 동안의 자세가 목의 측부관절을 악화시켜 두통의 발생을 유발한다.베개의 상태를 바꾸거나 자는 자세를 바꾸는 것이 이에 도움이 될 수 있다. 배를 대고 잠을 자는 사람은 이를 최악의 상태로 만드나 고치기 가장 힘들다. 요점 : 나일론 스타킹에 고정시켜 검상돌기에 사용하는 테니스 공이다. 나일론을 나비 모양으로 테니스 공과 함께 등에다가 매고 등쪽의 나비 모양으로 되어 있는 부위로 그것을 미끄러뜨려 테니스 공이 급소 위 가슴뼈 바로 밑에 있도록 만든다. 이는 당신이 자면서 배 쪽으로 움직이면, 당신이 그

것에 굴러가게 만들 것이다. 사람들은 목 뒤의 인대 지지대를 늘어나게 만들고 거북 목 증후군이 되게 하는 층층의 베개를 피해야만 한다. 남자는 여자든 나이가 더 들수록 무엇이든 심하게 하지 않도록 조심해야 하는데, 이유는 거북 목 증후군을 가진 나이든 사람들의 척추가 매우 뻗뻗하기 때문이다.

- Benedicta – 나는 편두통이 생기면 따뜻한 물로 목욕하고 아미트립틸린 25mg을 복용한다[아미트립틸린은 처방약이다.]

- Tony – 수건을 젖은 채로 냉동고에 넣고, 10분을 기다린 다음에 머리에 대면 기분이 좋아진다.

- Jason – 머위 추출물, 마그네슘, 효소가 든 비타민 B 복합제, 구연산 칼륨, 생오이 스무디가 있다.

- Carrie – 나는 MTHFR에 대한 합성 이질 접합 환자라서, 메틸화 비타민 B12와 메틸화 엽산, NAC [엔-아세틸시스테인]에다가 킬레이트화된 미네랄 보충제를 복용하면 편두통이 사라지는 기적 같은 일이 일어났다.

- Victoria – 정상 식품을 먹고, 질산염과 황산염은 먹지 마라 ; 칸디다 저-탄수화물 팔레오 다이어트를 해라.

- Whitney – 나는 히스타민 함량이 낮은 식사를 했다.

- Annie – 비타민 B12 주사를 1주일에 한 번 맞았다. 수 년간 두통이 없었다.

- Juli – 리보플라빈과 마그네슘은 나의 두통에 도움이 되었다.

내가 심각한 두통을 겪을 때 받은 처방은 상품명 Maxalt 10mg 이었다. 나는 그것을 매일 복용하지는 않았다.

- Gay – 마그네슘은 모든 것에 도움이 된다. 오래된 치즈 (파르메산 혹은 페타)를 먹을 때면 확실히 두통이 왔다. 그것들은 수년 전에는 나를 괴롭히지 않았다.

부록 V

Triptans : 중등증(Moderate)에서 중증(Severe) 작용

이것은 부분적인 리스트이다. 정확한 정보에 대해서는, 특정 약물에 대해 당신의 지역 약사와 의사에게 문의하라.

약물 분류	시작	효과
Other Triptans	빠르다	추가적인 혈관 수축
Ergot derivatives	빠르다	추가적인 혈관 수축
MAO inhibitors	빠르다	triptan의 감소된 분해
Buspirone	빠르다	추가적인 혈관 수축

다음의 모두는 뇌에 추가적인 약학적인 효과가 있으므로, 위험할 수 있고, 심지어 생명을 위협하는 "Serotonin Syndrome" (과도한 세로토닌을 뜻한다)을 일으킬 수 있다. 하나의 triptan과 이러한 약물들 중의 하나가 결합하는 효과는 몇 분 안에 일어나지는 않고, 몇 시간에서 몇 일이 걸릴 것이다. 나는 결코 triptan과 이러한 약물을 같이 사용하지 않을 것이다.

성분명	제품명
Citalopram	Celexa
Escitalopram	Lexapro
Fluoxetine	Prozac
Fluvoxamine	Luvox
Moclobemide	Manerix
Paroxetine	Paxil
Sertraline	Zoloft
Trazodone	Desyrel
Venlafaxine	Effexor
Bupropion	Wellbutrin

참고문헌

Chapter 2
Migraine Headaches

[1] National Headache Foundation, http://www.headaches.org/education/Headache_Topic_Sheets/Migraine

[2] Ibid.

[3] Ibid

[4] Scharff L, Turk DC, Marcus DA. Triggers of headache episodes and coping responses of headache diagnostic groups. Headache. 1995 Jul-Aug;35(7):397-403. PMID: 7672956.

[5] Somerville BW, Estrogen-withdrawal migraine. II. Attempted prophylaxis by continuous estradiol administration. Neurology. 1975;25(3):245. PMID 1167631

[6] Somerville BW, Estrogen-withdrawal migraine. I. Duration of exposure required and attempted prophylaxis by premenstrual estrogen administration. Neurology. 1975;25(3):239. PMID 1167630

[7] Almgren O, Snider SR, Carlsson A. Recovery of dopamine in peripheral adrenergic nerves after reserpine treatment. Naunyn Schmiedebergs Arch Pharmacol. 1976;292: 133-136.

[8] Moja PL, Cusi C, Sterzi RR, Canepari C. Selective serotonin re-uptake inhibitors (SSRIs) for preventing migraine and tension-type headaches. Cochrane Database Syst Rev. 2005 Jul 20;(3):CD002919. Review. PMID: 16034880.

[9] Perlmutter, D, and Vojdani, A, Association Between Headache and Sensitivities to Gluten and Dairy, Case Report, Integrative Medicine, Vol. 12, No. 2, April, 2013

[10] Faraji F, Zarinfar N, Zanjani AT, Morteza A Pain Physician. 2012 Nov-Dec;15(6):495-8,The effect of Helicobacter pylori eradication on migraine: a randomized, double blind, controlled trial. PMID: 23159967

[11] As with all of my suggestions and natural "scripts," check with your prescribing clinician to make sure the compounds I recommend don't interfere with your medications.

[12] Volpe, SL, Magnesium in disease prevention and overall health. Adv Nutr. 2013 May 1;4(3):378S-83S. PMID: 23674807

[13] Tarighat Esfanjani A, Mahdavi R, Ebrahimi Mameghani M, Talebi M, Nikniaz Z, Safaiyan A.The effects of magnesium, L-carnitine, and concurrent magnesium-L-carnitine supplementation in migraine prophylaxis. Biol Trace Elem Res. 2012 Dec;150(1-3):42-8. PMID: 22895810

[14] American Academy of Neurology 2004 Annual Meeting, San Francisco, April 28, 2004, Abstract S43.004.

[15] Sandor PS, et al. Efficacy of coenzyme Q10 in migraine prophylaxis: a randomized controlled trial. Neurology 2005;64:713-715.

[16] Rozen, TD, Oshinsky, ML, Gebeline, CA, Bradley, KC, Young, WB, Shechter, AL & Silberstein, SD. "Open label trial of coenzyme Q10 as a migraine preventive." Cephalalgia 22 (2) 137-141.

[17] Markley HG. CoEnzyme Q10 and riboflavin: the mitochondrial connection. Headache. 2012 Oct;52 Suppl 2:81-7. PMID: 23030537.

[18] Boehnke C, et al. High-dose riboflavin treatment is efficacious in migraine prophylaxis: an open study in a tertiary care centre, European Journal of Neurology (2004;11:475–7):

[19] Ibid.

[20] Magis DI, Ambrosini A, Sandor P, et al. A randomized, double-blind, placebo-controlled trial of thioctic acid in migraine prophylaxis. Headache. 2007;47:52-57. PMID: 17355494

[21] Thomet OA, Wiesmann UN, Schapowal A, Bizer C, Simon HU. Role of petasin in the potential anti-inflammatory activity of a plant extract of petasites hybridus. Biochem Pharmacol. 2001 Apr 15;61(8):1041-7. PMID: 11286996

[22] Levin M, Herbal treatment of headache, Dartmouth Hitchcock Medical Center, Lebanon, NH 03756-0001, USA. Headache. 2012 Oct;52 Suppl 2:76-80.

[23] Lipton RB, Göbel H, Einhäupl KM, Wilks K, Mauskop A. Petasites hybridus root (butterbur) is an effective preventive treatment for migraine. Neurology. 2004 Dec 28;63 (12): 2240-4. PMID: 15623680

[24] Agosti R, Duke RK, Chrubasik JE. Effectiveness of Petasites hybridus preparations in the prophylaxis of migraine: a systematic review. Headache Center Hirslanden, Münchhaldenstr. 33, 8008 Zürich, Switzerland. Phytomedicine. 2006.

[25] Frech EJ, Go MF, Treatment and chemoprevention of NSAID-associated gastrointestinal complications. Ther Clin Risk Manag. 2009 Feb;5(1):65-73. PMID:19436617

[26] Olsen AM, Fosbøl EL, Lindhardsen J, et al. Long-term cardiovascular risk of nonsteroidal anti-inflammatory drug use according to time passed after first-time myocardial infarction: a nationwide cohort study. Circulation. 2012 Oct 16;126(16):1955-63. PMID: 22965337.

[27] Eiland LS, Hunt MO. The use of triptans for pediatric migraines. Paediatr Drugs. 2010 Dec 1;12(6):379-89. Review: PMID: 21028917.

[28] Schürks M, Kurth T, Stude P, Rimmbach C, de Jesus J, Jonjic M, Diener HC, Rosskopf D. G protein beta3 polymorphism and triptan response in cluster headache. Clin Pharmacol Ther. 2007 Oct;82(4):396-401. PMID: 17361120.

[29] Hawkes N. Too frequent use of painkillers can cause rather than cure headaches. BMJ. 2012 Sep 18;345:e6281. PMID: 22991196.

[30] Hambach A, Evers S, Summ O, Husstedt IW, Frese A. The impact of sexual activity on idiopathic headaches: An observational study. Cephalalgia. 2013 Feb 19. PMID: 23430983.

[31] see: http://www.metametrix.com/test-menu/profiles/gastrointestinal-function/dna-stool-analysis-gi-effects

[32] Jacob SE, Stechschulte S. Formaldehyde, aspartame, and migraines: a possible connection. Dermatitis. 2008 May-Jun;19(3):E10-1. PMID:18627677

[33] Bigal ME, Krymchantowski AV, Migraine triggered by sucralose--a case report. Headache. 2006 Mar;46(3):515-7. PMID: 16618274

[34] Bashir A, Lipton RB, Ashina S, Ashina M. Migraine and structural changes in the brain: A systematic review and meta-analysis. Neurology. 2013 Aug 28. PMID: 23986301.

[35] Rainero, I. et al. Insulin sensitivity is impaired in patients with migraine. Cephalalgia. 2005 Aug.; 25(8): 593-7.

[36] Oelkers-Ax, R., et al. Butterbur root extract and music therapy in the prevention of childhood migraine: an explorative study. European Journal of Pain. 2008 Apr.; 12(3): 301-13.

[37] Esposito, M., Carotenuto, M. Ginkgolide B complex efficacy for brief prophylaxis of migraine in school-aged children: an open-label study. Neurological Sciences. 2011 Feb; 32(1): 79-81.

[38] Baad Hansen L, Cairns B, Ernberg M, Svensson P. Effect of systemic monosodium glutamate (MSG) on headache and pericranial muscle sensitivity. Cephalalgia. 2010 Jan;30(1): 68-76. PMID: 19438927.

[39] Schürks M, Kurth T, Stude P, Rimmbach C, de Jesus J, Jonjic M, Diener HC, Rosskopf D. G protein beta3 polymorphism and triptan response in cluster headache. Clin Pharmacol Ther. 2007 Oct;82(4):396-401. PMID: 17361120.

[40] Oterino A, Toriello M et. al. The relationship between homocysteine and genes of folate-related enzymes in migraine patients. Headache. 2010 Jan;50(1):99-168. PMID: 19619240.

[41] Menon S, Lea RA, et al. Genotypes of the MTHFR C677T and MTRR A66G genes act independently to reduce migraine disability in response to vitamin supplementation. Pharmacogenet Genomics. 2012 Oct;22(10):741-9. PMID: 22926161.

[42] Nagaki, Y, Hayasaka S, Yamada T, Hayasaka Y, Sanada M, Uonomi T. Effects of astaxanthin on accommodation, critical flicker fusion, and pattern visual evoked potential in visual display terminal workers. Journal of Traditional Medicines 2002. Vol.19;No.5;170-173.

[43] Sawaki Keisuke, Yoshigi, H. et al. Sports Performance Benefits from Taking Natural Astaxanthin Characterized by Visual Acuity and Muscle Fatigue Improvement in Humans. Journal of Clinical Therapeutics & Medicines 2002. Vol.18;No.9;1085-1100.

[44] Nakamura, A. et al. Changes in visual function following peroral astaxanthin. Japanese Journal of Clinical Ophthalmology 2004. Vol.58;No.6;1051-1054.

[45] Shiratori Kenji, Ogami, K. et al. Effect of Astaxanthin on Accommodation and Asthenopia-Efficacy-Identification Study in Healthy Volunteers. Journal of Clinical Therapeutics & Medicines 2005. Vol.21;No.6;637-650.

[46] Nagaki, Yasunori, Mihara Miharu., Tsukahara Hiroki, Ono, Shigeaki. The supplementation effect of Astaxanthin on Accommodation and Asthenopia. Journal of Clinical Therapeutics & Medicines 2006. Vol.22;No.1;41-54.

[47] Takahashi, Nanako and Kajita Masayoshi. Effects of Astaxanthin on Accommodative Recovery. Journal of Clinical Therapeutics & Medicines 2005. VoL.21;No.4;431-436.

Chapter 3

Tension Headache

[1] World Health Organization Fact Sheet, October 2012 http://www.who.int/mediacentre/factsheets/fs277/en/

[2] Harden RN et al. Botulinum toxin a in the treatment of chronic tension-type headache with cervical myofascial trigger points: a randomized, double-blind, placebo-controlled pilot study. Headache. 2009 May;49(5):732-43.

[3] Fumal A, Schoenen J. Tension-type headache. Rev Neurol (Paris). 2005 Jul;161(6-7):720-2. Review. French. PMID: 16141970

[4] Gupta R, Pathak R, Bhatia MS, Banerjee BD. Comparison of oxidative stress among migraineurs, tension-type headache subjects, and a control group. Ann Indian Acad Neurol. 2009 Jul;12(3):167-72. PMID: 20174497

[5] Sarchielli P, Alberti A, Floridi A, Gallai V. L-Arginine/nitric oxide pathway in chronic tension-type headache: relation with serotonin content and secretion and glutamate content. J Neurol Sci. 2002 Jun 15;198(1-2):9-15. PMID: 12039657.

[6] Ashina M, Lassen LH, Bendtsen L, Jensen R, Olesen J (January 1999). "Effect of inhibition of nitric oxide synthase on chronic tension-type headache: a randomized crossover trial." Lancet 353 (9149): 287–9.

[7] Febbraio MA, Pedersen BK (2005). "Contraction-induced myokine production and release: is skeletal muscle an endocrine organ?" Exerc Sport Sci Rev 33 (3): 114–119.

[8] Koçer A, Koçer E, Memi•o•ullari R, Domaç FM, Yüksel H. Interleukin-6 levels in tension headache patients. Clin J Pain. 2010 Oct;26(8):690-3. PMID: 20664340.

[9] Ma LQ, Gao DY et al. Effects of overexpression of endogenous phenylalanine ammonia-lyase (PALrs1) on accumulation of salidroside in Rhodiola sachalinensis. Plant Biol (Stuttg). 2008 May;10(3):323-33. PMID: 18426479.

[10] Parisi A, Tranchita E, Duranti G, Ciminelli E, Quaranta F, Ceci R, Cerulli C, Borrione P, Sabatini S. Effects of chronic Rhodiola Rosea supplementation on sport performance and antioxidant capacity in trained male: preliminary results. J Sports Med Phys Fitness. 2010 Mar;50(1):57-63. PMID: 20308973.

[11] Fernández-de-Las-Peñas C. What do we know about chronic tension-type headache? Discov Med. 2009 Dec;8(43):232-6. Review. PMID: 20040276.

[12] Chacko SA, Song Y, et al. Relations of dietary magnesium intake to biomarkers of inflammation and endothelial dysfunction in an ethnically diverse cohort of postmenopausal women. Diabetes Care. 2010 Feb;33(2):304-10. PMID: 19903755

[13] Grotz MR, Pape HC, van Griensven M, Stalp M, Rohde F, Bock D, Krettek C. Glycine reduces the inflammatory response and organ damage in a two-hit sepsis model in rats. Shock. 2001 Aug;16(2):116-21. PMID: 11508863.

[14] Barbiroli B, Iotti S, Lodi R. Improved brain and muscle mitochondrial respiration with CoQ. An in vivo study by 31P-MR spectroscopy in patients with mitochondrial cytopathies. Biofactors 1999 September (2-4):253-60

[15] Milligan SR, Kalita JC, Heyerick A, Rong H, De Cooman L, De Keukeleire D. Identification of a potent phytoestrogen in hops (Humulus lupulus L.) and beer. J Clin Endocrinol Metab. 1999;84:2249–2252.

[16] Hemachandra LP et al. Hops (Humulus lupulus) inhibits oxidative estrogen metabolism and estrogen-induced malignant transformation in human mammary epithelial cells (MCF-10A). Cancer Prev Res (Phila). 2012 Jan;5(1):73-81.

[17] Inoue S, Hoshino S, Miyoshi H, Akishita M, Hosoi T, Orimo H, Ouchi Y. Identification of a novel isoform of estrogen receptor, a potential inhibitor of estrogen action, in vascular smooth muscle cells. Biochem Biophys Res Commun. 1996;219:766–772.

[18] Bruck R, Wardi J. et al.Glycine modulates cytokine secretion, inhibits hepatic damage and improves survival in a model of endotoxemia in mice. Liver Int. 2003 Aug;23(4):276-82. PMID: 12895268.

[19] Alarcon-Aguilar FJ, Almanza-Perez J et al. Glycine regulates the production of pro-inflammatory cytokines in lean and monosodium glutamate-obese mice. Eur J Pharmacol. 2008 Dec 3;599(1-3):152-8. PMID: 18930730.

[20] Klaas CA et al. Studies on the anti-inflammatory activity of phytopharmaceuticals prepared from Arnica flowers. Planta Med. 2002 May;68(5):385-91. PMID: 12058311

[21] Olsen AM, Fosbøl EL, Lindhardsen J et al. Long-term cardiovascular risk of nonsteroidal anti-inflammatory drug use according to time passed after first-time myocardial infarction: a nationwide cohort study. Circulation. 2012 Oct 16;126(16):1955-63. PMID: 22965337.

[22] Jackson JL et al. Tricyclic antidepressants and headaches: systematic review and meta-analysis. BMJ. 2010 Oct 20;341:c5222. PMID: 20961988

[23] Cohen, Suzy. Drug Muggers, Which Medications are Robbing Your Body of Essential Nutrients and How to Restore Them. Rodale February 2011. Available at Amazon in paperback and an expanded hardcover version from DrugMuggersBook.com

[24] www.fda.gov/drugs/drugsafety/PostmarketDrugSafetyInformationforPatientsandProviders/ucm125222.htm

[25] Tella BA, Unubum EV, Danesi MA. The effect of TENS on selected symptoms in the management of patients with chronic tension type headache: a preliminary study. J Hosp Med. 2008 Jan-Mar;18(1):25-9. PMID: 19062467.

[26] Bayat M, Azami Tameh A et al. Neuroprotective properties of Melissa officinalis after hypoxic-ischemic injury both in vitro and in vivo. Daru. 2012 Oct 3;20(1):42. PMID: 23351182.

[27] Nestoriuc Y, Rief W, Martin A. Meta-analysis of biofeedback for tension-type headache: efficacy, specificity, and treatment moderators. J Consult Clin Psychol. 2008 Jun;76(3): 379-96. PMID: 18540732.

[28] Sun-Edelstein C, Mauskop A. Complementary and alternative approaches to the treatment of tension-type headache. Curr Pain Headache Rep. 2012 Dec;16(6):539-44. PMID: 22968473.

[29] Migliardi JR, Armellino JJ, Friedman M, Gillings DB, Beaver WT. Caffeine as an analgesic adjuvant in tension headache. Clin Pharmacol Ther. 1994 Nov;56(5):576-86. PMID: 7955822.

[30] Anneken K, Evers S, Husstedt IW. Efficacy of fixed combinations of acetylsalicyclic acid, acetaminophen and caffeine in the treatment of idiopathic headache: a review. Eur J Neurol. 2010 Apr;17(4):534-e25.

[31] Geybels MS et al. Coffee and tea consumption in relation to prostate cancer prognosis. Cancer Causes Control. 2013 Aug 2. PMID: 23907772.

[32] Lee BJ, Huang YC, Chen SJ, Lin PT. Effects of coenzyme Q10 supplementation on inflammatory markers (high-sensitivity C-reactive protein, interleukin-6, and homocysteine) in patients with coronary artery disease. Nutrition. 2012 Jul;28(7-8):767-72. PMID: 22342390.

Chapter 4
Cluster Headaches

[1] Martelletti P, Granata M, Giacovazzo M. Serum interleukin-1 beta is increased in cluster headache. Cephalalgia. 1993 Oct;13(5):343-5; discussion 307-8. PMID: 7694804.

[2] Steinberg A, Sjöstrand C, Sominanda A, Fogdell-Hahn A, Remahl AI. Interleukin-2 gene expression in different phases of episodic cluster headache--a pilot study. Acta Neurol Scand. 2011 Aug;124(2):130-4.

[3] Chen PK, Chen HM, et al. Treatment guidelines for acute and preventive treatment of cluster headache. Acta Neurol Taiwan. 2011 Sep;20(3):213-27. PMID: 22009127

[4] Cohen AS, Burns B, Goadsby PJ., High-flow oxygen for treatment of cluster headache. JAMA. 2009 Dec 9;302(22):2451-7. PMID: 19996400

[5] Shevel E. A new minimally invasive technique for cauterizing the maxillary artery and its application in the treatment of cluster headache. J Oral Maxillofac Surg. 2013 Apr;71(4):677-81.

[6] Pfaffenrath V et al. The efficacy and safety of Tanacetum parthenium (feverfew) in migraine prophylaxis. Cephalalgia. 2002 Sep;22(7):523-32. PMID: 12230594

[7] Levin M., Herbal treatment of headache. Headache. 2012 Oct;52 Suppl 2:76-80. PMID: 23030536

[8] Rozen TD, Fishman RS. Demand Valve Oxygen: A Promising New Oxygen Delivery System for the Acute Treatment of Cluster Headache. Pain Med. 2013 Jan 31. PMID: 23369112.

[9] Capobianco DJ, Dodick DW (2006). Diagnosis and treatment of cluster headache. Seminars in Neurology, 26(2): 242–259.

[10] Srinivasan V et al. 2012 Jun;10(2):167-78. Melatonin in antinociception: its therapeutic applications. Curr Neuropharmacol. PMID: 23204986

[11] Ibid.

[12] Ibid.

[13] Ibid.

[14] Ibid.

[15] Pringsheim T, Magnoux E, Dobson CF, Hamel E, Aubé M. Melatonin as adjunctive therapy in the prophylaxis of cluster headache: a pilot study. Headache. 2002 Sep;42(8): 787-92. PMID: 12390642

[16] Leone M, D'Amico D et al. Melatonin versus placebo in the prophylaxis of cluster headache. Cephalalgia. 1996 Nov;16(7):494-6. PMID: 8933994.

[17] Liu JJ, Huang TS, Cheng WF, Lu FJ. Baicalein and baicalin are potent inhibitors of angiogenesis: inhibition of endothelial cell proliferation, migration and differentiation. Int J Cancer. 2003;106:559–65.

[18] Miocinovic R, McCabe NP, Keck RW, Jankun J, Hampton JA, Selman SH. In vivo and in vitro effect of baicalein on human prostate cancer cells. Int J Oncol. 2005;26:241–6.

[19] Waldenlind E, Gustafsson SA, Ekbom K, Wetterberg L. Circadian secretion of cortisol and melatonin in cluster headache during active cluster periods and remission. J Neurol Neurosurg Psychiatry. 1987 Feb;50(2):207-13. PMID: 3572435

[20] Vukovi• V, Lovrenci•-Huzjan A, Budisi• M, Demarin V. Gabapentin in the prophylaxis of cluster headache: an observational open label study. Acta Clin Croat. 2009 Sep;48(3):311-4. PMID: 20055254.

[21] Mandegary A, Saeedi A et al. Hepatoprotective effect of silymarin in individuals chronically exposed to hydrogen sulfide; modulating influence of TNFα-cytokine genetic polymorphism. Daru. 2013 Apr 8;21(1):28.

[22] Ibid.

[23] Individualizing treatment with verapamil for cluster headache patients. Blau JN, Engel HO. Headache. 2004 Nov-Dec; 44(10):1013-8.

[24] Stallmach M. Prophylactic treatment of cluster headache with verapamil. 2003 Praxis (Bern 1994). 2003 Nov 12; 92(46):1951-3.

[25] Capobianco DJ, Dodick DW (2006). Diagnosis and treatment of cluster headache. Seminars in Neurology, 26(2): 242-259.

[26] Xu F, Wang C, Yang L, Luo H, Fan W, Zi C, Dong F, Hu J, Zhou J. C-dideoxyhexosyl flavones from the stems and leaves of Passiflora edulis Sims. Food Chem. 2013 Jan 1;136(1):94-9.

[27] Luke J., Fluoride deposition in the aged human pineal gland. Caries Res. 2001 Mar-Apr; 35(2):125-8. PMID: 11275672

[28] Robbins L. Intranasal lidocaine for cluster headache. Headache. 1995 Feb;35(2):83-4. PMID: 7737866.

[29] Rozen TD, Fishman RS. Female cluster headache in the United States of America: what are the gender differences? US Cluster Headache Survey. J Neurol Sci. 2012 Jun 15;317(1-2):17-28. PMID: 22482825.

[30] Mir P, Alberca R, et al. Prophylactic treatment of episodic cluster headache with intravenous bolus of methylprednisolone. Neurol Sci. 2003;24:318–21.

[31] Mueller L, Gallagher RM, Ciervo CA. Methylergonovine maleate as a cluster headache prophylactic: a study and review. Headache. 1997;37:437–42.

[32] Leone M, D'Amico D, Frediani F, Moschiano F, Grazzi L, Attanasio A, et al. Verapamil in the prophylaxis of episodic cluster headache. Neurology. 2000;54:1382–5.

[33] Bussone G, Leone M. et al. Double blind comparison of lithium and verapamil in cluster headache prophylaxis. Headache. 1990;30:411–7.

[34] Costa A, Pucci E, Antonaci F, Sances G, Granella F, Broich G, et al. The effect of intranasal cocaine and lidocaine on nitroglycerin-induced attacks in cluster headache. Cephalalgia. 2000:20:85–91.

[35] Fehrenbacher JC, Taylor CP, Vasko MR. Pregabalin and gabapentin reduce release of substance P and CGRP from rat spinal tissues only after inflammation or activation of protein kinase C. Pain. 2003 Sep;105(1-2):133-41. PMID: 14499429.

[36] R. Andrew Sewell, MD, John H. Halpern, MD and Harrison G. Pope Jr, MD. Response of cluster headache to psilocybin and LSD. Neurology June 27, 2006 vol. 66 no. 12 1920-1922

[37] Fischer, M. et al. Brain-derived neurotrophic factor in primary headaches. J Headache Pain. 2012 Aug.; 13(6): 469-475.

[38] Miao Y, Ren J, Jiang L, Liu J, Jiang B, Zhang X. •-lipoic acid attenuates obesity-associated hippocampal neuroinflammation and increases the levels of brain-derived neurotrophic factor in ovariectomized rats fed a high-fat diet. Int J Mol Med. 2013 Sep 5. PMID: 24008266.

[39] Zhao YN, Li WF, Li F. et al. Resveratrol improves learning and memory in normally aged mice through microRNA-CREB pathway. Biochem Biophys Res Commun. 2013 Jun 14;435(4):597-602.

[40] Tanure MT, Gomez RS, Hurtado RC, Teixeira AL, Domingues RB. Increased serum levels of brain-derived neurotropic factor during migraine attacks: a pilot study. J Headache Pain. 2010 Oct;11(5):427-30.

[41] Aslanargun P, Cuvas O, Dikmen B, Aslan E, Yuksel MU. Passiflora incarnata Linneaus as an anxiolytic before spinal anesthesia. J Anesth. 2012 Feb;26(1):39-44. PMID: 22048283

[42] Sarris J, Panossian A, Schweitzer I, Stough C, Scholey A. Herbal medicine for depression, anxiety and insomnia: a review of psychopharmacology and clinical evidence. Eur Neuropsychopharmacol. 2011 Dec;21(12):841-60.

[43] Medicinal plants for the treatment of generalized anxiety disorder: a review of controlled clinical studies. Faustino TT, Almeida RB, Andreatini R. Rev Bras Psiquiatr. 2010 Dec;32(4):429-36. Review. Portuguese. PMID: 21308265

[44] J. Izquierdo, D. Mon, M. Lorente, L. Soler Singla A randomized doubled blinded trial of treatment with diamino-oxidase (DAO) in patients with migraine and deficit of enzyme'/INS;s activity. Journal of the Neurological Sciences. October 2013 (Vol. 333) Supplement 1, Pages e505-e506.

[45] Leon R, Wu H, Jin Y, Wei J, Buddhala C, Prentice H, Wu JY. Protective function of taurine in glutamate-induced apoptosis in cultured neurons. J Neurosci Res. 2009 Apr;87(5):1185-94. PMID: 18951478.

[46] Buroker NE, Ning XH et al. Genetic associations with mountain sickness in Han and Tibetan residents at the Qinghai-Tibetan Plateau. Clin Chim Acta. 2010 Oct 9;411(19-20):1466-73. Jun 4. PMID: 20570668.

Chapter 5

Trigeminal Neuralgia

[1] Prasad, S; Galetta, S (2009). Trigeminal Neuralgia Historical Notes and Current Concept. Neurologist 15 (2): 87–94. PMID 19276786

[2] Bagheri, SC; et al (December 1, 2004). Diagnosis and treatment of patients with trigeminal neuralgia. Journal of the American Dental Association 135 (12): 1713–7. PMID 15646605.

[3] The Dana Foundation,The Dana Guide to Brain Health, March, 2007; http://www.dana.org/news/brainhealth/detail.aspx?id=9894

[4] Ibid. (same as above)

[5] Bałkowiec-Iskra E. The role of immune system in inflammatory pain pathophysiology. Pol Merkur Lekarski. 2010 Dec;29(174):395-9. Polish. PMID: 21298993

[6] Zhang X, Burstein R, Levy D. Local action of the pro-inflammatory cytokines IL-1β and IL-6 on intracranial meningeal nociceptors. Cephalalgia. 2012 Jan;32(1):66-72.

[7] As you know, I mention brands that I know about, but these do not mean I am formally endorsing them, just advising based on what I know.

[8] Liao WC et al. Methylcobalamin, but not methylprednisolone or pleiotrophin, accelerates the recovery of rat biceps after ulnar to musculocutaneous nerve transfer. Neuroscience. 2010 Dec 15;171(3):934-49.

[9] Yamashiki M, Nishimura A, Kosaka Y. Effects of methylcobalamin (vitamin B12) on in vitro cytokine production of peripheral blood mononuclear cells. J Clin Lab Immunol. 1992;37(4):173-82. PMID: 1339917.

[10] Scalabrino G, Nicolini G et al. Epidermal growth factor as a local mediator of the neurotrophic action of vitamin B(12) (cobalamin) in the rat central nervous system. The FASEB Journal. 1999 Nov;13(14):2083-90. PMID: 10544191.

[11] TNFα production inhibitor comprising kavalactone as an active ingredient. http://www.google.com/patents/US7199152 Publication number: US7199152 B2

[12] A. Pitkäranta, H. Piiparinen, L et al. Detection of Human Herpesvirus 6 and Varicella-Zoster Virus in Tear Fluid of Patients with Bell's Palsy by PCR. J Clin Microbiol. 2000 July; 38(7): 2753–2755.

[13] Chan KC, Mong MC, Yin MC. Antioxidative and anti-inflammatory neuroprotective effects of astaxanthin and canthaxanthin in nerve growth factor differentiated PC12 cells. J Food Sci. 2009 Sep;74(7):H225-31. PMID: 19895474.

[14] Ibid

[15] As always, my advice is to take the lowest effective dose of any medication.

[16] Olsen AM, Fosbøl EL et al. Long-term cardiovascular risk of nonsteroidal anti-inflammatory drug use according to time passed after first-time myocardial infarction. Circulation. 2012 Oct 16;126(16):1955-63. PMID: 22965337.

[17] Hüseyin Sert, et al. Successful Treatment of a Resistance Trigeminal Neuralgia Patient By Acupuncture. Clinics (Sao Paulo). 2009 December; 64(12):1225–1226.

[18] Trigeminal Neuralgia Fact Sheet, National Institute of Health: http://www.ninds.nih.gov/disorders/trigeminal_neuralgia/detail_trigeminal_neuralgia.htm

[19] Wilsey B, Marcotte T et al. Low-dose vaporized cannabis significantly improves neuropathic pain. J Pain. 2013 Feb;14(2):136-48. PMID: 23237736

[20] Liang YC, Huang CC, Hsu KS. Therapeutic potential of cannabinoids in trigeminal neuralgia. Curr Drug Targets CNS Neurol Disord. 2004 Dec;3(6):507-14. PMID: 15578967

[21] Kenner M, Menon U, Elliott DG. Multiple sclerosis as a painful disease. Int Rev Neurobiol. 2007;79:303-21. PMID: 17531847

[22] Mason, L. Topical Capsaicin for the Relief of Chronic Pain. Am Fam Physician. 2005 Feb 1;71(3):574-577.

[23] Mason L, Moore RA, Derry S et al. Systematic review of topical capsaicin for the treatment of chronic pain. British Medical Journal. 2004 328: 991-994.

[24] Epstein JB, Marcoe JH. Topical application of capsaicin for treatment of oral neuropathic pain and trigeminal neuralgia. Oral Surg Oral Med Oral Pathol. 1994 Feb;77(2):135-40.

[25] M Hadjivassiliou et al. Neuropathy associated with gluten sensitivity. J Neurol Neurosurg Psychiatry 2006;77:1262-1266

[26] Jelínková L, Tucková L, Cinová J, Flegelová Z, Tlaskalová-Hogenová H. Gliadin stimulates human monocytes to production of IL-8 and TNF-alpha through a mechanism involving NF-kappaB. FEBS Letters. 2004 Jul 30;571(1-3):81-5. PMID 15280021

[27] Beckett CG, Dell'Olio D, et al. Gluten-induced nitric oxide and pro-inflammatory cytokine release by cultured coeliac small intestinal biopsies. Eur J Gastroenterol Hepatol. 1999 May;11(5):529-35.

[28] Anna Sapone et al. Differential Mucosal IL-17 Expression in Two Gliadin-Induced Disorders: Gluten Sensitivity and the Autoimmune Enteropathy Celiac

Disease. Int Arch Allergy Immunol. 2010 April; 152(1): 75–80. 2010 April; 152(1): 75–80.

[29] Hernández-Lahoz C, Rodrigo L. [Gluten-related disorders and demyelinating diseases]. Med Clin (Barc). 2013 Apr 15;140(7):314-9. PMID: 22998972.

[30] http://www.cyrexlabs.com

[31] Lotfi J, Chaemmaghami AB, Minagar A, et al. Avicenna and his description of trigeminal neuralgia. Neurology 2000;54.

[32] http://www.merriam-webster.com/dictionary/idiopathic

[33] Marracci GH, McKeon GP, Marquardt WE, et al. Alpha lipoic acid inhibits human T-cell migration: implications for multiple sclerosis. J Neurosci Res. 2004 Nov 1;78(3):362-70.

[34] Marracci GH, Jones RE, McKeon GP, Bourdette DN. Alpha lipoic acid inhibits T cell migration into the spinal cord and suppresses and treats experimental autoimmune encephalomyelitis. J Neuroimmunol. 2002 Oct;131(1-2):104-14.

[35] Tashiro A, Okamoto K, Bereiter DA. Chronic inflammation and estradiol interact through MAPK activation to affect TMJ nociceptive processing by trigeminal caudalis neurons. Neuroscience. 2009 Dec 29;164(4):1813-20. PMID: 19786077.

[36] Multon S, Pardutz A, Mosen J, Hua MT, Defays C, Honda S, Harada N, Bohotin C, Franzen R, Schoenen J. Lack of estrogen increases pain in the trigeminal formalin model: a behavioural and immunocytochemical study of transgenic ArKO mice. Pain. 2005 Mar;114(1-2):257-65. PMID: 15733652.

[37] Gu N, Niu JY, Liu WT, Sun YY, Liu S, Lv Y, Dong HL, Song XJ, Xiong LZ. Hyperbaric oxygen therapy attenuates neuropathic hyperalgesia in rats and idiopathic trigeminal neuralgia in patients. Eur J Pain. 2012 Sep;16(8):1094-105. PMID: 22354664.

[38] Rupprecht TA, Birnbaum T, Pfister HW. Pain and neuroborreliosis: significance, diagnosis and treatment. Schmerz. 2008 Oct;22(5):615-23 PMID: 18688658.

[39] Drummond EM, Harbourne N, Marete E, Martyn D, Jacquier J, O'Riordan D, Gibney ER. Inhibition of proinflammatory biomarkers in THP1 macrophages by polyphenols derived from chamomile, meadowsweet and willow bark. Phytother Res. 2013 Apr;27(4):588-94. PMID: 22711544.

Chapter 6

Lyme Headaches

[1] Ricardo G. Maggi, B. Robert Mozayeni, Elizabeth L. Pultorak, Barbara C. Hegarty, Julie M. Bradley, Maria Correa, Edward B. Breitschwerdt. Bartonella spp. Bacteremia and Rheumatic Symptoms in Patients from Lyme Disease–endemic Region. Emerging Infectious Diseases, 2012; 18 (5)

[2] http://www.lymediseaseassociation.org 2010 Lyme Disease Cases

[3] Steere AC, Gross D, Meyer AL, Huber BT. Autoimmune mechanisms in antibiotic treatment-resistant lyme arthritis. J Autoimmun. 2001 May;16(3):263-8. PMID: 11334491.

[4] Ciut C. Nechifor V, Tomac I, Miron A, Novac B. Lyme disease - unusual medical encounter for an urologist. Rev Med Chir Soc Med Nat Iasi. 2012 Oct-Dec;116(4):1101-5. PMID: 23700896.

[5] www.TreatLyme.net, Dr. Marty Ross and Dr. Tara Brooke

[6] Chen, John K., and Tina T. Chen. 2004. Chinese Medical Herbology and Pharmacology. City of Industry CA: Art of Medicine Press, Inc., p. 647

[7] Fallon, B., et al., Psychiatric manifestations of Lyme borreliosis, Jour of Clin Psychiatry 1993;54(7):263-68.

[8] Fallon, B., et al., Late-stage neuropsychiatric Lyme borreliosis. Differential diagnosis and treatment, Psychosomatics 1995;36(3):295-300.

[9] Georglis, K., et al., Fibroblasts protect the Lyme disease spirochete, Borrelia burgdorferi, from ceftriaxone in vitro, Jour of Infectious Diseases 1992;166(2):440-44.

[10] Girschick, H. et al., Intracellular persistance of Borrelia burgdorferi in human synovial cells, Rheumatology International 1996;16(3):125-32.

[11] Halperin, J., et al., Lyme disease cause of a treatable peripheral neuropathy," Neurology 1987; 37(11):1700-06

[12] Hammond, R., et al., Alzheimer's disease and spirochetes: a questionable relationship, Neuroreport 1993;4(7):840.

[13] Hess, Al, et al., Borrelia burgdorferi central nervous system infection presenting as an organic schizophrenial-like disorder, Biological Psychiatry 1999;45(6):795.

[14] Kohler, J., Lyme borreliosis in neurology and psychiatry, Fortschrift Med 1990;108(10): 191-93, 97.

[15] Legigian, E., Peripheral nervous system Lyme borreliosis, Seminars in Neurology 1997; March, 25-9.

[16] Miklossy, J., Alzheimer's disease, a spirochetosis? Neuroreport 1993;4(9):1069.

[17] Pachner, A., et al., The triad of neurologic manifestations of Lyme disease: meningitis, cranial neuritis, and radioculoneuritis, Neurology 1985;35(1):47-53.

[18] Pachner, A., Neurologic manifestations of Lyme disease, the new 'great imitator.' Review of Infectious Diseases 1989;11(Suppl 6):S1482-26.

[19] Pachner, A., et al., Central nervous system manifestations of Lyme disease, Archives of Neurology 1989;46(7):790-95.

[20] Pfister, H., et al., Catatonic syndrome in acute severe encephalitis due to Borrelia burgdorferi infection. Neurology 1993;43(2):433-35.

[21] Preac-Mursic, V., et al, Survival of B. burgdorferi antibiotically treated patients with Lyme borreliosis. Infection 1989;17:355.

[22] Reik, L, et al., Demyelinating encephalopathy in Lyme disease, Neurology 1985; 35(2):267-69.

[23] Reik, L., et al, Neurologic abnormalities of Lyme disease, Medicine 1979;58:281-94.

[24] Steere, A., et al., Lyme arthritis: A new clinical entity, Hospital Practice 1978;13(4):143-58.

[25] Stein, S., et al., A 25-year-old woman with hallucinations, hypersexuality, nightmares, and a rash, Amer J of Psychiatry. 1996;153(4):545-51.

[26] Waisbren, B., et al., Borrelia burgdorferi antibodies and amyotrophic lateral sclerosis, Lancet 1987;2(8554):332-33.

[27] Zhang, J., et al., Antigenic variation in Lyme disease Borreliae by promiscuous recombination of VMP-like sequence cassettes, Cell 1997;89(2):275-85.

[28] http://www.ilads.org

[29] http://www.igenex.com/Website/#

[30] http://www.ilads.org/lyme_disease/B_guidelines_12_17_08.pdf

[31] Heo HJ, Lee CY. Protective effects of quercetin and vitamin C against oxidative stress-induced neurodegeneration. J Agric Food Chem. 2004 Dec 15;52(25):7514-7.

[32] Aboulaila M, Yokoyama N, Igarashi I. Inhibitory effects of (-)-epigallocatechin-3-gallate from green tea on the growth of Babesia parasites. Parasitology. 2010 Apr;137(5):785-91. PMID: 20025823.

Chapter 7

Mystery Headaches Solved

[1] Oelkers-Ax, R., et al. Butterbur root extract and music therapy in the prevention of childhood migraine: an explorative study. European Journal of Pain. 2008 Apr.; 12(3): 301-13.

[2] Esposito, M., Carotenuto, M. Ginkgolide B complex efficacy for brief prophylaxis of migraine in school-aged children. Neurological Sciences. 2011 Feb; 32(1): 79-81.

[3] Martin GV, Houle T, Nicholson R, Peterlin A, Martin VT. Lightning and its association with the frequency of headache in migraineurs: An observational cohort study. Cephalalgia. 2013 Apr;33(6):375-83. Jan 24.

[4] King NS (1996). Emotional, neuropsychological, and organic factors: Their use in the prediction of persisting postconcussion symptoms after moderate and mild head injuries. Journal of Neurology, Neurosurgery, and Psychiatry 61 (1): 75–81. PMID 8676166.

[5] Centers for Disease Control. Injury Prevention and Control. http://www.cdc.gov/traumaticbraininjury/causes.html

[6] Broglio SP, Eckner JT, Paulson HL, Kutcher JS. Cognitive decline and aging: the role of concussive and subconcussive impacts. Exerc Sport Sci Rev. 2012 Jul;40(3):138-44. PMID: 22728452

[7] Ahman S, Saveman BI, Styrke J, Björnstig U, Stålnacke BM. Long-term follow-up of patients with mild traumatic brain injury: A mixed-method study. J Rehabil Med. 2013 Sep 3;45(8):758-64. PMID: 24002311.

[8] Selekler, HM. et al. Prevalence and clinical characteristics of experimental model of 'ice-cream headache' in migraine and episodic tension-type headache patients. Cephalalgia. 2004 Apr.; 24(4): 293-7.

[9] Fuh, JL. et al. Ice-cream headache – a large survey of 8359 adolescents. Cephalalgia. 2007 Mar.; 27(3): 286.

[10] Check JH, Cohen R. Dihydrotestosterone may contribute to the development of migraine headaches. Clin Exp Obstet Gynecol. 2013;40(2):217-8. PMID: 23971241.

[11] Silva-Néto R, Peres M, Valença M. Odorant substances that trigger headaches in migraine patients. Cephalalgia. 2013 Jul 5. PMID: 23832131.

[12] F Longo DL, et al. Harrison's Online. 18th ed. New York, N.Y.: The McGraw-Hill Companies; 2012.

[13] Ibid.

[14] Ekusheva EV, Filatova EG. Headache caused by sexual activity. Zh Nevrol Psikhiatr Im S S Korsakova. 2003;103(10):21-5. Russian. PMID: 14628582.

Chapter 8

Detoxification Matters

[1] Martin GV, Houle T, Nicholson R, Peterlin A, Martin VT. Lightning and its association with the frequency of headache in migraineurs: an observational cohort study. Cephalalgia. 2013 Apr;33(6):375-83.

[2] Jacob SE, Stechschulte S. Formaldehyde, aspartame, and migraines: a possible connection. Dermatitis. 2008 May-Jun;19(3):E10-1. PMID: 18627677.

[3] Wallace, Lance. TEAM Study: http://nepis.epa.gov/Adobe/PDF/2000UC5T.PDF

[4] http://www.webnat.com/articles/MucusAbout.asp

[5] http://mthfr.net

[6] Bigal ME, Krymchantowski AV, Migraine triggered by sucralose--a case report. Headache. 2006 Mar;46(3):515-7. PMID: 16618274

Chapter 9

The Adrenal Hormone Connection

[1] Chung SC, Brooks MM, Rai M, Balk JL, Rai S. Effect of Sahaja yoga meditation on quality of life, anxiety, and blood pressure control. J Altern Complement Med. 2012 Jun;18(6):589-96. PMID: 22784346.

[2] Patak P, Willenberg HS, Bornstein SR. Vitamin C is an important cofactor for both adrenal cortex and adrenal medulla. Endocr Res. 2004 Nov;30(4):871-5. PMID: 15666839.

[3] Starks MA, Starks SL, Kingsley M, Purpura M, Jäger R. The effects of phosphatidylserine on endocrine response to moderate intensity exercise. J Int Soc Sports Nutr. 2008 Jul 28;5:11. PMID:18662395.

[4] Darbinyan V, Aslanyan G, Amroyan E, Gabrielyan E, Malmström C, Panossian A. Clinical trial of Rhodiola rosea L. extract SHR-5 in the treatment of mild to moderate depression. Nord J Psychiatry. 2007;61(5):343-8. Erratum in: Nord J Psychiatry. 2007;61(6):503. PMID: 17990195.

[5] Evdokimov VG. Effect of cryopowder Rhodiola rosae L. on cardiorespiratory parameters and physical performance of humans. Aviakosm Ekolog Med. 2009 Nov-Dec;43(6):52-6. Russian. PMID: 20169741.

[6] Van Diermen D et al. Monoamine oxidase inhibition by Rhodiola rosea L. roots. J Ethnopharmacol. 2009 Mar 18;122(2):397-401. PMID: 19168123.

[7] Edwards D, Heufelder A, Zimmermann A. Therapeutic effects and safety of Rhodiola rosea extract WS® 1375 in subjects with life-stress symptoms--results of an open-label study. Phytother Res. 2012 Aug;26(8):1220-5. PMID: 22228617.

[8] Michalsen A, Traitteur H et al. Yoga for chronic neck pain: a pilot randomized controlled clinical trial. J Pain. 2012 Nov;13(11):1122-30. PMID: 23117107.

[9] Ward L, Stebbings S, Cherkin D, Baxter GD. Yoga for Functional Ability, Pain and Psychosocial Outcomes in Musculoskeletal Conditions: A Systematic Review and Meta-Analysis. Musculoskeletal Care. 2013 Jan 9. PMID: 23300142.

[10] Turner, Anne, et al. Overweight and Obesity Influence Cortisol Response to Food Ingestion in Men. Endocr Rev June 2013; 34.

[11] Bigal ME, Lipton RB, Holland PR, Goadsby PJ. Obesity, migraine, and chronic migraine: possible mechanisms of interaction. Neurology 2007; 68: 1851–1861.

[12] Bigal ME, Liberman JN, Lipton RB. Obesity and migraine: a population study. Neurology 2006; 66: 545–550.

Chapter 10

Estrogen Progesterone and More

[1] Somerville BW, Estrogen-withdrawal migraine. II. Attempted prophylaxis by continuous estradiol administration, Neurology. 1975;25(3):245. PMID 1167631

[2] Somerville BW. Estrogen-withdrawal migraine. I. Duration of exposure required and attempted prophylaxis by premenstrual estrogen administration. Neurology. 1975;25(3):239. PMID 1167630

[3] Simona, S. et al. Migraine in women: the role of hormones and their impact on vascular diseases. J Headache Pain. 2012 Apr.;13(3):177-189.

[4] Ibid.

[5] Necdet, K. et al. Impact of sex hormonal changes on tension-type headache and migraine: a cross-sectional population based survey in 2,600 women. J Headache Pain. 2012 Oct.; 13(7): 557-565.

[6] Aggarwal BB, Ichikawa H. Molecular targets and anticancer potential of indole-3-carbinol and its derivatives. Cell Cycle. 2005 Sep;4(9):1201-15.

[7] Garikapaty VP, Ashok BT, Chen YG, et al. Anti-carcinogenic and anti-metastatic properties of indole-3-carbinol in prostate cancer. Oncol Rep. 2005 Jan;13(1):89-93.

[8] Ashok BT, Chen Y, Liu X, et al. Abrogation of estrogen-mediated cellular and biochemical effects by indole-3-carbinol. Nutr Cancer. 2001;41(1-2):180-7.

[9] Ashok BT, Chen YG, Liu X, et al. Multiple molecular targets of indole-3-carbinol, a chemopreventive anti-estrogen in breast cancer. Eur J Cancer Prev. 2002 Aug;11 Suppl 2S86-S93.

[10] Yuan F, Chen DZ, Liu K, et al. Anti-estrogenic activities of indole-3-carbinol in cervical cells: implication for prevention of cervical cancer. Anticancer Res. 1999 May;19(3A): 1673-80.

[11] Liu H, Wormke M, Safe SH, Bjeldanes LF. Indolo[3,2-b]carbazole: a dietary-derived factor that exhibits both antiestrogenic and estrogenic activity. J Natl Cancer Inst. 1994 Dec 7;86(23):1758-65.

[12] Chang X, Tou JC, Hong C, et al. 3,3'-Diindolylmethane inhibits angiogenesis and the growth of transplantable human breast carcinoma in athymic mice. Carcinogenesis. 2005 Apr;26(4):771-8.

[13] Sarkar FH, Li Y. Indole-3-carbinol and prostate cancer. J Nutr. 2004 Dec;134(12 Suppl):3493S-8S.

[14] Patel RM, Sarma R, Grimsley E. Popular sweetener sucralose as a migraine trigger. Headache. 2006 Sep;46(8):1303-4. PMID: 16942478.

[15] Hirsch AR. Migraine triggered by sucralose--a case report. Headache. 2007 Mar;47(3):447. PMID: 17371367.

[16] Bigal ME, Krymchantowski AV. Migraine triggered by sucralose--a case report. Headache. 2006 Mar;46(3):515-7. PMID: 16618274.

[17] Calcium-D-glucarate. Altern Med Rev. 2002 Aug;7(4):336-9. PMID:12197785.

[18] Warnecke, G: Influencing of menopausal complaints with a phytodrug: successful therapy with Cimicifuga monoextract (in German). Medizinische Welt 36: 871-874, 1985.

[19] Bigal ME, Lipton RB, Holland PR, Goadsby PJ. Obesity, migraine, and chronic migraine: possible mechanisms of interaction. Neurology 2007; 68: 1851–1861.

[20] Bigal ME, Liberman JN, Lipton RB. Obesity and migraine: a population study. Neurology 2006; 66: 545–550.

Chapter 11

The Thyroid Connection

[1] American Thyroid Association, http://www.thyroid.org/media-main/about-hypothyroidism/

[2] He L, Li M, Long XH, Li XP, Peng Y. A case of Hashimoto's encephalopathy misdiagnosed as viral encephalitis. Am J Case Rep. 2013 Sep 13;14:366-9. PMID: 24046804.

[3] Singh SK. Prevalence of migraine in hypothyroidism. J Assoc Physicians India. 2002 Nov;50:1455-6. PMID: 12583488.

[4] Nambiar PR, Palanisamy GS et al. Reagan WJ. Toxicities Associated with 1-month Treatment with Propylthiouracil (PTU) and Methimazole (MMI) in Male Rats. Toxicol Pathol. 2013 Sep 25. PMID: 24067673.

[5] Oatridge A, Barnard ML, Puri BK et al. Changes in brain size with treatment in

patients with hyper- or hypothyroidism. AJNR Am J Neuroradiol. 2002 Oct;23(9):1539-44. PMID: 12372744.

[6] Virili C, Bassotti G, Santaguida MG et al. Atypical celiac disease as cause of increased need for thyroxine: a systematic study. J Clin Endocrinol Metab. 2012 Mar;97(3):E419-22. PMID: 22238404.

[7] Mi•kiewicz P, K•pczy•ska-Nyk A, Bednarczuk T. Coeliac disease in endocrine diseases of autoimmune origin. Endokrynol Pol. 2012;63(3):240-9. PMID: 22744631.

[8] Banji D, Banji OJ, Pratusha NG, Annamalai AR. Investigation on the role of Spirulina platensis in ameliorating behavioural changes, thyroid dysfunction and oxidative stress in offspring of pregnant rats exposed to fluoride. Food Chem. 2013 Sep 1;140(1-2):321-31. PMID: 23578649.

[9] Maxwell C, Volpe SL. Effect of zinc supplementation on thyroid hormone function. A case study of two college females. Ann Nutr Metab. 2007;51(2):188-94. PMID: 17541266.

Chapter 12

Reduce Pain-Causing Cytokines

[1] The Dana Foundation. A Future Without Chronic Pain. http://www.dana.org/news/cerebrum/detail.aspx?id=39160

[2] From http://www.functionalmedicine.org/about/whatisfm/

[3] Hattori Y, Suzuki K et al. Metformin inhibits cytokine-induced nuclear factor kappaB activation via AMP-activated protein kinase activation in vascular endothelial cells. Hypertension. 2006 Jun;47(6):1183-8. PMID: 16636195.

[4] Hattori Y, Suzuki K, Hattori S, Kasai K. Metformin inhibits cytokine-induced nuclear factor kappaB activation via AMP-activated protein kinase activation in vascular endothelial cells. Hypertension. 2006 Jun;47(6):1183-8.PMID: 16636195.

[5] Martelletti P, Granata M, Giacovazzo M. Serum interleukin-1 beta is increased in cluster headache. Cephalalgia. 1993 Oct;13(5):343-5; discussion 307-8. PMID: 7694804.

[6] Smith, Ronald S. Cytokines and depression. Chapter 7. www.Cytokines-and-Depression.com

[7] Abramson, SB. Blocking the effects of IL•1 in rheumatoid arthritis protects bone and cartilage. Rheumatology 2002 41(9):972-980

[8] Ren K, Torres R. Role of interleukin-1beta during pain and inflammation. Brain Res Rev. 2009 Apr;60(1):57-64. PMID: 19166877.

[9] Serum Concentrations of IL-2 and TNF-• in Patients with Painful Bone Metastases: Correlation with Responses to 89SrCl2 Therapy, Fang, N, Li, Y, Xu, YS, et al, J Nucl Med, February 2006 vol. 47 no. 2, 242-246

[10] Üçeyler N, Rogausch JP, Toyka KV, Sommer C. Differential expression of cytokines in painful and painless neuropathies. Neurology. 2007 Jul 3;69(1):42-9. PMID: 17606879.

[11] Helmark IC et al. Exercise increases interleukin-10 levels both intraarticularly and peri-synovially in patients with knee osteoarthritis: a randomized controlled trial. Arthritis Res Ther. 2010;12(4):R126. PMID: 20594330

[12] Prabhala RH, et al. Elevated IL-17 produced by TH17 cells promotes myeloma cell growth and inhibits immune function in multiple myeloma. Blood. 2010 Jul 1;115(26): 5385-92. Apr 15. PMID: 20395418

[13] Shujuan Li, et al. IL-17 and IL-22 in Cerebrospinal Fluid and Plasma Are Elevated in Guillain-Barré Syndrome, Mediators of Inflammation, vol. 2012, Article ID 260473, 7 pages, 2012.

[14] Baek SH, Lee SG, Park YE, Kim GT, Kim CD, Park SY. Increased synovial expression of IL-27 by IL-17 in rheumatoid arthritis. Inflamm Res. 2012 Dec;61(12):1339-45. PMID: 22825627.

[15] Moseley TA, Haudenschild DR, Rose L, Reddi AH. Interleukin-17 family and IL-17receptors. Cytokine Growth Factor Rev. 2003 Apr;14(2):155-74. PMID: 12651226.

[16] Xie Lin, et al. Amelioration of experimental autoimmune encephalomyelitis by curcumin treatment through inhibition of IL-17 production. International Immunopharmacology International Immunopharmacology 2009 Vol. 9 No. 5 pp. 575-581; PMID: 19539560

[17] Sun Q, et al. Novel immunoregulatory properties of EGCG on reducing inflammation in EAE. Front Biosci 2013 Jan 1;18:332-42. PMID: 23276926.

[18] Wang J, Ren Z, et al. Epigallocatechin-3-gallate ameliorates experimental autoimmune encephalomyelitis by altering balance among CD4+ T-cell subsets. Am J Pathol. 2012 Jan;180(1):221-34. Nov 3. PMID: 22056360

[19] Rodriguez-Morán M, Guerrero-Romero F. Elevated concentrations of TNF-alpha are related to low serum magnesium levels in obese subjects. Magnes Res. 2004 Sep;17(3):189-96. PMID: 15724867

[20] Vivier, E., Raulet, D.H., Moretta, A., Caligiuri, M.A., Zitvogel, L., Lanier, L.L., Yokoyama, W.M. & Ugolini, S. (2011). Innate or Adaptive Immunity? The Example of Natural Killer Cells. Science. 331: 44–49

[21] University of Maryland Medical Center. Willow Bark. http://www.umm.edu/altmed/articles/willow-bark-000281.htm

[22] Ibid.

[23] Bonaterra, G.A, et al. Anti-inflammatory effects of the willow bark extract STW 33-1 in LPS-activated human monocytes and differentiated macrophages. The Free Library. Phytomedicine: International Journal of Phytotherapy & Phytopharmacology (2010)

[24] Kearney PM et al. Do selective cyclo-oxygenase-2 inhibitors and traditional non-steroidal anti-inflammatory drugs increase the risk of atherothrombosis? Meta-analysis of randomized trials. BMJ 2006;332:1302

[25] Wu D, Yu L, Nair MG, DeWitt DL, Ramsewak RS. Cyclooxygenase enzyme inhibitory compounds with antioxidant activities from Piper methysticum (kava kava) roots. Phytomedicine. 2002 Jan;9(1):41-7. PMID: 11924763

[26] Liu T, Ji RR. New insights into the mechanisms of itch: are pain and itch controlled by distinct mechanisms? Pflugers Arch. 2013 May 1. PMID: 23636773

[27] Ammon HP. [Boswellic acids (components of frankincense) as the active principle in treatment of chronic inflammatory diseases]. Wien Med Wochenschr. 2002;152(15-16): 373-8. PMID: 12244881

[28] Schramm, D, Wang, J, Holt, R, et al, Chocolate procyanidins decrease the leukotriene-prostacyclin ratio in humans and human aortic endothelial cells1,2,3. Am J Clin Nutr January 2001 vol. 73 no. 1 36-40

[29] Monagas, M, Khan, N, and Andres-Lacueva, C, Effect of cocoa powder on the modulation of inflammatory biomarkers in patients at high risk of cardiovascular disease. Am J Clin Nutr 2009 90: 1144-1150

[30] Rasley A et al. Anguita J. Substance P augments Borrelia burgdorferi-induced prostaglandin E2 production by murine microglia. J Immunol. 2004 May 1;172(9):5707-13. PMID: 15100316

[31] Calder, PC., Omega-3 polyunsaturated fatty acids and inflammatory processes: nutrition or pharmacology? Br J Clin Pharmacol. 2013 Mar;75(3):645-62. PMID: 22765297

[32] Esatbeyoglu T, Wray V, Winterhalter P., Dimeric procyanidins: screening for B1 to B8 and semisynthetic preparation of B3, B4, B6, And B8 from a polymeric procyanidin fraction of white willow bark (Salix alba). J Agric Food Chem. 2010 Jul 14;58(13):7820-30. PMID: 20533825

[33] Su JY, Tan LR et al. Experimental study on anti-inflammatory activity of a TCM recipe consisting of the supercritical fluid CO2 extract of Chrysanthemum indicum, Patchouli Oil and Zedoary Turmeric Oil in vivo. Ethnopharmacol. 2012 Jun 1;141(2):608-14. PMID: 21920423

[34] Sanuki R et al. Compressive force induces osteoclast differentiation via prostaglandin E(2) production in MC3T3-E1 cells. Connect Tissue Res. 2010 Apr;51(2):150-8. PMID: 20001844 Sanuki R, et a., Connect Tissue Res. 2010 Apr;51(2):150-8. PMID: 20001844

[35] Yu YS, Hsu CL, Yen GC., Anti-inflammatory effects of the roots of Alpinia pricei Hayata and its phenolic compounds. J Agric Food Chem. 2009 Sep 9;57(17):7673-80. PMID:19685877

[36] Montefusco-Pereira CV et al. Antioxidant, Anti-inflammatory, and Hypoglycemic Effects of the Leaf Extract from Passiflora nitida Kunth. Appl Biochem Biotechnol. 2013 May 12. PMID 23666642

[37] Imler TJ Jr, Petro TM. Decreased severity of experimental autoimmune encephalomyelitis during resveratrol administration is associated with increased IL-17+ IL-10+ T cells, CD4(-) IFN-gamma+ cells, and decreased macrophage IL-6 expression. Int Immunopharmacol. 2009 Jan;9(1):134-43. PMID: 19022403

[38] Sharma M, et al. Circulating human basophils lack the features of professional antigen presenting cells. Paris, F-75006, France. Sci Rep. 2013;3:1188. Feb 1. PMID: 23378919

[39] Dworkin RH et al. A standard database format for clinical trials of pain treatments: an Acttion-Cdisc initiative. Pain. 2013 Jan;154(1):11-4. PMID: 23218970

[40] Lee SJ, Bai SK et al. Astaxanthin inhibits nitric oxide production and inflammatory gene expression by suppressing I(kappa)B kinase-dependent NF-kappaB activation. Mol Cells. 2003 Aug 31;16(1):97-105. PMID: 14503852

[41] Babcock TA, Helton WS, Hong D, Espat NJ. Omega-3 fatty acid lipid emulsion reduces LPS-stimulated macrophage TNF-alpha production. Surg Infect (Larchmt). 2002 Summer;3(2):145-9. PMID: 12519481

[42] Zhang Y et al. Vitamin D inhibits monocyte/macrophage proinflammatory cytokine production by targeting MAPK phosphatase-1. J Immunol. 2012 Mar 1;188(5):2127-35. PMID: 22301548

[43] Schmelzer C, Lindner I, Vock C, Fujii K, Döring F. Functional connections and pathways of coenzyme Q10-inducible genes: an in-silico study. IUBMB Life. 2007 Oct;59(10):628-633. PMID: 17852568

[44] Resta-Lenert S, Barrett KE. Probiotics and commensals reverse TNF-alpha- and IFN-gamma-induced dysfunction in human intestinal epithelial cells. Gastroenterology. 2006 Mar;130(3):731-46. PMID: 16530515

[45] Zhang L, Li N, Caicedo R, Neu J. Alive and dead Lactobacillus rhamnosus GG decrease tumor necrosis factor-alpha-induced interleukin-8 production in Caco-2 cells. J Nutr. 2005 Jul;135(7):1752-6. PMID: 15987860

[46] Jiang J, Mo ZC et al. Epigallocatechin-3-gallate prevents TNF-•-induced NF-•B activation thereby upregulating ABCA1 via the Nrf2/Keap1 pathway in macrophage foam cells. Int J Mol Med. 2012 May;29(5):946-56. PMID: 22367622

[47] Manna SK, Mukhopadhyay A, Aggarwal BB. Resveratrol suppresses TNF-induced activation of nuclear transcription factors NF-kappa B, activator protein-1, and apoptosis: potential role of reactive oxygen intermediates and lipid peroxidation. J Immunol. 2000 Jun 15;164(12):6509-19. PMID: 10843709

[48] Manna SK, Mukhopadhyay A, Van NT, Aggarwal BB. Silymarin suppresses TNF-induced activation of NF-kappa B, c-Jun N-terminal kinase, and apoptosis. J Immunol. 1999 Dec 15;163(12):6800-9. PMID: 10586080

[49] Wischmeyer PE, Riehm J, Singleton KD, Ren H, Musch MW, Kahana M, Chang EB. Glutamine attenuates tumor necrosis factor-alpha release and enhances heat shock protein 72 in human peripheral blood mononuclear cells. Nutrition. 2003 Jan;19(1):1-6. PMID: 12507630

[50] Zhang WJ, Frei B. Alpha-lipoic acid inhibits TNF-alpha-induced NF-kappaB activation and adhesion molecule expression in human aortic endothelial cells. FASEB J. 2001 Nov;15(13):2423-32. PMID: 11689467

[51] Worm M. 1,25-dihydroxyvitamin D(3) promotes IL-10 production in human B cells. Eur J Immunol. 2008 Aug;38(8):2210-8. PMID: 18651709

[52] Houssen ME et al. Natural anti-inflammatory products and leukotriene inhibitors as complementary therapy for bronchial asthma. Clin Biochem. 2010 Jul;43(10-11):887-90. 2010.04.061. PMID: 20430018.

[53] Okamoto M, Mitsunobu F, Ashida K et al. Effects of perilla seed oil supplementation on leukotriene generation by leucocytes in patients with asthma associated with lipometabolism. Int Arch Allergy Immunol. 2000 Jun;122(2):137-42. PMID: 10878492

[54] Jung WK et al. Ecklonia cava ethanolic extracts inhibit lipopolysaccharide-induced cyclooxygenase-2 and inducible nitric oxide synthase expression in BV2 microglia via the MAP kinase and NF-kappaB pathways. Food Chem Toxicol. 2009 Feb;47(2):410-7. PMID: 19111593.

[55] S. Bellosta, D. Via, M. Canavesi, et al. Arteriosclerosis, Thrombosis, and Vascular Biology. 1998; 18: 1671-1678

[56] Epstein J, Docena G, MacDonald TT, Sanderson IR. Curcumin suppresses p38 mitogen-activated protein kinase activation, reduces IL-1beta and matrix metalloproteinase-3 and enhances IL-10 in the mucosa of children and adults with inflammatory bowel disease. Br J Nutr. 2010 Mar;103(6):824-32. PMID: 19878610.

INDEX

ㅅ

ㅇ

ㅈ

ㅊ

ㅋ

ㅌ